Kinder- und Jugendpsychiatrie

Eine praktische Einführung

Herausgegeben von Helmut Remschmidt

Bearbeitet von

I. Dauner
E. Kammerer
G. Krüse
M. Martin
F. Mattejat
F. Mewe
G. Niebergall
H. Remschmidt
H.-Ch. Steinhausen
E. Tieber
A. Warnke
D. Weber

2., neubearbeitete und erweiterte Auflage
60 Abbildungen, 38 Tabellen

1987
Georg Thieme Verlag Stuttgart · New York

CIP-Kurztitelaufnahme der Deutschen Bibliothek

Kinder- und Jugendpsychiatrie: e. prakt. Einf. / hrsg. von Helmut Remschmidt. Bearb. von I. Dauner . . . – 2., neubearb. u. erw. Aufl. – Stuttgart; New York: Thieme, 1987

NE: Remschmidt, Helmut [Hrsg.]; Dauner, Iris [Mitverf.]

Wichtiger Hinweis: Medizin als Wissenschaft ist ständig im Fluß. Forschung und klinische Erfahrung erweitern unsere Kenntnisse, insbesondere was Behandlung und medikamentöse Therapie anbelangt. Soweit in diesem Werk eine Dosierung oder eine Applikation erwähnt wird, darf der Leser zwar darauf vertrauen, daß Autoren, Herausgeber und Verlag größte Mühe darauf verwandt haben, daß diese Angabe genau dem **Wissensstand bei Fertigstellung des Werkes** entspricht. Dennoch ist jeder Benutzer aufgefordert, die Beipackzettel der verwendeten Präparate zu prüfen, um in eigener Verantwortung festzustellen, ob die dort gegebene Empfehlung für Dosierungen oder die Beachtung von Kontraindikationen gegenüber der Angabe in diesem Buch abweicht. Das gilt besonders bei selten verwendeten oder neu auf den Markt gebrachten Präparaten und bei denjenigen, die vom Bundesgesundheitsamt (BGA) in ihrer Anwendbarkeit eingeschränkt worden sind. Benutzer außerhalb der Bundesrepublik Deutschland müssen sich nach den Vorschriften der für sie zuständigen Behörde richten.

1. Auflage 1979

Printed in Germany
Satz: Gulde Druck GmbH, Tübingen; gesetzt auf Linotron 202 System 3
Druck: Appl, Wemding

ISBN 3-13-576602-0 1 2 3 4 5 6

Anschriften

DAUNER, Iris, Prof. Dr., Klinik für Kinder- und Jugendpsychiatrie, Lahnhöhe, Cappeler Str. 98, 3550 Marburg/Lahn

KAMMERER, E., Priv.-Doz. Dr., Universitäts-Kinderklinik, Abt. Psychosomatik, Robert-Koch-Str. 31, 4400 Münster

KRÜSE, G., Dr., Matterhornstr. 63, 1000 Berlin 38

MARTIN, M., Dr., Oberarzt, Klinik für Kinder- und Jugendpsychiatrie der Philipps-Universität Marburg, Hans-Sachs-Str. 6, 3550 Marburg/Lahn

MATTEJAT, F., Dr., Dipl.-Psych., Klinik für Kinder- und Jugendpsychiatrie der Philipps-Universität Marburg, Hans-Sachs-Str. 6, 3550 Marburg/Lahn

MEWE, F., Prof. Dr., Rappenberghalde 40, 7400 Tübingen

NIEBERGALL, G., Dipl.-Psych., Klinik für Kinder- und Jugendpsychiatrie der Philipps-Universität Marburg, Hans-Sachs-Str. 6, 3550 Marburg/Lahn

REMSCHMIDT, H., Prof. Dr. Dr., Klinik für Kinder- und Jugendpsychiatrie der Philipps-Universität Marburg, Hans-Sachs-Str. 6, 3550 Marburg/Lahn

STEINHAUSEN, H.-Ch., Prof. Dr. Dr., Abteilung für Psychiatrie und Neurologie des Kindes- und Jugendalters der Freien Universität Berlin, Platanenallee 23, 1000 Berlin 19

TIEBER, Elisabeth, Dr., Oberärztin, Klinik für Kinder- und Jugendpsychiatrie der Philipps-Universität Marburg, Hans-Sachs-Str. 6, 3550 Marburg/Lahn

WARNKE, A., Dr., Oberarzt, Klinik für Kinder- und Jugendpsychiatrie der Philipps-Universität Marburg, Hans Sachs-Str. 8, 3550 Marburg/Lahn

WEBER, Doris, Prof. Dr., Klinik für Kinder- und Jugendpsychiatrie der Philipps-Universität Marburg, Erziehungsberatungsstelle, Hans-Sachs-Str. 8, 3550 Marburg/Lahn

Vorwort zur 2. Auflage

Die neue Auflage des Taschenbuches »Kinder- und Jugendpsychiatrie« ist trotz umfangreicher Überarbeitung ihrer Grundkonzeption treu geblieben. Die positive Resonanz, die das Buch erfahren hat, hat Herausgeber und Mitarbeiter in der Meinung bestärkt, daß – auf der Grundlage des gewählten empirischen Ansatzes – eine praxisnahe und wissenschaftlich begründete Einführung in die Kinder- und Jugendpsychiatrie möglich ist, die sich zugleich an Angehörige *verschiedener* Berufsgruppen wendet. Die Annahme des Buches durch eine interdisziplinäre Leserschaft hat Herausgeber und Verlag veranlaßt, noch einen Schritt weiter zu gehen und den Untertitel der 1. Auflage »Praktische Einführung für Krankenpflege-, pädagogische und soziale Berufe« fallenzulassen. Damit wird die Erwartung ausgesprochen, daß das Buch in seiner jetzigen Gestalt auch von anderen Berufsgruppen zur Hand genommen wird, nicht zuletzt auch von Ärzten und Psychologen sowie von Studenten der Medizin und Psychologie, aber auch von allen anderen Lesern, die sich über das noch junge Gebiet der Kinder- und Jugendpsychiatrie informieren wollen. Um diesem Ziel gerecht zu werden, wurden sowohl umfangreiche Überarbeitungen vorhandener Kapitel vorgenommen als auch einige neue Abschnitte (z. B. über Teilleistungsschwächen und Familientherapie) eingefügt.

Das Anschriftenverzeichnis kinder- und jugendpsychiatrischer Einrichtungen wurde auf den neuesten Stand gebracht, das Literaturverzeichnis wurde durch eine Liste der wichtigsten kinder- und jugendpsychiatrischen Zeitschriften ergänzt.

Der Dank des Herausgebers gilt zunächst den Lesern, die durch Kritik und Hinweise zahlreiche Verbesserungen des Textes veranlaßt haben. Er gilt ferner den Mitarbeitern und Mitautoren, die ihre wissenschaftlichen und klinischen Erfahrungen in eine lesbare Form gebracht haben, und den Sekretärinnen, die bei der redaktionellen Arbeit mit Umsicht und Engagement geholfen haben. Frau Dipl. Psychologin Monika Becker und Herrn Dipl. Psychologen Kurt Quaschner danke ich für die Mühe des Korrekturlesens und für die Anfertigung des Sachregisters. Schließlich gilt ein herzlicher Dank dem Georg Thieme Verlag und seinen Mitarbeitern für die nunmehr fast zwei Jahrzehnte währende stets reibungslose Zusammenarbeit.

Marburg, im Sommer 1987 H. Remschmidt

Vorwort zur 1. Auflage

Die Kinder- und Jugendpsychiatrie ist zuständig für Diagnostik, Therapie, Rehabilitation und Prävention psychischer und neuropsychiatrischer Störungen und Erkrankungen bei Kindern und Jugendlichen von der Geburt bis zur Volljährigkeit. Das breite Altersspektrum ihrer Patienten, die Vielzahl und Komplexität der Störungen, die Differenziertheit diagnostischer und therapeutischer Maßnahmen haben das Stoffgebiet schwer überschaubar gemacht und zugleich zu der Notwendigkeit geführt, eine Vielzahl von Mitarbeitern (Ärzte, Psychologen, Schwestern und Pfleger, Psychagogen, Sozialarbeiter, Beschäftigungstherapeuten, Lehrer, Erzieher und Sozialpädagogen, Krankengymnasten, psychologisch-technische Assistenten usw.) unter einer möglichst einheitlichen Zielvorstellung im Dienste der kranken Kinder und ihrer Familien zu integrieren.

Ihnen allen will das vorliegende Buch in der täglichen Arbeit weiterhelfen. Seine Zielvorstellung ist vielfältig:

- Es will zunächst Wissen und Erkenntnisse vermitteln aus der Überzeugung, daß dies zu einem vertieften Verständnis der Patienten und ihrer Familien führt.
- Es will praktische Erfahrungen weitergeben und dazu anregen, sie mit der eigenen Praxis zu vergleichen.
- Es will zum Mitdenken motivieren und die Aufgaben verschiedener Mitarbeitergruppen in der Zusammenarbeit sichtbar machen.
- Schließlich will es auch dazu anstoßen, den jeweils eigenen Standort und die eigenen Reaktionen im täglichen Umgang mit Patienten und Mitarbeitern zu registrieren und zu überdenken.

Die Bearbeiter des Buches verfügen über langjährige klinische Erfahrungen als Fachärzte, klinische Psychologen und Unterrichtende. Sie haben versucht, theoretisches Wissen und praktische Erfahrung in ausgewogener Form zusammenzufassen. Dabei kam ihnen zugute, daß sie aus einem einheitlichen Arbeitskreis stammen. Eine Vollständigkeit der Darstellung wurde nicht angestrebt. Andererseits wurde dort ins Detail gegangen, wo Spezialwissen in besonderer Weise geeignet erschien, Diagnostik und Therapie zu fördern oder zu einem besseren Verständnis für den Patienten zu führen.

Für Kritik und Vorschläge, die einer Verbesserung des Buches dienen, werden Herausgeber und Mitarbeiter stets aufgeschlossen sein.

Dank zu sagen ist allen, die zur Konzeption und Fertigstellung des Buches beigetragen haben: den Mitarbeitern der Berliner und Marburger Klinik, den Sekretärinnen für die redaktionellen Arbeiten und nicht zuletzt den Patienten, deren Sorgen und Probleme stets erneut Aufforderung sind, nachzudenken und zu handeln.

Schließlich sei auch dem Georg Thieme Verlag und seinen Mitarbeitern für die bewährte Zusammenarbeit gedankt.

Berlin, im Sommer 1979 H. REMSCHMIDT

Inhaltsverzeichnis

1. Körperliche und psychische Entwicklung des Kindes

Körperliche Entwicklung

H. Remschmidt

Begriff und Einteilung

Der Begriff Entwicklung ist eine sehr umfassende Bezeichnung für die fortschreitende Veränderung körperlicher und seelischer Merkmale, bezogen auf einen bestimmten Zeitabschnitt. Wenn man das Wort Entwicklung hört, kann man sich etwa die Entwicklung eines Vogels aus dem Ei, die Entstehung eines Menschen aus einem Embryo oder auch die Entwicklung geistiger Interessen bei Jugendlichen vorstellen. Angesichts dieser Beispiele erhebt sich die Frage, ob die hier angesprochenen verschiedenen Prozesse auf ein einheitliches Geschehen zurückzuführen sind, oder ob es sich um Vorgänge handelt, die sich nicht auf einen Nenner bringen lassen. Dies ist die Frage nach einem umfassenden Entwicklungsbegriff. Man hat lange darüber diskutiert, ob Entwicklungsvorgänge sich gewissermaßen zwangsläufig und unabhängig von äußeren Einflüssen nach einem *»angeborenen Plan«* vollziehen, oder ob die *Umwelteinwirkungen* die Hauptrolle spielen. Dieser Streit ist jedoch müßig. Man darf annehmen, daß *beide* Vorgänge an den Entwicklungsprozessen einen wesentlichen Anteil haben, wobei der Schwerpunkt je nach Altersstufe unterschiedlich ist. Während in der pränatalen Entwicklung und im ersten Lebensjahr Reifungsvorgänge sicherlich im Vordergrund stehen, die als überwiegend anlagebedingt anzusehen sind, dominieren später Lernprozesse, an denen die jeweiligen Umweltbedingungen entscheidend beteiligt sind.

Zur Beurteilung des körperlichen und psychischen Entwicklungsstandes eines einzelnen Kindes ist es notwendig, altersbezogene Normen als Maßstab zu verwenden. Diese Normen »arbeiten« mit Mittelwerten und Standardabweichungen (s. Abschnitt »Problem der Norm«). Im Hinblick auf die Beurteilung des körperlichen Reifungszustandes geht man häufig von der Einordnung der jeweiligen Bezugsgröße (z. B. der Körperlänge und des Körpergewichts) in einem Perzentilenmaßstab aus. Dabei setzt man das untersuchte Bezugskollektiv gleich 100, wodurch der Mittelwert als Fünfzigprozentwert definiert wird. Als Normbereich im weitesten Sinne bezeichnet man dann den Mittelwert und alle innerhalb der zweifachen Standardabweichung liegenden Werte. Normabweichungen werden demzufolge als diejenigen Werte definiert, die außerhalb der Dreier- und der Siebenundneunzigerperzentile liegen. Diese Abgrenzung hat eine gewisse Willkür an sich, hat sich im großen und ganzen aber bewährt.

Im Hinblick auf die körperliche Entwicklung spielt das *Wachstum* eine wichtige Rolle. Man unterscheidet folgende Wachstums- und Reifungsphasen:

1. Die *pränatale Wachstumsperiode.* Man unterteilt sie in die *Embryonalperiode* (von der Konzeption bis zum Ende des 3. Monats) und die *Fetalperiode* (vom Beginn des 4. Monats bis zur Geburt).
2. Das *Säuglingsalter.* Es umfaßt den Zeitraum von der Geburt bis zum Ende des 1. Lebensjahres.
3. Das *Kleinkindesalter.* Man zählt es vom 2. bis Ende des 6. Lebensjahres. Manche Autoren unterscheiden noch ein *Vorschulalter* (4. bis 6. Lebensjahr).
4. Das *Schulalter* (Spätkindalter), das vom 6./7. Lebensjahr bis zur Pubertät reicht.
5. Die *Pubertät,* die die *biologischen* und *physiologischen* Vorgänge, die mit der körperlichen und sexuellen Reifung verbunden sind, umschreibt. Sie wird markiert durch das Auftreten der Menarche bzw. der ersten Ejakulation.
6. Die *Adoleszenz.* Sie umfaßt mehr die *psychologische* Bewältigung der körperlichen und sexuellen Reifung oder »die Anpassung der Persönlichkeit des Kindes an die Pubertät«. Da die körperlichen Reifungsvorgänge gewissermaßen den Anstoß für alle folgenden Wandlungen geben, läßt sich Pubertät als Beginn der Adoleszenz auffassen. In zeitlicher Hinsicht umfaßt der Begriff Adoleszenz die Altersphase vom 13. bis zum 21./24. Lebensjahr.

Pränatale Entwicklung

In den ersten 4 Wochen nach der Befruchtung entwickelt sich ein Embryo von etwa 8 mm Länge, in dem die Anlagen für die wichtigsten Organsysteme vorhanden sind.

Im 3. Monat wird die Organbildung beendet. Im 4. Monat ist die Differenzierung des äußeren Genitales festzustellen. Im 5. Monat können erstmals Kindsbewegungen gespürt, Herztöne wahrgenommen werden. Im 7. Monat kann (bei einer Körperlänge von etwa 35 cm und einem Gewicht zwischen 1000 und 1200 g) eine extrauterine Lebensfähigkeit bereits gegeben sein.

Die Schwangerschaftsdauer beträgt bei reifen Kindern durchschnittlich 281 ± 11 Tage, bei Mehrlingsschwangerschaften ist sie in der Regel verkürzt.

Es gibt eine Reihe von Faktoren, die die pränatale Entwicklung beeinflussen. Körpergröße und -form, Skelettentwicklung, Wachstumsprozesse werden in hohem Maße von genetischen Einflüssen gesteuert. Andererseits wirken bereits pränatal exogene Faktoren ein. So kann Mangel oder Überschuß an Nährstoffen die Entwicklung erheblich beeinträchtigen. Es ist auch bekannt, daß psychische Einflüsse und Belastungen von Bedeutung für die pränatale Entwicklung sein können.

Postnatale Entwicklung

Längen- und Gewichtswachstum

In den ersten Lebensjahren sind Länge und Gewicht entscheidende Maßstäbe für die Beurteilung des Entwicklungsstandes eines Kindes. Besonders im Säuglingsalter kann man aus dem Verlauf der Gewichtskurve wichtige Hinweise auf Gedeihen oder Nichtgedeihen des Kindes erhalten. Die Beurteilung des Längen- und Gewichtswachstums erfolgt mit Hilfe des *Somatogramms*. In diesem wird das Lebensalter zur Körperlänge und zum Gewicht in Beziehung gesetzt, wobei man sich an Eichkurven, die an vielen tausend Kindern gewonnen wurden, orientiert. In den Somatogrammen sind jeweils die Mittelwerte und die Grenzen der Standardabweichungen angegeben, so daß durch Verbinden des jeweiligen Alterswertes mit dem der dazugehörigen Körperlänge und dem Körpergewicht ein Profil entsteht, das Abweichungen vom normalen Entwicklungsablauf zu beurteilen erlaubt.

Für eine normale Entwicklung ist ein ungefähr horizontaler Verlauf zwischen Lebensalter, Körpergröße und Körpergewicht kennzeichnend. Weichen die Längenmaße um mehr als 10% von der altersgemäßen Durchschnittslänge ab, so besteht der Verdacht auf eine *Entwicklungsstörung* (Hoch- bzw. Kleinwuchs). Im Hinblick auf das Gewicht ist eine größere Spielbreite anzunehmen. Hier kann bei Gewichtsabweichungen von mehr als 20% von dem der Körperlänge zuzuordnenden Normalwert ein Hinweis auf Gedeihstörungen, Anorexien bzw. Adipositas sein. Hinsichtlich der Körperlänge ist in den letzten Jahrzehnten (bezogen auf das Lebensalter) eine gewisse Steigerung beobachtet worden. Dieses Phänomen wird als *Akzeleration* bezeichnet und auf veränderte Umwelteinflüsse (Ernährung, Reizüberflutung usw.) zurückgeführt.

Entwicklung der Proportionen

Körperliche Entwicklung und Wachstum erfolgen nicht in allen Körperteilen mit gleicher Geschwindigkeit. Dies führt zu einer ständigen Veränderung der Körperproportionen, die sich am besten am Verhältnis zwischen Kopfgröße und übriger Körperlänge aufzeigen läßt. So nimmt die Kopfhöhe des Fetus gegen Ende des 2. Monats rund die Hälfte der Körperlänge ein, beim Neugeborenen noch etwa ein Viertel, beim Erwachsenen nur ein Achtel der Ge-

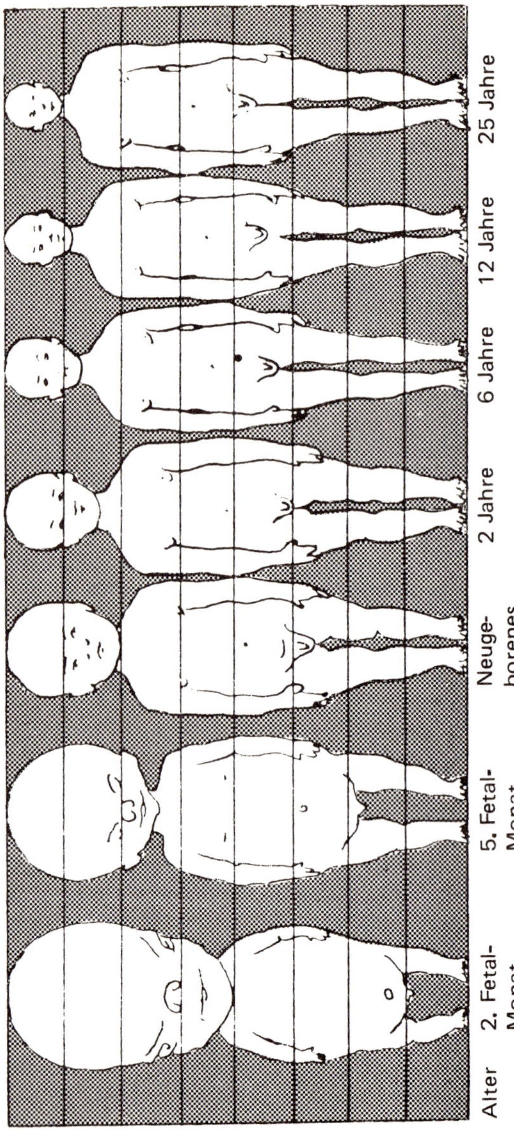

Abb. 1.1. Gestaltwandel vom 3. Fetalmonat bis zur Reife (aus *W. Keller, A. Wiskott:* Lehrbuch der Kinderheilkunde, 4. Aufl. Thieme, Stuttgart 1977)

samtkörpergröße. Gleichzeitig rückt der Nabel immer stärker zur Körpermitte (Abb. 1.**1**).

Diese Veränderung der Relation zwischen Kopf und übrigem Körper hat auch eine Parallele im Hirngewicht. Dieses beträgt bei der Geburt etwa 12%, am Ende des 1. Lebensjahres 10%, bei Erwachsenen aber nur noch 2% des jeweiligen Körpergewichtes.

Skelettentwicklung

Aus der Skelettentwicklung kann man sowohl Aufschlüsse für den gesamten körperlichen Entwicklungsstand bekommen als auch Rückschlüsse auf Reifungsasynchronien bzw. umschriebene Störungen ziehen.

Im Säuglings- und frühen Kindesalter ist die Beurteilung des Schädelwachstums und des Fontanellenschlusses wichtig. Der Verschluß der Schädelnähte erfolgt in der Regel im 5. und 6. Monat. Die hintere Fontanelle schließt sich im allgemeinen schon nach 6–7 Wochen, während die große Fontanelle sogar bis zum Ende des 2. Lebensjahres noch fühlbar sein kann.

In späteren Entwicklungsstadien, besonders zu Beginn der Pubertät, erfolgt die Beurteilung des Skelettalters an den Handwurzelkernen. Es lassen sich Beziehungen zwischen Skelettalter und Lebensalter herstellen. Aus der Beziehung zwischen Skelettalter und bereits erreichter Körperlänge lassen sich auch Rückschlüsse auf die endgültige Körpergröße ziehen. Derartige prognostische Aussagen sind in Fällen von Minderwuchs und Hochwuchs wichtig. Die Mädchen haben im Vergleich zu gleichaltrigen Knaben hinsichtlich der Skelettentwicklung einen Vorsprung, der auch bedingt, daß ihr Wachstum früher abgeschlossen ist als das bei Jungen. Der Abschluß des Längenwachstums wird in unseren Breiten bei Mädchen mit etwa 17 Jahren, bei Jungen mit etwa 18–19 Jahren erreicht.

Zahnentwicklung

Das Milchgebiß besteht aus insgesamt 20 Zähnen (8 Schneide-, 4 Eck- und 8 Mahlzähne). Die ersten Zähne zeigen sich zwischen dem 6. und dem 8. Lebensmonat. Bis etwa Mitte des 3. Jahres soll die Dentition (Zahnung) beendet sein. In der Regel kommen als erstes die unteren, dann die oberen Schneidezähne durch. Die Variationsbreite der Zahnung ist allerdings sehr groß.

Das endgültige Gebiß besteht aus 32 Zähnen. Der Zahnwechsel beginnt in der Regel im 5.–6. Lebensjahr.

Die vielen Vermutungen über den Zusammenhang zwischen körperlichen oder psychischen Erkrankungen und Dentitionsbeschwerden sind unbegründet. Im Zusammenhang mit der Zahnung kann natürlich eine Beeinträchtigung des Allgemeinbefindens auftreten. Sie ist jedoch sicher nicht die Ursache für schwerwiegende körperliche oder seelische Erkrankungen.

Wachstum der inneren Organe

Auch die inneren Organe wachsen nicht gleich rasch. Man unterscheidet vielmehr verschiedene Wachstumstypen. Abb. 1.**2** zeigt, daß in den ersten Lebensjahren Kopf und Gehirn am stärksten wachsen. Das Wachstum von Kreislauf-, Verdauungs- und Ausscheidungsorganen verläuft annähernd gleich wie das allgemeine Körperwachstum. Die Fortpflanzungsorgane wachsen zunächst sehr langsam, um in der Pubertät rasch im Wachstum anzusteigen. Das lymphatische Gewebe hingegen zeigt einen rapiden Wachstumsanstieg von der Geburt bis etwa zum 11. Lebensjahr, um dann ebenso rapide wieder abzufallen.

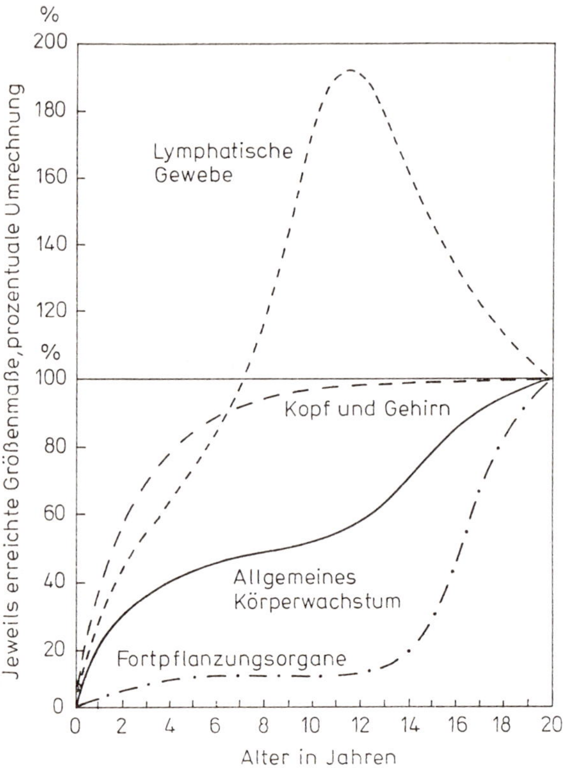

Abb. 1.**2**. Die vier Grundtypen des Wachstumsverlaufes verschiedener Körperteile und Gewebe. Die Ordinate zeigt die Größenmaße der Organe, umgerechnet auf einen Maßstab, der die Größe bei der Geburt = 0% und die Größe im Alter von 20 Jahren = 100% setzt (aus *W. Keller, A. Wiskott:* Lehrbuch der Kinderheilkunde, 4. Aufl. Thieme, Stuttgart 1977)

Entwicklung in Pubertät und Adoleszenz

Die körperliche Entwicklung in Pubertät und Adoleszenz ist durch zwei Vorgänge gekennzeichnet:

durch *charakteristische Wachstumsvorgänge* und die *sexuelle Reifung*.

Das sehr rasche Wachstum in den ersten 2 Lebensjahren kann als Fortsetzung des fetalen Wachstums angesehen werden. Bis etwa zum 9. Lebensjahr verläuft dann das Wachstum relativ langsam. Anschließend erfolgt der charakteristische Pubertätswachstumsschub, der bei Mädchen rund 2 Jahre früher einsetzt als bei Jungen.

Die Reifung in Pubertät und Adoleszenz durchläuft charakteristische Phasen, die durch hormonelle Vorgänge gesteuert werden. Diese Phasen sind für Jungen und Mädchen in Tab. 1.**1** synoptisch dargestellt.

Aus Tab. 1.**1** geht hervor, daß die Pubertätsentwicklung bei Mädchen rund 2 Jahre früher beginnt und 2 Jahre früher endet als bei Jungen. Der Menarchetermin liegt in etwa bei 13 Jahren. Von diesem Zeitpunkt ab sind Schwangerschaften möglich, obwohl ovulatorische Zyklen meist erst einige Zeit nach der Menarche beobachtet werden. Bei Jungen ist die volle Keimdrüsenfunktion (mit reifen Spermien) etwa 1½–2 Jahre nach der ersten Ejakulation erreicht.

Tabelle 1.**1**. Zeittafel der Pubertätsentwicklung bei Mädchen und Knaben (nach *Prader;* aus *J. R. Bierich:* Physiologische und pathologische Aspekte der Adoleszenz. Z. Kinder- und Jugendpsychiat. 3 [1975] 300–311)

Knaben		**Mädchen**	
Alter (Jahre)	Körperliche Merkmale	Alter (Jahre)	Körperliche Merkmale
vor 10	infantile Verhältnisse	vor 8	infantile Verhältnisse
10–12	Testes beginnen zu wachsen	10–11	Brustknospen = Thelarche (B2) Zunahme des Längenwachstums Reifung der Vaginalschleimhaut
		11	erste Pubes = Pubarche (P2) erstes Daumensesambein
		11–12	starkes Wachstum des äußeren und inneren Genitales
12–13	erste Pubes = Pubarche (P2) beginnende Vergrößerung des Penis Zunahme des Längenwachstums	12–13	Pubes- und Bruststadium 3 starkes Längenwachstum

Tabelle 1.1. Fortsetzung

Knaben		Mädchen	
Alter (Jahre)	Körperliche Merkmale	Alter (Jahre)	Körperliche Merkmale
13–14	starkes Wachstum von Testes und Penis Pubesstadium 3 leichte Brustdrüsenschwellung erstes Daumensesambein	13	Menarche, unregelmäßige anovulatorische Menses Axillarbehaarung Pubes- und Bruststadium 4
14 14–15	stärkstes Längenwachstum beginnende Behaarung der Oberlippe Pubesstadium 4 Axillarbehaarung stärkere Brustdrüsenschwellung	14–15	regelmäßige ovulatorische Menses Möglichkeit einer Gravidität Pubes- und Bruststadium 5
15–16	Stimmbruch Pubesstadium 5 Hoden und Penis wachsen, reife Spermien Rückgang der Brustdrüsenschwellung	16–17	Epiphysenschluß und Wachstumsstillstand
17–19	Zunahme der Gesichts- und Körperbehaarung Pubesstadium 6 männliche Stirn-Haar-Grenze Epiphysenschluß und Wachstumsstillstand		

Störungen des Reifungsablaufes in Pubertät und Adoleszenz

Die Kenntnis der hier nur sehr knapp wiedergegebenen Reifungsabläufe ist Voraussetzung für die Feststellung von Entwicklungsstörungen in der Pubertät und Adoleszenz.

Etwas vereinfacht können wir Entwicklungsverzögerungen von Entwicklungsverfrühungen unterscheiden.

Entwicklungsverzögerungen

Die häufigste Entwicklungsverzögerung in der Pubertät ist die *konstitutionelle* Entwicklungsverzögerung. Sie kommt familiär gehäuft vor. Eine nähere Analyse solcher Kinder zeigt, daß alle Entwicklungsparameter (z.B. Körpergröße, Skelettreifung, Hodenentwicklung, Schambehaarung usw.) gleichmäßig um einige Jahre zurück sind. Dies gilt jedoch nur bezogen auf das chronologische Alter. Legt man das Knochenalter (als eigentliches biologisches Alter) zugrunde, so liegen die Werte dieser Entwicklungsparameter im Normbereich.

Entwicklungsverzögerungen vielfältiger Art findet man auch beim Turner-Syndrom (Gonadendysgenesie), einer chromosomalen Abweichung.

Entwicklungsverfrühungen

Analog zur konstitutionellen Entwicklungsverzögerung gibt es auch eine sog. *frühnormale Geschlechtsentwicklung*. Diese läßt sich ebenfalls als familiär-konstitutionelle Variante ohne pathologische Valenz auffassen.

Die **Pubertas praecox** hingegen kann verschiedene Ursachen haben und bedarf immer einer sehr genauen diagnostischen Abklärung. Bei ihr handelt es sich um ein verfrühtes Eintreten der Pubertät (oft um mehrere Jahre). Als *Ursachen* kommen in Frage: Mißbildungen im Bereich des Hypothalamus und verschiedene zerebrale Erkrankungen. Daneben sind jedoch auch zahlreiche Fälle von Pubertas praecox beschrieben, deren Ursache nicht bekannt ist. Da bei diesen Kindern die Pubertätsentwicklung sehr früh einsetzt, kommt es dementsprechend auch zu einem vorzeitigen Epiphysenfugenschluß und damit zum Wachstumsstopp, so daß die endgültige Körpergröße zum Teil erheblich reduziert ist (zwischen 130 und 150 cm). Heute ist eine hormonelle *Behandlung* möglich, die diese Entwicklung verhindert. Dadurch wird nicht nur erreicht, daß diese Kinder eine annähernd normale Größe erreichen. Es wird auch das Risiko für seelische Fehlentwicklung reduziert, das bei derartigen Diskrepanzen zwischen körperlicher Frühreife und altersentsprechender oder gar retardierter psychischer Entwicklung besteht.

Psychische Entwicklung

F. Mewe

Entwicklungsmodelle

Entwicklung als Reifung

Faktoren, die die Entwicklung in Gang halten, sind die biologische Anlage, die Umgebung des Organismus und das Zusammenspiel beider. Die vorwiegend von der Anlage gesteuerten Prozesse nennt man *Reifung*. Diese ist also mit dem biologischen Wachstumsvorgang identisch. Beispiele für Reifungsprozesse sind im ersten Lebensjahr: Krabbeln, Stehen, Laufenlernen und Lallen. Schon hier sei darauf hingewiesen, daß es zur Entwicklung dieser

Funktionen nicht ohne übendes Lernen geht. Auch wenn alle statischen und motorischen Voraussetzungen für das Laufen gegeben sind, braucht der Organismus eine, wenn auch kurze Phase des Übens, um die notwendigen komplizierten Koordinationen steuern zu lernen.

Entwicklung als Lernen

Unter Lernen kann die Wahrscheinlichkeit einer Verhaltensänderung aufgrund von Erfahrung verstanden werden. Diese Definition sei kurz erklärt: Ein Schüler der ersten Klasse sieht den Lehrer den Buchstaben »S« an die Tafel schreiben (Erfahrung) und macht es nach (Verhaltensänderung). Die Vielfalt der sehr exakt untersuchten Lernvorgänge kann hier nicht behandelt werden, beispielhaft sollen jedoch einige herausgegriffen und ihre Bedeutung für die Entwicklung aufgezeigt werden.

Klassische Konditionierung. Sie nutzt die feste Verbindung bestimmter Reize mit einzelnen reflektorischen Verhaltensweisen (S. 354f.).

Verstärkungslernen. Verhaltensweisen mit angenehmen Konsequenzen haben eine höhere Auftretenswahrscheinlichkeit. Beginnt z.B. ein Säugling mit seinen »Lallmonologen«, so bedeutet die Zuwendung der Mutter für ihn ein angenehmes Erlebnis. Die Folge ist ein häufigeres Lallen, d.h., Lallen wurde *»verstärkt«*.

Der Lernende wird hier als *passiver* Empfänger aufgefaßt. Seine Verhaltensänderungen werden durch Umgebungsreize gesteuert. Solche »manipulierenden« Verstärker sind im Alltagsleben häufig anzutreffen: Das Lob der Eltern gegenüber dem Kind, die guten Zensuren für einen Aufsatz usw.

Beobachtungslernen. Darunter ist das Lernen durch *Nachahmung* zu verstehen. Es spielt im Bereich der sog. Kulturtechniken eine große Rolle, etwa beim Erlernen der Sprache, des Lesens, des Schreibens, beruflicher und künstlerischer Fertigkeiten usw. Dennoch ahmt man nicht alles und jeden nach, sondern wählt meist sorgfältig aus. Zwei Aspekte sind für die Auswahl bedeutsam: Einmal muß der, der nachgeahmt werden soll, ein Modell bzw. Vorbild sein. Für jüngere Kinder ist die persönliche Zuneigung zu jemandem schon ausreichende Voraussetzung. Ältere Jugendliche dagegen berücksichtigen Persönlichkeitseigenschaften (Charakter) schon stärker. Zum anderen werden solche Verhaltensweisen nachgeahmt, deren erwartete Folgen positiv sind. Das Verstärkungslernen spielt hier also mit hinein.

Je mehr diese beiden Bedingungen in der Umgebung eines Kindes erfüllt sind, um so vielfältiger und ausdifferenzierter verläuft seine Entwicklung.

Entwicklung als Interaktion von Subjekt und Objekt

Hier soll das interaktionelle Modell als ein Faktor der Entwicklung systematisch dargestellt werden. Während die bisherigen Aspekte, unter denen Entwicklung gesehen wurde (Reifung, Lernen), das sich entwickelnde Kind mehr als einen passiven Empfänger auffaßten, wird es hier auch als *»aktiver Erkunder«* gesehen. Es wirkt aktiv auf seine Umgebung ein, verändert sie, um sie zu erkennen.

Zur Beantwortung der Frage, wie das möglich ist, soll von zwei Begriffen, der Umgebungsstruktur und der subjektiven Struktur, ausgegangen werden. Unter *Umgebungsstruktur* werden die Ordnung und Gesetzmäßigkeit der Umwelt verstanden. Dazu gehören z. B. die Gesetze, nach denen die Planeten ihre Bahnen ziehen oder Menschen zueinander in Beziehung treten. Unter *subjektiver Struktur* ist das subjektive Bild, das der Mensch sich von der objektiven Umgebungsstruktur macht, zu verstehen. Umgebungsstruktur und subjektive Struktur können verschieden stark voneinander abweichen. Der Erwachsene kann sich ein recht reales Bild von seiner physikalischen Umgebung machen, während das einem Kind kaum gelingt. Letzteres glaubt etwa, daß die Sonne weinen und lachen kann, und weiß nichts von den berechenbaren Umlaufzeiten der Planeten. Auch in den unterschiedlichen Menschenzeichnungen kommt das zum Ausdruck. Bei Kindern aller Kulturen kann man als erste Menschzeichnung den »Kopffüßler« beobachten. Auf dieser Altersstufe ist die subjektive Struktur noch weit von der Umgebungsstruktur entfernt. Das Kind unterscheidet noch nicht zwischen Kopf, Rumpf, Armen und Beinen. Alles stellt noch eine Einheit dar, aus der später die einzelnen Teile herausdifferenziert werden. Das ist aus späteren Kinderzeichnungen deutlich zu erkennen, z. B. beim Menschen in »Röntgenkleidung«. Hier tauchen für das Kind neue Probleme auf: Wie können die Kleidung und zugleich Arme und Beine dargestellt werden? Die Kleider werden »durchsichtig« gemacht. Aber auch hier erlebt das Kind noch Widersprüche zwischen subjektiver und Umgebungsstruktur. Das Kind bemüht sich deshalb auch weiter, die subjektive Struktur der Umgebungsstruktur anzunähern. Dieser Angleichungsprozeß wird auch *strukturierendes Lernen* genannt. Es findet praktisch bei jedem Menschen, auch schon beim Kleinkind, permanent statt. Den wesentlichen Antrieb zum strukturierenden Lernen versucht man durch das *Inkongruenzprinzip* zu beschreiben: Ein Kind sucht Situationen, die von der vertrauten Umgebung etwas abweichen, auf und erlebt sie als lustvoll. Dieses Sich-Beschäftigen mit einer wohldosierten Menge neuer Reize führt zu immer neuen Informationen. Ein Kind interessiert sich z. B. für neue Bewegungen, Gegenstände oder Spiele. Viele Eltern sind oft gar nicht so erfreut darüber, daß Kinder immer das selbst machen wollen, was sie noch nicht richtig können. Nach dem Inkongruenzprinzip ist das aber eine notwendige kindliche Tätigkeit: Sie weicht vom Vertrauten ab und führt zu neuen Erkenntnissen. Dieses aktive Erkunden bietet auch die Gewähr dafür, daß das Neue richtig verstanden wird, denn der Abstand zum Vertrauten wird gering gehalten. Der Organismus sucht sich nur so viele Informationen, wie er auch verarbeiten kann.

Allgemeine Störungen der Entwicklung

Anhand der geschilderten Modelle können Ansätze für Entwicklungsstörungen dargestellt werden: Der biologische Reifungsprozeß kann aufgrund einer Erbinformationsstörung oder frühkindlicher Schädigungen abweichend verlaufen. Die psychosoziale Entwicklung ist mehr durch ungünstige Konditionierung (z.B. einer erhöhten Schreckreaktion), durch falsch angesetzte Verstärkungen (z.B. von Hemmung oder Antriebsüberschuß) oder durch normabweichende Vorbilder (z.B. aggressive Eltern) beeinflußbar. Eine ganz entscheidende Störung aber bedeutet die Einengung des strukturierenden Lernens. Eine zu reizarme Umgebung (z.B. Hospitalisierung), fehlende Befriedigung biologischer Bedürfnisse, zu starke Behinderung der kindlichen Aktivität oder Überforderung seiner Fähigkeiten sind dafür wesentliche Faktoren.

Im allgemeinen sind *zwei Einteilungsmöglichkeiten der Entwicklung* eines Kindes üblich: die Einteilung nach dem Lebensalter oder die Einteilung nach einzelnen Funktionen. Erstere hat heute kaum noch wissenschaftliche Bedeutung, ist aber für die Abschätzung des Entwicklungsstandes in der Praxis wichtig. Die meisten neueren entwicklungspsychologischen Arbeiten wählen heute die Einteilung nach Funktionen.

Einteilung nach dem Lebensalter

Beobachtet man die Entwicklung eines Kindes und ordnet jeden Entwicklungsfortschritt dem zugehörigen Lebensalter zu, so erhält man eine lebensaltersbezogene Entwicklungsreihe. Abb. 1.**3** gibt dafür bezüglich Körperhaltung und Fortbewegung ein Beispiel.

Der amerikanische Entwicklungspsychologe Gesell hat an einer großen Stichprobe von Kindern sehr exakte Entwicklungsreihen aufgestellt. Sie können auch für die Diagnostik von Entwicklungsverzögerungen oder -beschleunigungen herangezogen werden.

Ohne ein bestimmtes Modell im Auge zu haben, soll nun kurz und skizzenhaft die *Entwicklung nach dem Lebensalter* aufgeführt werden.

Säuglingsalter
(Zeitraum zwischen Geburt und Ende des ersten Lebensjahres)

Im *1. Monat* sind Sehen und Hören von noch untergeordneter Bedeutung, die Umwelt wird vorwiegend durch Tast- und Temperatursinn wahrgenommen. Die Emotionen sind noch undifferenziert. Motorik und Bewegungsabläufe sind unkoordiniert und nicht zielgerichtet.

Ende des 1. Monats beginnen die wegen der mangelnden optischen Koordination noch unsicheren Greifbewegungen.

Mitte des 2. Monats können Gegenstände gehalten werden.

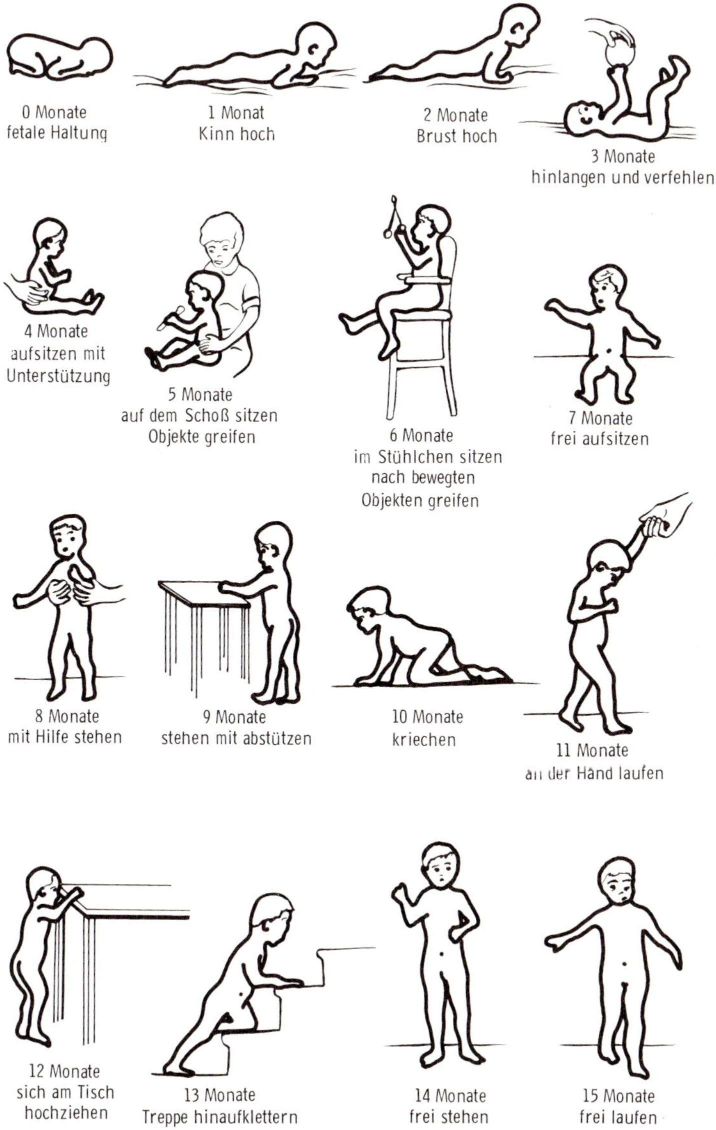

Abb. 1.**3**. Aufrichtung und Fortbewegung des Kindes im Alter von 0–15 Monaten (aus *F. E. Weinert, C. F. Graumann* u. Mitarb.: Pädagogische Psychologie, Bd. 1, Fischer, Frankfurt/Main 1974)

Mit *4 Monaten* beginnt das Kind, sich aufzurichten; der optische Kontakt wird zielgerichtet, Gegenstände werden optisch schneller erfaßt als mit den Händen. Der Säugling erkennt nun auch die Mutter an der Stimme und zeigt in vieler Hinsicht eine Steuerung des Verhaltens durch Gewohnheiten.

Ab dem 6. Monat kommt es zu Variationen des Spiels mit dem eigenen Körper und Gegenständen, mit denen deutlich lustvoll hantiert wird. Dimension, Größe, Form und Gewicht werden entdeckt und unterschieden. Die Koordination Auge–Hand ist sicherer geworden, die ersten Vokale und Konsonanten werden gebildet.

Um den 10. Monat hat das Kind bereits längst das Aufsetzen gelernt und versucht nun, sich zum Stand hochzuziehen. Es versucht, alles anzufassen, zu betasten und zu begreifen. Außerdem bemerkt es emotionale Nuancierungen in der Sprache der Eltern. Darüber hinaus besteht ein starkes Bedürfnis nach Nachahmung.

Im 1. Lebensjahr kann das Kind ohne fremde Hilfe aufstehen und versucht zu laufen. Die Motorik ist geschickter und koordinierter geworden (auffällig ist die Neigung zu rhythmischen Wiederholungen, die der Einübung von Verhaltensweisen dient). Die Emotionen sind differenzierter. Das Kind kann Freude und Leid zeigen, auch Abneigung und Zuneigung unmißverständlich ausdrücken.

Kleinkindalter
(Zeitraum vom 2.–6. Lebensjahr)

Die Entwicklung in diesem Zeitabschnitt kann man unter drei Aspekten zusammenfassen: Sprachentwicklung, Spielalter und Entwicklung von Orientierungsvorgängen.

Sprachentwicklung s. S. 27ff.

Spielalter. Spielen ist für Kinder eine enorm wichtige Tätigkeit. Dadurch werden körperliche und geistige Funktionen eingeübt. Es ist also eine Vorbereitung für den »Ernstfall des Lebens«. Es wird auch angenommen, daß nicht alle Kräfte für lebensnotwendige Aufgaben wie die der Nahrungsaufnahme und Nahrungssuche verwendet werden, wodurch ein Kraftüberschuß entsteht, der im Spielen abreagiert wird. Mensch und Tier können im übrigen nur spielen, wenn ihre Lebenshaltung gesichert ist, d.h. ein Überfluß über das Notwendige hinaus besteht.

Spiele können u. a. nach dem Erleben des Kindes eingeteilt werden:

- *Funktionsspiele,* in denen bestimmte »Funktionen wie Klettern, Krabbeln, Sprechen usw.« eingeübt werden.
- *Fiktionsspiele,* bei denen vom spielenden Kind eine bestimmte Rolle übernommen wird.

- *Rezeptionsspiele,* in deren Rahmen etwa durch Zuhören oder Bilderbetrachten in passiver Weise etwas aufgenommen wird und
- *Konstruktionsspiele,* zu denen Bauspiele, Gestaltungsspiele usw. gerechnet werden.

Im Rollenspiel identifiziert sich das Kind mit einer bestimmten, gesellschaftlich fest umschriebenen Rolle (z.B. der des Vaters, der Mutter usw.) und übernimmt die mit den Rollen eng zusammenhängenden gesellschaftlichen Normen. Es bereitet sich also in spielerischer Weise auf den »Ernst des Lebens« vor. Im Regelspiel lernt das Kind, vorher festgelegte Spielregeln einzuhalten in Vorbereitung auf soziale Normen und Gesetze.

Entwicklung von Orientierungsvorgängen. Darunter verstehen wir das Bewußtsein und die Kenntnis von Zeit, Ort und Situation in bezug auf die Umwelt und die eigene Person.

Orientierungsvorgänge sind beim Menschen eng mit der Art seines Erlebens gekoppelt, die in verschiedenen Altersstufen unterschiedlich ist. In der frühen Kindheit erlebt das Kind vor allem *»physiognomisch«,* d.h. alle Gegenstände, die es umgeben, haben Ausdruckscharakter. Sie sind ihm freundlich oder feindlich gesinnt, sie lachen oder sind traurig. Sehr deutlich zeigt sich dieses physiognomische Erleben im ausgesprochenen Angezogenwerden des Kindes dieser Altersstufe vom menschlichen Auge. Es erlebt die Welt so, wie es selbst ist, als mit Augen und Ausdruckserscheinungen versehen. Die Wahrnehmung der Umwelt ist dabei nicht auf Einzelheiten gerichtet, sondern auf den *Gesamteindruck.* Alles was für das Kind dank seines physiognomischen Erlebens eindrucksvoll, begehrlich oder auffällig ist, kann zur Förderung von Lernvorgängen beitragen. Insgesamt hat sich also eine Art magische Überorientierung entwickelt, die sich nicht auf sachliche, konkrete Gegebenheiten stützt, sondern am subjektiv erlebten Ausdrucksgehalt der Umwelt orientiert ist.

Schulalter
(Zeitabschnitt zwischen 6./7. Lebensjahr und Pubertät)

Es wird eingeleitet durch das *erste Trotzalter,* das eine Durchgangsstufe zu neuen Verhaltensweisen darstellt. Den Trotzreaktionen liegen Bedürfnisse nach Selbstbestimmung zugrunde, aber auch Unsicherheiten, die sich aus dem Nachlassen der physiognomischen Orientierung erklären. Die Unsicherheit wird noch gesteigert durch die Entdeckung, daß viele Eigenschaften, die den Dingen zugeschrieben wurden, gar nicht existieren: z.B. der böse Ofen, der in Wirklichkeit gar nicht böse ist. Solche Entdeckungen führen zur Erprobung von Handlungsweisen, die bisher als verboten galten.

Neuere Untersuchungen zeigten, daß Trotz dann auftritt, wenn die Erwachsenen den Ordnungsvorstellungen, die das Kind von der Welt hat, zuwiderhandeln. Trotz ist also die Reaktion des Kindes auf einen Konflikt, der sich aus der Diskrepanz eigener Vorstellungen von der Umwelt und dem Verhalten der Erwachsenen ableiten läßt.

Magisches Erleben. Das physiognomische Erleben geht über in eine magische Sicht der Welt, die etwa ab dem 4. Lebensjahr beginnt und mit dem 12. endet. Die Kinder entwickeln eine Reihe magischer Praktiken, die die Erfüllung ihrer Wünsche fördern sollten (»wenn ich die Pflastersteine zähle, passiert mir nichts«).

Schulfähigkeit. Diese hat zur Voraussetzung,

- daß die Interessen des Kindes dauerhaft beschäftigt werden können,
- daß das Kind in der Gruppe bildbar ist und
- daß es ein mit anderen Kindern gemeinsames Aufgabenbewußtsein entwickeln kann.

Das erste Kriterium hängt sehr stark mit der Aufmerksamkeitsspannung des Kindes zusammen, die beiden letzten kann man unter dem Begriff der *sozialen Schulreife* zusammenfassen.

Denken und Handeln. Beides wird mit zunehmender Entwicklung immer mehr an der Realität orientiert, das Kind lernt in immer stärkerem Maße, *analytisch zu denken.* Während im 6. Lebensjahr noch eine ganzheitliche Denkweise vorherrscht, können im 10. Lebensjahr fast alle Kinder bereits analytisch denken.

Pubertät und Adoleszenz
(13.–21./24. Lebensjahr)

Darunter verstehen wir eine von vielschichtigen Entwicklungsprozessen gekennzeichnete Phase, in deren Verlauf sich u.a. auch die sekundären Geschlechtsmerkmale und die Geschlechtsreife entwickeln. Psychisch wird sie eingeleitet durch eine Phase erhöhter psychischer Labilität und Verstimmbarkeit.

Diese Phase ist gekennzeichnet durch die Entdeckung des Ichs, die allmähliche Entstehung eines Lebensplanes und das Hineinwachsen in die einzelnen Lebensgebiete.

Die Zwischenstellung (zwischen Kind- und Erwachsensein) bringt neben den biologischen Problemen, die durch körperliche Entwicklungsschübe hervorgerufen werden, auch erhebliche Verunsicherungen in sozialer Hinsicht. Man kann sich fragen, was in der Pubertät mehr dominiert, die körperlichen Veränderungen oder die psychologischen und sozialen Probleme. Sie hängen wohl alle eng miteinander zusammen, denn infolge der Reflexion über die körperlichen Veränderungen ergeben sich zugleich Verhaltens- und Einstellungsänderungen, die vielfach Konflikte mit der Umgebung entstehen lassen und nicht selten zu Pubertätskrisen führen.

Einteilung nach Funktionen

In neuerer Zeit merkte man immer deutlicher, welche Nachteile lebensalterbezogene Entwicklungsreihen haben. Sie verführen dazu, das Lebensalter als Hauptfaktor der Entwicklung anzusehen und andere Faktoren wie Übung, Lernen oder Umgebungsreize, die ebenfalls die Entwicklung wesentlich vorantreiben, zu vernachlässigen.

Dafür ein Beispiel: 6-, 12- und 18jährige Schüler bekamen bestimmte Denkaufgaben. Richtige Lösungen wurden von 30% der 6jährigen, 50% der 12jährigen und 80% der 18jährigen gegeben. Daraus ergab sich die Frage, ob 6jährige noch nicht »reif« genug für solche Aufgaben sind. Um sie zu beantworten, gab man einer Gruppe 6jähriger täglich 10 ähnliche Aufgaben zum Üben. Nach 10 Tagen lösten sie alle (= 100%) Aufgaben. In diesem Falle war also nicht das Lebensalter, sondern Übung der entscheidende Entwicklungsfaktor. Der Unterschied, der zunächst durch 12 Lebensjahre bedingt schien, konnte durch eine 10tägige Übung ausgeglichen werden.

Diese und viele andere Untersuchungen zeigen, daß das Lebensalter keine entscheidende entwicklungspsychologische Variable ist.

Es hat sich als sinnvoll erwiesen, die Entwicklung einzelner Funktionen, wie z.B. Motive, Emotionen, Denken oder Sprechen, über längere Zeiträume zu beobachten (Längsschnittuntersuchungen). Hemmende und fördernde Einflüsse können so gut erkannt werden.

Entwicklung der Motivation

Arten der Motivation

Die Beobachtung, daß Menschen in gleichen Situationen bei gleichen Zielen sich unterschiedlich verhalten, hat dazu geführt, bei jedem Individuum verschiedene Motivationsausprägungen anzunehmen. Unter Motivation soll dabei der *Antrieb* zu einer bestimmten Aktivität bzw. einer Handlung verstanden werden. Sie kann in zwei große Klassen unterteilt werden: *biologische* und *soziologische* Motivationen; zu den biologischen gehören u.a. Hunger, Durst, Schlaf oder der Wunsch nach Reizvariationen. Zu den soziologischen Motivationen rechnet man das Streben nach Prestige, Besitz, Kontakt, Leistung usw.

Die *biologische Motivation* ist eine primäre. Sie muß vor der sekundären soziologischen befriedigt werden. Allgemein läßt sich sagen, daß die biologische Motivation dem Überleben dient. Der Hunger sorgt dafür, daß dem Körper genügend Energie, der Durst, daß genügend Flüssigkeit zugeführt wird. Zwischen dem Bedarf an Energie und der tatsächlich vorhandenen Energie muß ein Gleichgewicht (Homöostase) herrschen. Um dieses zu erreichen, läuft der Motivationsprozeß im allgemeinen in drei Phasen ab. Der Meldung des körperlichen Bedarfs (Hunger) folgt ein zielgerichtetes

Verhalten (Nahrungsbeschaffung, -auffindung), an das sich der »konsumatorische Akt« (Essen), der die Homöostase herstellt, anschließt.

Zu den *soziologischen Motivationen,* mit denen sich die neuere Forschung beschäftigt, gehören – wie erwähnt – Streben nach Besitz, Prestige, Kontakt, Leistung, außerdem Wissensdurst, Machtstreben, Aggression, Spiel, Unabhängigkeit und Hilfsbereitschaft. Sie alle sind erlernt und bilden den Niederschlag langjähriger Erfahrungen. Spürt z. B. ein Kind wiederholt, daß Hilfsbereitschaft belohnt wird, so stärkt das die Motivation zum Helfen. Umgekehrte Erfahrungen führen zu einer Abschwächung.

Die Stärke der Motivation hängt nicht nur von den Vorerfahrungen, sondern auch von der momentanen Situation ab. Die Motivation Hilfsbereitschaft wird z. B. zu keiner Hilfeleistung führen, wenn niemand da ist, der Hilfe braucht oder wenn die Wahrscheinlichkeit, einem Hilfesuchenden wirklich helfen zu können, sehr gering ist.

Ausdifferenzierung der Motivation

Je jünger ein Kind ist, um so deutlicher ist sein Verhalten durch biologische Motivation gesteuert. Erst mit zunehmendem Alter spielen soziale Motivationen eine größere Rolle. Ein Säugling zeigt z. B. überwiegend Hunger-, Durst- und Schlafverhalten, aber noch wenig Streben nach Besitz, Prestige oder Hilfeleistung.

Die Art, wie biologische und soziale Motivationen eingesetzt, modifiziert und intensiviert werden, scheint wesentlich vom individuellen Temperament eines Menschen abzuhängen. Unter *Temperament* soll die Art und Weise, wie sich ein Kind mit der Umwelt auseinandersetzt, verstanden werden. Schon bei Säuglingen sind Temperamentsunterschiede feststellbar.

Im Experiment wurde eine sich bewegende Kugel in das Blickfeld von Säuglingen gebracht, auf deren Reaktionen man achtete. Einige zeigten schnell lockere Zuwendung, andere starke Spannung und eine dritte Gruppe schließlich ängstliche Abwendung.

Der Grad der Irritierbarkeit war also bei ihnen unterschiedlich. Andere Untersuchungen bestätigten diese drei Typen (schnelle, langsame, wenig anpassungsfähige Reaktion), die natürlich für eine optimale Entwicklung auch unterschiedliche Erziehungsstile benötigen. Ungeduldige Eltern wären etwa bei dem Kind mit geringer Anpassungsfähigkeit fehl am Platze.

Die sehr früh mögliche Feststellung des Temperaments (mit 10 Wochen) läßt die meisten Autoren annehmen, daß Erbfaktoren für die Temperamentsart maßgeblich sind. Andererseits läßt sich schon in den ersten Wochen nachweisen, daß Temperament in gewissem Umfang erlernt wird: Ein Kind schreit dann häufiger, wenn die Mutter es zur Beruhigung auf den Arm nimmt (»Lernen am Erfolg«; das Schreien wird durch Zuwendung belohnt).

Diese Temperamentsunterschiede beeinflussen das weitere Ausdifferenzieren spezifischer Motivationen, von denen beispielhaft die Selbständigkeits- und Leistungsmotivation näher betrachtet werden sollen.

Das Verständnis dafür, wie sich das Streben nach *Selbständigkeit* entfaltet, wird durch das Inkongruenzprinzip (s. S. 11) erleichtert.

Im 1. Lebensjahr ist das Kind sehr anhänglich. Es klammert sich oft an die Mutter. Im engen Hautkontakt findet es Ruhe und Entspannung. In der zweiten Hälfte des 1. Lebensjahres hat es schon eine recht realistische, subjektive Struktur der Mutter aufgebaut und kann andere Personen von ihr unterscheiden. Das sog. *»Fremdeln«* ist an der abwartenden Haltung gegenüber Nichtfamilienmitgliedern beobachtbar. Nur an der Hand der Mutter erforscht es neue Räume, Dinge und Personen. Noch bis zu 3 Jahren kann das Kind sehr ängstlich reagieren, wenn es in fremder Umgebung allein gelassen wird. Danach nimmt es aber eigene Erkundungen außerhalb des Hauses vor und knüpft z. B. im Sandkasten selbständig Kontakte. Im Kindergarten und in der Schule wird sich dieses Verhalten immer stärker ausprägen, der elterliche Einfluß verringert sich. Dieses Selbständigwerden kann von den Eltern optimal im Sinne des Inkongruenzprinzips gefördert werden. Sie können dafür sorgen, daß das Kind stets in seiner Umwelt eine Anzahl neuer Reize, die in ihrer Summe jedoch nicht allzu stark vom Vertrauen abweichen, vorfindet.

Dieser Entwicklungsstand ist eine notwendige Voraussetzung für das Entstehen der *Leistungsmotivation.* An einfachen Konstruktionsspielen wie z. B. Turmbauen ist zu sehen, daß ein ausgeprägtes Leistungsmotiv selten vor dem 4. Lebensjahr auftritt. Bis dahin kann sich das Kind zwar über einen Turm freuen, aber es achtet nicht darauf, ob es ihn allein gebaut hat, wie schnell er fertig geworden ist. Die Leistungsmotivation setzt aber einen Gütemaßstab (»Ich bin eher fertig als der andere«) und das bewußte Erkennen des Urhebers der Leistung (»Ich habe den Turm allein gebaut«) voraus. Im 4. Lebensjahr kann man nun am Ausdrucksverhalten des Kindes feststellen, daß es sich freut, eher als der Partner fertig zu sein, oder Enttäuschung zeigt, wenn dies nicht der Fall ist. Diese Reaktionen bleiben aus, wenn das Objekt in Gemeinschaftsarbeit entstanden ist. Im Laufe der Zeit werden die Gütemaßstäbe differenzierter. Das Erfüllen der Normen stellt eine Selbstbestätigung dar und verstärkt den Antrieb zu neuen Leistungen. Die 4jährigen zeigen in dieser Hinsicht schon deutliche individuelle Unterschiede.

Folgendes Beispiel soll das demonstrieren: Verschiedene Gewichte sind an Schnüren hochzuziehen. Während einige Kinder wagen, an die schweren Gewichte heranzugehen (Hoffnung auf Erfolg), versuchen sich andere nur an den leichteren oder probieren es überhaupt nicht (Furcht vor Mißerfolg).

Einige Wissenschaftler wiesen in einer Studie nach, daß eine stärkere Ausprägung der Leistungsmotivation in frühen Jahren die weitere Intelligenzentwicklung positiv beeinflußt. Je selbständiger ein Kind war und je mehr es aus eigenem Antrieb lernte, eine um so höhere Intelligenz konnte gemessen werden. Die Leistungsmotivation ist somit eine Folge bestimmter kognitiver Schritte, andererseits beeinflußt sie aber auch kognitive Funktionen wie Problemlösen, Vergleichen, Analysieren, Behalten usw.

Einflußfaktoren auf die Motivation

Die Faktoren, die die Entwicklung sozialer Motivationen beeinflussen, sind der Erziehungsprozeß, der Aufforderungsgehalt der Umgebung und deren Wechselwirkung.

Die häufigsten Erziehungsmittel sind *Lob und Tadel.* Die durch sie ausgelösten Vorgänge werden dem Verstärkungslernen zugeordnet. Eltern, die bei Erfolg überwiegend loben und Mißerfolge übergehen, bedingen Erfolgszuversicht. Wird dagegen Mißerfolg getadelt und Erfolg übergangen, zeigen die Kinder erhöhte Mißerfolgsängstlichkeit. Eltern, die Erfolg zwar loben, aber zugleich zu noch höheren Leistungen anspornen, erzeugen damit überdurchschnittliche Prüfungsangst.

Für die Motivationsentwicklung ist die Vielfalt der Umgebungsreize wichtig. Eltern oder Erzieher werden häufig beobachtet haben, daß Kinder mit Bauklötzen oder Legosteinen besonders dann intensiv spielen, wenn sie in mittlerer Anzahl vorhanden sind. Sind es zu wenig oder zu viel Steine, wird seltener damit gespielt. Das trifft auch für anderes Spielzeug, Malgeräte, ja selbst für Fernsehstunden zu: Eine mittlere Anzahl (z.B. 6–9 Fernsehstunden/Woche) wirkt sich positiv auf die Erfolgsmotivation aus.

Störungen der Motivationsentwicklung

Grundsätzlich kommen als Störungen für die Motivationsentwicklung organische und psychische Faktoren und/oder ihre Wechselwirkungen in Frage. Sie beeinflussen die biologischen und auch die soziologischen Motivationen. Dabei können die drei Phasen des Motivationsprozesses unterschiedlich betroffen sein.

Als ein Beispiel für die Störung der biologischen Motivation sei die Magersucht genannt. Von den drei Phasen des Motivationsprozesses – Meldung des Hungers (Bedarfsmeldung), dem Aufsuchen von Nahrungsmitteln (zielgerichtetes Verhalten) und dem Essen (konsumatorischer Akt) – ist meist nur die dritte gestört. Um nicht erwachsen zu werden, ißt das Kind nichts. Die Nichtbefriedigung des Hungers wird nun z.T. dadurch ausgeglichen, daß das zielgerichtete Verhalten (Herumhantieren in der Küche, Kochen, Backen) übertrieben wird. Frühkindliche Erlebnisse, aber auch aktuelle Kompensationen gestalten die Symptome einer Magersucht.

Ein Beispiel für die Störung der sozialen Motivation könnte die Mißerfolgsängstlichkeit sein. Aber gerade daran ist das Zusammenwirken von biologischen und psychologischen Faktoren erkennbar. Passen bei einer kindlichen Entwicklung das Temperament des Kindes und elterlicher Erziehungsstil nicht zusammen, so kann das eine Grundlage für spätere Störungen sein. Wird die »übermäßige Abwendung gegenüber Neuem« gestützt, so kann das später zum Einzelgängertum führen, kombiniert sich eine »gespannte Zuwendung« mit der erziehungsmäßig bedingten Furcht vor Mißerfolg, ergibt sich oft das Bild des »schlechten Schülers«. Auch die Intelligenzentwicklung ist dadurch negativ beeinflußbar.

Entwicklung der Gefühle

Gefühle bzw. Emotionen oder Affekte sind z.B. Lust, Unlust, Angst, Furcht, Trauer, Aggression, Ärger, Scham oder Neid. Gefühle sagen etwas über den inneren Zustand eines Menschen aus und sind meist mit bestimmten Körperempfindungen wie Muskelanspannung oder -entspannung, Schwitzen, Erröten, Urindrang usw. verbunden. Deshalb sind Emotionen auch z.T. an der Mimik, Gestik, Sprechweise usw. ablesbar.

Die Gefühlsintensität kann als ein Indikator für die Bedeutsamkeit von Erlebnissen gelten. d.h. emotionale Erlebnisse werden besser behalten als gefühlsneutrale. Von den ersteren werden die mit positiver Tönung wieder am besten behalten.

Ausdifferenzierung der Gefühle

Während der ersten Lebenstage zeigt der Säugling ein ruhiges, überwiegend gefühlsneutrales Verhalten. Nur hin und wieder treten negative Gefühle auf, durch die er auf bestimmte, ihm unangenehme Reize hinweist. Mit etwa 4 Wochen lassen sich erstmals positive Gefühle im sog. »sozialen Lächeln« erkennen.

Mundmuskeln, Wangen und Augen zeigen beim Sehen bewegter Gesichter oder Hören von Worten ein integriertes Zusammenspiel. Einen Überblick, in welchen Lebensmonaten weitere Gefühlsqualitäten hinzutreten, zeigt Tab. 1.**2.**

Tabelle 1.**2.** Überblick über den zeitlichen Verlauf der Ausdifferenzierung der Gefühle

Gefühlsbezeichnung	Lebensmonat
Undifferenzierte Erregung	0
Unlust	1
Lust	2
Ärger	3
Abscheu, Furcht	4–6
Fröhlichkeit, Liebe	10–12
Eifersucht	15
Freude	20

Mit etwa 8 Monaten hat das Kind gelernt, bekannte von unbekannten Gesichtern zu unterscheiden. Nähert sich ihm ein Fremder, so zeigt es ein abwehrend-ängstliches Verhalten, die sog. *»Achtmonatsangst«*. Der Säugling fühlt sich in dieser Zeit noch stark von der Mutter abhängig und nur in ihrer Gegenwart sicher. Mit dem Älterwerden wechseln auch die angstauslösenden Reize. Im 1. Lebensjahr sind es z.B. laute Geräusche, Gleichgewichtsverlust oder fremde Personen, später Dunkelheit, Räuber-, Gespenstergeschichten.

Ein Kind kann sich bei Bedrohung nicht nur ängstlich zurückziehen, sondern evtl. darauf auch mit Wut und Ärger reagieren. Einjährige zeigen hauptsächlich beim Baden oder Anziehen, Zweijährige beim Sauberkeitstraining und Dreijährige bei Schwierigkeiten mit Gleichaltrigen oder Autoritätspersonen Wutreaktionen. Mit zunehmendem Alter gelingt die Steuerung der Aggressionen immer besser. Wirkungslose allgemeine Wutausbrüche werden durch gezielte Angriffe, die notfalls auch länger aufgeschoben werden können, ersetzt.

Die zwischenmenschliche Beziehung vollzieht sich zunächst nur zwischen dem Säugling und der Mutter. Hautkontakt, Körperhaltung, -temperatur und -vibration sorgen für einen unmittelbaren Affektaustausch, der später durch verbale Kommunikation weitgehend ersetzt wird.

Einflußfaktoren auf die Gefühlsentwicklung

Die bereits weiter oben dargestellten Faktoren gelten natürlich auch für die Entwicklung der Gefühle.

Einige Beispiele seien herausgegriffen. Besonders in den ersten Lebensjahren ist das Vorhandensein einer Bezugsperson (meist die Mutter) lebenswichtig. Ohne sie ist eine normale Gefühlsentwicklung und spätere Fähigkeit zur Partnerschaft nicht möglich. Was und wieviel dem Kind in den weiteren Jahren verboten bzw. erlaubt wird, bestimmt, ob mehr positive oder mehr negative Gefühle vorherrschen und wie intensiv sie sind.

Emotionen sind auch von der kognitiven Einstellung abhängig. Dafür ein Beispiel: Das Mitansehen einer blutigen Operationsszene im Film kann derjenige besser ertragen, der sich die einzelnen anatomischen und chirurgischen Fachbegriffe in Erinnerung rufen kann.

Störungen der Gefühlsentwicklung

Ursachen hierfür sind z. B. hirnorganische Störungen oder Lernprozesse, die mit störenden Umgebungsreizen verbunden sind. Allgemein läßt sich sagen, je früher solche Ursachen einwirken, eine um so größere Wirkung haben sie. Daraus können sich Störungen der Gefühlsintensität (überschießende oder abgestumpfte Reaktionen), Gefühlsqualität (depressiv, euphorisch, dranghaft) und der Gefühlsgerechtigkeit (z. B. phobisch) ableiten.

Das sei an einigen Beispielen erläutert: Ein Kind, das überwiegend aggressive Eltern hat und deren Aggressionen auch selbst spürt, wird nicht nur per Nachahmungslernen, sondern auch weil ihm andere Informationen fehlen und die aggressiven Erlebnisse sehr gefühlsintensiv sind, selbst mehr aggressives Verhalten zeigen. Sind Aggressionen für das Kind wichtig, werden seine Gedanken auch eher zur Verteidigung als zur Korrektur der Aggression eingesetzt.

Ein Beispiel für eine qualitative Gefühlsstörung wäre folgende depressive Reaktion: Ein Jugendlicher glaubt – fälschlicherweise – seine Familie hätte etwas gegen seine Freundin. Er leidet darunter, seine Stimmung verschlechtert sich. Ein Gespräch würde seinen falschen Verdacht schnell beseitigen können. Er vermeidet dieses Gespräch jedoch aus Furcht, damit alles nur noch zu verschlimmern. Das strukturierende Lernen ist auch hier emotionsgesteuert und damit eingeschränkt.

Entwicklung des Denkens

Unterschiede im Denken zwischen Kindern und Erwachsenen

Der Erwachsene kann sich nur schwer vorstellen, daß viele Sachverhalte, die für ihn selbstverständlich sind, vom Kind erst durch langjährige Erfahrung erworben werden müssen. Für einen Erwachsenen bleibt ein Tisch ein Tisch, auch wenn er aus seinem Sichtbereich entfernt wird *(Objektpermanenz)*. Für ihn bleibt auch ein Quadrat dasselbe, unabhängig davon, ob es auf einer Seite oder auf der Spitze steht *(Identität)*. Ebenfalls hängen Alter und Größe nicht unbedingt miteinander zusammen: Ein kleiner Mann kann durchaus älter sein als ein größerer. Auch Mengen (z.B. 1 l Wasser) bleiben gleich groß, ob sie nun in einem hohen schmalen oder in einem breiten flachen Glas sind *(Mengeninvarianz)*. Ebenso bilden Zahl und Raum unabhängige Größen: 3 Stäbe bleiben 3 Stäbe – unabhängig davon, ob sie nahe beieinander oder weit voneinander entfernt liegen.

Alles dies ist für ein Kind nicht selbstverständlich. Ein 6 Monate alter Säugling greift z.B. freudig nach einem Stofftier. Wird es ihm fortgenommen und mit einem Tuch zugedeckt, dann wendet er sich sofort anderen Dingen zu, begrüßt es aber bei erneutem Auftauchen freudig wieder. Die Objektpermanenz existiert in diesem Alter noch nicht. Etwas besteht nur so lange, wie es auch wahrgenommen wird.

Wenn z.B. ein 4jähriges Kind in einem Gespräch behauptet, es selbst und seine Schwester werden älter, jedoch die Mutter und Großmutter nicht, so ist anzunehmen, daß das Alter nach der Größe beurteilt wurde. Auch logische Schlußfolgerungen gelingen erst relativ spät. Fragt man ein 6jähriges Kind, ob Hans, Peter oder Werner am größten sei, vorausgesetzt daß Hans größer als Peter und Peter größer als Werner ist, so kann es dies noch nicht beantworten.

Im Vergleich zu diesem kindlichen Denken, das die Welt als unsicher und weniger geordnet erscheinen läßt und somit ängstigender, ist das Denken Erwachsener effizienter. Die Auseinandersetzung mit der Umgebung fällt leichter und ist wirkungsvoller.

Denken als aktive Interaktion

Um zu verstehen, wie das Kind von seinem kindhaften Denken zur Logik kommt, werden im folgenden die Forschungsergebnisse und die Theorie des Schweizer Entwicklungspsychologen Jean Piaget genauer dargelegt. Es sollen zunächst die wichtigsten Grundbegriffe der Theorie, wie Schema, Assimilation, Akkommodation und Struktur, an einigen Beispielen erläutert werden.

Nehmen wir an, ein Kind hat bereits gelernt, Licht durch eine Drehung des Lichtschalters an- und auszuknipsen, sich durch Krabbeln fortzubewegen oder schmackhafte Kirschen anhand der dunklen Farbe auszuwählen. Diese Tätigkeiten: Schalterdrehen, Krabbeln oder Sortieren nennt Piaget *Schema-*

ta. Mit ihnen wirkt der Organismus auf seine Umgebung ein. Das Kind merkt nun bald, daß es durch das Schalterdrehen nicht nur im Wohnzimmer, sondern auch in der Küche und im Schlafzimmer Licht machen kann. Mit demselben Schema können also neue Aufgaben bewältigt werden. Diesen Vorgang nennt PIAGET in Anlehnung an die Biologie *Assimilation:* Anhand der vorhandenen Schemata kann es sich sinnvoll mit der Umgebung auseinandersetzen; vorhandene Verhaltensweisen müssen nicht geändert werden.

Es kann nun sein, daß ein Kind im Keller an einem Kippschalter Licht anmachen möchte. Das vorhandene Schema Schalterdrehen versagt. Es probiert verschiedene andere Schemata aus, bis es – vielleicht zufällig – erkennt, daß es auf einer Seite des Schalters drücken muß. Ein neues Schema Schalterdrücken ist entwickelt. Genauso kann das krabbelnde Kind, um schneller voranzukommen, auf »Gehen« umsteigen, oder von Sortieren, weil keine dunklen Kirschen vorhanden sind, auf »Nachreifenlassen« (in die Sonne legen) kommen. Der Organismus hat damit seine Verhaltensweisen geändert, um die neuen Aufgaben zu erfüllen. PIAGET nennt diesen Vorgang *Akkommodation.* Es ist einsichtig, daß beide Vorgänge, Assimilation und Akkommodation, zu einer besseren Anpassung des Organismus an die Umgebung führen. Immer dann, wenn die Assimilation nicht mehr ausreicht, wird es zur Akkommodation kommen.

Bisher wurden die Schemata unabhängig voneinander betrachtet, aber das Kind lernt in seiner Entwicklung auch, sie zu kombinieren. wenn z.B. der Fernsehapparat angestellt werden soll, muß es den Schalter vielleicht erst eindrücken und dann drehen. Zwei Schemata müssen also in bestimmter Reihenfolge kombiniert werden. Das Verhältnis der Schemata zueinander und deren Einbeziehung in übergreifende Operations- und Denksysteme nennt PIAGET *Struktur.* Auch die Struktur ist einem Prozeß dauernder Veränderungen unterworfen. Dieser ist nicht wahllos, sondern folgt den Prinzipien der größtmöglichen Ausgewogenheit und Widerspruchsfreiheit.

Entwicklung des Denkens nach Piaget

Die Entwicklung des Denkens teilt PIAGET in drei große Phasen, die er nach den im Vordergrund stehenden Gleichgewichtsformen benennt. In den ersten beiden Lebensjahren stehen Wahrnehmung und Motorik im Mittelpunkt; Einheitlichkeit, Gleichgewicht und Widerspruchsfreiheit werden angestrebt (Periode der sensomotorischen Intelligenz). Das 3.–12. Lebensjahr ist die Periode der konkreten Operationen, an die sich die Phase der formalen Operationen anschließt. Die jeweiligen Operationen werden hier in ein in sich stimmiges System gebracht.

1. Periode der sensomotorischen Intelligenz. Das Denken des Kindes ist in den ersten beiden Lebensjahren ausschließlich handlungsgebunden. Es geht in dieser Periode um drei Hauptprobleme: die Koordination der zunächst voneinander isolierten Schemata, der direkten Veränderung eines Schemas durch Kreisreaktionen und der Aufbau des permanenten Gegenstands.

Koordination von Schemata: Ein Kind kann mit 3 Monaten Gegenstände sehen und nach ihnen greifen. Beides steht aber noch nebeneinander und ist nicht koordiniert. Sieht es z. B. ein Stofftier, so greift es noch nicht gleich danach.

Sollte es aber danach greifen, wird es das Tier nicht gleichzeitig ansehen. Greifen und Ansehen sind noch nicht koordiniert. Im Laufe der weiteren Entwicklung reguliert das Sehen das Greifen und umgekehrt, bis schließlich beide Schemata miteinander verschmelzen und eine einheitliche Handlung darstellen. Dieses Koordinationsmodell – isolierte Schemata, Aufeinanderfolge von Schemata, eingreifende Regulationen und Verschmelzung – gilt nicht nur für den Handlungs-, sondern auch für den später aufzubauenden Vorstellungs- und Denkraum. Durch die Verschmelzung verschiedener Wahrnehmungsschemata wird die Welt einheitlich. Es gibt nicht mehr einen Hör-, Tast-, Sehraum usw., sondern nur noch einen Wahrnehmungsraum. Ähnlich eröffnen sich im motorischen Bereich komplexere Handlungsmöglichkeiten.

Kreisreaktionen: Außer durch Koordination kann jedes Schema auch noch direkt durch Kreisreaktionen verändert werden. PIAGET unterscheidet *primäre, sekundäre und tertiäre Kreisreaktionen.*

Dazu ein Beispiel: Ein Baby liegt im Bett und strampelt. Da Strampeln in vielen Situationen wiederholt auftritt, kann es als ein Schema angesehen werden. Die Wiederholung eines Schemas um seiner selbst willen, aus Freude daran, bezeichnet PIAGET als *primäre* Kreisreaktion.

Strampelt das Kind später nur deshalb, um die am Bett befestigten Glöckchen zum Klingen zu bringen, dann liegt eine *sekundäre* Kreisreaktion vor. Das Schema wird wegen des Effekts wiederholt. In einer *tertiären* Kreisreaktion schließlich wird das Schema variiert und die Wirkungen beobachtet. Das Baby strampelt vielleicht nur mit den Beinen oder nur mit den Armen und beobachtet die entsprechenden Auswirkungen auf das Läuten. So kommt es evtl. zu verfeinerten oder sogar zu neuen Handlungen.

Mit etwa 8 Monaten entdeckt das Kind, daß ein Gegenstand auch dann noch existiert, wenn es ihn nicht mehr sieht. Die Freude am Guck-Guck-Spielen in diesem Alter zeigt, wie aufregend diese Entdeckung ist. Das permanente Objekt im einheitlichen Raum ist eine Ordnung, die dem Kind die Welt übersichtlich und einsichtig macht.

2. Periode der konkreten Operationen. Für diese Phase ist entscheidend, daß am Ende der vorangehenden Periode mit Hilfe der motorischen Handlungen Symbole aufgebaut worden sind. Ein fast 2jähriges Kind sieht z. B., daß der Vater ein Buch liest. Es ahmt den Vater nach, indem es die Innenfläche der aneinandergehaltenen Hände ansieht und so tut, als ob es darin lese. Die Hände sind so Symbol für das Buch. Durch Symbole werden Handlungen auch in Abwesenheit des betreffenden Gegenstandes ermöglicht; der Handlungs- und Denkraum wird erweitert. Die *Symbole* besitzen nach PIAGET einen figurativen und einen operativen Aspekt. Figurativ besagt, daß die Form, die Figur nachgeahmt wird. Durch Zusammenhalten der Hände werden die zusammenhängenden Buchseiten dargestellt. Operativ bedeutet das Nachahmen von Funktionen, z.B. das Lesen durch Hinschauen, Sprechen usw.

Mit etwa 5 Jahren haben Kinder gelernt, daß Gegenstände mehrere Merkmale haben können: Ein Stück Papier kann quadratisch und blau sein. Aber sie können meist nur ein Merkmal gleichzeitig beachten. So fällt es ihnen schwer einzusehen, daß eine Frau Mutter und zugleich Deutsche oder daß ein Mann Vater und zugleich Sohn des Großvaters ist. Die Berücksichtigung nur eines Merkmals erlaubt Wirklichkeitsinterpretationen, die für den Erwachsenen schwer einfühlbar sind. Z.B. meint ein 4jähriges Kind, daß im Radio Männer sind und Musik machen. Das kann es nur, weil es die übrigen Merkmale der Männer wie Größe, Bewegungsraum usw. nicht berücksichtigt.

Am Anfang dieser Periode sind noch alle Operationen stark handlungsgebunden. Ein Kind sieht sich etwa ein Bilderbuch an und meint danach, jetzt seien keine Bilder mehr vorhanden, es habe alle weggelesen. Symbolisches Denken (Bilderangucken) wird noch als Handlung (Herausnehmen der Bilder) verstanden.

In dieser Periode wird zunächst der Begriff der Zahl, später der des Gewichts, Volumens, der Zeit und des Tempos aufgebaut.

3. Periode der formalen Operationen. Die Periode der formalen Operationen beginnt mit etwa 12 Lebensjahren und kennzeichnet das ganze weitere Leben. Das Denken löst sich jetzt vollständig von der Handlungsgebundenheit und kann abstrakt ablaufen. Dadurch kann auch das Denken selbst kontrolliert werden, z.B. ob die Wege zu bestimmten Hypothesen richtig sind. Regeln und Gesetze der Erwachsenenlogik, z.B. der Mathematik, Physik oder Philosophie, werden erkannt und benutzt. Manche Denksysteme (etwa einer Religion) werden so geschlossen übernommen, da es für diese Kinder oder Jugendlichen schwer einzusehen ist, daß andere Menschen nicht in diesem System denken. Gerade zur Zeit der Pubertät, also zu Beginn der Periode der formalen Operationen, ist religiöses oder politisches Überengagement häufig. Viele Jugendliche entwickeln jetzt spezielle Interessen und leisten durch Anwendung der logischen Regeln Erstaunliches.

Störungen der Denkentwicklung

Für die gesamte Denkentwicklung gilt, daß sie mit zielgerichteten Aktivitäten vorangetrieben wird. Am besten ist das in der Periode der sensomotorischen Intelligenz zu sehen. Klare Kreisreaktionen und Schemakoordinationen, die locker und entspannt durchgeführt werden, bringen dem Kind Gewinn. Jede Muskelverkrampfung, Gehemmtheit, Ängstlichkeit usw. würde dem Kind nur schaden. Das gilt auch für die späteren Phasen.

Hemmung oder Ängstlichkeit verzögern die Denkentwicklung und verhindern die Informationsaufnahme. Wenn von der Umgebung keine Hilfe einsetzt, kann das ernste Folgen haben. Das Erkennen des eigenen Rückstandes führt zu erneuter Unsicherheit und vergrößert wiederum den Rückstand.

Mit der Verzögerung der Denkentwicklung kann, muß aber nicht, die Denkhemmung verbunden sein. Hier fehlt der Antrieb, bestimmte Probleme zu durchdenken. Im Zusammenhang mit Verstimmungen, besonders Depressionen, treten sie deutlich hervor. Die Ursachen können aber auch in mangelnden Erfolgserlebnissen, zu geringem Anregungsgehalt der Umgebung oder hirnorganischen Störungen liegen.

Sind die dem Kind angebotenen Informationen nicht vielseitig genug oder sind bestimmte Bedürfnisse unzureichend befriedigt worden, kann es zu einer Denkeinengung kommen. Nur bestimmte Fakten werden beachtet und im Vergleich zu anderen überbewertet. Das kann von stärkeren religiösen oder politischen Einseitigkeiten bis hin zu Wahnsystemen gehen.

Nach PIAGET würde es sich hierbei um eine Strukturstörung handeln, denn das Denken sorgt nicht mehr für eine Widerspruchsfreiheit der *gesamten* Umgebung. Es ist vielmehr eine politische, paranoide usw. Idee überwertig worden, und nur in ihrem Bereich wird eine weitgehende Widerspruchsfreiheit aufgebaut.

Entwicklung der Sprache

Vom Lallen zum Mehrwortsatz

Die Sprachentstehung beginnt mit dem Geburtsschrei des Neugeborenen, der zusammen mit den späteren Schrei-, Husten- und Gurgellauten vor allem der Stimmbildung dient. Im ersten Halbjahr werden diese Laute dann nach Dauer und Frequenz verändert *(Pseudoschreie)*, im zweiten Halbjahr vokal- und konsonantenähnliche Laute artikuliert und Intonationsmuster von Erwachsenen imitiert *(Plapperphase)*.

Heute weiß man, daß für die Sprachentwicklung bereits die präverbale Kommunikation von großer Bedeutung ist. In Abb. 1.**4** ist dieser Zusammenhang schematisch dargestellt. Es werden dabei zwei Ebenen, die vorsprachliche und die sprachliche, unterschieden, die durch eine horizontale Linie voneinander getrennt sind. Nach dieser Auffassung ist das Auftreten der sprachlichen Verständigung nur eine Fortsetzung präverbaler Intentions- und Handlungsstrukturen. Voraussetzung für ihre Entwicklung sind genetische Programmierung, Vorgänge der Hirnreifung, ebenso aber die ersten Lautäußerungen und sozialen Kontakte (z. B. zwischen Mutter und Kind). Diese Vorgänge und ihre Wechselwirkungen führen zur Ausbildung einer Intentions- bzw. Handlungsstruktur, die, angestoßen durch äußere (sprachliche und nichtsprachliche) Reize, aus ihrer Latenz tritt und in die realisierte Sprachstruktur transformiert wird.

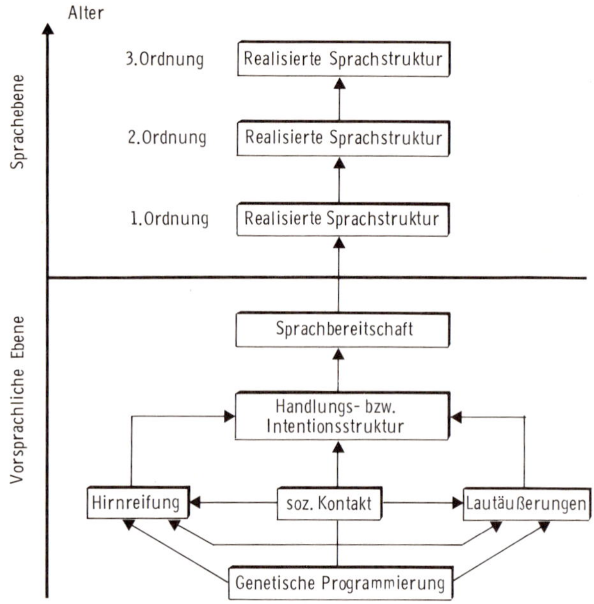

Abb. 1.**4**. Schema der Sprachentwicklung und der sozio-biologischen Interdependenzen

Gegen Ende des 1. Lebensjahres verringert sich die Mannigfaltigkeit der vorher benutzten Laute. Vielleicht ist die Ursache dafür das Erscheinen erster Satzbildungen, die jetzt Vorrang haben und zur eigentlichen Sprache überleiten. Parallel zur Erweiterung des Wortschatzes, der beim einjährigen Kind 2–3, beim zweijährigen um 50 und beim dreijährigen Kind um 1000 Wörter umfaßt, entwickelt sich die Grammatik. Ihren Entwicklungsstand stellt man am besten aufgrund der verwendeten mittleren Satzlänge fest. Mit etwa 13 Monaten bestehen die Sätze eines Kindes aus einem Wort *(Einwortsatz)*. Nach ungefähr einem weiteren halben Jahr, das Kind beherrscht jetzt schon mehr als 30 Wörter, geht der Einwortsatz in den *Zweiwortsatz* über. Beispiele für Zweiwortsätze sind: »Mehr Milch«, »finde das«, »trink hier«. Bezeichnet man die Wörter des Einwortsatzes als Inhaltswörter (Milch, finde, trinke), so könnte man die hinzugekommenen Wörter als Schlüsselwörter (mehr, das, hier) bezeichnen. Die Wörter sind nicht mehr gleichwertig. Weitere Wortarten sind dann in Drei- und Mehrwortsätzen erkennbar. Das Grundprinzip der Grammatikentwicklung besteht also darin, daß sich der komplexe Satz durch Differenzierung aus einem Einwortsatz ableitet. Tab. 1.**3** faßt die Sprachentwicklung noch einmal zusammen.

Tabelle 1.3. Die Sprachentwicklung in der frühen Kindheit

Lebensalter in Monaten	Sprachentwicklung
0	Geburtsschrei
0–6	Pseudoschreie
7–12	Plapperphase
13–18	Ein-Wort-Satz
18–24	Zwei-Wort-Satz
25...	Mehr-Wort-Satz

Einflußfaktoren auf die Sprachentwicklung

Anhand des Verstärkungslernens, Nachahmungslernens und strukturierenden Lernens sollen einige Faktoren der Sprachentwicklung aufgezeigt werden.

Zunächst zum *Verstärkungslernen:* Stößt das Baby zum ersten Male einige Laute aus, von denen die Mutter glaubt, daß sie mit ihrer eigenen Sprache Ähnlichkeit haben, so wendet sie sich dem Kind erfreut zu und wiederholt – so gut sie kann – die Laute des Kindes. Das Baby erlebt dies als Verstärkung, freut sich über die Zuwendung und wird deshalb auch die Laute wiederholen. Dadurch übt es und wird in der Lautverwendung sicherer. In der späteren Entwicklung sind es vielleicht bestimmte Sätze, die wegen ihres klaren Aufbaus sofort verstanden werden. Auch das ist ein Erfolgserlebnis, das dazu ermuntert, einen klaren Sprachaufbau anzustreben.

Die Sprachentwicklung wird auch durch Selbstverstärkung vorangetrieben. Durch laute sprachliche Formulierung eines Problems kann häufig der Lösungsweg schneller gefunden werden. Auch dieser Erfolg veranlaßt eine Mehrbenutzung der Sprache. Ein besseres gedächtnismäßiges Fixieren durch lautes Vor-sich-Hinsagen oder ein schnelleres Verstehen von Gedankengängen durch Nachsprechen sind weitere Beispiele für die Selbstverstärkung.

Wohl noch bedeutsamer als das Verstärkungslernen ist das *Nachahmungslernen.* Je nachdem, welche Sprache ein Kind von seiner Umgebung hört (Deutsch, Englisch usw.), wird es diese nachahmend erlernen. Das gilt auch für Sprachmerkmale wie laut, leise, schnell, langsam u. ä.

Das *strukturierende Lernen* weist schließlich wieder darauf hin, daß die Sprache des einzelnen nicht nur von seiner Umgebung, sondern auch von ihm selbst entwickelt und beeinflußt wird. Beim Sprachbeginn ist die subjektive Struktur der Sprache der Umgebungsstruktur bezüglich Lautbildung, Satzaufbau, Wortschatz noch wenig ähnlich. Mit Hilfe des Inkongruenzprinzips wird das Kind seine eigenen sprachlichen Laute wohldosiert in Richtung auf die Umgebungsstruktur variieren und auch vornehmlich auf ähnliche Lautgebilde der Umgebung hören.

Dieses strukturierende Lernen wird beim Baby z. B. durch die Babysprache der Mutter unterstützt. Wenn die Mutter die Babylaute wiederholt, so gelingt das ja nur unvollkommen, sie sind der Erwachsenensprache ähnlicher. Das Kind erhält dadurch von seinen Lauten wohldosiert abweichende Reize.

An diesem Beispiel sieht man auch das Zusammenwirken von Verstärkungslernen (die Zuwendung als Verstärkung), Nachahmungslernen (die Laute der Mutter werden imitiert) und strukturierendem Lernen (Variation der mütterlichen Babylaute). In der Praxis wird eine Lernart kaum isoliert auftauchen.

Störungen der Sprachentwicklung

S. Kap. 3, S. 188ff.

2. Kinder- und jugendpsychiatrische Diagnostik

Allgemeine körperliche Untersuchung

E. Tieber

Vorbemerkung

Vor der Untersuchung eines Kindes wird zunächst eine ausführliche Anamnese, am besten mit der Mutter oder einer geeigneten Bezugsperson, erhoben. Bei der Vorgeschichte interessieren vor allem:

- Schwangerschaft,
- Geburtsverlauf,
- postpartale Periode,
- frühkindliche und
- spätere Entwicklung des Kindes.

Generell ist es notwendig, sich einen Geburtsbericht oder andere objektive Unterlagen zu beschaffen, die zu diesen Fragen Auskunft geben.

Der Arzt muß entscheiden, ob er die *Vorgeschichte* im Beisein des Patienten erhebt. Bei einer neurologischen Fragestellung ist dies i. allg. möglich, während z. B. bei Adoptionsfragen, Verhaltensstörungen und Milieuschäden eine getrennte Exploration der Eltern und des Patienten erfolgen sollte.

Neben der medizinischen Vorgeschichte ist bei kinder- und jugendpsychiatrischen Patienten wichtig, die *soziale Anamnese* aufzunehmen. Es werden Erkundigungen eingeholt über Verhalten im Kindergarten, in der Schule, an der Lehrstelle oder am Arbeitsplatz. Zur Objektivierung dieser Unterlagen ist oft die Hinzuziehung von Schul- oder Jugendamtsberichten notwendig. Sehr viel Wert ist auf eine genaue Darstellung des häuslichen Milieus und des engen Aktionskreises des Patienten zu legen.

Als Arzt muß man wissen, welche Schwerpunkte bei der Exploration und Erhebung der Vorgeschichte zu setzen sind. Bewährt hat sich, nach einem Anamnesenschema vorzugehen (Tab. 2.**1**).

Tabelle 2.1. Anamnesenschema

I. Aufnahmemodus
Tag, Zeit, Begleitung, einweisender Arzt, Einweisungsgrund, Unterbringungsmodus (evtl. Hinweis auf das Unterbringungsgesetz), evtl. Verhaltensbeobachtungen in der Aufnahmesituation

II. Anamnese

A. Familienanamnese

1. Standardangaben zu jedem Verwandten (Großeltern, Eltern, Geschwister des Patienten): Alter, Krankheiten (Mißbildungen, chronische Krankheiten, psychische Auffälligkeiten, psychiatrische Krankheiten, Klinikaufenthalte), aktueller Beruf
2. Persönlichkeit und Entwicklung der Eltern und Geschwister, Geschwisterkonstellation
3. Sozioökonomische Lage der Familie
4. Gesprächseindruck von den Eltern bzw. Referenten

B. Eigenanamnese

1. Frühe Entwicklung:
   Schwangerschaftsverlauf, Geburt, Neugeborenenperiode, Säuglings- und Kleinkindentwicklung, Entwicklung im Vorschulalter, Primordialsymptomatik
2. Schule und Beruf:
   Einschulung, Schulstand, Leistungen, Schularbeitssituation, Berufspläne, Ausbildung in Lehre und Beruf
3. Sexualität:
   Sexueller Entwicklungsstand, Einstellung zur Sexualität, sexuelle Aktivitäten
4. Frühere Krankheiten:
   Beginn, Maßnahmen und Verlauf
5. Soziale Situation:
   Freundschaftsbeziehungen, soziale Stellung in der Gleichaltrigengruppe, Interaktionen und Aktivitäten außerhalb der Familie, soziale Aktivitäten, Freizeitunternehmungen
6. Primärpersönlichkeit, Hobbys und Interessen
7. Genußmittel, Drogen und Medikamente:
   Koffein, Nikotin, Alkohol, Rauschmittel und Arzneimittel: jeweils gekennzeichnet hinsichtlich Art, Dosis, Frequenz und Dauer der Einnahme
8. Familiendynamik:
   Beziehungen des Patienten zu den übrigen Familienmitgliedern, Interaktionen und Aktivitäten innerhalb der Familie
9. Aktuelle Symptomatik:
   Beginn, situativer Kontext, Intensität, Maßnahmen, Verlauf

Bei einem Epilepsiepatienten ist es z. B. wichtig, sich Schwangerschafts- und Geburtsverlauf sowie durchgemachte Traumen schildern zu lassen und auch eine genaue Familienanamnese zu erheben, um etwa eine erbliche Belastung aufzudecken.

Bei Schulschwierigkeiten wird sich der Fragenkomplex naturgemäß auf die Schulsituation und die Leistungsmängel des Patienten konzentrieren. Man sollte auch daran denken, daß sich in sehr seltenen Fällen hinter Schulschwierigkeiten zerebrale Erkrankungen verbergen können.

Bei neurotischen Patienten wird man ausführlich auf deren »Genese« bzw. frühkindliche Entwicklung eingehen. Günstig für den kinder- und jugendpsychiatrisch tätigen Arzt ist, wenn ihm ein Psychologe zur Seite steht, der durch entsprechende Testverfahren und ergänzende Exploration wertvolle Bausteine für die Diagnose liefert.

Untersuchungsgang

Dabei sollte der Kinder- und Jugendpsychiater zuerst das Hauptaugenmerk auf die Betrachtung des äußeren Aspektes legen, der oft schon wichtige diagnostische Hinweise gibt:

- *Schädelform und -größe.* Mikro- und Makrozephalie (extrem kleiner oder extrem großer Schädel) können prima vista ohne Meßmethoden diagnostiziert werden. Die Anamnese läßt differenzieren zwischen einer angeborenen oder erworbenen Mikrozephalie. Der zu große Schädel kann auf einen Hydrozephalus, einen Tumor oder auf eine Stoffwechselstörung wie z. B. die Mukopolysaccharidose hinweisen. Auch abnorme Kopfformen (Turm-, Kurzschädel) sind Blickdiagnosen.
- *Gesichtsausdruck.* Den Mongolismus erkennt man z. B. am typischen Gesicht mit schräger Augenstellung, eingesunkener Nasenwurzel, offenstehendem Mund mit großer Zunge. Weitere dysplastische Zeichen sind: tiefangesetzte Ohren, deformierte Ohrmuscheln, Schielen, Epikanthus, Hypertelorismus.
- *Haut.* Café-au-lait-Flecken (Pigmentflecken) können auf eine Neurofibromatose (Morbus Recklinghausen) hinweisen, Grübchen und Haarbüschel auf verborgene Fehlbildungen der Wirbelsäule, z. B. eine Spina bifida.
- *Extremitäten.* Hier ist auf Schwimmhäute, Bajonettfinger, Klinodaktylie, Nageldeformierungen und Vierfingerfurchen zu achten. Kurze plumpe Finger oder auch zu lange Finger können ebenfalls diagnostische Hinweise geben (Down-, Marfan-Syndrom).
- *Augenhintergrund.* Die Augenspiegelung sollte zur Routineuntersuchung gehören, selbst wenn sie – besonders bei Kleinkindern – mühsam ist. Besonders wichtig ist diese Untersuchung bei der Diagnostik von Hirntumoren, bei denen es infolge erhöhten Hirndrucks zur Ausbildung einer Stauungspapille kommt.

Nach der Inspektion erfolgt nach dem üblichen Schema die körperliche Untersuchung, die auch den Entwicklungsstand des Kindes zu berücksichtigen hat. Mittlerweile ist das Verhalten eines Kindes sehr deutlich geworden, auf das der Untersucher sich einstellen muß. Es empfiehlt sich, ein unruhiges oder ängstliches Kind nicht vollständig zu entkleiden und am Schoß oder am Arm der Mutter zu untersuchen.

Neurologische Untersuchung

E. Tieber

Die neurologische folgt der allgemein körperlichen Untersuchung. Der Kinder- und Jugendpsychiater muß sich immer auf mehrere Sitzungen einstellen. Die Geduld des Kindes darf nicht zu lange in Anspruch genommen werden.

Einen stationären Patienten wird man – wenn es sich nicht um einen »akuten Fall« handelt – erst nach einer Eingewöhnungszeit untersuchen. Der Untersucher hat natürlich darauf zu achten, kindgerecht zu sprechen und, wenn nötig, »spielerisch« zu untersuchen. So kann man einem Kleinkind Reflexhammer oder Taschenlampe als Spielzeug anbieten, mit dem es sich vertraut macht und dadurch die Angst verliert.

Der *neurologische Befund* wird meist nach einem Schema vorgenommen. Man beginnt wieder mit der *Inspektion.* Bei einem schreienden Kind kann beobachtet werden, ob das Gaumensegel angehoben und die Zunge richtig bewegt wird (Prüfung des IX. und XII. Hirnnerven), oder ob der Fazialisnerv (VII. Hirnnerv) intakt ist, was an Verziehungen des Mundes beim Schreien zu erkennen ist. Beim Kleinkind ist noch keine Geruchsprüfung möglich, bei Schulkindern sollten kindgerechte Geruchsstoffe angeboten werden. Dasselbe gilt für die Geschmacksprüfung.

Gelegentlich wird eine ergänzende Prüfung der Hirnnerven durch Spezialärzte anderer Fachgebiete (Ophthalmologe, Otologe) notwendig.

Die *Prüfung der Reflexe* macht am entspannten Kind keine Schwierigkeiten. Wichtig ist, daß beim Kleinkind bis zu 2 Jahren, manchmal auch bei älteren der Babinski-Reflex erhalten sein kann, also keine pathologische Bedeutung hat.

Die Unfähigkeit zu stehen oder zu gehen kann Ausdruck einer Lähmung sein. Dieselben Symptome finden sich aber auch bei einer Hysterie. Die Diagnose bei einem Kind, das z. B. zur Begutachtung kommt, weil es angeblich gelähmt ist, kann man sehr schnell stellen, wenn man es eine Zeitlang spielen läßt und ihm dann ein liebgewonnenes Spielzeug abzunehmen versucht. Es entwickelt dabei enorme Standfestigkeit in den Beinen oder Zugkräfte in den Armen.

Gelegentlich gelingt die *Prüfung des Muskeltonus* in normaler Rückenlage infolge Verspannung nicht. Diese kann psychisch bedingt sein. Es ist aber auch möglich, daß das Kind einfach friert und sich dadurch verspannt. Ersterem wird ein angstlösendes Gespräch, letzterem eine Wärmebestrahlung abhelfen.

Eine *vermehrte motorische Bewegung (Hyperkinese)* fällt meist schon vor der eigentlichen Untersuchung auf, ebenso das *Gegenteil (Hypokinese).*

Die *Koordinationsprüfung* wird in gleicher Weise wie beim Erwachsenen durchgeführt, dabei kann es jedoch passieren, daß ein Kleinkind etwa beim

Knie-Hacken-Versuch zunächst nicht mitmacht, sondern erst, wenn die Ferse zu einem Eisenbahnzug und das Schienbein in eine Eisenbahnschiene umgemünzt werden. Der Finger-Nasen-Versuch mit dem Auftrag: »Zeig mir, wo deine Nase ist« wird eher ausgeführt als »zeige mit dem Zeigefinger auf die Nasenspitze«, d.h. die Sprache sollte kindgerecht sein. Es hängt natürlich vom jeweiligen Intelligenzquotienten ab, den der Untersucher grob abzuschätzen in der Lage sein muß, wie er mit dem zu untersuchenden Kind umzugehen hat.

Bei der Prüfung von Motorik und Koordination ist zu beachten, auf welchem Entwicklungsstand sich das Kind befindet. Dazu ist es notwendig, die motorischen und koordinativen Leistungen dem Alter entsprechend zu prüfen. Es existieren auch Methoden zur standardisierten neurologischen Untersuchung, z. B. nach Touwen und Prechtl, die klinisch gut anwendbar sind. Die Entwicklung der Motorik ist in Abb. 1.**3** (s. S. 13) dargestellt.

Erhebung des psychischen Befundes

G. Krüse

Zur kinder- und jugendpsychiatrischen Untersuchung hat sich allgemein eine Kombination aus Spiel- und Sprechzimmer bewährt.

Ein Kind kann hier bei entsprechendem Spielangebot (Puppenhaus, Handpuppen, Spieltiere, Bauklötze, Malmaterial, Ton, aggressives Spielzeug wie z.B. Gewehre) nach Herzenslust spielen und seiner Phantasie freien Lauf lassen. Dabei werden die Ich-Entwicklung, seine Denk- und Anpassungsfähigkeit, aber auch seine innerseelischen Konflikte und deren Lösungsversuche sichtbar.

Jugendliche lassen sich – wenn ihnen der Arzt mit Wärme und Wertschätzung begegnet und sie nicht das Gefühl haben, er macht sich zum Anwalt der Eltern – bereitwillig auf ein Gespräch ein. Wertvolle Einblicke in die Psyche geben natürlich *Tagebücher* oder auch ein handgeschriebener Lebenslauf in freier Form.

Der Untersucher wird zuerst einmal »einsteigen« über Gebiete, auf denen der Patient Erfolge oder keine Probleme zu haben scheint und dann zwanglos folgende Fragenkomplexe erheben:

Man fragt den Patienten nach dem *Vorstellungsgrund,* geht dann über auf *Freizeit, Interessen, Beziehungen zu Gleichaltrigen, zu Familienmitgliedern, Schule* (man soll sich auch immer die Schulzeugnisse zeigen lassen), *Zukunftspläne, Phantasien und Befürchtungen* (man läßt eine freie Geschichte erzählen, fragt nach Träumen, frühesten Kindheitserinnerungen, drei Wünschen oder läßt »die Familie in Tiere verzaubern«) und erörtert schließlich *»das Problem bzw. die Symptomatik«.*

Dabei wird eine Fülle »klinischen Materials« geliefert; es ist dann Aufgabe des Arztes, dieses schriftlich niederzulegen. Der daraus resultierende Befundbericht umfaßt in handlicher Form das »Querschnittsbild« des Patienten: seine äußere Erscheinung und sein Verhalten während der Untersuchungssituation, die fraktioniert nicht mehr als 2–3 Std. dauern soll.

Aufgeschlüsselt wird folgendes beschrieben:

1. das äußere Bild (körperliche Auffälligkeiten, Gestik, Mimik, Kleidung),
2. die Gefühlslage,
3. die Orientierung (über sich selbst, Ort und Zeit),
4. die Abwehrmechanismen (wie handhabt das Kind z.B. Angst in der Untersuchungssituation; verleugnet oder projiziert es diese),
5. der Gedankenablauf und die Verbalisierungsfähigkeit,
6. Phantasien, Befürchtungen,
7. das Über-Ich (d.h. Wertvorstellungen: gut–böse usw.),
8. das Selbstbild (erlebt sich das Kind stark oder schwach, mit wem identifiziert es sich),
9. die Schätzung des IQ,
10. besondere psychopathologische Auffälligkeiten:
    - Konzentrationsstörungen,
    - Wahrnehmungsstörungen,
    - Gedächtnisstörungen,
    - Entfremdungserlebnisse und
    - Störungen des Realitätsbezugs.

Beispielhaft dazu nun in gekürzter Form ein *psychischer Befund:*

Harry L. (8 Jahre, zweimalige poliklinische Untersuchung) kam jeweils in Begleitung seiner Mutter, von der er sich bereitwillig trennte.

(1) Er ist normal groß, zart, mit feinen, etwas starren Gesichtszügen. Wie seine Mutter ist er ordentlich, aber farblos gekleidet. Auffällig sind seine Tics im Schultergürtelbereich.

(2), (4) Anfänglich ist er sehr schüchtern, gespannt, hat offensichtlich Angst (sehr weite Pupillen), verleugnet sie aber: »Ich habe nie Angst«. Erst beim Scenotest »taut er auf«, »baut« mit Klötzen Mauern und ein bunkerähnliches Haus mit einem Krokodil davor (s. S. 67).

(3), (5) Die Orientierung ist altersentsprechend. Harry spricht leise, zusammenhängend in gewähltester Ausdrucksweise.

(6) Er erzählt einen Alptraum aus der letzten Zeit, in dem er von einem Mann mit einem Gewehr verfolgt wird. Wünsche konnte er keine äußern, »ich habe ja alles«. Bei der »Familie in Tieren« stellt er sich abseits als Floh dar, seine Mutter als buntscheckige Kuh, auf der ein Hase – die um Jahre jüngere Schwester – sitzt, den Vater als Krokodil (s. S. 69).

(7) Als »gut« bezeichnet er: nicht schlagen, den Eltern gehorchen, gute Zensuren haben; als »schlecht«: sich mit Jungen keilen, frech sein, stehlen.

(8) Harry selbst empfindet sich schwach, in der Schule nicht durchsetzungsfähig, identifiziert sich mit der Comic-Figur »Superman«.

(9) Er wirkt altklug, versucht alle gestellten Fragen »richtig« zu beantworten. Weiß er etwas nicht, verstärken sich die Tics.

Die Intelligenz wird aufgrund seines Verhaltens als überdurchschnittlich eingeschätzt.

(10) Besondere psychopathologische Störungen ergaben sich nicht.

Zusätzliche Laboruntersuchungen

E. Tieber

Liquoruntersuchungen

Bei dieser Untersuchung muß eine schriftliche Einwilligung der Eltern (oder des Vormunds), welche auch über evtl. Nebenwirkungen aufgeklärt werden sollen, vorliegen.

Der Liquor füllt die Ventrikel- und Subarachnoidalräume. Die Liquormenge beträgt beim Säugling 40–60 ml, beim älteren Kind 150–200 ml. Bei zahlreichen Erkrankungen des Nervensystems kommt es zu Veränderungen des Liquors, dessen Untersuchung hohen diagnostischen Wert besitzt.

Die Liquorentnahme – vom Arzt durchgeführt – erfolgt unter streng sterilen Kautelen mit einer entsprechenden Nadel mit Mandrin zwischen den Dornfortsätzen des 4. und 5. Lendenwirbels (Lumbalpunktion), beim älteren Kind nach Lokalanästhesie (z. B. mit 2%iger Novocain-Lösung).

Bei entsprechender Indikation kann auch zisternal bzw. subokzipital zwischen Hinterhauptsschuppe und dem Dornfortsatz des Epistropheus punktiert werden.

Der Eingriff sollte in der Regel nur vorgenommen werden, wenn keine Hirndruckzeichen bestehen, d. h. bei Augenspiegelung keine Stauungspapille vorliegt. Zur diagnostischen Klärung kann bei leichtem Hirndruck lumbal punktiert werden unter langsamer Entnahme weniger Tropfen Liquors.

Für ein gutes Gelingen der Punktion ist es Aufgabe der Pflegeperson, den Patienten in die richtige Position zu bringen. Sowohl im Sitzen wie im Liegen muß die Wirbelsäule maximal gebeugt werden – »Katzenbuckel« – so daß die Dornfortsätze auseinandertreten (Abb. 2.**1**).

Damit Liquor nicht nachsickert, muß der Patient nach der Punktion 2 Std. lang Bauchlage einnehmen und auch danach noch einen Tag lang im Bett liegenbleiben, um postpunktionelle Beschwerden in Form von Kopfschmerzen (Therapie: z. B. Novalgin-Tropfen) erträglich zu halten.

Die *Liquoruntersuchung* erfolgt makroskopisch und mikroskopisch. Der normale Liquor, im Reagenzglas aufgefangen, sieht *wasserklar* aus. Eine gleichmäßig anhaltende Rotfärbung während der Entnahme spricht für eine Blutbeimengung durch einen krankhaften Prozeß (z. B. Subarachnoidalblutung). Ist der Liquor nur anfangs blutig

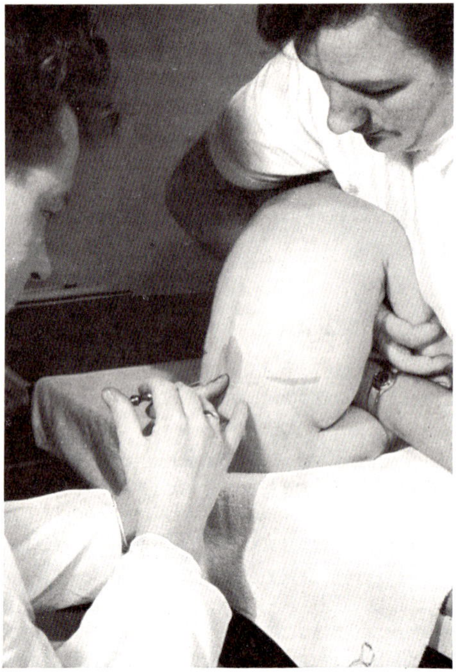

Abb. 2.1. Halten eines Kleinkindes bei der Lumbalpunktion. Die nicht sichtbare Hand der Schwester umgreift den linken Oberschenkel des Kindes (aus *W. Keller, A. Wiskott:* Lehrbuch der Kinderheilkunde, 4. Aufl. Thieme, Stuttgart 1977)

und hellt während der weiteren Entnahme allmählich auf, handelt es sich um eine artefizielle Blutung. Dieser Liquor wird bei Abzentrifugieren klar, während bei einer Subarachnoidalblutung eine Rotfärbung erhalten bleiben kann. Liegt eine Subarachnoidalblutung länger als 5 Std. zurück, ist der Liquor gelblich verfärbt *(Xanthochromie).*

Als höchster *normaler Zellgehalt* gelten *lumbal* $^{12}/_{3}$ *Liquorzellen.* Der zisternal gewonnene Liquor ist zellärmer (bis $^{8}/_{3}$ Zellen). Bei Erhöhung des Zellgehalts im Liquor spricht man von einer Pleozytose. Eine Erhöhung auf $^{1000}/_{3}$ Zellen führt zu einer Trübung. Ein eitriger Liquor (bei einer eitrigen Hirnhautentzündung) ist milchig-gelb bis gelb-grün gefärbt. Es werden dann Zellzahlen von $^{10000}/_{3}$–$^{100000}/_{3}$ gefunden. Bei einer Virusinfektion des Nervensystems kommt es nur zu einer leichten Zellvermehrung.

Die *Bestimmung der Zellzahl* erfolgt mikroskopisch in einer Liquorzählkammer, die 16 mm^3 enthält bei einer Zellkammertiefe von 0,2 mm. Das ergibt einen Rauminhalt von 3,2 mm^3. Bei der Berechnung der Liquorzellzahl wird rundweg durch 3 geteilt, was die Angabe von Dritteln erklärt. Neuerdings wird die ganze Zellzahl angegeben.

Der Liquor wird schließlich auf seinen *Eiweißgehalt* überprüft. Schon bei der Entnahme wird eine orientierende Schnellmethode, die *Pandy-Reaktion,* durchgeführt. In einem schwarzen Schälchen, das wäßrige Karbolsäure enthält, wird ein Tropfen Liquor eingebracht. Bei vermehrtem Eiweißgehalt (mehr als 25 mg%) kommt es zu einer milchig-weißen Trübung, da Eiweiß durch Säure ausgefällt wird.

Im Labor wird der Liquor dann genauer auf seine Eiweißzusammensetzung, d.h. seinen Albumin- und Globulingehalt mittels *Elektrophorese* untersucht. Das Verhältnis von Globulin zu Albumin nennt man den *Eiweißquotienten.* Bei einer Lues oder multiplen Sklerose besteht z.B. eine Vermehrung zugunsten der Globuline, der Eiweißquotient ist somit erhöht. Eine Eiweißerhöhung ohne Zellerhöhung spricht für das Vorliegen eines Tumors oder ist Restsymptom einer entzündlichen Erkrankung.

Durch Zugabe kolloidaler Lösungen zum Liquor in unterschiedlicher Verdünnung kann das Liquoreiweiß ausgefällt werden *(Mastix- und Goldsol-Reaktion).* Neurologische Erkrankungen wie Lues und multiple Sklerose zeigen typische Kolloidkurven.

In manchen Fällen wird auch der *Glucosegehalt* des Liquors bestimmt. Wichtig ist dabei auch, gleichzeitig den Serumblutzuckergehalt festzustellen, wobei der Liquorzucker ⅔ des Blutzuckerwertes beträgt. Eine *Verminderung* des Liquorzuckergehalts findet sich z.B. bei bakterieller Meningitis.

Für *Spezialuntersuchungen,* die zum Nachweis von Bakterien, Viren oder anderen Erregern (Spirochäten, Toxoplasmen) dienen, muß der Liquor in Speziallabors versandt werden.

Röntgenübersichtsaufnahmen

Die *Röntgenuntersuchung des Schädels* gehört in einer kinder- und jugendpsychiatrischen Klinik zur Routineuntersuchung. Dabei ist auf Form und Größe, Knochennähte, Kalkgehalt und Struktur der Schädelkalotte, Verletzungsfolgen, Fehlbildungen, Knochendestruktionen, intrakranielle Verkalkungen und Asymmetrien zu achten.

Bei *erhöhtem Schädelinnendruck* findet man z.B. einen sog. *»Wolkenschädel«* – gemeint sind wolkenartige Aufhellungen im Bereich der Schädelkalotte. Ein erhöhter Hirndruck kann auch zu einer Sprengung der Nähte führen, so lange diese nicht verknöchert sind. Knochenteile können durch Tumordruck regelrecht weggeschmolzen, »usuriert« werden. So kann es beispielsweise zu einer *Ausweitung bzw. Ballonierung der Sella* kommen. Die Sella ist das Lager der Hirnanhangsdrüse. *Intrakranielle Verkalkungen* findet man z. B. bei Toxoplasmose, Gefäßfehlbildungen oder Tumoren. Eine Verlagerung der verkalkten Zirbeldrüse nach einer Seite kann durch einen raumfordernden Prozeß (Tumorblutung) bedingt sein.

Finden sich in den Routine- bzw. Übersichtsaufnahmen vedächtige Lokalbefunde oder auch ein entsprechender neurologischer Befund, sind *Spezialaufnahmen* notwendig:

Eine *Schädelbasisaufnahme* ist angezeigt bei Verdacht auf destruierende basale Tumoren, entzündliche Prozesse in diesem Bereich und bei Basisfrakturverdacht.

Die *Aufnahme nach Schüller* bringt Kiefergelenk, Schläfenbein und Mastoid zur Darstellung, die nach *Stenvers* die Pyramidenspitze des Felsenbeins und die Öffnung des inneren Gehörgangs (Indikation: Verdacht auf Kleinhirnbrückenwinkeltumor), die nach *Rhese* den Kanal des Sehnerven (Indikation: Verdacht auf Orbitatumor).

Die *Röntgenaufnahme der Wirbelsäule* wird sich je nach Verdachtsdiagnose auf den Hals-, Brust-, Lendenabschnitt oder das Kreuzbein beschränken. Geachtet wird auf: Streckhaltung, Kyphose, Lordose, Veränderungen der Wirbel, die Zwischenwirbellöcher, die Zwischenwirbelräume, Fehlbildungen der Wirbel, wie z.B. Keil-, Fisch-, Spaltwirbel. Die sagittalen und seitlichen Aufnahmen können noch durch Schräg-, Schicht- und ausgeblendete Aufnahmen ergänzt werden.

Röntgenkontrastmittelverfahren

Pneumenzephalographie (PEG)

Mit dieser Untersuchung werden die Liquorräume des Gehirns dargestellt. Sie ist heute weitgehend durch die Computertomographie ersetzt worden, sehr zum Vorteil der Patienten. Deshalb wird sie nicht mehr ausführlich beschrieben.

Myelographie

Es handelt sich hierbei um die Darstellung des spinalen Subarachnoidalraumes mit einem Kontrastmittel: einer jodhaltigen Substanz, Luft oder einem Edelgas. Das sich abzeichnende Kontrastband gibt Aufschluß über die Form des Spinalkanals, der durch Tumoren oder Bandscheibenvorfälle, die jedoch im Kindesalter selten sind, eingeengt sein kann, und erlaubt auch eine exakte Höhenlokalisation eines raumfordernden Prozesses.

Problematisch bei dieser Untersuchung ist, daß mit Luft nicht immer eine gute Kontrastfüllung erreicht wird und es bei der Verwendung jodhaltiger Kontrastmittel zu Überempfindlichkeitsreaktionen kommen kann. Bei Verwendung nichtresorbierbarer Kontrastmittel, z.B. Pantopaque, ist die nachträgliche Entfernung des Mittels schwierig und für den Patienten belastend.

Als neue Untersuchungsmethode bietet sich eine *Liquorraumszintigraphie* an, wobei jedoch die für das Kind relativ hohe Strahlenbelastung mit ins Kalkül gezogen werden muß.

Karotis- und Vertebralisangiographie

Bei der *Karotisangiographie* handelt es sich um die röntgenologische Darstellung der Hirngefäße vornehmlich der vorderen und mittleren Hirnabschnitte nach einer Kontrastmittelinjektion (Abb. 2.**4b**). Es wird bei Kindern am besten in Narkose die A. carotis (Halsschlagader) etwa in Halsmitte mit einer Spezialnadel punktiert.

Die Karotisangiographie ist **indiziert** bei Verdacht auf raumfordernde Prozesse und Gefäßveränderungen (anlagebedingte Fehlbildungen, Aneurysmen, Angiome). Tumoren zeigen sich manchmal nicht direkt, sondern durch die Verlagerung von Gefäßen.

Für den Patienten schonender ist die Darstellung der Hirngefäße mittels der *Brachialisangiographie.* Hierbei wird unter hohem Druck das Kontrastmittel in die A. brachialis (Armarterie) gebracht. *Nachteilig* ist hierbei, daß sämtliche Hirngefäße gleichzeitig dargestellt werden und Gefäßüberlagerungseffekte zu Fehldiagnosen führen können.

Komplikationen können bei der Punktion des Gefäßes (Hämatom, Thrombose) und durch das Kontrastmittel selbst (anaphylaktischer Schock) auftreten.

Durch die *Vertebralisangiographie* wird das Versorgungsgebiet der A. vertebralis bei Verdacht auf raumfordernde Prozesse im Bereich der *hinteren* Schädelgrube oder Gefäßmißbildungen dargestellt. Diese eingreifende Untersuchung wurde inzwischen weitgehend durch die Hirnszintigraphie und Computertomographie verdrängt.

Echoenzephalographie

Bei dieser völlig ungefährlichen Untersuchung werden Ultraschallwellen (Echolot) durch den Schädel des Patienten geschickt, die dann an Grenzflächen (Knochen, Hirnsubstanz, Liquor) reflektiert werden. Dies kommt dann auf einem Oszillographen zur Darstellung und kann mit einer Polaroidkamera festgehalten werden.

Zunächst wird man das »*Mittelecho*« (ME), das durch Reflexion an den Mittellinienstrukturen (Septum pellucidum. 3. Ventrikel) entsteht, und das an der Innenwand der Kalotte entstehende »*Endecho*« (EE) festgestellt. Seine Verlagerung nach rechts oder links läßt auf einen raumfordernden Prozeß (epi- und subdurales Hämatom, Hemisphärentumoren) schließen. Hämatome und Tumoren verursachen auch Reflexionen, die man Tumor- oder *Hämatomecho* nennt. Der Erfahrene kann dazu noch die Breite des 3. Ventrikels und der Seitenventrikel messen.

Auch diese Untersuchungsmethode hat durch modernere Verfahren, z.B. durch die zerebrale Computertomographie an Bedeutung verloren.

Elektroenzephalogramm (EEG)

Mit dieser Untersuchungsmethode wird von der Schädeloberfläche mittels Elektroden die hirneigene elektrische Aktivität abgegriffen, die durch die Stoffwechseltätigkeit der Nervenzellen entsteht. Sie erreicht übrigens nur ein Hundertstel bis Tausendstel der Spannung des Elektrokardiogramms, was eine Verstärkung um das 10- bis 40fache notwendig macht.

Zur Untersuchungstechnik

Die Ableitung des EEG von der gereinigten Kopfhaut erfolgt mittels Silberelektroden, die mit einer in Kochsalz getränkten Gazehülle überzogen sind und nach einem internationalen System auf der Kopfhaut angelegt und mit einer Gummibandhaube fixiert werden. Die Einzelleitungen werden gebündelt zum Registriergerät geleitet, das 8, 12 oder 16 Kanäle hat; dementsprechend enthält das registrierte EEG 8, 12 oder 16 Zeilen. Das Kind ruht während der Ableitung entspannt, von äußeren Reizen abgeschirmt, in einem bequemen Spezialsessel (Abb. 2.**2**). Eine EEG-Ableitung, die völlig schmerzlos ist, dauert in der Regel 30–45 Min. Unruhige Kinder werden mit Spieluhren oder medikamentös (z.B. Mereprine, Protactyl) beruhigt.

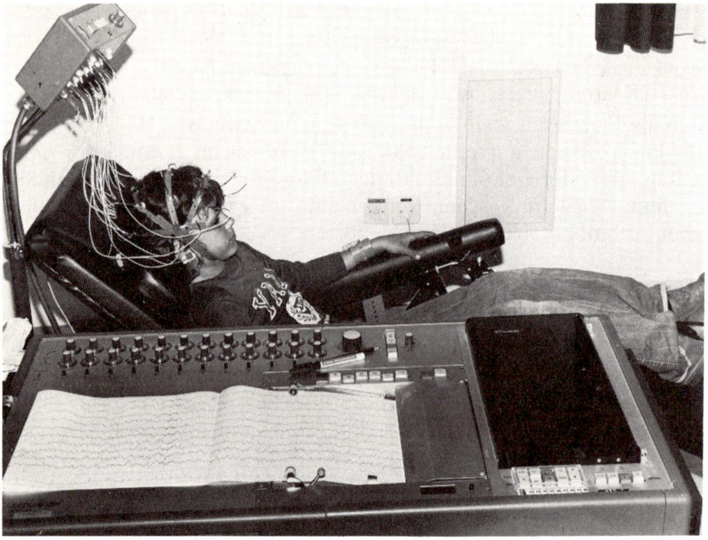

Abb. 2.**2**. Ableitung eines Elektroenzephalogramms bei einem 11jährigen Jungen

Durch sog. *Provokationsmethoden* werden Veränderungen der Hirnaktivität sichtbar, die sich im Ruhe-EEG nicht oder nur in geringem Maße darstellen.

Provokationsmethoden sind:

- die Hyperventilation (kräftiges Aus- und Einatmen über 3 Min.),
- die Photostimulation (mit ansteigenden Flickerlichtfrequenzen) und auch
- der Schlaf, der oft erst nach Schlafentzug für eine Nacht erreichbar ist.

Auswertung

Die Auswertung einer EEG-Kurve ist schwierig, zumal im Kindesalter, da sich das Kurvenbild abhängig vom Reifungsgrad des Gehirns, also vom Alter des Patienten, kontinuierlich verändert.

Es lassen sich verschiedene EEG-Graphoelemente unterscheiden (Abb. 2.**3**), die nach

- *Frequenz* (das ist die Anzahl der Wellen pro Sek., welche jeweils begrenzt sind durch den Abstand von 2 aufeinanderfolgenden gleichsinnigen Umschlagspunkten),
- *Amplitude* (Abstand zwischen höchstem und tiefstem Punkt der Welle – angegeben in Mikrovolt = μV),
- *Wellenform* (flach, steil, monomorph, polymorph) und
- *zeitlicher Abfolge* gekennzeichnet werden.

Die mehr oder weniger regelmäßige Folge gleichartiger Wellen nennt man *Grundaktivität (Grundrhythmus)*. Die vorherrschende Frequenz wird in Wellen pro Sek. angegeben, wobei sich folgende Einteilung ergibt:

Delta-Wellen (δ): 1–3,5 Wellen/sec,

Theta-Wellen (ϑ): 4–7,5 Wellen/sec,

Alpha-Wellen (α): 8–13,5 Wellen/sec,

Beta-Wellen (β): 14–30 Wellen/sec.

Aus dieser Grundaktivität, die selbst krankhaft verändert sein kann in Form einer Verlangsamung (Allgemeinstörung), heben sich spezielle krankhafte Veränderungen ab, die wieder einzeln, in Serien, Gruppen oder kontinuierlich auftreten können, z. B. *Spitzenpotentiale* (Spikes). Diese auch als *hypersynchrone Aktivität* zu bezeichnenden Graphoelemente finden sich z. B. bei einer Epilepsie. Die Form dieser hypersynchronen Potentiale sowie ihre Lokalisation geben Hinweise auf den Anfallstyp. Die krankhaften Veränderungen können demnach fokal, also herdbetont, sein oder auch generalisiert.

Indikation für das EEG

Die Hauptindikation liegt bei der *Epilepsiediagnostik* und bei der *Therapiekontrolle von Anfallsleiden.*

Das Anfallsleiden äußert sich im EEG durch Auftreten abnorm steiler Wellen, die sich von der kontinuierlichen und gleichförmigen Grundaktivität abheben durch ihren steilen Amplitudenanstieg.

Bestimmten Anfallsleiden können typische EEG-Veränderungen korreliert werden, z. B. 3/sec-Spike-Waves bei Petit-mal-Absencen (Abb. 2.**3**). Hauptsächlich muß sich aber die Diagnostik des Anfallstyps nach dem klinischen Erscheinungsbild orientieren. Ein normales EEG schließt dabei das Vorliegen eines Anfallsleidens nicht aus.

Das EEG dient weiter diagnostisch zur *Lokalisation von Tumoren, Gefäßprozessen, entzündlichen Veränderungen, chronisch-metabolischen Hirnerkrankungen, traumatischen Schädigungen* und zur Differenzierung von *Bewußtseinsstörungen,* etwa bei inneren Krankheiten, die mit einer Störung des Hirnstoffwechsels einhergehen (diabetisches, urämisches Koma). Es eignet sich als Suchmethode bei unklaren zerebralen Affektionen und als Zusatzuntersuchung neben der neurologischen Diagnostik, die Indikation für weitere eingreifende Maßnahmen zu stellen, wie z. B. Angiographie, Tomographie. Eine Ergänzung des Routine-EEGs stellt das toposelektive EEG oder die Quellenableitung dar. Fokale Prozesse lassen sich mit dieser Methode deutlicher abgrenzen und exakter lokalisieren.

Bei schwer zu diagnostizierenden Anfällen wird in den letzten Jahren die Videosimultandoppelbildaufzeichnung (SDA) eingesetzt. Auch die mobile Langzeit-EEG-Ableitung (MLE) über 24 Stunden oder mehrere Tage hat sich als diagnostische Methode gut bewährt.

In der Frühgeborenen- und Neugeborenenperiode, aber auch im Kleinkindes- und Schulalter gibt das EEG auch Auskunft über den *Reifungsgrad des Gehirns.* So kann eine klinisch festgestellte Reifungsverzögerung durch das EEG erhärtet werden. Wird z. B. ein 6jähriges Kind mit der Frage der Schulreife vorgestellt, und es ergibt sich aus dem klinischen und psychologischen Befund eine fehlende Schulreife, so stützt das EEG, bei dem die altersentsprechende Alpha-Frequenz (8–13,5/sec-Wellen über hinteren Hirnabschnitten noch nicht vorhanden ist, die Diagnose.

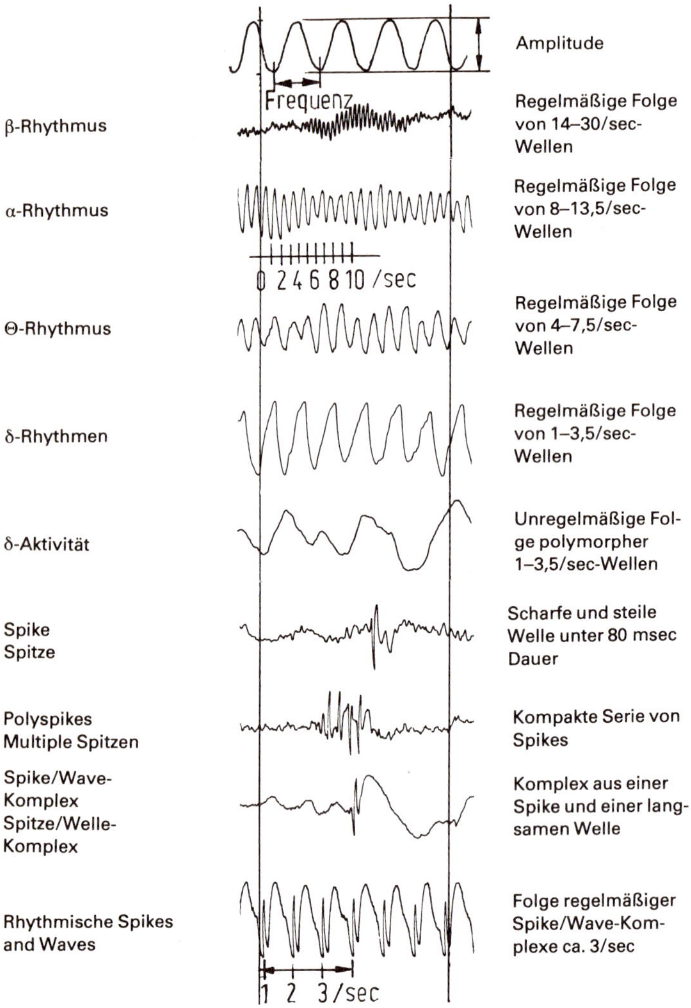

Abb. 2.**3**. Die wichtigsten Graphoelemente des Elektroenzephalogramms (nach *Dumermuth*)

In diesem Zusammenhang sei erwähnt, daß das visuell ausgewertete EEG keine Auskunft gibt über den Intelligenzgrad, wie fälschlicherweise manchmal in Laienkreisen angenommen wird.

Elektromyographie (EMG)

Hierbei werden elektrische Potentiale von Muskeln aufgezeichnet, in die direkt Nadelelektroden eingestochen werden; es können aber auch Hautelektroden über dem Muskel angebracht werden. Die Ableitung erfolgt vom ruhenden und innervierten Muskel.

Im EMG läßt sich durch typische Kurvenverläufe differenzieren, ob eine Lähmung Folge einer Muskel- oder Nervenerkrankung ist. Der Methode sind insofern Grenzen gesetzt, als sie die Mitarbeit des Patienten verlangt. Gelingt mit dem EMG nicht, die Diagnose eindeutig zu klären, so kann eine Muskel- oder Nervenbiopsie vorgenommen werden.

Muskel- und Nervenbiopsie

Unter sterilen Kautelen, am besten in einer chirurgischen Klinik, wird ein kleines Stück Muskulatur oder Hautnerv entfernt und histologisch untersucht. Das Muskelstück sollte möglichst aus einem klinisch sicher befallenen, aber nicht völlig atrophischen oder paretischen Muskel entnommen werden. Die Muskelbiopsie dient der Klärung *neuromuskulärer Erkrankungen.*

Indiziert ist der Eingriff bei einer Erkrankung des peripheren motorischen Neurons, bei einer Myopathie (primäre Muskelerkrankung) oder auch bei einer Stoffwechselstörung mit Beteiligung der Muskulatur.

Für eine *Nervenbiopsie* wird ein funktionell unwichtiger Hautnerv entnommen, meist der N. suralis. Bei Kindern kann auch der Pulpanerv eines Milchzahns Aufschluß über eine Nervenerkrankung geben. Die Nervenbiopsie ist *indiziert,* wenn eine Stoffwechselstörung des peripheren oder auch gelegentlich des zentralen Nervensystems vermutet wird.

Elektrische Funktionsprüfungen

Dabei werden nicht die elektrischen Potentiale vom Muskel abgeleitet, sondern der Muskel bzw. der periphere Nerv werden mit elektrischem Strom gereizt. Die Reaktion des Muskels läßt Schlüsse auf die Funktionstüchtigkeit des peripheren Nerven und Muskels zu.

Bei intaktem Funktionssystem reagiert der Muskel auf einen Reiz mit faradischem Strom. Auf die Reizung mit galvanischem Strom erfolgt eine prompte Zuckung.

Liegt eine Störung des peripheren Funktionssystems vor, bleibt die Reaktion auf faradischen Strom aus und die Zuckung nach galvanischer Reizung erfolgt in Form einer verlangsamten, trägen *»wurmförmigen«* Kontraktion.

Nervenleitgeschwindigkeit. Diese ergibt sich durch Nervenreizung mit elektrischem Strom und der Ableitung von elektrischen Potentialen in entfernteren Abschnitten des gereizten Nerven.

Hirnszintigraphie

Bei der Hirnszintigraphie werden *radioaktive Isotope* (mit kurzer Halbwertszeit und geringer Strahlenbelastung) intravenös injiziert. Dann wird der Patient unter den Szintigraphen gelegt, der die Radioaktivität über dem Schädel mißt und auf Papier überträgt (Abb. 2.**4a**).

Der Methode sind Grenzen gesetzt, weil das pathologische Substrat mindestens 2,5 cm groß sein, im Oberflächenbereich liegen und Isotope speichern muß.

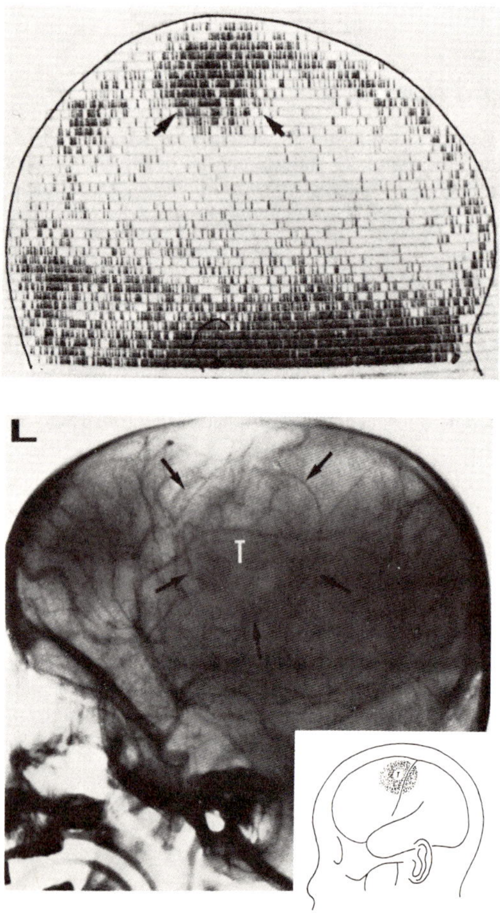

Abb. 2.**4**. Hirntumor (Ependymom) der linken Zentralregion bei einem dreijährigen Mädchen. **a)** szintigraphischer Befund; **b)** linksseitige Karotisangiographie

Die Untersuchung dauert 30–40 Min. und ist bei Verdacht auf raumfordernde Prozesse, Gefäßmißbildungen im Hemisphärenbereich und nach Tumoroperation als Verlaufskontrolle indiziert.

Computertomographie (CT)

Sie hat der Diagnostik einen enormen Fortschritt gebracht. Die Pneumenzephalographie und Angiographie wurden weitgehend dadurch entbehrlich.

Hervorstechendes Merkmal dieser Methode ist, daß bei einer minimalen Strahlenbelastung und geringem Zeitaufwand (bis sechs Minuten!) eine maximale diagnostische Effizienz erreicht wird.

Das Prinzip der Untersuchung beruht darauf, daß in verschiedenen Schichtebenen Röntgenstrahlenbündel parallel zur Schädelbasis (der gedachten Linie zwischen Gehörgang und Augenhöhle = Orbitomeatallinie) geschickt werden, die auf einem mit der Röntgenröhre verbundenen (Natrium-Jod-)Kristall aufgefangen, elektronisch verstärkt und in einem Computer gespeichert werden (Abb. 2.**5**). Derselbe Vorgang wird bei Drehung der Achse um 180 Grad wiederholt. Entsprechend unterschiedlicher Gewebsdichten ergeben sich unterschiedliche Helligkeitsstufen einer Grauwertskala. Dichte Strukturen (Schädelknochen) erscheinen weiß, der Liquor schwarz und Hirngewebe in einem mittlerem Grau. Selbst geringe Veränderungen, wie z. B. ein Hirn-

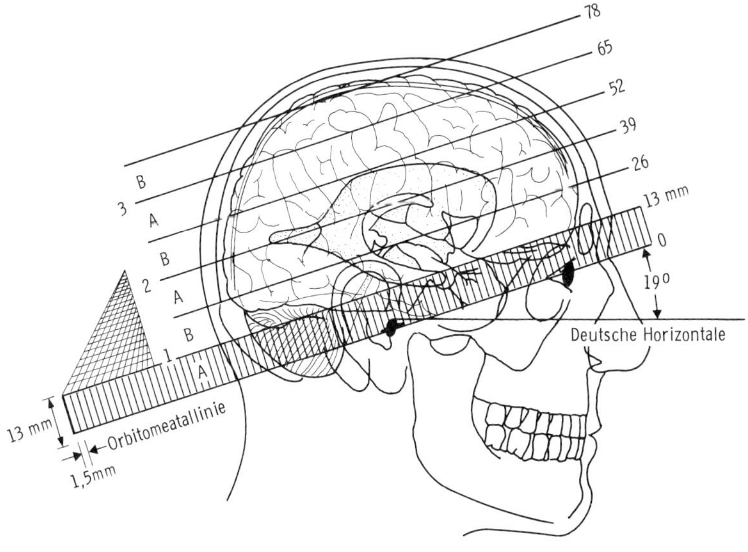

Abb. 2.**5**. Schema der Schichtebenen bei der Computertomographie in der Standardeinstellung, welche auf der Orbitomeatallinie basiert. Die Schichtabstände betragen 13 mm (aus *H. Doose:* Aktuelle Neuropädiatrie. Thieme, Stuttgart 1977)

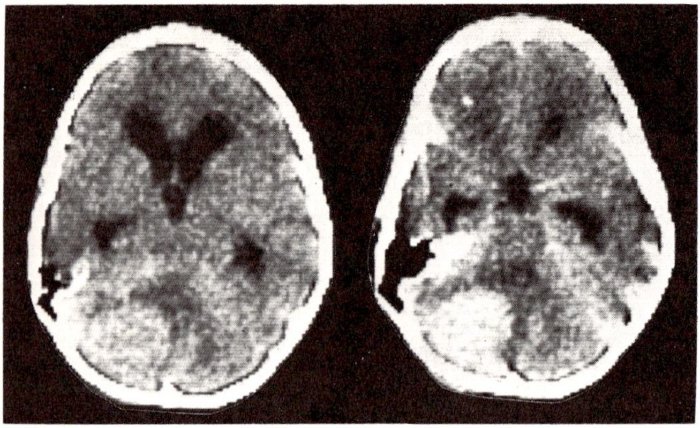

Abb. 2.6. Umschriebener Tumor (Medulloblastom) der linken Kleinhirnhälfte bei einem 11jährigen Mädchen

ödem, das zu einer Dichteminderung der Hirnsubstanz geführt hat, kann an einem dunkleren Grauton abgelesen werden. Bei Geräten mit hoher Dichteauflösung können sogar graue und weiße Hirnsubstanz unterschieden werden.

Nachgewiesen werden können hauptsächlich: Tumoren (Abb. 2.6), zystische Raumforderungen, frische sowie chronische Hämatome und Hirnatrophien.

Bei nichtkooperativen, erethischen Kindern und solchen bis zum 4. Lebensjahr wird die Methode in Kurznarkose durchgeführt, da der Kopf bei der schmerz- und komplikationslosen Prozedur ruhiggehalten werden muß.

Kernspintomographie

Die mit dieser Methode gewonnenen Bilder sind ähnlich den Aufnahmen bei der Röntgen-Computertomographie, die als Referenzmethode für das neue Verfahren dient. Der Vorteil im Vergleich zur Computertomographie: ohne Bewegung des Patienten Schnittbilder in 3 Raumebenen. Das normale CT bringt nur Querschnittsbilder. Die Kernspintomographie erbringt eine größere Weichteildifferenzierung und ermöglicht ohne Kontrastmittelgabe eine direkte Darstellung von Gefäßstrukturen.

Verhaltensbeobachtung

F. MEWE

Allgemeine Bedeutung

Die Verhaltensbeobachtung des Patienten stellt in der Kinder- und Jugendpsychiatrie eine wertvolle Ergänzung zur ärztlichen Untersuchung dar.

Das sei am Beispiel Epilepsie demonstriert. Die genaue Registrierung der Zahl der Anfälle pro Tag, ihre Verteilung auf die Tageszeiten, Ereignisse, die evtl. Anfälle provozieren, ermöglichen oft erst eine genaue Diagnosenstellung. Hier können also Schwestern, Pfleger und Erzieher als unmittelbare Beobachter dem Arzt wichtige Hilfe leisten.

Dasselbe gilt auch für den psychologischen Bereich.

Dafür ein Beispiel: Ein Junge mit »Schulangst« wird stationär aufgenommen. Der Mathematiklehrer hatte bei ihm während des Unterrichtes Angst- und Unsicherheitsreaktionen beobachtet. Den Schwestern auf Station fiel auf, daß er Männern aus dem Wege ging, zu Frauen jedoch recht zutraulich war. Schließlich sah die Kindergärtnerin, wie das Kind mit anderen zusammen Schule spielte und selbst den Mathematiklehrer imitierte: Jeder »Schüler«, der eine Aufgabe nicht löste, bekam eine Backpfeife und Strafarbeiten.
(Die Wurzel der Schulangst liegt hier in der Strafangst vor dem Lehrer, die das Kind zu binden versuchte, indem es sich mit dem »Aggressor [Lehrer]« identifizierte.)

So einfach es nach diesen Beispielen scheint, Verhalten zu beobachten, so schwierig ist die tatsächliche Durchführung. Jeder Beobachter achtet auf andere Verhaltensweisen, gewichtet unterschiedlich und beschreibt mit nicht immer eindeutigen Begriffen. Die vielfältigen Beschreibungen ein und desselben Vorganges hängen mit innerpersönlichen Faktoren wie Interessen, Bedürfnissen und Wünschen, aber auch Erziehung und Sozialstatus des Beobachters zusammen.

Es war somit naheliegend, nach Methoden zu suchen, die eine *objektivere* Verhaltensbeobachtung ermöglichen. Einige dieser Methoden sollen im folgenden beschrieben werden.

Methoden der Verhaltensbeobachtung

Beobachtungsformen

Teilnehmende Beobachtung. Oft ist es nicht günstig, eine Gruppe oder einen Einzelnen aus der Distanz zu beobachten. Der Patient kann sich entweder gehemmt fühlen und dementsprechend in seinen Aktivitäten und Kontakten zurückhaltend oder aber versucht sein, sich vor dem Beobachter zu »produzieren«. In solchen Fällen ist es effizienter, der Beobachter nimmt an der Gruppenaktivität teil, gehört zur Gruppe und schreibt das Protokoll später.

Der Nachteil dieser teilnehmenden Beobachtung liegt in der Beeinflussung des Gruppenprozesses durch den Beobachter selbst.

Nichtteilnehmende Beobachtung. Die Gruppe wird dabei von außen beobachtet, der Protokollant ist nicht Gruppenmitglied. Die Nachteile dieser Methode (Hemmung oder Provozierung der Gruppenmitglieder) können durch Hilfsmittel wie Beobachtung durch Einwegscheiben klein gehalten werden.

Um die Verhaltensbeobachtung einigermaßen objektiv zu halten, ist eine Schulung der Beobachter notwendig. Dies geschieht durch Supervision und Video.

Beobachtungssysteme

Freie Beobachtung. Die Beobachtungen am Patienten werden vom Beobachter mit eigenen Worten und Sätzen beschrieben und schriftlich niedergelegt. Es sind keine Kategorien oder Merkmale vorgegeben. Man kann damit jedes Verhalten erfassen und braucht es nicht in bestimmte Begriffe »hineinzupressen«, läuft aber Gefahr, eigene Interpretationen mit einfließen zu lassen.

Kategoriensystem. Man beschränkt sich auf nur wenige Verhaltensausschnitte oder Aspekte. Für jede hierin enthaltene Verhaltenseinheit wird eine Kategorie so genau festgelegt, daß eine eindeutige Zuordnung möglich ist. Somit können Art und Anzahl der in einem Zeitraum auftretenden Verhaltenseinheiten festgehalten werden.

Merkmalssystem. Einzelne direkte Verhaltensäußerungen (z. B. Fingernägelkauen), die während einer bestimmten Beobachtungsdauer auftreten, werden registriert.

Es handelt sich bei dieser Methode um ein hochselektives Beobachten. Viele Verhaltensteile bleiben unberücksichtigt. Die Merkmalsbeschreibungen sollten folgende Forderungen erfüllen: im Präsens und Singular sowie wertfrei formuliert sein.

Z. B. statt: die »Patienten K. und B. waren nicht artig« schreibt man wertneutral: der »Pat. K. schlug sich mit dem Pat. B.«.

Auswirkungen der Verhaltensbeobachtung

Letztlich ist das Ziel der Verhaltensbeobachtung, zu einer *Verbesserung von Diagnostik und Therapie* beizutragen. Daneben hat eine gründliche Verhaltensbeobachtung noch einen anderen Effekt. Das Verhalten des Patienten ist ja immer auch Reaktion auf seine Umgebung, oft sogar spezielle Reaktion auf den Beobachter. Dieser lernt dadurch auch sein eigenes Verhalten besser kennen und kontrollieren.

Tab. 2.**2** zeigt ein Beispiel für einen Verhaltensbeobachtungsbogen.

Tabelle 2.**2**. Bogen zur Verhaltensbeobachtung während der ersten und letzten Woche des stationären Aufenthaltes. Dieser Bogen soll etwa 1 Woche nach stationärer Aufnahme eines Patienten von einem/einer vorher bestimmten Erzieher/Schwester ausgefüllt und zur Stationsbesprechung vorgelegt werden, in der die therapeutische Zielplanung für einen neuen Patienten stattfindet. Die Angaben sollen sich auf eigene Beobachtungen sowie auf möglichst reichliche Aufzeichnungen in der Stationsakte stützen.
Die Formulierungsbeispiele dienen lediglich zur Beobachtungsanregung und sollen durch eigenes Vokabular ergänzt werden. Nötigenfalls bitte die Rückseite benutzen

Patient ____________ geb. ____________ Station ____________
Aufnahmedatum ____________ Entlassungsdatum ____________

1. Spontanes Sozialverhalten

a) Gegenüber Erwachsenen auf der Station: (z. B. geltungsbedürftig, anlehnungsbedürftig, mißtrauisch, distanzarm, abweisend, ängstlich, altklug, freundlich-zugewandt)

b) Gegenüber Mitpatienten in der Gruppe: (z. B. ängstlich, durchsetzungsfähig, geltungsbedürftig, neugierig, mißtrauisch, freundlich-zugewandt, aggressiv)

c) Gegenüber Angehörigen in der Besuchszeit: (z. B. anklammernd, fordernd, abwehrend, herzlich, Verhalten der Angehörigen selbst schildern)

2. Sozialverhalten in speziellen Situationen

a) *Gegenüber Erwachsenen:*
bei Anweisungen: (z. B. überangepaßt, unbeeindruckbar, aggressiv, lenkbar)

bei Wunschversagungen: (z. B. auflehnend, schnell verzichtend, resigniert, einsichtig)

bei Aktivitätsangeboten: (z. B. abweisend, neugierig, begeisterungsfähig)

b) *Gegenüber Mitpatienten:*
Verhalten gegenüber schwächeren kleineren Patienten: (z. B. aggressiv aus eigener Initiative oder als Mitläufer, hilfsbereit, beschützend, gleichgültig)

Verhalten bei gemeinsamem Spiel, Gruppenaktivitäten: (z. B. »guter Verlierer«, »schlechter Verlierer«, kooperativ, anregend, ermutigend, herabsetzend gegenüber anderen)

Verhalten im Konflikt mit anderen Patienten: (z. B. ängstlich, unkontrolliert, gehemmt, kompromißbereit)

Weitere, besonders auffällige Verhaltensweisen im Kontakt mit Gleichaltrigen:

3. Umgang mit eigenen und fremden Sachen, Spielverhalten

(z. B. zerstörerisch, verschwenderisch, besonders schonend, sparsam, konzentriert, verspielt, phantasievoll, einfallsarm)

4. Verhalten in Leistungssituationen

(z. B. versagensängstlich, blockiert, ablehnend, unkonzentriert, ausdauernd, unselbständig, sorgfältig, pedantisch)

5. Stimmung, emotionale Reaktionen

a) Vorherrschende Stimmungslage: (z. B. bedrückt, unbeschwert, ausgeglichen, reizbar, auffallend stabil, auffallend labil)

b) Gefühlsäußerungen, gefühlsmäßige Ansprechbarkeit: (z. B. gehemmt, beherrscht, impulsiv, auffallend kontrolliert, leicht verletzlich, auffallend empfindsam, stumpf)

c) Ängste: (evtl. Angstinhalte nennen, auch Vermutungen hierzu festhalten)

d) Einschätzung des Selbstvertrauens: (z. B. fehlend, unangemessene Selbstüberschätzung, gering, auffallende Abhängigkeit von Lob)

6. Antrieb

(z. B. lahm, gehemmt, wenig aktiv, aktiv, überschießend, schwankend)

7. Geistige Fähigkeiten

(Beobachtungen zu folgenden Bereichen: Gedächtnis, Beobachtungs- und Kombinationsvermögen, Einfühlungsvermögen in andere, Fähigkeit zur Selbstkritik, Umstellungsfähigkeit auf neue Situationen, altersangemessenes Regelverständnis)

8. Sprache

(Wortwahl, Wortschatz, Auffälligkeiten im Sprechablauf)

9. Motorik

(Angaben zum grob- und feinmotorischen Geschick, überschießend, zappelig, locker, verspannt, Besonderheiten wie: Tics, Stereotypien)

10. Eindruck vom eigenen Problembewußtsein, Reaktionen auf die eigene Symptomatik

(z. B. eher verleugnend, akzeptierend, dramatisierend)

11. Dauerinteressen, Hobbys

12. Positive Seiten des Kindes

Unterschrift d. Beobachters

Testpsychologische Untersuchung

G. Krüse und G. Niebergall

Kriterien psychologischer Testverfahren

Die Anwendung psychologischer Testverfahren ist ein Bestandteil der gesamten Diagnostik eines individuellen Patienten in der Kinder- und Jugendpsychiatrie mit dem Ziel, die Ergebnisse unter Berücksichtigung weiterer Informationen (z.B. anamnestischer Angaben, Verhaltensbeobachtung) zu einem »psychologischen Befund« zu integrieren, wobei dieser eine große Bedeutung für die psychiatrische Diagnose haben kann. Testergebnisse oder ein psychologischer Befund sind allein nicht ausreichend für eine Diagnose, es ist aber nicht selten, daß sie für differentialdiagnostische Erwägungen einen entscheidenden Beitrag leisten.

Unter einem psychologischen Test versteht man im allgemeinen ein Prüfverfahren, bei dem in standardisierten Situationen Verhaltensmerkmale von Personen erfaßt werden, die als Indikatoren für bestimmte Persönlichkeitseigenschaften dienen sollen, und dessen Resultat eine Einordnung des Untersuchten in ein Klassifikationsschema ermöglicht, welches an einer Gruppe vergleichbarer Personen gewonnen wurde. Mit normierten Testverfahren versucht man in der Regel, das Ausmaß bestimmter Persönlichkeitseigenschaften quantitativ zu bestimmen, wobei Testverfahren konstruiert wurden, um so unterschiedliche Persönlichkeitseigenschaften wie Intelligenz, Konzentrationsfähigkeit, sprachliches Vermögen, Extra- und Introversion, Einzelaspekte der Affektivität wie allgemeine und spezifische Ängste und Aggressivität, hypochondrische Neigungen, Motivation usw. zu erfassen.

Dabei sind die Diskussionen über die Möglichkeiten und Grenzen der Erfassung der Persönlichkeit und einzelner Fähigkeiten mit psychologischen Tests noch nicht abgeschlossen, und fortlaufend werden große Bemühungen unternommen, neue Testverfahren zu konstruieren und bereits bewährte Testverfahren zu verbessern.

Historisch gesehen ist die Entwicklung psychologischer Testverfahren aus der experimentellen psychologischen und psychiatrischen Forschung abzuleiten; zur Zeit der letzten Jahrhundertwende wurden die ersten Tests zur Erfassung der schulischen Leistungsfähigkeit bzw. Intelligenz konstruiert. Das Ergebnis eines Intelligenztests z.B. trifft eine Aussage über die Höhe und die Struktur der intellektuellen Leistungsfähigkeit eines Menschen.

Um das Ausmaß eines Verhaltens- oder Persönlichkeitsmerkmals zu ermitteln, ist ein Vergleichsmaßstab – aufgrund von *Normwerten* – notwendig. Dieser Vergleichsmaßstab wird im Stadium der *Eichung (Standardisierung)* bei der Konstruktion eines Testverfahrens gewonnen. Um entsprechende Normwerte zu bestimmen, ist die Erprobung und Gewinnung von Resultaten bei einer Vielzahl von Personen notwendig, die für die Population, bei der dieser Test schließlich eingesetzt werden soll, möglichst repräsentativ ist. Die in einem psychologischen Testverfahren erhaltenen Rohwerte lassen sich aufgrund statistischer Beziehungen in Normwerte transformieren, wobei letztere im allgemeinen das Ausmaß widerspiegeln, in dem ein individueller Testwert von einem statistischen Durchschnittswert abweicht. Voraussetzung dafür ist wiederum die Festlegung einer Maßeinheit bzw. die mehr oder weniger willkürliche Festlegung von Meßskalen. Wie man das Gewicht in Kilogramm angibt, so hat man für die Darstellung der Ergebnisse in Intelligenztests eine Skala entwickelt, deren Maßeinheiten *Intelligenzquotienten* sind.

Meßskalen sind u. a. durch einen Mittelwert und eine Standardabweichung (Streuungseinheit um den Mittelwert) bestimmbar. Bei Kenntnis des Mittelwertes und der Standardabweichung einer Meßskala läßt sich für einen einzelnen Wert leicht bestimmen, ob dieser z. B. innerhalb des *»statistischen Normbereichs«* liegt. Viele Intelligenztests, z. B. die bekannten Wechsler-Intelligenztests, sind statistisch so konstruiert, daß der statistische Durchschnittswert einem IQ von 100 und die Standardabweichung 15-IQ-Punkten entspricht. Eine Leistung in diesem Testverfahren zwischen einem IQ von 85 und 115 (100 = Mittelwert, 15 = Standardabweichung) liegt somit im statistischen Durchschnittsbereich.

Damit ein Test in der psychologischen und psychiatrischen Diagnostik sinnvoll eingesetzt werden kann, muß er einige Kriterien erfüllen, von denen im folgenden die wichtigsten aufgeführt sind:

Hohe Objektivität. Diese läßt sich noch weiter unterteilen in eine *»Durchführungs- und Auswertungsobjektivität«*. Vereinfachend läßt sich sagen, daß diese Gütekriterien eines Tests vorliegen, wenn verschiedene Untersucher bei der Untersuchung einer Versuchsperson mit einem bestimmten Test zu den gleichen Ergebnissen kommen.

Damit dies möglich ist, müssen die Testergebnisse z. B. möglichst unabhängig von situativen Faktoren sein, verschiedene Untersucher sollten bei der Testdurchführung, z. B. bei der Instruktion für die Durchführung der vorgelegten Aufgaben, in der gleichen Weise vorgehen. Eine weitere Voraussetzung ist die klare Festlegung der Richtlinien für die Auswertung, die nicht selten mittels Schablonen erfolgt.

Hohe Zuverlässigkeit oder Reliabilität. Dieses Kriterium bezieht sich auf die Genauigkeit eines Tests als Meßinstrument. Hierbei werden verschiedene Aspekte unterschieden, wobei jedoch der wichtigste die sog. Wiederholungszuverlässigkeit oder Retest-Reliabilität ist, unter denen man das Konstantbleiben der Meßwerte bei wiederholter Durchführung des Tests an denselben Personen versteht.

Gültigkeit oder Validität. Damit ist der Grad der Übereinstimmung gemeint, mit dem ein Test das mißt, was er zu messen vorgibt. Es ist z. B. nicht ohne weiteres zu erwarten, daß ein eigens konstruierter Test für die Vorhersage des Schulerfolges tatsächlich für eine diesbezügliche Prognose effektiv eingesetzt werden kann. Ob ein Test jedoch valide oder gültig ist, läßt sich durch empirische Untersuchungen überprüfen, etwa dadurch, daß ursprüngliche Testergebnisse mit dem späteren Schulerfolg auf ihre Übereinstimmung hin überprüft werden und z. B. Korrelationskoeffizienten als Ausdruck über die Enge dieses statistischen Zusammenhanges berechnet werden.

Je besser die Gütekriterien psychologischer Tests sind, desto erfolgreicher lassen sie sich für theoretische und praktische Fragestellungen einsetzen. In der klinisch-psychiatrischen Praxis haben sie jedoch neben den Vorteilen, die gerade mit den Testgütekriterien verbunden sind, eine Reihe von Nachteilen, z. B. erfassen sie oft nur lediglich bestimmte Ausschnitte einer Persönlichkeit oder eines psychiatrischen Krankheitsbildes, und hinter den reinen Testergebnissen, die nur als Zahlen auf definierten Skalen erscheinen, verschwindet die Gesamtheit der Persönlichkeit eines Patienten, Ursachen für ein bestimmtes Krankheitsbild sind nicht erfaßbar und schließlich lassen sich aus Testergebnissen allein keine Rückschlüsse für kausale Faktoren und die Dynamik einer individuellen Persönlichkeitsentwicklung oder eines Krankheitsbildes ableiten.

Einteilung psychologischer Testverfahren

Eine Klassifikation psychologischer Testverfahren kann unter verschiedenen Gesichtspunkten erfolgen. Auf den folgenden Seiten werden exemplarisch einige Tests dargestellt, die bei Patienten der Kinder- und Jugendpsychiatrie zur Klärung gezielter Fragestellungen relativ häufig eingesetzt werden

Tests zur Erfassung der Intelligenz und anderer Leistungen

Eine allgemeine Definition der Intelligenz stammt von Wechsler, dem Autor subtiler Testverfahren zur Erfassung der intellektuellen Leistungsfähigkeit bei Kindern im Vorschul- und Schulalter sowie bei Erwachsenen. Dieser Autor definiert Intelligenz als »die Fähigkeit, zielgerecht zu handeln, rational zu denken und sich wirkungsvoll mit seiner Umwelt auseinanderzusetzen«.

In den letzten Jahrzehnten sind sehr viele, auch unter theoretischen Gesichtspunkten strukturell unterschiedliche Intelligenztests konstruiert worden, wobei die bereits erwähnten Wechsler-Skalen wohl noch immer am häufigsten eingesetzt werden.

Hamburg-Wechsler-Intelligenztest für Kinder (HAWIK). Dieser Test mißt u. a. sprachliche Intelligenzleistungen wie Wortschatz, allgemeines Wissen, Merkfähigkeit, Abstraktionsvermögen, synthetische und analytische Fähigkeiten (Abb. 2.7). Er findet Verwendung bei Kindern zwischen 6 und 15 Jahren. Wie das entsprechende Testverfahren für Erwachsene (HAWIE) besteht dieser Test aus einem sog. Verbal- und einem Handlungsteil, die sich

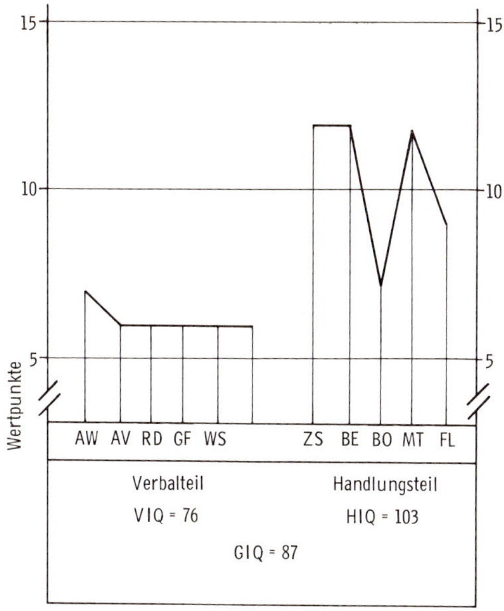

Abb. 2.7. HAWIK-Testprofil von W. P., 9 Jahre. Dieses spiegelt Stärken und Schwächen der intellektuellen Leistungsfähigkeit eines 9jährigen sprachbehinderten Jungen wider, der seit Jahren eine Sprachheilschule besucht. Es wird deutlich, daß die Leistungen sämtlicher Untertests des Verbalteiles weit unter dem Mittelwert liegen (Verbal-IQ = 76) und insbesondere eine erhebliche Diskrepanz zu den Ergebnissen im Handlungsteil (Handlungs-IQ = 103) aufweisen. Aufgrund des vorliegenden Testbefundes kann man bei diesem Patienten annehmen, daß Störungen im Bereich der Sprache vorhanden sind. Das Defizit im Untertest »Bilderordnen« (BO) des Handlungsteiles deutet zudem auf spezifische Schwierigkeiten hinsichtlich sozialer Interaktionen hin, die über das sprachliche Kommunikationsverhalten hinauszureichen scheinen. Insgesamt ist der Junge noch durchschnittlich intelligent bei einem Gesamt-IQ (IQ) von 87

wiederum aus jeweils begrenzten Untertests zusammensetzen: Verbalteil: allgemeines Wissen (AW), allgemeines Verständnis (AV), rechnerisches Denken (RD), Gemeinsamkeitenfinden (GF), Wortschatztest (WT), Zahlennachsprechen (ZN); Handlungsteil: Zahlensymboltest (ZS), Bilderergänzen (BE), Bilderordnen (BO), Mosaiktest (MT) und Figurenlegen (FL).

An einem Beispiel (Abb. 2.7) sei erläutert, welche Möglichkeiten der Intelligenzdiagnostik mit diesem Verfahren bestehen. Aus diesem Beispiel wird ersichtlich, daß die Unterteilung in einen Verbal- und Handlungsteil sowie die Differenzierung in weitere Untertests über die Feststellung der Ausprägung der allgemeinen Intelligenz hinaus eine Spezifizierung der Intelligenzstruktur bezüglich einzelner Teilfaktoren gestattet. In der klinischen Praxis ist es nicht selten, Diskrepanzen zwischen dem Verbal- und Handlungsteil anzutreffen. So läßt sich feststellen, daß Kinder mit einer Legasthenie (vgl.

Kap. »Teilleistungsschwächen«) oft schlechter in dem Verbal- als in dem Handlungsteil abschneiden, ein Sachverhalt, der sich damit erklären läßt, daß Kinder mit einer Lese- und Rechtschreibstörung einerseits nur unzureichend das durch diesen Test erfaßte Wissen sich durch Lesen aneignen können, andererseits eine Abneigung gegen Leistungsprüfungen entwikkeln, die in sprachlicher Form erfolgen.

Große Diskrepanzen zwischen den einzelnen Untertests sind ein typischer Befund für Patienten mit einer manifesten Hirnschädigung. Aufgrund des bei ihnen gefundenen Untertestprofils lassen sich gewisse Rückschlüsse bezüglich allgemeiner und spezifischer Intelligenzdefekte vornehmen.

Aus der Vielzahl auch für das Kindes- und Jugendalter anwendbarer Intelligenztests seien noch die sog. sprachfreien Intelligenztests erwähnt, die sich in besonders vorteilhafter Weise bei Patienten mit Störungen der Sprache, der Motorik und der Sinnesorgane (z. B. Taubstummheit) sowie ausländischen Kindern einsetzen lassen. Ursprünglich wurden sie zu Forschungszwecken entwickelt, um mit ihnen transkulturelle Unterschiede hinsichtlich der Intelligenz zu überprüfen. Neben den »Culture-Fair-Tests« (CFT) von Cattell, die in den letzten Jahren auf deutsche Verhältnisse adaptiert und je nach ihrer Version für das Kindes-, Jugend- und Erwachsenenalter eingesetzt werden können, sind besonders die sprachfreien Intelligenztests von Raven bekannt.

Aus dieser Serie sprachfreier Tests können die »Coloured-Progressive-Matrices« bei Vorhandensein entsprechender deutscher Normen für Kinder im Alter zwischen 4 und 11 Jahren eingesetzt werden. Bei diesem Test muß der Proband ein vorgegebenes Figurenmuster folgerichtig ergänzen. Wie in Abb. 2.**8** ersichtlich, ist aus jeweils sechs Wahlmöglichkeiten diejenige zu finden, die den ausgesparten Teil der darüber abgebildeten Matrix in der logisch richtigen Weise ausfüllt.

Neben den erwähnten Charakteristika hat dieser Test noch den weiteren Vorteil, daß er in relativ kurzer Zeit durchführbar ist und – als Ergänzung zu einem anderen Intelligenztest – im Einzelfall wichtige Rückschlüsse für das vorhandene Intelligenzpotential zuläßt.

Abschließend zu dem Abschnitt über die Intelligenztests sei noch die Testbatterie für geistig Behinderte (TBGB) erwähnt, die z. B. bei Fragen bezüglich der pädagogischen Förderung lern- und geistig behinderter Schüler eingesetzt werden kann.

Tests zur Erfassung spezifischer Fertigkeiten bzw. isolierter Hirnfunktionsstörungen

Die fachinternen Diskussionen und Kontroversen über sog. »Teilleistungsstörungen« werden beständig geführt, nicht ohne Auswirkungen auf die Art, den Umfang und die Bedeutung der betreffenden testpsychologischen Diagnostik.

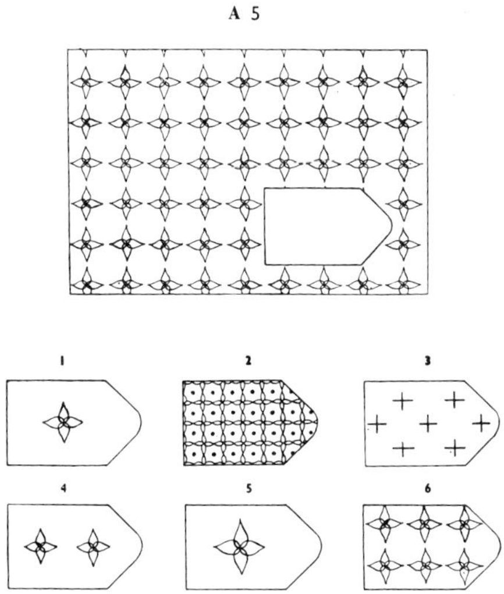

Abb. 2.8. Progressiver Matrizentest nach Raven

Für die Erfassung der *Rechtschreibfertigkeiten* ist eine Reihe von Tests entwickelt worden, die bereits bei Schulkindern der 1. Klasse eingesetzt werden können. Es liegen fast für alle Klassenstufen geeichte Rechtschreibtests vor, die aufgrund der vorhandenen Normwerte eine Aussage gestatten, wie im Vergleich zu einer Referenzpopulation die Rechtschreibleistungen eines einzelnen Patienten zu bewerten sind. Dies geschieht auf der statistischen Basis sog. Prozentränge. Das erzielte individuelle Testergebnis läßt sich bei vorhandener Kenntnis über das Abschneiden vieler hundert Schüler in einem derartigen Test einem Prozentrang zuordnen. Dieser Prozentrang gibt an, wieviele Schüler in diesem Fall besser oder schlechter in demselben Rechtschreibtest abschneiden würden als der getestete Patient. Ein Prozentrang von 20 in einem so konstruierten Testverfahren bedeutet z. B., daß 80% der Schüler einer bestimmten Klassenstufe bessere, 19% noch schlechtere Rechtschreibleistungen aufweisen. Gebräuchliche diagnostische Rechtschreibtests sind z. B.: RST 1 für 1. Klassen, DRT 2 und DRT 3 für 2. und 3. Klassen, DRT 4–5 sowie WRT 4/5 und WRT 6+ sowie RT 8+ für die jeweils entsprechenden Klassenstufen.

Diese Tests bestehen aus Sätzen, die Textlücken enthalten. Der Testleiter diktiert dem Schüler die einzelnen Sätze mit dem zu ergänzenden Wort, das von dem Patienten in die vorgesehene Textlücke geschrieben wird. Die Auswertung erfolgt durch das Zusammenzählen der Fehler und der Zuordnung eines Prozentranges zu dem Ergebnis.

Beispiel: Dem normal intelligenten (HAWIK-IQ 102) Viertkläßler Jürgen wurden die 7 Prüfdiktate des DRT 4–5, der insgesamt 105 Wörter enthält, diktiert. Er machte dabei 101 Fehler und erreichte damit einen Prozentrang von 1. D.h., der Junge hat eine schwere Rechtschreibschwäche (Abb. 2.9).

Pech gehabt

Uwe kann im Handstand gehen. Heute zeigte er wieder

~~uwe~~ unwendlich **sein** Kunstück**,**

und seine Freunde klardschein **Beifall.**

Dabei war der Burgsteick **glatt und**

streckich **; denn es hatte eben noch**

Regnt **. Jäh glitt Uwe aus. Sein Kopf**

knallte auf das wbaster **, und er fiel**

in ein Kellerfenster, das a sehr kliderte **.**

Schnell war ein Krankenwagen da. „O weh, der arme

ist aber werlehrst **!" meinte ein Fahrer, als**

sie Uwe fortungen **.**

Er war schon verbunden und lag braw **in einem**

Krankenbett, da kam seine Mutter. Sie war blas **und**

sagte weinend: „Gut, daß nichts gebrochen ist; aber wie

man so leichtseng **sein kann, ist mir**

ein rechsel **."**

Abb. 2.9. Diagnostischer Rechtschreibtest (DRT 4–5). Beispiel eines Schülers der 4. Klasse mit ausgeprägter Legasthenie

Die *Lesefähigkeit* läßt sich gleichfalls mit standardisierten Testverfahren überprüfen und quantitativ bestimmen, z. B. mit dem Zürcher-Lesetest.

Doch muß man stets bedenken, auch z. B. bei der Diagnose der Legasthenie, daß die Ergebnisse psychologischer Tests nicht für eine klinische Diagnose ausreichen, da hierfür ebenfalls Kenntnisse über die Ursachen der Symptomatik erforderlich sind.

Entsprechende Testverfahren wie für die Erfassung der Intelligenz, der Rechtschreibleistungen und des Lesens sind auch für andere Teilbereiche wie z. B. Rechnen, sprachliche und motorische Entwicklung sowie die visuomotorische Koordination konstruiert worden.

Entwicklungstests

Mit diesen Testverfahren wird der Versuch unternommen, den Entwicklungsstand von Kindern zu erfassen. Bekannt sind der Bühler-Hetzer-Kleinkindertest (eingesetzt bis zum 6. Lebensjahr) und der Entwicklungstest nach Schenk-Danzinger (5. bis 11. Lebensjahr). Dabei werden für die einzelnen Altersstufen verschiedene Aufgaben gestellt, mit denen z. B. das Verständnis für soziale Situationen des Probanden überprüft werden kann.

Es ist auch ohne Kenntnis des betreffenden Kindes in Form vorhandener standardisierter Befragung von Bezugspersonen (Eltern, Erziehern, Kinderkrankenschwestern) möglich, Aussagen über umfassendere Aspekte des Entwicklungsstandes eines Patienten zu erfassen. Zu diesen Verfahren zählen die »Vineland-Social-Maturity-Scale« und das »Sensomotorische Entwicklungsgitter« von KIPHARD.

Mit dem erstgenannten Verfahren läßt sich ein Entwicklungsquotient bestimmen, der aussagt, ob ein Kind hinsichtlich umfassenderer Aspekte der psychosozialen Entwicklung einen altersentsprechenden Stand erreicht hat, ob eine Verzögerung der Entwicklung besteht oder ein Entwicklungsvorsprung.

Mit dem »Sensomotorischen Entwicklungsgitter« von KIPHARD läßt sich bezüglich verschiedener Teilbereiche wie Motorik, Handgeschicklichkeit, optische Wahrnehmung, akustische Wahrnehmung usw. bei Säuglingen und Kleinkindern bis zum Alter von 4 Jahren ebenfalls quantitativ bestimmen, welchen Entwicklungsstand sie in dem betreffenden Bereich erreicht haben.

Im weiteren Sinn kann man zu den Entwicklungstests auch noch den »Mannzeichentest« rechnen. Hierbei handelt es sich um ein einfach durchzuführendes Verfahren, wobei ein Kind lediglich einen Mann mit einem Bleistift zeichnen soll.

Bei der Auswertung, die nach festgelegten Kriterien vorgenommen wird, wird u. a. darauf geachtet, wie vollständig und proportioniert die Zeichnung ausgefallen ist. Nach der Zusammenzählung der erreichten Punkte kann ein sog. »Mannzeichenalter« (MZA) bestimmt werden, das mit dem eigentli-

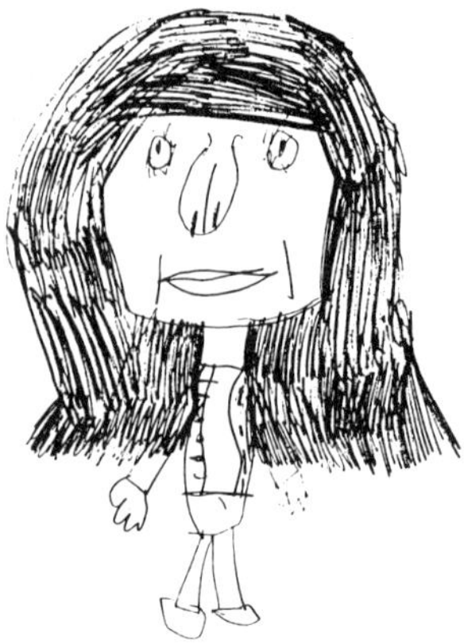

Abb. 2.**10**. Beispiel eines Mann-Zeichentests. Die 10jährige Patientin erreichte ein Mann-Zeichenalter (MZA) von 9,75 und damit einen Mann-Zeichen-Quotienten (MZQ) von 97

chen Lebensalter des Kindes in Beziehung gesetzt wird. Somit läßt sich ein Quotient berechnen, der in annähernder Übereinstimmung mit regelrechten Intelligenzquotienten steht (Abb. 2.**10**).

Zur Erfassung des *sprachlichen Entwicklungsstandes* wurden ebenfalls verschiedene Testverfahren konstruiert. Sehr umfassend geschieht die Beurteilung des Sprachstatus durch den »Psycholinguistischen Entwicklungstest« (PET), der in der deutschen Fassung von ANGERMAIER herausgegeben wurde. Dieser Test ist nach bestimmten linguistischen Gesichtspunkten konstruiert und erfaßt mit Hilfe von zwölf Untertests sprachliche, aber auch nichtsprachliche Leistungen in sehr differenzierter Form. Es existieren Normwerte für die Altersstufen von 3 bis 10 Jahren.

Bei der Interpretation der Ergebnisse dieser Entwicklungstests sollte aber bedacht werden, daß von ihnen nicht ohne weiteres ein Schluß auf eine »Störung« im überprüften Bereich erfolgen kann und daß weiterhin die Entwicklung von Kindern in den angesprochenen Bereichen, besonders in den ersten Lebensjahren, mit einer relativ großen Variabilität erfolgt, so daß im Einzelfall ein Testbefund nicht ohne weiteres als »pathologisch« angesehen werden darf, wenn darin ein Entwicklungsrückstand, der ja letztlich operational im Vergleich zu einer statistischen Norm definiert ist, zum Ausdruck kommt.

Persönlichkeitstests

Unter dem Begriff Persönlichkeitstest wird eine Reihe von Verfahren zusammengefaßt, die nicht Intelligenz und Leistungsmöglichkeiten prüfen, sondern Affektivität, soziale Einstellungen, Interessen, Neigung zu Neurotizismus usw.

Die Erfassung der Persönlichkeit für klinische Zwecke wird entweder im Explorationsgespräch, wobei die Erfahrung des Untersuchers sehr maßgebend ist, durch projektive Testverfahren oder Persönlichkeitstests im engeren Sinn vorgenommen. Zu den letzteren zählen inzwischen ebenfalls sehr zahlreiche Fragebogenverfahren, die entweder einzelne Aspekte einer Persönlichkeit, auch im Kindesalter, wie z.B. Ängstlichkeit (Kinderangsttest, KAT), Extra- und Introversion (Maudsley-Personality-Inventory, MPI, von EYSENCK), Schulangst und Schulunlust bei Schülern (Angstfragebogen für Schüler, AFS) zu erfassen versuchen.

Fragebogenverfahren mit dem Anspruch, eine Persönlichkeit in einem dazugehörigen Testprofil umfassender, auch unter quantitativen Gesichtspunkten, darzustellen, sind Persönlichkeitsfragebögen wie der »Minnesota-Multiphasic-Personality-Inventory« (MMPI), das »Freiburger Persönlichkeitsinventar« (FPI) und für das Kindesalter der »Persönlichkeitsfragebogen für Kinder« (PFK 9–14).

Zum *MMPI:* Hierbei handelt es sich um ein inzwischen klassisches Fragebogenverfahren, das auch für klinisch-psychiatrische Problemstellungen, z.B. für forensische Begutachtungen, Anwendung findet. Dieser Test wurde in Amerika ursprünglich in den 30er Jahren dieses Jahrhunderts, entwickelt, seither immer wieder erneuert, und er existiert in Deutschland inzwischen auch in einer Kurzform. Die ursprüngliche Fassung enthielt 550 Fragen zu bestimmten Lebensbereichen wie Gesundheit, Familie, Ängste, Moral usw., wobei diese Fragen von dem Patienten durch Ankreuzen der Rubriken »trifft zu« – »trifft nicht zu« beantwortet werden. Die Auswertung erfolgt mit Hilfe von Schablonen, die Punktwerte werden in einem Profilblatt auf 9 sog. »klinischen Skalen« und weiteren Validitätsskalen eingetragen. Aus einem derartigen Profil ist ersichtlich, ob bei einem Patienten bestimmte pathologische Auffälligkeiten – die als Abweichung von dem statistischen Durchschnittsbereich definiert sind – bestehen. Somit ist es möglich, für die klassischen Neuroseformen (Depression, Hypochondrie, Hysterie, Zwanghaftigkeit und Phobie) ebenso Hinweise zu erhalten, wie für Persönlichkeitsstörungen und Symptome, die im Rahmen endogener Psychosen (Schizophrenie, Affektpsychose) auftreten können.

Ein weiterer, in Deutschland innerhalb der psychologischen Diagnostik häufig angewendeter Persönlichkeitsfragebogen ist das *»Freiburger Persönlichkeitsinventar« (FPI).*

Es handelt sich dabei um einen recht gut konzipierten Test, dessen Ergebnisse auf 12 Skalen dargestellt werden. Diese Skalen sind: 1. Nervosität, 2. Aggressivität, 3. Depressivität, 4. Erregbarkeit, 5. Geselligkeit, 6. Gelassenheit, 7. Dominanzstreben, 8. Gehemmtheit, 9. Offenheit, 10. Extraversion, 11. emotionale Labilität und 12. Maskulinität.

Auch hierbei sind die Grundlagen für die Interpretation eines Testergebnisses statistische Maßzahlen. Es ist also möglich zu sagen, auf welchen Skalen ein einzelner Proband möglicherweise außerhalb eines statistischen Durchschnittsbereiches liegt.

Wie bereits angedeutet, gibt es inzwischen gleichfalls für das Kindes- und Jugendalter speziell entwickelte Fragebogenverfahren. Dies sind z.B. die »Hamburger Neurotizismus- und Extraversionsskala für Kinder und Jugendliche« (HANES), der bereits erwähnte Persönlichkeitstest für Kinder (PFK 9–14); der »High-School-Personality-Questionnaire« (HSPQ) findet für das Alter von 12 bis 18 Jahren Anwendung.

Neben diesen Persönlichkeitstests in Form von Fragebögen haben die projektiven Testverfahren eine grundsätzlich davon verschiedene Konzeption.

Projektive Verfahren

Projektive Testverfahren stehen in enger Verbindung mit dem von psychoanalytischer Seite verwendeten Begriff und der Funktionsweise der »Projektion«. Nach Anna Freud zählt die Projektion zu einem der wesentlichen Abwehrmechanismen, die oft unbewußt wirksam sind und das Individuum vor traumatischen, unangenehmen, selbstwertverletzenden Erinnerungen und Erlebnissen schützen. Projektion ist »das unbewußte Hinausverlegen von eigenen Vorstellungen, Wünschen und Gefühlen in die Außenwelt. Einer anderen Person oder einem Gegenstand werden somit Eigenschaften verliehen, welche der Betreffende bei sich selbst verkennt«. Diesen Umstand machte man sich bei der Konstruktion projektiver Testverfahren zunutze, wobei eine Voraussetzung ist, daß das Testmaterial mehrdeutig ist und somit seitens des Probanden unbewußte »Projektionen« erfolgen können, die eine Widerspiegelung von Affekten, intrapsychischen Konflikten, subjektivem Erleben der Beziehungen zu anderen Menschen und sonst verborgener Motive wie z.B. sadistische Triebregungen darstellen. Es gelingt auf diese Weise manchmal, als Diagnostiker Konflikte bei einem Patienten zu erkennen, zu denen mit anderen Mitteln ein Zugang nicht möglich ist.

Formdeutetest nach Rorschach

Der Rorschach-Test, benannt nach dem Schweizer Psychiater Hermann Rorschach, wird unter den projektiven Testverfahren am häufigsten eingesetzt. Dieses Verfahren besteht aus 10 Tafeln, auf denen symmetrische, zum Teil farbige Figuren ohne konkreten Inhalt abgebildet sind (Abb. 2.**11**). Dem Probanden werden sie einzeln mit der Frage vorgelegt, »was kann dies darstellen?«. Die Antworten zu jeder Tafel und weitere dabei gemachte Beobachtungen, z.B. die Dauer der Zeit bis zur ersten Antwort, werden registriert und später für eine genaue Analyse, die auch quantitativ erfolgen kann, signiert. Eine Beschreibung dieser ausgeklügelten Signierungssysteme würde hier zu weit führen, es sei lediglich angemerkt, daß die Antworten nach ihrem Inhalt, nach ihrer Erfassungsart (Ganz- oder Detailantwort),

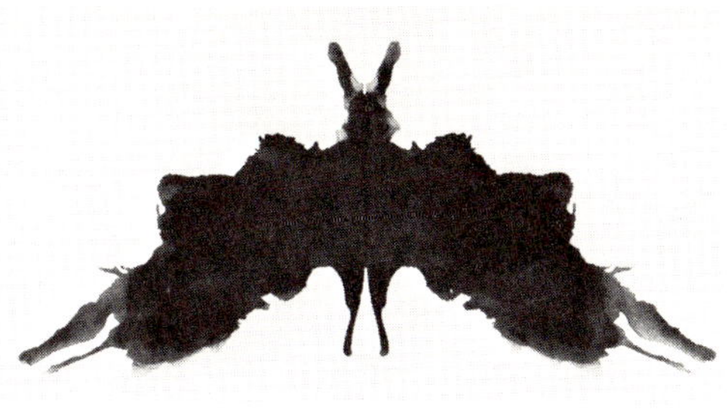

Abb. 2.11. Formdeutetest nach Rorschach, Tafel V

nach dem für die Antworten determinierenden Faktor (Form oder Farbe) sowie nach ihrer Originalität (statistischen Häufigkeit der Antworten) bewertet werden.

Es existieren viele Handbücher, Monographien und Einzelveröffentlichungen zu diesem Test, die als Interpretationsrichtlinien und -hilfen verfaßt sind. Die sinnvolle Anwendung dieses Verfahrens setzt auf seiten des Untersuchers voraus, daß er Kenntnisse in der Testpsychologie, der Tiefenpsychologie (Symbollehre) sowie der allgemeinen und speziellen Psychopathologie besitzt und schließlich eine ausreichende Erfahrung mit diesem Verfahren erworben hat.

Dann ist es aber möglich, über andere vorhandene Informationen hinaus Aussagen über eine Persönlichkeit zu treffen, z. B. bezüglich des Umgangs eines Patienten mit aggressiven Regungen, bezüglich der Neigung, auf Konflikte mit Regressionen zu reagieren, problematischen und leistungsbezogenen Anforderungen aus dem Wege zu gehen, zwischenmenschliche Beziehungen verzerrt wahrzunehmen, infolge mangelnder Flexibilität des Denkens nicht in der Lage zu sein, alltägliche Probleme selbständig zu lösen. Es lassen sich ferner mit dem Rorschach-Test psychopathologische Phänomene feststellen, die im Sinne von Denk- und Wahrnehmungsstörungen, Perseverationen und inhaltsarmen Deutungen oder ausufernden Assoziationen auf Symptome schließen lassen, die im Rahmen von endogenen Psychosen oder bei Patienten mit Hirnschädigungen vorkommen können.

Neben den eigentlichen Inhalten – sehr häufig sind Tier-, Mensch-, Geographie-, Pflanzen- und Anatomieantworten – können zusätzlich Beobachtungen wie das mehrfache Drehen der Karten, verlängerte Reaktionszeiten und Symmetriebetonungen der Vorlagen (»auf beiden Seiten ist ja dasselbe«) weitere hilfreiche Indikatoren für die Beurteilung einer Persönlichkeit bzw. für ihre diagnostische Klassifizierung sein.

Beispiel: Ein 12jähriger Patient mit Grand-mal-Anfällen gab zu der Tafel V die Antwort: »Das ist wieder ein Schmetterling.«

Daraus läßt sich schließen, daß er die sog. Populärantwort geben konnte, da er aber bereits frühere Tafeln als »Schmetterling« deutete, kann man dieses Vorgehen als Perseveration und damit als mögliches Symptom im Rahmen eines durch die Epilepsie begründeten hirnorganischen Psychosyndroms auffassen.

Thematischer Apperzeptionstest (TAT)

Dieser Test, ebenfalls ein projektives Verfahren, besteht aus 20 Bildtafeln, auf denen in schemenhafter Schwarz-weiß-Zeichnung wenig eindeutige Situationen dargestellt sind.

Jedem Probanden werden die Tafeln mit der Aufforderung vorgelegt, zu jedem Bild eine möglichst spannende Geschichte zu erzählen, in der angesprochen werden soll, wie es zu der abgebildeten Situation gekommen sein könnte, welche Gefühle bei den beteiligten Personen eine Rolle spielen und wie die dargestellte Situation schließlich ausgehen könnte.

Die Auswertung kann nach formalen und inhaltlichen Gesichtspunkten erfolgen. Dieser Test kann ebenfalls einen Zugang zu unbewußten Vorgängen eines Patienten möglich machen und eignet sich recht gut zur Aufdeckung zwischenmenschlicher Konflikte.

Beispiel: Ein 13jähriger, normal intelligenter Junge wurde wegen Schulschwänzens, aggressiven Verhaltens, Diebstählen und Stotterns stationär aufgenommen. Im Ana-

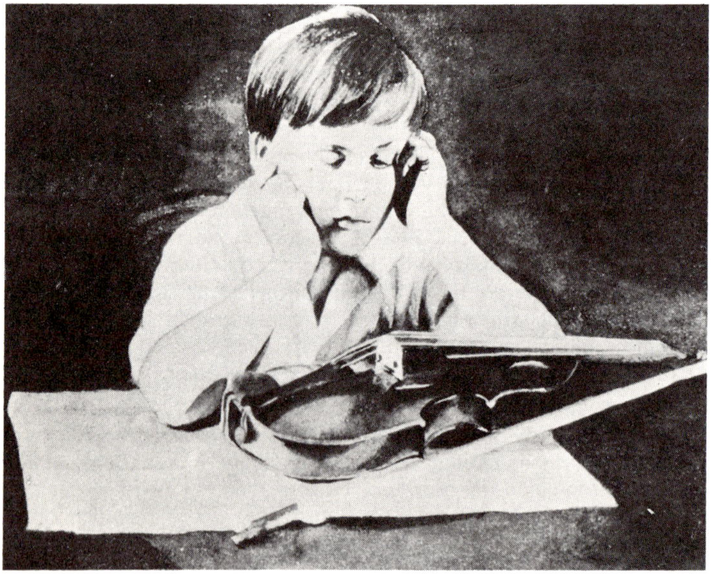

Abb. 2.**12**. Thematischer Apperzeptionstest (TAT), Tafel I

mnesegespräch konnte man seine Problematik nicht herausbekommen, sie wurde jedoch sofort nach der Vorlage der ersten TAT-Tafel (Abb. 2.**12**) deutlich, die er folgendermaßen beschreibt:

»Der Junge lernt in der Schule. Die Lehrer sind böse. Der Junge ist böse, hat keine Lust. Die Lehrerin schimpft vielleicht, der Junge ist eingeschnappt, hat vielleicht eine geknallt bekommen. Er denkt, die Lehrerin ist doof. Er schwänzt am nächsten Tag die Schule oder haut überhaupt ab. Er ist ungerecht behandelt worden, das sieht man ihm an. Die Geschwister schimpfen ihn aus und hänseln ihn, überhaupt hackt die Familie auf ihm herum. Die Eltern lassen ihn nicht zum Spielen runter, er bekommt häufig Fernsehverbot.«

Für Kinder gibt es den Children-Apperception-Test (CAT) mit kindgemäßen Bildern (vermenschlichten Tieren).

Sceno-Test

Dieser eignet sich sowohl zur Persönlichkeitsdiagnostik als auch zur »Spieltherapie« von Kindern (und Jugendlichen). Häufig findet er auch Verwendung als Mittel zur Kontaktaufnahme und Verhaltensbeobachtung beim Spielen, z.B. bei ängstlichen Kindern.

Das Testmaterial besteht aus einem flachen Holzkasten, der standardisiertes Spielmaterial wie biegsame Puppen, Symbolfiguren, Haushaltsgegenstände, Tiere, Bäume, Holzklötze usw. enthält.

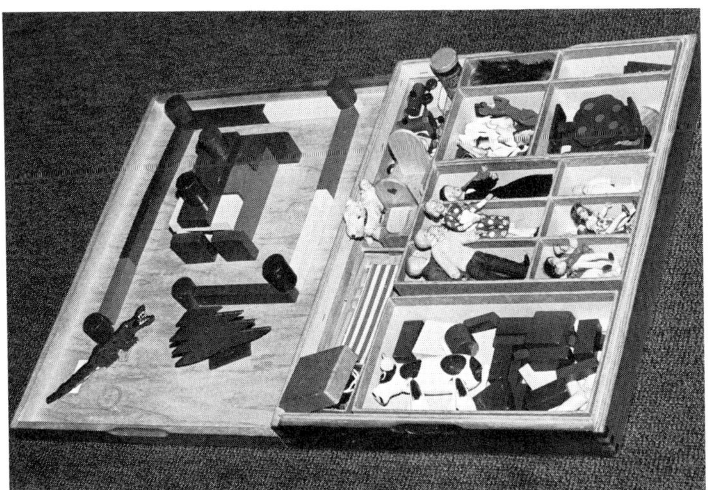

Abb. 2.**13**. Sceno-Test eines 8jährigen zwanghaften Jungen mit Tics (Erläuterungen s. Text, S. 36)

Bei der Durchführung dieses Tests wird ein Kind aufgefordert, den Deckel vom Holzkasten abzunehmen, um auf dieser Fläche eine Szene (daher der Name dieses Verfahrens) aufzubauen. Dabei kann man das Kind eine Szene spontan und frei wählen lassen, es ist aber auch möglich, eine bestimmte Instruktion zu geben (z. B. bezüglich der Familie).

Nachdem eine solche Szene entstanden ist, kann man sich diese von dem Kind erläutern lassen und überdies gezielte Fragen stellen, die einen Einblick in die Dynamik der dargestellten Situation, z. B. der Familie des Patienten, zulassen (Abb. 2.**13**).

Im übrigen kann eine Auswertung nach tiefenpsychologischen Gesichtspunkten vorgenommen werden; nicht zuletzt erfolgt dabei eine Zuordnung der verwendeten Spielfiguren und Tiere zu ihrem symbolischen Gehalt. Dabei steht z. B. das »Krokodil« stellvertretend für Aggressivität, die »Kuh« symbolisiert im allgemeinen »Mütterlichkeit«, ein Fell kann z. B. den Wunsch nach Geborgenheit zum Ausdruck bringen.

Familie in Tieren

Dieser praxisbezogene Test eignet sich für Kinder etwa ab dem 4. Lebensjahr. Der Proband wird dabei angehalten, seine eigenen Familienmitglieder (inklusive sich selbst) in Gedanken »in Tiere zu verzaubern« und auf einem Blatt zeichnerisch darzustellen. Tiere eignen sich im Kindesalter bekanntlich besonders gut für Projektionen; durch die Wahl des Tieres, die Anordnung der Tiere auf dem Blatt sowie die Größe derselben können Einblicke in die Familie und die persönliche Problematik des Kindes gewonnen werden. Der Test führt oft zu einem Verständnis der »Rollen« der einzelnen Familienangehörigen in der Familie sowie der, aus der Sicht des darstellenden Kindes, erlebten Interaktionen und Konflikte dieser untereinander (Abb. 2.**14**). Hier wie bei allen projektiven Testverfahren sind die Interpretationsgesichtspunkte jedoch mehrdeutig, und es ist im Einzelfall kaum möglich, aus den vorhandenen Informationen Diagnosen für die betreffenden Patienten oder – wie im vorliegenden Beispiel – einen umfassenden Einblick in die Struktur und Interaktionsdynamik einer Familie zu gewinnen.

Kritik an projektiven Testverfahren wird von vielen Seiten geäußert. Zum einen lehnen naturwissenschaftlich-empirisch ausgerichtete Psychologen diese Testverfahren als ungeeignet für die Diagnostik ab, weil sie den wichtigen Testgütekriterien wie Objektivität, Zuverlässigkeit und Gültigkeit nicht gerecht werden können. Von anderen Autoren werden sie als ungeeignet bewertet, weil damit keine eigentlichen psychiatrischen Diagnosen gestellt und kein Einblick in die Dynamik relevanter psychopathologischer Faktoren möglich ist.

Tatsächlich haben die projektiven Testverfahren je nach institutioneller Einrichtung in der Kinder- und Jugendpsychiatrie eine unterschiedliche praktische Bedeutung. Erfahrungen zeigen, daß sie bei einigen Patienten zur Klärung diagnostischer Probleme beitragen können, zumal bei Kindern, die

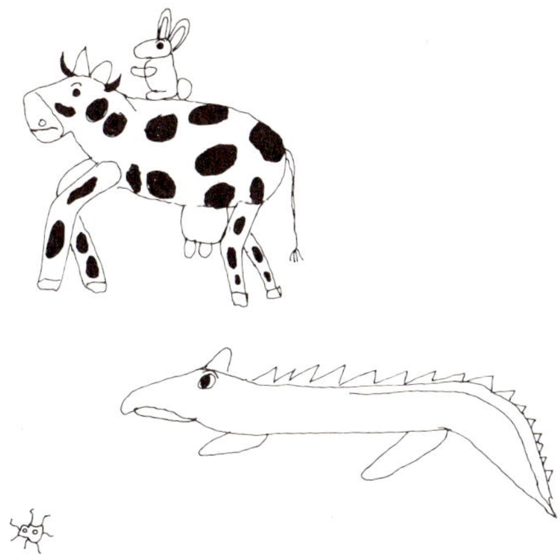

Abb. 2.**14**. »Familie in Tieren«. Ein 8jähriger Junge mit Zwangssymptomatik stellt sich abseits als Floh dar, seine Mutter als Kuh, auf der ein Hase – die um Jahre jüngere Schwester – sitzt, den Vater als Krokodil

auf andere Weise kaum psychodiagnostisch untersuchbar sind. Beobachtungen, die während der Testdurchführung, z.B. beim Spiel mit dem Sceno-Material gemacht werden können, sind hierbei oft ebenso wichtig wie die Interpretation nach übergeordneten Gesichtspunkten.

Tests zur Erfassung der Gestaltwahrnehmung und der visuomotorischen Koordination

In der praktischen Arbeit der Kinder- und Jugendpsychiatrie besteht nicht selten das differentialdiagnostische Problem, zu klären, ob bei einem Patienten als Folge einer frühkindlichen Hirnschädigung Symptome vorhanden sind, die sich generell in verschiedener Weise äußern können.

Grundsätzlich können Hirnschädigungen bekanntlich Auswirkungen auf die gesamte Persönlichkeit sowie ihre (kognitiven und motorischen) Teilbereiche haben. Es ist durch zahlreiche Untersuchungen belegt, daß bestimmte Hirnfunktionen besonders vulnerabel und labil sind. Hierzu zählen visuelle Wahrnehmungsleistungen, die Gedächtnisfunktionen, die Aufmerksamkeit, motorische, vorwiegend graphomotorische Abläufe sowie komplexe Koordinationsleistungen; Sprachfunktionen sind hingegen relativ stabil. Diese Kenntnisse waren die Grundlage für die Entwicklung psychologischer Testverfahren, die recht gut geeignet sind, »Störungen« vorgenannter Hirnfunktionen zu erfassen. Doch muß auch in diesem Zusammenhang betont werden, daß ein Testbefund nur einen Aspekt, nur ein Symptom einer zugrundeliegenden Schädigung oder Ursache erfassen kann. Um die Diagnose einer z. B. frühkindlichen Hirnschädigung sicher zu stellen, sind unbedingt weitere

Angaben aus der Anamnese (Schwangerschafts- und Geburtsverlauf, familiäre Belastungen usw.), der Entwicklung des individuellen Kindes (z.B. Sprache, Motorik, soziales Verhalten) sowie aktuelle neurologische und elektrophysiologische Befunde erforderlich.

Als psychologische Tests zur Erfassung von Hirnfunktionsstörungen haben sich solche bewährt, die zur Überprüfung der optischen »Gestaltwahrnehmung« und der visuomotorischen Koordination geeignet sind.

Göttinger-Formreproduktionstest (GFT)

Bei vielen Kindern mit zerebralen Funktionsstörungen findet man Ausfälle in der Gestaltwahrnehmung und der visuomotorischen Koordination. Unter letzterer versteht man das Umsetzen visueller Wahrnehmungen in motorische Abläufe (z.B. Zeichnen, Schreiben). Der GFT ist ein Verfahren zur Erfassung derartiger Störungen und kann bei Kindern im Alter von 6 bis 15 Jahren angewendet werden (Abb. 2.**15**).

Den Kindern werden 9 Abbildungen geometrischer Figuren mit der Anweisung vorgelegt, sie möglichst genau abzuzeichnen. Dabei auftretende Fehler werden mit Hilfe eines differenzierten Kategoriensystems registriert. Die Summe dieser stellt den »Rohwert« dar, der aufgrund von Vergleichswerten mit altersgleichen Referenzpopulationen in Normwerte (Prozentränge) umgewandelt werden kann. Die veröffentlichten Normwerte basieren auf Untersuchungen bei Patienten mit (a) einer durch anamnestische Angaben, Verhaltensauffälligkeiten und/oder EEG-Befunden relativ gesicherten Dia-

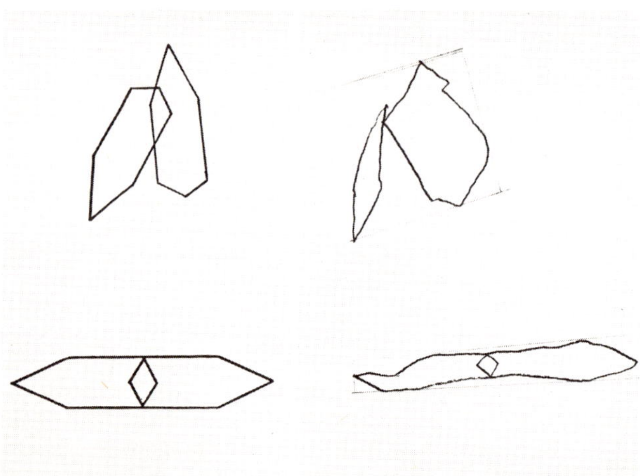

Abb. 2.**15**. Göttinger-Formreproduktionstest (GFT). Beispiel für die gestörte Form- und Gestalterfassung bei einem 8jährigen Jungen mit minimaler zerebraler Dysfunktion

gnose einer »frühkindlichen Hirnschädigung«, (b) einer Anzahl von Patienten, bei denen diese Verdachtsdiagnose gestellt wurde und (c) Kindern ohne Hinweise auf das Vorhandensein einer derartigen Schädigung.

Man muß nun um so eher annehmen, es handele sich tatsächlich um hirnorganisch begründete Funktionsstörungen, je schlechter das Abschneiden eines individuellen Patienten im Vergleich zu diesen Normierungsstichproben ist.

Da jedoch seit der Entwicklung und Anwendung des GFT und vergleichbarer Testverfahren durch zahlreiche Untersuchungen nachgewiesen wurde, daß Korrelationskoeffizienten zwischen den dabei erzielten Ergebnissen und anderen (z. B. neurologischen) Befunden relativ niedrig sind, müssen gewisse Zweifel an der diagnostischen Zuverlässigkeit dieser Verfahren geäußert werden.

Frostig-Entwicklungstest

Ein weiterer Test zur Überprüfung der visuellen Wahrnehmungsfunktionen ist der Frostig-Test für Kinder (verwendbar zwischen 4. und 8. Lebensjahr). Er besteht aus fünf Untertests, durch die Visuomotorik, Figur-Grund-Wahrnehmung, Wahrnehmungskonstanz, Wahrnehmung der Raumlage und Wahrnehmung der räumlichen Beziehungen geprüft werden.

Beispiel: Frank, ein 7,10jähriger Schüler, zeigte beim Erlernen des Schreibens in der Schule auffallende graphomotorische Schwierigkeiten. Im Frostig-Entwicklungstest der visuellen Wahrnehmung erzielte er einen Wert, der den Durchschnittsleistungen

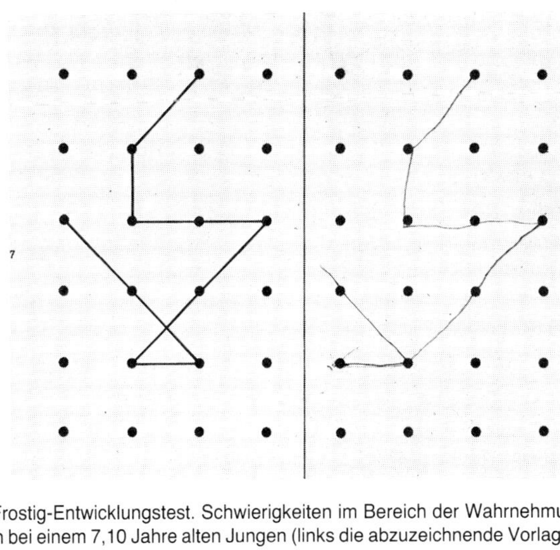

Abb. 2.16. Frostig-Entwicklungstest. Schwierigkeiten im Bereich der Wahrnehmung räumlicher Beziehungen bei einem 7,10 Jahre alten Jungen (links die abzuzeichnende Vorlage)

eines 6,10 Jahre alten Kindes entsprach. In Abb. 2.**16** wird deutlich, daß neben einer allgemeinen Verzögerung der Entwicklung der visuomotorischen Koordination besondere Schwierigkeiten im Bereich der Wahrnehmung räumlicher Beziehungen bestanden haben.

Werden Wahrnehmungsstörungen dieser Art festgestellt, können sie mit einem speziellen »Wahrnehmungstraining« nach Frostig behandelt werden.

Tests zur Prüfung motorischer Funktionen

Körperkoordinationstest für Kinder (KTK)

Dieser Test dient zur Messung des Entwicklungsstandes der Gesamtkörperbeherrschung und der Körperkontrolle normaler und behinderter Kinder; Normwerte existieren für das Alter von 5 bis 13 Jahren. Bei der Durchführung dieses Prüfverfahrens muß ein Kind mehrere Bewegungsaufgaben absolvieren, z.B. monopedales Überhüpfen, seitliches Hin- und Herspringen, Rückwärtsbalancieren und seitliches Umsetzen (Abb. 2.**17** u. 2.**18**).

Das Ergebnis bzw. die Leistungen eines Patienten lassen sich in Analogie zu dem Intelligenzquotienten in einen sog. »Motorikquotienten« (MQ) umwandeln und interpretieren.

Lincoln-Oseretzky-Skala (LOS-KF-18)

Der LOS-KF-18, der auch ein Bestandteil der obengenannten Testbatterie für geistig behinderte Kinder ist, dient der Erfassung vorwiegend des *feinmotorischen Entwicklungsstandes* und ist eine Weiterentwicklung neurologischer Prüfmethoden von Lincoln und Oseretzky. In der Kurzform enthält dieser Test 18 Aufgaben (daher seine Bezeichnung LOS-KF-18). Diese bestehen z.B. in dem Ausschneiden eines Kreises mit einer Schere, dem zeitgebundenen Sortieren von Streichhölzern, dem Balancieren eines Holzstabes auf einem Finger, dem Nachzeichnen eines Labyrinthes mit einem Bleistift usw.

Wieder läßt sich hier das erzielte Ergebnis mit Normwerten vergleichen und entsprechend einordnen.

Aus der kurzen Beschreibung dieser beiden Methoden zur Erfassung des (fein-)motorischen Entwicklungsstandes ist wohl deutlich geworden, daß es sich hierbei nicht um prinzipiell neue Untersuchungsverfahren handelt, vielmehr sind sie Weiterentwicklungen unter teststatistischen Gesichtspunkten ursprünglich und auch gegenwärtig üblicher neurologischer Prüfmethoden.

Zusammenfassend läßt sich zu dem Kapitel der testpsychologischen Untersuchungsverfahren sagen, daß die bei einem Patienten erzielten Testergebnisse nur ein Bestandteil der gesamten kinder- und jugendpsychiatrischen Diagnostik sind und sie allein für eine klinische Diagnose nicht ausreichen. Hier konnte lediglich an einigen Beispielen aus der inzwischen kaum noch überschaubaren Vielzahl psychologischer Tests demonstriert werden, daß die Anwendung dieser Verfahren mit Vor- und Nachteilen verbunden ist.

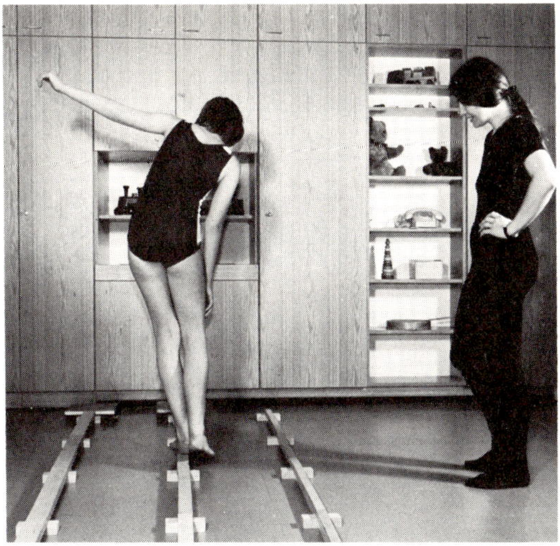

Abb. 2.**17**. Körperkoordinationstest für Kinder (KTK). Rückwärtsbalancieren einer 12jährigen Patientin mit der Diagnose »frühkindliche Hirnschädigung«

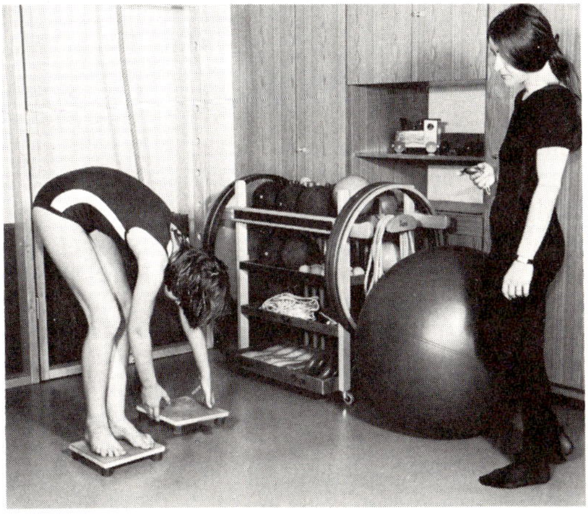

Abb. 2.**18**. Körperkoordinationstest für Kinder (KTK). Seitliches Umsetzen mit einem Brettchen (dieselbe Patientin wie in Abb. 2.**17**), die Zeit wird von der Krankengymnastin gestoppt

Die Vorteile liegen in der meist zuverlässigen, quantifizierbaren Erfassung einzelner psychologischer Aspekte einer Persönlichkeit oder/und umschriebener Einzelfunktionen wie der Intelligenz, der Sprache, der Kulturtechniken Lesen, Schreiben und Rechnen, der Motorik sowie psychopathologischer Phänomene im Sinne von Zwängen, depressiven Symptomen und dissozialen Verhaltensweisen.

Nachteile für die klinische Praxis bestehen darin, daß psychologische Testverfahren oft aufwendig in der Durchführung und Auswertung sind, mit ihnen meist nur Ausschnitte einer Persönlichkeit oder einer (neuro-)psychiatrischen Krankheit erfaßt werden können, die erzielten quantitativen Ergebnisse nicht zu einem Einblick in die Ursachen und die Dynamik einer psychopathologischen Symptomatik führen und klinische Diagnosen mit Hilfe psychologischer Tests allein nicht gestellt werden können. Schließlich ist die sinnvolle Anwendung und Interpretation psychologischer Tests in der Kinder- und Jugendpsychiatrie ohne das Vorhandensein praktischer und theoretischer Kenntnisse psychiatrischer und neurologischer Erkrankungen nicht möglich.

Einbeziehung der Eltern in die Diagnostik

G. Niebergall

Kinder und Jugendliche suchen in der Regel nicht aus eigenem Antrieb eine kinder- und jugendpsychiatrische Institution auf. Es sind meistens die Eltern, die Rat und Hilfe für die »Probleme« ihrer Kinder suchen, oft veranlaßt durch den Hausarzt, andere Kliniken, die Schule, Erziehungsberatungsstellen, Verwandte oder Bekannte.

Die statistische Erhebung einer Abteilung für Psychiatrie und Neurologie des Kindes- und Jugendalters aus dem Jahre 1976 soll veranschaulichen, welcher Personenkreis die erste Kontaktaufnahme der Kinder oder Jugendlichen mit dieser Institution veranlaßte:

Danach haben von 427 Kindern und Jugendlichen nur 5 aus eigenem Antrieb die Poliklinik aufgesucht. In den meisten Fällen (72,6%) erfolgte die Vorstellung durch die Eltern, in den restlichen 26,2% durch andere Personenkreise. In 55,3% wurde die Untersuchung auf Anraten durch niedergelassene Ärzte oder Kliniken durchgeführt, in 12,2% der Fälle stellten die Erziehungsberechtigten spontan ihre Kinder vor, bei 8,9% veranlaßte die Schule die Kontaktaufnahme. Jugendämter, soziale Dienste und Heime (14,5%) sowie andere Kontaktpersonen (9,1%) sorgten bei den restlichen Kindern für die Erstvorstellung.

Bei der Gewinnung der Informationen, die zu der Diagnose führen, hat der Untersucher (Arzt/Psychologe) nicht nur die »Probleme« des Kindes im Auge, vielmehr legt er Wert darauf, die Familie als Gesamtsystem mit den vielfältigen gegenseitigen Abhängigkeiten (Interdependenzen), Kommuni-

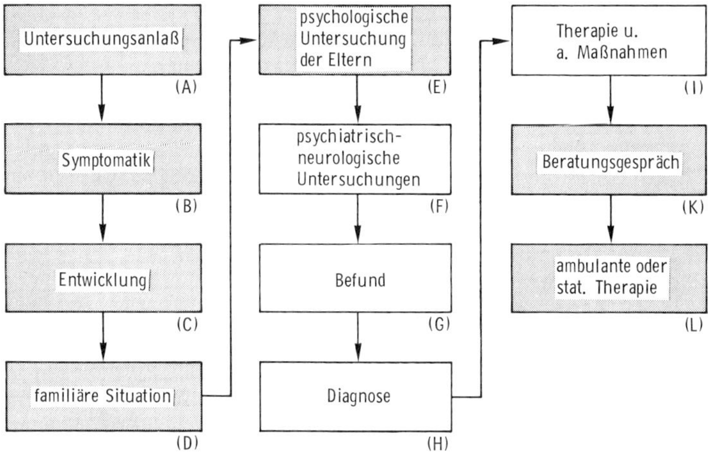

Abb. 2.**19**. Schema zum Ablauf der Diagnostik. Die schraffierten Kästchen heben hervor, bei welchem Etappen im Untersuchungsablauf die Mitwirkung der Eltern unerläßlich bzw. wünschenswert ist

kationsformen, Lebenseinstellungen, Befürchtungen und Sorgen der einzelnen Mitglieder zu erfassen. Besonders in den beiden letzten Jahrzehnten wird durch wissenschaftliche Untersuchungen immer wieder belegt, daß ein verhaltensgestörtes Kind »Symptomträger eines psychisch krankhaften familiären Milieus sein kann«. Primär zielt jedoch die medizinische, psychiatrische und psychologische Untersuchung ab auf die Erfassung der diagnostisch relevanten Daten über den vorgestellten Patienten.

Im folgenden soll als Leitfaden für die Darstellung der Einbeziehung der Eltern in den diagnostischen Prozeß ein vereinfachtes, pragmatisches Schema dienen, das den zeitlichen Ablauf bis zur Diagnose und die daraus abzuleitenden Maßnahmen widerspiegelt (Abb. 2.**19**). Die schraffierten Kästchen heben hervor, bei welchen Etappen die Mitwirkung der Eltern unerläßlich bzw. wünschenswert ist.

A. Der **Untersuchungsanlaß** besteht in einer mehr oder weniger umschriebenen neurologischen Symptomatik und/oder psychosozialen Problematik des Kindes, auf die seine Umwelt aufmerksam wurde. Es kann sich dabei um so unterschiedliche Störungen wie z. B. Einnässen, Sprachstörungen, Kontaktschwierigkeiten, Entwicklungsstörungen, Konzentrationsschwäche, hypermotorische Unruhe, zerebrales Anfallsleiden, aggressives und störendes Verhalten in der Schule u. ä. handeln. In letzterem Fall empfiehlt die Schule häufig den Eltern eine fachärztliche bzw. fachpsychologische Untersuchung, wenn das störende Verhalten des Schülers nicht mehr durch pädagogische Maßnahmen allein gezügelt werden kann.

B. Da Kinder und Jugendliche nur unzureichend in der Lage sind, ihre seelischen Probleme zu erkennen und darzustellen, geschweige denn ihre Entwicklung zu beschreiben, ist es Aufgabe des Untersuchers, beim Erstgespräch eine gezielte Befragung (Exploration) der Eltern bezüglich der **Symptomatik** durchzuführen. Die Erfassung der Symptomatik ist ein Bestandteil der *»Eigenanamnese«* des Patienten. Vom aktuellen Zustand ausgehend, für den Schweregrad und situationsspezifische Bedingungen zu erfassen sind, soll die Elternbefragung Aufschluß vermitteln über den Beginn und den Verlauf der Symptomatik und evtl. früher durchgeführte Maßnahmen. Hilfreich für die Diagnostik sind spezielle *Symptomlisten,* wie sie in vielen kinder- und jugendpsychiatrischen Kliniken verwendet werden.

Die erste Kontaktaufnahme zwischen Untersucher und Eltern ist oft entscheidend für den weiteren Verlauf der Zusammenarbeit. Hier liegt es am psychologischen Einfühlungsvermögen des Arztes oder Psychologen und seiner Geschicklichkeit, ein Klima zu schaffen, das durch Verständnis und Anteilnahme hinsichtlich der Schwierigkeiten und Sorgen mit dem Patienten gekennzeichnet ist. Die Herstellung eines Vertrauensverhältnisses ist eine wesentliche Grundlage für den Erfolg der Zusammenarbeit mit den Eltern.

C. Die Erfassung von **Entwicklungsaspekten** läßt sich aufgliedern in allgemeine somatische, psychische und soziale auf der einen, spezielle pathologische Kriterien auf der anderen Seite. Die genaue Befragung der Eltern bezüglich des Kindes erstreckt sich auf den Schwangerschaftsverlauf, die Geburt, die Neugeborenenperiode, die Säuglings- und Kleinkindentwicklung sowie die Entwicklung im Vorschul- und Schulalter. Auf diese Gesichtspunkte wurde bereits ab S. 1 ausführlich eingegangen.

D. Die nächste Etappe im diagnostischen Prozeß, *Bezugspersonen und* **familiäre Situation,** soll den familiären Hintergrund erhellen und ein Bild vermitteln über die sozioökonomische Lage der Familie, Persönlichkeit, schulische und berufliche Entwicklung der Eltern und deren Geschwister, Ehesituation, Geschwisterkonstellation, die Beziehungen des Patienten zu den übrigen Familienmitgliedern, Interaktionen und Aktivitäten innerhalb der Familie, Erziehungsstile und Erziehungsziele. Es ist einsichtig, daß die hier aufgeführten einzelnen Komponenten nicht isoliert die Entwicklung des Kindes beeinflussen. Es besteht zwischen ihnen ein *Bedingungsgefüge,* das insgesamt prägende Auswirkungen auf die psychosoziale Entwicklung ausübt. Während die Erfassung der meisten hier aufgeführten Komponenten durch die Elternbefragung wenig problematisch ist, erfordert die Exploration bezüglich der Persönlichkeit und Entwicklung der Eltern selbst, vor allem aber der Ehesituation, weit mehr zeitlichen Aufwand, psychologisches Fingerspitzengefühl und Erfahrungen von seiten des Untersuchers. Denn hier sieht er sich oft konfrontiert mit den persönlichen Problemen, bewußten und unbewußten Hoffnungen und Erwartungen, Sorgen, Ängsten und Schuldgefühlen der Eltern. Sie sind jedoch nicht nur aufschlußreich für das Verständnis der Persönlichkeit der Eltern. Sie bestimmen vielmehr weitgehend die Art und Weise der Interaktionen zwischen den Eltern und ihren Kindern und beeinflussen somit zu einem wesentlichen Teil die kindliche Entwicklung.

Die Ehesituation ist oft entscheidend für die intrafamiliäre Dynamik und die Beziehung der Eltern zu ihren Kindern. Als Beispiel soll hier erwähnt werden, daß Eltern ein Kind ablehnen können, wenn die bevorstehende Geburt des Kindes Anlaß für die Eheschließung war, oder daß Eltern sich ein Kind allein aus dem Grund wünschten, um so ihre zerbröckelnde Ehe zu kitten. Ein Kind, das eine derartige Funktion im Familiensystem erhält, wächst mit einem erhöhten Risiko auf, eine seelische Fehlentwicklung zu erleiden.

Neben der Exploration haben sich Verfahren in der Praxis bewährt, die auf relativ einfache Weise Aufschluß über die familiäre Struktur liefern können z.B. »Familiensoziogramme« (s. S. 80). Mit oft beträchtlichem Informationsgewinn können natürlich auch Eltern direkt in den psychodiagnostischen Prozeß einbezogen werden.

E. Neben projektiven Testverfahren (Rorschach-Test, TAT), deren Verwendung nicht immer indiziert ist, haben sich als **psychologische Testverfahren** vor allem Persönlichkeitsfragebögen wie das *»Freiburger Persönlichkeitsinventar« (FPI)* und der *»Gießen-Test«* bewährt.

Die Vorteile der Anwendung von Persönlichkeitstests liegen darin, daß zeitökonomisch und relativ zuverlässig Informationen über die Persönlichkeitsstruktur der Eltern gewonnen werden können.

Die Konzeption des »Gießen-Tests«, bestehend aus nur 40 Fragen, eignet sich dafür in besonderer Weise, denn mit seiner Hilfe kann sowohl eine Eigen- als auch Fremdbeurteilung vorgenommen werden. Wir legen den Eltern diesen Test mit der Bitte vor, sich einmal selbst und zum anderen ihren Ehepartner hinsichtlich bestimmter Persönlichkeitsmerkmale einzuschätzen. Diese Ergebnisse liefern Aufschluß über die Art der Persönlichkeit aus der Selbst- und Fremdsicht, wobei sich aus evtl. auftretenden größeren Diskrepanzen wiederum interessante Rückschlüsse auf die Interaktionen zwischen den Eltern und die Partnerdynamik ziehen lassen. Allein aufgrund dieser Befunde läßt sich z.B. prognostizieren, daß es zu Spannungen und Auseinandersetzungen zwischen den Eltern in dem Bereich Ordnung, Pünktlichkeit und Sauberkeit kommt, wenn die Partner sich auf der Skala »Zwanghaftigkeit« stark unterscheiden. Daraus lassen sich Rückschlüsse hinsichtlich Besonderheiten in der Entwicklung des betroffenen Kindes ableiten.

In der Praxis hat es sich gezeigt, daß die vorsichtige Vermittlung der Ergebnisse dieser Testverfahren den Einstieg in die Zusammenarbeit mit den Eltern erleichtert. Der Untersucher sollte sich jedoch nicht allein auf die Ergebnisse von Persönlichkeitstests verlassen. Sein subjektiver Eindruck von den Eltern ist ebenso wichtig, und nach dem ersten Kontakt mit beiden Eltern oder einem Elternteil ist in der Regel eine recht genaue Kategorisierung etwa auf der Basis der psychiatrischen Grundtypologie möglich. Diese Einteilung erfolgt idealtypisch nach vier grundlegenden Prinzipien und unterscheidet »zwanghafte – hysterische – schizoide – depressive« Persönlichkeitsstrukturen.

Hier endet im Prozeß der Diagnosegewinnung die unmittelbare Beteiligung der Eltern im Hinblick auf die Diagnose.

Soziometrische Erfassung von Stationsgruppen- und Familienstrukturen

G. Niebergall

Die Erfassung von Gruppen- und Familienstrukturen spielt in der ambulanten und stationären Arbeit einer kinder- und jugendpsychiatrischen Institution eine beträchtliche Rolle. Während im allgemeinen Verhaltensbeobachtungen und Interviews die Grundlage für die Erhellung gruppen- und familiendynamischer Prozesse bilden, und sich mit Hilfe derartig gewonnener Informationen Aussagen über Art und Intensität von Interaktionen zwischen den Angehörigen einer mehr oder weniger formal gegliederten Population treffen lassen, führen meßtechnische Verfahren in diesem Bereich zu anschaulichen, quantitativ und qualitativ analysierbaren Ergebnissen über Beziehungen zwischen den Gruppenmitgliedern.

Die Begründung der soziometrischen Verfahren verdanken wir dem Psychiater, Philosophen und Soziologen J. L. Moreno. Moreno sieht die Soziometrie als einen Bestandteil der Gruppenpsychotherapie und des Psychodramas (s. Kap. 4). Ziel der soziometrischen Datenerhebung ist es, Analysen über Beziehungen zwischen Gruppenmitgliedern vorzunehmen. Die Gewinnung der Ausgangsdaten ist einfach. Jedem Mitglied einer Zielgruppe wird die Frage nach der vorzugsweisen Sympathie und Antipathie bezüglich der anderen Mitglieder gestellt. Dabei können mehrfache Wahlen nach verschiedenen Kriterien durch die Gruppenmitglieder vorgenommen werden. Die Ergebnisse dieser Befragung bilden die Grundlagen für zahlreiche Berechnungen, z. B. für den Status der Beliebtheit der einzelnen Mitglieder.

Bei kleinen Gruppen (bis zu Schulklassengröße) hat sich vor allem das *Soziogramm* bewährt. Das Soziogramm ist eine graphische Darstellung über die Beziehungen der Gruppenmitglieder. In geometrischen Figuren sind die Namen markiert. Von ihnen ausgehend zeigen Pfeile die Art der Wahlen (Sympathie, Antipathie, Gleichgültigkeit) der einzelnen Gruppenmitglieder zu den übrigen an. Aufgrund der Soziogramme lassen sich die Art der Beziehungen und Besonderheiten der Strukturen der Gruppen ablesen. Es wird z. B. deutlich, wer das beliebteste oder am meisten abgelehnte Gruppenmitglied ist, welche Untergruppen existieren und wie die Gewichte der Einflußnahme auf das Gruppengeschehen verteilt sind.

Mit Hilfe soziometrischer Erhebungen können auch auf *Stationen* in Krankenhäusern Einblicke in die dort vorherrschenden Gruppenstrukturen bei Patienten gewonnen werden.

Auf einer Jugendlichenstation (8 Betten) wurden Soziogramme in regelmäßigen 14tägigen Abständen durchgeführt. Eine Modifikation der klassischen soziometrischen Datenerhebung führte zu sog. *subjektiven Stationssoziogrammen,* d. h. zu Aussagen darüber, wie jeder Patient aus seiner Sicht die Gruppenstruktur der Jugendlichen auf der Station erlebte.

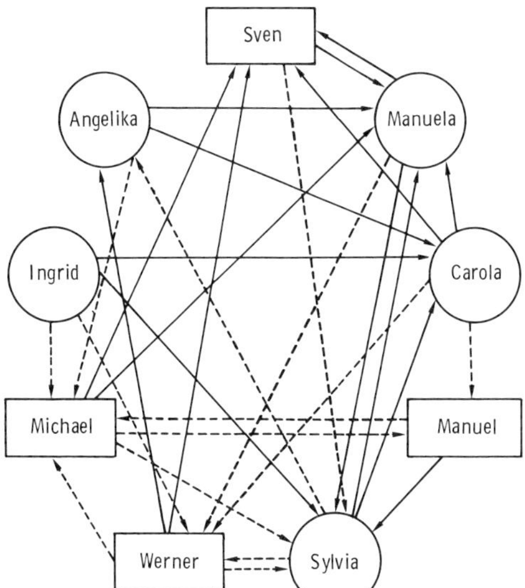

Abb. 2.**20**. Beispiel für ein »objektives« Stationssoziogramm. —— Sympathie, – – – Antipathie

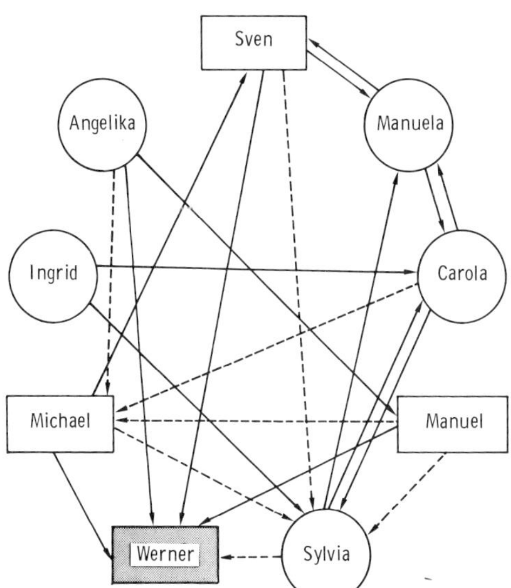

Abb. 2.**21**. Beispiel für ein »subjektives« Stationssoziogramm (aus der Sicht von Werner). —— Sympathie, – – – Antipathie

Die grundsätzliche Aussagekraft über Gruppenstrukturen auf der Grundlage der 1. *»objektiven«*, 2. *»subjektiven« Stationssoziogramme* und 3. einem Vergleich zwischen ihnen soll an praktischen Beispielen erläutert werden:

1. Abb. 2.**20** stellt ein *»objektives« Stationssoziogramm* dar, wobei Wahlen der Zuneigung mit durchgezogenen Linien, der Ablehnung durch gestrichelte Pfeile symbolisiert sind.

Einige Gesichtspunkte für die Interpretation sind folgende: Die Patienten Sven und Manuela sind die Gruppenfavoriten; Werner, Manuel, Michael und Sylvia stehen am Ende der sozialen Hierarchie. Besonders eng sind die Bindungen bei beidseitigen positiven Wahlen (Sven-Manuela, Sylvia-Manuela); zu Konflikten und Auseinandersetzungen wird es vor allem kommen, wenn die Ablehnungen auf beiden Seiten geäußert werden (Sylvia-Werner, Michael-Manuel).

2. Die Erstellung der *»subjektiven« Soziogramme* erfolgte analog der oben beschriebenen Verfahrensweise. Abb. 2.**21** spiegelt die Gruppenstruktur wider, wie sie aus der Sicht von Werner bestanden hat. Er selbst hält sich für den »Star« der Gruppe, ordnet aber auch Manuela eine führende Stellung zu. Michael und Sylvia sieht er am unteren Ende der Gruppenhierarchie.

3. Der *Vergleich* zwischen den »objektiven« und »subjektiven« Stationssoziogrammen führt zu einigen interessanten Ergebnissen. Bei unserem Beispiel sehen wir, daß Werner die Gruppenstruktur im großen und ganzen recht gut erkannt hat, daß er aber in völliger Verkennung seiner tatsächlichen Position in der Gruppe sich selbst eine Reihe von positiven Wahlen zuordnet, obwohl er objektiv keine erhält. In der verzerrten Wahrnehmung der Interaktionen, insbesondere in bezug auf sich selbst, kam ein Teil seiner psychischen Störung zum Ausdruck. Sein Selbstwertgefühl war pathologisch erhöht, so daß er auch in Verkennung der Realität sich selbst in einer sehr guten Position im sozialen Gefüge auf der Station erlebte.

Entsprechend den subjektiven Stationssoziogrammen lassen sich *»Familiensoziogramme«* durchführen. Dabei sollen der Patient, die Mutter und/oder der Vater angeben, wer von den Familienmitgliedern jedem anderen innerlich am nächsten steht und zu wem die Beziehung weniger positiv ist. Man könnte zwar auch durch andersartige Befragungen der an dem diagnostischen Prozeß beteiligten Personen Informationen über das familiäre Beziehungsgefüge erhalten. Vorteile bestehen doch bei dem Familiensoziogramm vor allem in der Ökonomie der Informationsgewinnung und Anschaulichkeit der Ergebnisse. Zudem sollten die Familiensoziogramme als Ausgangslage für eine tieferreichende Exploration angesehen werden.

An einem Beispiel aus der Praxis soll gezeigt werden, welche diagnostischen Rückschlüsse aus Familiensoziogrammen gezogen werden können (Abb. 2.**22a** u. **b**).

Untersuchungsanlaß des 11jährigen Volker, ältestes von 3 Kindern, waren schulische Leistungsschwierigkeiten und Konzentrationsschwäche. Fragen zwecks Erstellung der Familiensoziogramme wurden dem Patienten selbst und seiner Mutter gestellt.

Aus der *Sicht der Mutter* hat der Patient in der Familie die schlechteste Position, er wird am meisten abgelehnt, wobei die Beziehung der Mutter zu ihm ambivalent ist. Sein Bruder Stefan ist der Favorit. Es scheint eine Koalition zwischen Muter, Patient und Stefan zu bestehen. Der Vater spielt eine Außenseiterrolle, er kümmert sich aber

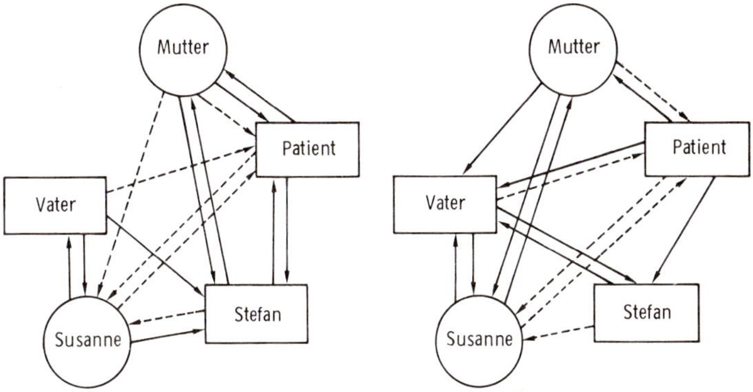

Abb. 2.**22a** u. **b)** Familiensoziogramm. —— Sympathie, - - - Antipathie. **a)** Aus der Sicht der Mutter, **b)** aus der Sicht des Patienten

offenbar um die von den übrigen Familienmitgliedern abgelehnte Schwester. Mutter und Vater geben sich weder Wahlen der Sympathie noch Antipathie, und es ist zu vermuten, daß zwischen beiden latente Spannungen bestehen, die sich auch auf ihre Haltungen gegenüber den einzelnen Kindern sowie ihren Erziehungsstil auswirken könnten.

Das subjektive Familiensoziogramm *des Patienten* unterscheidet sich von dem der Mutter. Er schätzt seine Position zwar ebenfalls sehr ungünstig ein, doch bemüht er sich um Kontakt zum Vater, von dem er sich abgelehnt fühlt. Die Rolle seiner jüngeren Schwester und seines Vaters sieht er wesentlich positiver als die Mutter, aus seiner Sicht schneidet der Bruder schlechter ab.

Wie sich später bei Beratungsgesprächen der Eltern und der psychotherapeutischen Betreuung des Jungen bestätigte, zeichneten sich bereits in den Familiensoziogrammen Beziehungen ab, die für das Familiengeschehen typisch waren. So beruhte die Ablehnung, wie sie der Patient erfuhr, vornehmlich in überhöhten Erwartungen der Eltern hinsichtlich seiner Schulleistungen.

Aufgrund unserer Erfahrungen mit Stations- und Familiensoziogrammen läßt sich sagen, daß sie sich als Verfahren bewährt haben, die bei geringem Zeitaufwand diagnostisch und therapeutisch relevante Aufschlüsse über Gruppenstrukturen liefern.

Diagnostischer Prozeß – Weg zur Diagnose

H. Remschmidt

Die wichtigsten Beobachtungen von Krankheitserscheinungen werden in der Kinder- und Jugendpsychiatrie wie auch in anderen medizinischen Disziplinen in Form einer Diagnose zusammengefaßt. Die Notwendigkeit, Diagnosen zu stellen ergibt sich aus folgenden Gesichtspunkten:

- Unter der Definition einer Diagnose können Kinder und Jugendliche mit gleichen psychischen Auffälligkeiten zusammengefaßt und von solchen mit anderen psychischen Störungen abgegrenzt werden. Dieses Vorgehen ist für den Fortschritt der Forschung von größter Bedeutung, hat aber auch für das praktische Vorgehen einen großen Nutzen. Denn Kinder mit gleichen Störungen bedürfen einer ähnlichen Behandlung.
- Das Stellen von Diagnosen ist ein wichtiges Instrument für die Ursachenforschung. Man kann annehmen, daß bei Kindern, die an gleichen psychiatrischen Erkrankungen leiden, auch ähnliche Ursachen am Werke sind. Insofern stellt das Stellen von Diagnosen eine Möglichkeit dar, zu den Ursachen vorzustoßen.
- Eine Diagnose faßt in Kurzform die wichtigsten Krankheitserscheinungen, manchmal auch Ursache und Prognose sowie Behandlungsform in einer »handlichen« Bezeichnung zusammen. Dadurch wird auch zwischen Kliniken und Mitarbeitern verschiedener Institutionen eine relativ einfache Verständigung möglich, sofern man das gleiche diagnostische System benutzt. Derartige Verständigungen mit knappen Worten sind aber in der Praxis nötig.
- Schließlich dienen Diagnosen auch der Entscheidung darüber, welche Behandlung erfolgen soll. So sind z. B. die therapeutischen Maßnahmen bei einer körperlich begründbaren Psychose und einer neurotischen Erkrankung grundverschieden. Die Diagnose gibt also zugleich eine erste Anleitung hinsichtlich der zu ergreifenden Behandlung.

Verschiedentlich wurden Argumente gegen das Stellen psychiatrischer Diagnosen vorgebracht. Diese bezogen sich im wesentlichen auf die diskriminierende Wirkung einer psychiatrischen Diagnose. Wenngleich es durchaus möglich ist, daß jemand wegen einer psychiatrischen Diagnose im Umgang mit anderen Menschen Nachteile erfährt, so ist dies kein Grund auf eine solche Diagnose zu verzichten. *Denn nicht eine bestimmte Diagnose trägt zur Diskriminierung eines psychiatrischen Patienten bei, sondern die Vorstellungen, die über psychiatrische Erkrankungen in der Bevölkerung allgemein existieren.* Diese kann man aber nicht abbauen, indem man es vermeidet, Diagnosen zu stellen, sondern durch eine kontinuierliche und sachgerechte Information über psychische Störungen und Erkrankungen. Am Beispiel der Epilepsie läßt sich zeigen, daß der Vorurteilspegel durch gezielt vorbereitete Aufklärungsaktionen im Verlaufe der letzten 20 Jahre gesunken ist.

Eine kinder- und jugendpsychiatrische Diagnose zu stellen ist im wesentlichen die Aufgabe des Arztes und des Psychologen. Schwestern, Pfleger, Erzieher, Beschäftigungstherapeuten und andere Mitarbeiter in kinderpsychiatrischen Kliniken haben aber dabei eine *sehr wichtige* Aufgabe zu erfüllen. Sie sind häufig diejenigen, die umfassende und wichtige Beobachtungen für das Stellen einer Diagnose zusammentragen. Bei diesen Beobachtungen kommt es darauf an, daß sie möglichst präzise das beschreiben, was der Patient in einer bestimmten Situation an Verhaltensweisen gezeigt hat.

Eine gute Beobachtung in diesem Sinne ist z. B. folgende: Willi (ein 17jähriger Jugendlicher) fiel heute um 16 Uhr in der Beschäftigungstherapie (inmitten einer Bastelarbeit) durch folgende Verhaltensweise auf: Er hielt in der Tätigkeit inne, drehte seinen Kopf mehrfach nach links, bewegte dabei die Lippen, so als würde er essen. Dabei schmatzte er mehrfach und führte mit der rechten Hand nestelnde Bewegungen an seiner Weste aus, so als ob er sie auf- oder zuknöpfen wollte, was er in Wirklichkeit nicht tat. Er war dabei nicht ansprechbar und reagierte weder auf Zuruf noch auf Rütteln. Nach etwa 4 Min. konnte man ihn wieder ansprechen, er wirkte dabei jedoch schläfrig und wurde deshalb auf die Station gebracht, wo er dann einschlief und erst nach 3 Std. wieder aufwachte.

Aus dieser Schilderung ist unschwer zu entnehmen, daß es sich um einen psychomotorischen Anfall gehandelt hat. Diese Diagnose erfordert jedoch ein umfangreiches Hintergrundwissen und sollte daher dem Arzt vorbehalten bleiben. Die Schwester oder die Beschäftigungstherapeutin hat aber durch diese Schilderung entscheidend dazu beigetragen, daß die richtige Diagnose auch gestellt wurde. Beobachtungen sollten sich also nicht auf Interpretationen, sondern möglichst detailliert auf das beziehen, was gesehen und gehört, was wahrgenommen wurde.

Die Fähigkeit, eine Diagnose zu stellen, setzt die Beherrschung, Kenntnis und Zusammenschau folgender Gebiete voraus:

- Befunderhebung,
- Symptomatologie,
- kinder- und jugendpsychiatrische Krankheitsbilder.

Zur Diagnose gelangt man dabei über zwei diagnostische Schritte (Tab. 2.**3**).

Tabelle 2.**3**. Der Weg zur psychiatrischen Diagnose. Die zwei Schritte: Symptomgewinnung und Symptomzuordnung (aus *W. Arns, K. A. Jochheim, H. Remschmidt:* Neurologie und Psychiatrie für Krankenpflegeberufe. Thieme, Stuttgart 1983)

Befunderhebung (Untersuchung)	(1)	Symptome (körperl. oder psychisch)	(2)	Diagnose
1. Allgemeinzustand 2. Interner Befund 3. Neurologischer Befund 4. Kinderpsychiatrischer Befund – Anamnese – Exploration – Tests	Symptomgewinnung	Einzelsymptome Leitsymptome Syndrome (Symptomkomplexe)	Symptomzuordnung	Kinder- und jugendpsychiatrische Krankheitsbilder

Der *erste Schritt* bezieht sich auf die Feststellung von Symptomen, die sich im körperlichen oder psychischen Bereich äußern können. Solche Symptome (z. B. motorische Unruhe, Angst, Selbstmordgedanken, traurige Stimmung) können lokalisiert (z. B. Zwinker-Tic) oder generalisiert (z. B. verschiedene Gesichtstics) sein. Sie können sich als vereinzelte Symptome äußern (z. B. Furcht vor Hunden) oder aber zu Syndromen (= Symptomkomplexen) vereinigt sein (z. B. depressives Syndrom).

Wenn man die einzelnen Symptome zusammengetragen hat, wobei alle zur Verfügung stehenden diagnostischen Möglichkeiten berücksichtigt werden, so folgt der *zweite Schritt:* Er besteht in der *Zuordnung* von festgestellten Symptomen zu Krankheitsbildern. Diese Krankheitsbilder bilden ein diagnostisches Gerüst, das im Idealfall den derzeitigen Stand der wissenschaftlichen Forschung repräsentieren soll. Der Zuordnungsvorgang setzt voraus, daß der Untersucher eine genaue Kenntnis der jeweils in Frage kommenden Krankheitsbilder hat. Das Ergebnis dieses Zuordnungsvorganges ist die Diagnose. In manchen Fällen ist mit der Diagnose zugleich die Ursache geklärt (z. B. bei neurologischen und psychischen Auffälligkeiten, die durch eine Enzephalitis hervorgerufen werden). In diesem Fall ergibt sich mit der Diagnose zugleich das angemessene therapeutische Vorgehen (im Falle einer Meningoenzephalitis eine entsprechende antibiotische Behandlung). In vielen Fällen steht aber durch die Diagnose die Ursache noch nicht fest, sondern es ist lediglich ein *Umkreis* von möglichen Ursachen skizziert. Dies gilt insbesondere für reaktive und neurotische Störungen, aber auch für Persönlichkeitsstörungen und u. U. auch für schizophrene Psychosen.

In diesem Falle muß ein *dritter Schritt* erfolgen, der sich auf die Ursachen oder Auslöser der jeweiligen psychischen Störung oder Erkrankung bezieht. Durch die gleichen Untersuchungsmethoden, die zur Diagnose geführt haben, versucht man die Konfliktlage eines Kindes, seine besonderen Probleme oder seine Persönlichkeitsstruktur zu erfassen. Dabei ist man häufig auf die Angaben Angehöriger angewiesen, vor allem, wenn man sich ein Bild darüber machen will, wie das Verhalten des Kindes oder des Jugendlichen *vor* dem Auftreten der Krankheitssymptomatik war.

Aus der Analyse dieser individuellen Dynamik, in die nach moderner Auffassung stets die Familie eines Kindes oder eines Jugendlichen miteinbezogen werden muß, gewinnt man zugleich Anhaltspunkte für die Therapie. Dieses unter dem Stichwort »Ursachenanalyse« zusammengefaßte Vorgehen ist deshalb besonders wichtig, weil bei einer Reihe von Störungen hinter der *gleichen* Symptomatik ganz *verschiedene* Ursachen wirksam sein können. So kann sich z. B. hinter einem Gesichtstic in einem Fall eine dominierende und einengende Mutter, in einem anderen Fall eine Geschwisterrivalität, in einem dritten Fall Versagen in der Schule als ursächliches oder auslösendes Erlebnis zeigen. Aus diesen Überlegungen wird deutlich, daß psychische Symptome vielfach unspezifisch sind. Eine feste Koppelung zwischen einer bestimmten Kategorie traumatisierender Erlebnisse oder Konflikte und entsprechenden Symptomen gibt es in der Regel nicht. Vielmehr sind eine entsprechende Persönlichkeitsstruktur, bestimmte Vorerlebnisse, u. U. eine genetische Prädisposition sowie Erfahrungen in früher Kindheit häufig dafür maßgebend, ob bei gleicher Konfliktsituation in einem Falle Stottern, im anderen Fall eine Tic-Symptomatik, im dritten Falle ein Angstsyndrom entsteht.

Für alle Mitarbeiter in kinderpsychiatrischen Kliniken ist wichtig zu wissen, daß jede Beobachtung über ein Kind, gleichgültig in welchem Zusammenhang und in welcher Situation sie gemacht wurde, sowohl für die Diagnose als auch für die Therapie bedeutsam sein kann. Deshalb muß größter Wert auf das Einüben von Beobachtungstechniken gelegt werden. Diese beziehen sich im wesentlichen auf zwei Aspekte.

- Auf die Sensibilisierung der Wahrnehmung für psychische Sachverhalte und
- auf die schriftliche Fixierung des beobachteten Verhaltens.

Sensibilisierung für die Wahrnehmung psychischer Sachverhalte. Beim Erlernen der Beobachtung psychischer Reaktionen sind zwei Gesichtspunkte wichtig:

Erstens können gleiche oder ähnliche psychische Reaktionen in sehr unterschiedlichen Situationen auftreten. Jede Beobachtung muß daher den *Kontext* berücksichtigen, innerhalb dessen sie stattgefunden hat. In der Praxis bedeutet dies, daß man stets mitteilen muß, welches Verhalten in welcher Situation aufgetreten ist.

Zweitens muß der Beobachter in der Lage sein, von seinen eigenen Empfindungen, Problemen und Theorien zugunsten einer möglichst am Vorgang selbst orientierten Schilderung abzusehen. Besonders Mitarbeitern, die nur kurz in einer kinder- und jugendpsychiatrischen Klinik tätig sind, fällt dies schwer, denn sie möchten möglichst sofort die Motive, Hintergründe und Ursachen eines bestimmten Verhaltens erkennen und unterliegen daher sehr leicht der Gefahr, nicht das Beobachtete, sondern ihre eigene Deutung wiederzugeben. Deshalb muß eine Schulung der Mitarbeiter diesen beiden Gesichtspunkten von Anfang an Rechnung tragen.

Schriftliche Aufzeichnung des beobachteten Verhaltens. Auch hierbei ist wichtig, daß keinerlei Deutungen oder theoretische Betrachtungen in den Bericht einfließen. In verschiedenen Kliniken existieren Listen von Eigenschaften oder Aufstellungen über bestimmte Verhaltensbereiche, die die schriftliche Fixierung des Beobachteten erleichtern sollen. Dies sind Hilfsmittel, deren Anwendung durchaus hilfreich sein kann. Vorzuziehen ist aber meist eine Schilderung in den eigenen Worten des Beobachters. Mancher muß dabei eine gewisse Scheu überwinden, die sich meist aus der Befürchtung nährt, die eigene Ausdrucksweise könne mit der Fachsprache nicht konkurrieren. Alle, denen es so geht, seien jedoch ermuntert, sich hierdurch nicht beirren zu lassen. Denn die unbefangene Beobachtung führt vielfach weiter als die Fachterminologie. Diese kann höchstens am Ende einer Beobachtung stehen und im Zusammenhang mit der Diagnosestellung angemessen sein, nicht jedoch im Zusammenhang mit der unbefangenen Beobachtung kindlichen Verhaltens.

3. Psychische Störungen und Erkrankungen bei Kindern und Jugendlichen

Allgemeine Gesichtspunkte

Leib-Seele-Problem

H. Remschmidt

Der Begriff »Seele« hat in der Psychiatrie nichts mit dem religiösen Seelenbegriff zu tun. Aussagen über Unsterblichkeit oder Weiterleben der Seele nach dem Tod liegen jenseits der Reichweite einer empirischen Wissenschaft (Erfahrungswissenschaft). In der Psychiatrie umfaßt Seele oder Psyche die *Gesamtheit der psychischen Abläufe und Reaktionen* (z.B. Denken, Wahrnehmen, Fühlen, Handeln usw.).

Über die Beziehungen zwischen körperlichen und seelischen Vorgängen hat jeder Mensch eine Reihe von eigenen Erfahrungen. Z.B. erröten manche Menschen, wenn sie freudigen oder auch unangenehmen Ereignissen ausgesetzt sind. Andere bekommen Magenschmerzen oder Durchfall, wenn sie vor einer Konflikt- oder Belastungssituation stehen. Wieder andere reagieren mit Kopfschmerzen und Übelkeit, wenn sie übermäßige Belastungen erleben. Derartige Reaktionen, die die Wechselwirkung zwischen seelischen Erlebnissen und körperlichen Reaktionen zeigen, vermitteln uns einen direkten Zugang zum Leib-Seele-Problem. Bis zu einem gewissen Grade sind derartige Reaktionen durchaus normale Erscheinungen. Sie können jedoch krankhaft werden, wenn sie sich häufig wiederholen und extreme Ausmaße annehmen.

Während bislang von körperlichen Reaktionen die Rede war, die durch *seelische* Ereignisse bedingt waren, so ist auch der umgekehrte Vorgang bekannt, d.h. die Auswirkung *körperlicher* Funktionsstörungen auf den psychischen Bereich. Derartige Probleme begegnen uns vor allem bei Kindern und Jugendlichen mit *chronischen* Erkrankungen. Eine chronische körperliche Erkrankung, wie z.B. die Bluterkrankheit, Leukosen oder langwierige orthopädische Erkrankungen bleiben ebenfalls nicht ohne Wechselwirkung im seelischen Bereich. Die von diesen Erkrankungen betroffenen Kinder und Jugendlichen müssen sich einmal mit ihrer Behinderung, zum anderen aber auch im Falle unheilbarer Erkrankungen mit dem Tode auseinandersetzen. Diese Auseinandersetzung führt zu vielfältigen psychischen Reaktionen, z. B. Angst, Abwehr jeglicher Kontakte, depressive Reaktionen usw.

Aus diesen Überlegungen dürfte klar geworden sein, daß zwischen körperlichen und psychischen Vorgängen in beiden Richtungen intensive Wechselwirkungen bestehen. Diese sind bei jedem gesunden Menschen zu beobachten, im Falle einer psychiatrischen Erkrankung nehmen sie jedoch ein Ausmaß an, das das Wohlbefinden und die körperliche sowie psychische Entwicklung von Kindern beeinträchtigen kann. Es existieren eine Reihe von psychischen Erkrankungen, bei denen diese *»psychophysischen«* Wechselbeziehungen von größter Bedeutung sind. Zu erwähnen sind hier die sog. Konversionsneurosen sowie die psychosomatischen Erkrankungen.

Die Wissenschaft hat sich über die Beziehungen zwischen körperlichen und seelischen Vorgängen zu allen Zeiten Gedanken gemacht und eine Reihe von Theorien aufgestellt, die das Verhältnis in diesen beiden Bereichen zu erklären versucht. Die drei wichtigsten sollen im folgenden angeführt werden:

Der *psychophysische Parallelismus.* Nach dieser Ansicht laufen körperliche und seelische Vorgänge nebeneinander ab, ohne sich gegenseitig zu beeinflussen. Diese Theorie widerspricht der alltäglichen Erfahrung und spielt deshalb hinsichtlich der Erklärung psychischer Erkrankungen keine Rolle mehr.

Die Identitätslehre. Sie sieht Körper und Psyche nur als zwei Seiten ein und derselben Wirklichkeit. Man hat eine Reihe von Modellen zur Veranschaulichung dieser Lehre ersonnen. Z. B. hat man die beiden Aspekte wiederholt durch einen Kreisbogen zu veranschaulichen versucht, der auf der einen Seite konvex, auf der anderen konkav ist. Die Identitätslehre ist sehr abstrakt und fordert noch eine Zusatzannahme über die Natur der hier genannten »Wirklichkeit«, die meist als Materie aufgefaßt wird.

Der empirische Dualismus. Unsere Erfahrung lehrt, daß wir bis zu einem gewissen Grade Körperliches und Seelisches trennen können. Einen Gedanken z. B. oder eine Erinnerung betrachten wir als reinen seelischen Vorgang, die Herztätigkeit oder die Funktion der Niere als körperlichen Vorgang. Gleichzeitig aber wissen wir ebenfalls aus unserer Erfahrung, daß psychische Phänomene, etwa Gefühle (z. B. Angst, Schreck, Trauer, Wut) mit deutlichen körperlichen Erscheinungen einhergehen und umgekehrt körperliche Vorgänge und Veränderungen (z. B. Vergiftungen oder Entzündungen des Gehirns) von psychischen Symptomen begleitet werden. Der empirische Dualismus läßt einerseits eine getrennte Betrachtung von körperlichen und seelischen Vorgängen zu und bezieht andererseits auch ihre gegenseitige Wechselwirkung ein. Dadurch kommt er der Realität am nächsten. Für die Betrachtung der psychischen Störungen und Erkrankungen legen wir deshalb diese Auffassung zugrunde.

Anlage-Umwelt-Problem

H. Remschmidt

Bei vielen kinder- und jugendpsychiatrischen Erkrankungen ist die Frage zu stellen, ob sie anlage- oder umweltbedingt sind. In den meisten Fällen läßt sich diese Frage in der hier gestellten Form nicht beantworten. Dennoch versucht man, im Interesse einer exakten Ursachenforschung Anlage- und Umweltfaktoren wenigstens schwerpunktmäßig voneinander abzugrenzen. Innerhalb der Anlagefaktoren läßt sich meist eine *erbliche* Komponente abgrenzen. Als Umwelt bezeichnen wir den uns umgebenden Raum mit all seinen Einflüssen, wobei wir nach Jaspers die *physische Umwelt,* die primär auf den Leib wirkt (z. B. Verletzungen, Entzündungen) von der *bedeutungstragenden Umwelt* (Erlebnisse), die primär auf die Psyche wirkt, unterscheiden können.

Bei den meisten kinder- und jugendpsychiatrischen Erkrankungen spielen Anlage- *und* Umweltfaktoren *zusammen,* wobei vielfach einer der beiden Faktoren überwiegt. Die Bedeutung des Erbeinflusses kann man am besten an eineiigen Zwillingen studieren, die das gleiche Erbgut besitzen. Von besonderem Interesse sind Studien an eineiigen Zwillingen, die in getrennten Umgebungen aufgewachsen sind, sowie Untersuchungen an adoptierten Kindern. Derartige Untersuchungen haben gezeigt, daß genetische Einflüsse auf die Intelligenz und Persönlichkeitsentwicklung nachweisbar sind und die Neigung zu bestimmten psychiatrischen Erkrankungen oder Normabweichungen (z. B. Schizophrenie, Zyklothymie, Dyslexie, abnorme Persönlichkeit) beeinflussen. Eineiige Zwillinge zeigen hinsichtlich der Manifestation dieser Störungen eine hohe Übereinstimmung *(Konkordanz).* Andere psychische Krankheiten und Abnormitäten, wie körperlich begründbare Psychosen und reaktive Störungen sind in hohem Maße umweltbedingt. Man hat jedoch auch bei neurotischen Störungen genetische Einflüsse nachweisen können.

Ein häufiges Mißverständnis in Diskussionen zum Anlage-Umwelt-Problem beruht darauf, daß davon ausgegangen wird, die Erkrankung als solche werde vererbt. Diese Meinung ist unrichtig, genetisch bedingt sein kann lediglich eine *Disposition* für bestimmte kinderpsychiatrische Erkrankungen. Ob eine derartige Disposition wirksam wird, hängt wiederum in hohem Maße von Umweltfaktoren ab.

Problem der Norm

G. Krüse und F. Mewe

Besonders Anfang der sechziger Jahre gab es in der Psychiatrie um die Begriffe *»normal – anormal«* bzw. *»gesund – krank«* heftige Kontroversen, und es ist bis heute nach wie vor schwierig geblieben, diese Begriffe eindeutig und wertfrei zu gebrauchen.

Normen (lateinisch *norma:* Richtschnur) sind Regeln, Wertmaßstäbe, die Geltung beanspruchen. Man unterscheidet z. B. logische, ethische und ästhetische Normen, daher heißen Logik, Ethik und Ästhetik auch die normativen Disziplinen der Philosophie.

Normen sind aber auch Regeln im Sinne von Durchschnitt, die in soziokulturellen Bereichen erwünschtes Verhalten festlegen.

Eine *statistische* Norm ist gegeben, wenn Verhalten bzw. Ausprägungsgrad eines psychischen Merkmals für die Mehrzahl von Menschen zutreffen. Verhalten – soweit meßbar – ist demzufolge dann »normal, wenn es innerhalb des als *Streubreite (1s)* bezeichneten Bereiches um einen errechneten *Mittel-(Durchschnitts-)wert (MW)* schwankt«.

Z. B. hat man bei der Intelligenzmessung den Mittelwert bei einem IQ von 100 festgelegt mit einer IQ-Punkte-Streuung von ±15. Damit liegt man im mittleren Bereich der sog. *Gauß-Normalverteilungskurve,* wie aus Abb. 3.**1** hervorgeht.

Die Normalverteilung kann man auch experimentell demonstrieren anhand eines Brettes mit keilförmig angeordneten Stiften. Werden Kugeln eingeschüttet, verteilen sie sich nach der Gauß-Kurve, d. h. gemäß der in der Statistik benutzten Wahrscheinlichkeitsberechnung.

Dieser statistische Normbegriff bezieht sich auf *»abstrakte«* Gruppen, die nach bestimmten Kriterien ausgesucht werden. Er kann aber auch nicht ganz wertfrei sein, immerhin entscheidet der Experte, was gemessen und wie es beurteilt wird.

»Anormal« in diesem Bezugssystem bezeichnen wir folglich jede quantitative Abweichung vom statistischen Mittelwert, z. B. in *positiver* Richtung: bei einem IQ über 129, also einer Höchstbegabung und in *negativer* Richtung: bei einem IQ etwa von 60, der auf eine Intelligenzminderung hinweist.

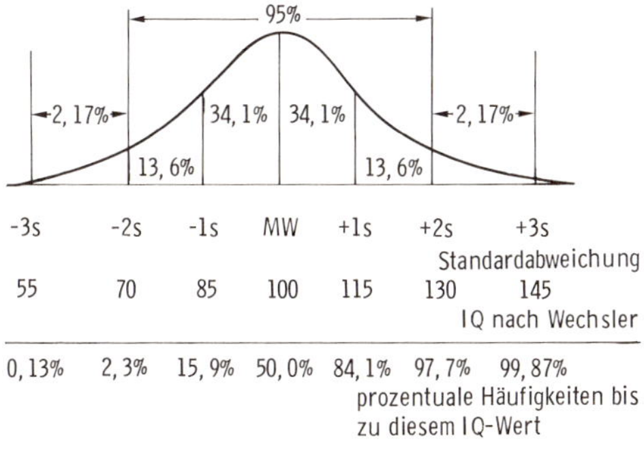

Abb. 3.**1**. Zusammenhänge zwischen Gauß-Normalverteilungskurve und dem IQ nach Wechsler (aus *E. Roth, W. Oswald:* Intelligenz. Kohlhammer, Stuttgart 1972)

Funktionale Norm heißt hingegen, »daß ein Individuum oder Organismus entsprechend seinen Zwecken und Aufgaben funktioniert«.

Dieser Normbegriff ist insbesondere für somatische Krankheiten brauchbar, bei Störungen des Verhaltens weniger, weil Zweck und Aufgabe eines Verhaltensmusters oft nicht bekannt sind. Im Gegensatz zur Idealnorm wird hier die kleinste Leistung gefordert, die eine Person erbringen muß, will sie nicht als krank gelten.

Mit der *idealen Norm* wird ein (meist nicht erreichbarer) Idealzustand zur Norm erhoben. Jemand wäre z.B. in diesem Sinne normal, der höchst intelligent und ständig gesund ist, obwohl dies der Statistik nach selten ist – und anormal, wenn er qualitativ davon abweicht.

Oft wird normal gleichbedeutend mit *»natürlich,* instinktiv, biologisch vorgegeben« gebraucht, also für ein Verhalten, das mit den »vermeintlichen Zielen der Natur« konform geht. Das ist aber ein Fehlschluß. »Natürlich« ist im Grunde gesellschaftsabhängig und kommt der statistischen Norm nahe, d.h. das ist natürlich, was in einer bestimmten Gesellschaft regelhaft vorkommt. In unserem Kulturkreis wird z.B. weitgehend die Meinung vertreten, der Mann müsse aktiv sein, dominieren, die Frau hingegen passiv und fügsam, als wäre das von Natur aus gegeben. Der biologische Unterschied zwischen Mann und Frau wird auf die soziokulturellen Gebiete von Mann und Frau ausgedehnt. Diese Rollenstereotypen sind natürlich nicht ganz zulässige Reduzierungen. Es gibt auch Kulturen, wo genau das Gegenteil der Fall ist: Frauen dominieren und Männer ordnen sich unter und betätigen sich »feminin«.

»Gesund« wird oft gleichsinnig mit normal gebraucht, geht aber sicherlich darüber hinaus, weil normal eigentlich ein spezifisches Verhalten meint, gesund aber den Gesamtzustand eines Individuums.

Der *WHO* nach wird Gesundheit als ein »Zustand vollständigen körperlichen, geistigen und sozialen Wohlbefindens« bezeichnet. Es ist jedoch unrealistisch, den Gesundheitsbegriff auf Wohlbefinden festzulegen. Es ließen sich aber auch bisher keine schlüssigen Definitionen mit universell anwendbaren Kriterien finden. Für den Psychoanalytiker Erich Fromm ist »geistig-seelische Gesundheit gekennzeichnet durch die Fähigkeit, zu lieben und schöpferisch zu sein; durch ein Gefühl der Identität aufgrund des Erlebens seiner selbst als Subjekt und Organ der Eigenkräfte und durch die Erfassung der Realität in uns und um uns, d. h. durch die Entwicklung von Objektivität und Vernunft«.

»Abnorm« kann, muß aber nicht zwangsläufig »krank« bedeuten (s. z.B. abnorme Persönlichkeiten). Wie der Gesundheitsbegriff ist der **Krankheitsbegriff** ebenso schwer adäquat zu definieren, obwohl seine Bedeutung und Anwendung so selbstverständlich erscheint.

Man kann Krankheit wiederum *statistisch* auffassen und alle Abweichungen vom »Normalen« als krank bezeichnen. Dabei bleibt aber der wichtige Umgebungs- und soziale Aspekt, der für die Krankheitsentstehung bedeutend ist, unberücksichtigt. Krankheit kann auch unscharf als *»Leiden, Beschwerde«* festgelegt werden oder als das, *»was Ärzte behandeln«*, oder als *»Schädigung«*, d.h. man spricht demzufolge dann von Krankheit, wenn eine makroskopische, mikroskopische, biochemische usw. strukturelle körperliche Schädigung nachweisbar ist. Wegen der erheblichen Variationsbreite ist es schwierig, hierfür eine Norm zu finden. Krankheit kann auch nach ihrer »Ursache« definiert werden, wie z.B. die Tuberkulose, oder nach dem pathologischen Bild, wie die Colitis ulcerosa.

Auch in der Psychiatrie wurde versucht, dieses »medizinische« Modell zu übernehmen. KURT SCHNEIDER definiert danach seelische Krankheit so: »Krankhaft sind für uns diejenigen seelischen Störungen, die durch Organprozesse, ihre funktionalen Folgen und lokalen Residuen bedingt sind. Wir fundieren also den Krankheitsbegriff in der Psychiatrie ausschließlich auf krankhaften Veränderungen des Leibes.«

Dies läßt sich leicht auf psychische Störungen aufgrund von körperlichen Krankheiten anwenden, z.B. bei körperlich begründbaren Psychosen. Schwierig wird es bei den endogenen Psychosen, deren Ursache nicht genau bekannt ist.

Von KURT SCHNEIDER wird diesbezüglich angenommen, »daß ihnen auch Krankheiten – mit körperlicher Grundlage – zugrunde liegen« und daß mutmaßliche körperliche Ursachen noch nachgewiesen werden.

Früher wurde Krankheit nach dem *Symptom* eingeteilt. Erst später faßte man entsprechende Einzelsymptome zu einem *Syndrom* mit einer charakteristischen Prognose zusammen. Das *vorherrschende* Begriffsmodell der Krankheit in der Psychiatrie ist dieses *Syndrommodell.*

Krankheit im Sinne der *Reichsversicherungsordnung (RVO),* also der gesetzlichen Krankenkassen, ist »ein regelwidriger Körper- oder Geisteszustand, dessen Eintritt die Notwendigkeit einer Heilbehandlung oder zugleich oder ausschließlich Arbeitsunfähigkeit zur Folge hat«.

Kritik am Krankheitsbegriff. Die Kritik von Psychiatern, Psychoanalytikern und (Sozial-)Psychologen am Krankheitsbegriff ist sicherlich positiv zu werten. Manche erscheint jedoch überschießend, unsachlich, unrealistisch und grob vereinfacht. Hier seien kurz einige Thesen und Feststellungen zusammengefaßt:

- Der Krankheitsbegriff hat sich im Laufe der Zeit gewandelt, aber nicht so sehr durch die Zunahme an Erkenntnis, sondern durch »soziale Bedürfnisse, nach denen die Funktion eines Individuums bestimmt wird«.
  Dazu sei vermerkt, daß sich auch verschiedene seelische Krankheiten in ihrer Erscheinungsform gewandelt haben. Man sieht kaum noch eine klassische Hysterie – wie CHARCOT sie beschrieb – mit Arc de cercle; es hat vielmehr eine Verschiebung zu den Angstneurosen hin stattgefunden. Die

Wurzel dieses *Panoramawandels* seelischer Krankheiten ist in den Änderungen des Moralbegriffes, der Klassenstruktur usw. zu suchen.
- Durch die medizinischen Vorstellungen wird das Wesen der psychischen Störung unkenntlich, »die im Grunde Abweichungen von der psychosozialen, ethischen und moralischen Norm sind«.
- Psychische Krankheit wird auch als Glaubenssystem oder Mythos hingestellt, wobei der »Kranke« die Möglichkeit hat, Auseinandersetzungen und der Selbstverantwortung aus dem Weg zu gehen. Der Krankheitsbegriff ist außerdem nicht wertfrei und wegen seiner Widersprüchlichkeiten konfliktgeladen.
- Das Etikett: »Psychische Krankheit« führt nicht selten zur gesellschaftlichen Diskriminierung und Stigmatisierung des Betroffenen, weil sie in der Öffentlichkeit negativ beurteilt wird. Man schlug sogar vor, den Krankheitsbegriff überhaupt fallenzulassen.

Entsprechend der letztgenannten Auffassung würde die Schizophrenie z. B. nicht existieren. Diese Krankheit läßt sich aber nicht dadurch beheben, daß man dem Patienten sagt, es gebe keine Schizophrenie. Es ist außerdem falsch, Schizophrenie lediglich als Resultat familiärer oder sozialer Einwirkungen zu sehen. Der Begriff der Schizophrenie, die universell auftritt – unabhängig von Sprache und Kultur –, hat sich zweifellos als *brauchbar* erwiesen.

Abschließend ist zu sagen, daß eine Psychiatrie ohne Krankheitsbegriff nicht weiter führt, weil sie unklare Vorstellungen über psychische Erkrankungen begünstigt und letztlich verhindert, daß aufgrund sorgfältiger Beschreibung der Erkrankung gezielte Therapieindikationen entwickelt werden.

Ursachen und Bedingungen psychischer Störungen und Erkrankungen bei Kindern und Jugendlichen

H. Remschmidt

Psychische Störungen und Erkrankungen im Kindes- und Jugendalter können durch vielfältige Faktoren verursacht, ausgelöst oder unterhalten werden. Bei vielen Störungsmustern (z. B. bei manchen organisch bedingten Erkrankungen) ist der ursächliche Zusammenhang eindeutig zu klären, bei einer Vielzahl von Erkrankungen jedoch nicht. In diesen Fällen müssen oft mehrere Ursachen angenommen werden. Eine Einteilung solcher ist nach sehr unterschiedlichen Gesichtspunkten möglich, z. B. nach dem Zeitpunkt der Schädigung, nach der Art der einwirkenden Schädigung, ihrer Herkunft, ihrer Intensität, ihrer Auswirkung und nach den dadurch beeinträchtigten Funktionen bzw. Interaktionen. Stets zu berücksichtigen ist auch die Wechselwirkung bzw. gegenseitige Beeinflussung verschiedener Bedingungsfaktoren sowie der jedem Einteilungsprinzip zugrunde liegende Normbegriff.

Tabelle 3.1. Übersicht über die verschiedenen Ursachen und Folgen psychischer Störungen und Erkrankungen bei Kindern und Jugendlichen (aus *H. Remschmidt* in: *Th. Vogel, J. Vliegen:* Diagnostische und therapeutische Möglichkeiten in der Psychiatrie. Thieme, Stuttgart 1977)

1. Zeitpunkt der Schädigung	pränatal	Fetopathien, Embryopathien, Chromosomenstörungen, auch psychische Einflüsse usw.
	perinatal	Sauerstoffmangel, Verletzungen usw.
	postnatal	Entzündungen, Verletzungen, psychische, psychosoziale, pädagogische und soziokulturelle Faktoren
2. Art der Schädigung	somatisch	z. B. Entzündungen, Hypoxämien, Verletzungen, Tumoren, Mißbildungen
	psychisch	psych. Traumen, Konflikte
	psychosozial	sozioökonom. Benachteiligung, Diskriminierung, familiäre (pädagog.) Einflüsse
	soziokulturell	Subkultur, Normen, kulturspezifische Sitten und Gebräuche, epochale Einflüsse
3. Herkunft der Schädigung	endogen	genetische und konstitutionelle Einflüsse
	exogen	Umweltfaktoren (somatische, psychische, pädagogische, psychosoziale und soziokulturelle)
4. Art der Auswirkung	Läsion	organ. Substrat nachweisbar
	Reifungsverzögerung	organ. Substrat nicht immer nachweisbar
	Funktionsstörung	organ. Substrat meist nicht nachweisbar, aber funktionelle Ausfälle (z. B. path. EEG-Befund)
	Interaktionsstörung	keine
5. Intensität der Auswirkung	Normvariante	noch in den Normbereich zu rechnen
	Grenzfall	bereits pathologische Anzeichen*
	pathol. Fall	eindeutig pathologische Zeichen*
6. Beeinträchtigte Funktionen oder Interaktionen	Hirnfunktion	hirnorganisches Psychosyndrom, neuropsychologische Syndrome
	Entwicklung	Entwicklungs- und Reifungsverzögerungen
	Intelligenz	Oligophrenien und Demenzprozesse
	Sprache	Sprach- und Sprachentwicklungsstörungen
	Affektivität	Störungen der Affektivität (z. B. Depression, Antriebsarmut)
	Psychomotorik	univers. und umschrieb. Störungen der Psychomotorik
	Sexualität	sexuelle Verhaltensabweichungen
	Sozialverhalten	soziale Anpassungsstörungen, Delinquenz
7. Wechselwirkungs- und Normproblem	dynamische Betrachtung	keine Noxe trifft auf ein statisches Gebilde, sondern auf zahlreiche dynamische Prozesse und ein Individuum, das sich mit vielen von ihnen *erlebend* auseinandersetzt. Betrachtungsweise von Störungen ist normabhängig.*

* Alle diese Bezeichnungen und vor allem die Grenzziehung sind abhängig vom zugrundeliegenden Normbegriff, dieser wiederum von theoretischen Vorstellungen und soziokulturellen Faktoren.

Tab. 3.**1** zeigt den Versuch einer Übersicht über die verschiedenen Klassifikationsmöglichkeiten, einschließlich der Konsequenzen, die daraus resultieren.

Auf alle in Tab. 3.**1** enthaltenen Einflußfaktoren soll im folgenden kurz eingegangen werden.

1. Zeitpunkt der Schädigung. Der Zeitpunkt einer Schädigung der Hirnfunktionen kann für die Diagnostik und für die Therapie von entscheidender Bedeutung sein. Gewöhnlich werden Schädigungsmöglichkeiten vom Zeitpunkt der Geburt ausgehend datiert in: pränatale (vorgeburtliche), perinatale (zeitlich mit dem Geburtsvorgang assoziiert) und postnatale (nach der Geburt eintretende). Die postnatale Etappe wird wiederum aufgegliedert in: Säuglingsalter, Vorschulalter (Spiel- und Kindergartenalter), Schulalter sowie Pubertät und Adoleszenz.

In der *pränatalen* Phase manifestieren sich vor allem genetische und konstitutionelle sowie toxische Einflüsse. Unter den genetischen Einflüssen sind die Chromosomenanomalien (z. B. Mongolismus, Klinefelter-Syndrom) hervorzuheben. Toxische Schädigungen durch Medikamente, Strahlenschäden oder Erkrankungen der Mutter während der Schwangerschaft führen vielfach zu Mißbildungen von Organen und werden in der Phase der Organbildung wirksam, die bis zum 6. Schwangerschaftsmonat abgeschlossen ist. Die bekanntesten dieser Störungen sind die Rötelnembryopathie und das Dysmeliesyndrom nach Thalidomid (»Contergan-Kinder«).

Im Zusammenhang mit pränatalen Schädigungsmöglichkeiten ist auch immer wieder die Frage diskutiert worden, ob seelische Belastungen der Mutter während der Schwangerschaft Auswirkungen auf das Kind haben können. Dieser Frage ist in den vergangenen Jahren intensiv nachgegangen worden. In einer ausführlichen Untersuchung an 153 zufällig ausgewählten Müttern hat der englische Forscher Stott folgendes festgestellt: Weder organische Erkrankungen der Mütter, noch Unfälle, noch starke Arbeitsbelastungen erwiesen sich als schädlich. Auch seelische Belastungen der Mütter bei ungestörten interpersonellen Beziehungen hatten keinen Einfluß auf die kindliche Gesundheit. Jedoch ergaben sich enge Zusammenhänge zwischen ernsthaften und anhaltenden persönlichen Spannungen (insbesondere ehelichen Konflikten) und neurologischen bzw. psychischen Verhaltensstörungen der Kinder.

Unter den *perinatalen* Einflüssen spielen neben erblichen und konstitutionellen Faktoren vor allem Ereignisse während der Geburt (Sauerstoffmangel, Verletzungen sowie entzündliche Erkrankungen) eine entscheidende Rolle. Durch derartige Schädigungen entstehen vielfach zerebrale Lähmungen, erworbene Intelligenzminderungen, Epilepsien sowie verschiedene Hirnfunktionsstörungen (frühkindliche Hirnschädigungen, minimale zerebrale Dysfunktionen).

Die *postnatale* Phase umfaßt einen sehr langen Zeitraum und kann hier nicht ausführlich beschrieben werden. Es seien nur einige Gesichtspunkte herausgestellt. Im *Säuglingsalter* manifestieren sich vorwiegend Stoffwechselstörungen, Schwachsinnsformen, manche degenerative Erkrankungen, Epilepsien und Hirnschädigungen. Im *Vorschulalter* dominieren als Ursache kindlicher Fehlentwicklungen entzündliche Erkrankungen, Epilepsien, Sprachstörungen, Einkoten und Einnässen sowie verschiedene neurotische und einzelne psychosomatische Erkrankungen (z.B. Asthma bronchiale). In der *Grundschulzeit* machen sich frühkindliche Hirnschädigungen in Form von Leistungsschwächen bemerkbar, die Epilepsien bringen besondere Probleme mit sich, die Legasthenie ist relativ häufig, und es kommt zu verschiedenen phasentypischen Verhaltensstörungen bzw. neurotischen und reaktiven Erkrankungen. In *Pubertät und Adoleszenz* steigt die Häufigkeit psychotischer Störungen an; Individuationskrisen (Identitäts-, Sexualitäts-, Autoritätskrisen) sowie bestimmte neurotische Störungen (Zwangs-, Konversionssyndrome), psychosomatische Erkrankungen, Suizidversuche, dissoziale Verhaltensweisen, Drogenmißbrauch und Sucht sind besondere psychopathologische Phänomene dieses Entwicklungsabschnittes.

Die Ursachen und Bedingungsfaktoren dieser Störungen sind sehr unterschiedlich, meist sind mehrere beteiligt, die in Wechselwirkung miteinander stehen.

2. Art der Schädigung. Wie aus Tab. 3.1 hervorgeht, kann man hinsichtlich der Art der Schädigungen somatische, psychische, psychosoziale und soziokulturelle Einflußfaktoren unterscheiden. Hierfür sind jeweils einige Beispiele angegeben. Es ist nicht möglich, die verschiedenen Ursachenfaktoren hier vollständig abzuhandeln. Bei der Beschreibung der jeweiligen Krankheitsbilder werden sie ausführlich berücksichtigt. Hervorgehoben werden soll jedoch, daß in den seltensten Fällen nur eine Schädigungsmöglichkeit vorliegt. Vielfach sind es mehrere. Aber auch im Falle des Vorhandenseins einer einheitlichen Schädigung (z.B. einer körperlich bedingten oder psychisch bedingten) kommt es im Verlauf einer Störung zu vielfältigen sekundären Überlagerungen. So ist z.B. nachgewiesen, daß eine leichte Hirnfunktionsstörung das Auftreten sekundärer psychischer Störungen (z.B. neurotischer Entwicklungen) begünstigt.

3. Herkunft der Schädigung. Die Herkunft einer Schädigungsmöglichkeit hat man lange Zeit unter der Berücksichtigung des Gegensatzpaares: »endogen–exogen« klassifiziert. Unter der Bezeichnung *endogen* werden im wesentlichen genetische und konstitutionelle Einflüsse zusammengefaßt, während *exogene* Faktoren Umweltfaktoren im weitesten Sinne (körperlich wirksame, seelische, psychosoziale und soziokulturelle) umfassen.

Vielfach kommt es zu heftigen Diskussionen über die vorwiegend endogene oder vorwiegend exogene Bedingtheit einer psychiatrischen Erkrankung. Derartige Diskussionen sind meist unfruchtbar, da sich der prozentuale

Anteil endogener und exogener Faktoren im Einzelfall kaum bestimmen läßt. An der Wirksamkeit von Einflüssen aus beiden Bereichen kann jedoch kein Zweifel sein. Die Zwillingsforschung hat ausführliche Begründungen für Einflüsse und Schädigungsmöglichkeiten aus beiden Bereichen erbracht.

4. Art der Auswirkung. In manchen Fällen von psychiatrischen Erkrankungen lassen sich organische Ursachen in Form einer *Läsion* (strukturelle Schädigung des Gehirnes) oder einer *Funktionsstörung* (keine strukturelle Schädigung, aber Störung der funktionellen Vorgänge) nachweisen. Auch *Reifungsverzögerungen* im psychischen sowie im physischen Bereich sind als Ursache für psychiatrische Erkrankungen im Kindes- und Jugendalter häufig. In vielen Fällen gelingt es aber nicht, Störungen der Hirnfunktionen für psychische Erkrankungen und Auffälligkeiten verantwortlich zu machen. In diesen Fällen sind häufig Konflikte, ungünstige soziale Bedingungen oder auch eine besondere Verletzlichkeit eines Kindes für die Störung verantwortlich. Derartige Störungen, von denen die neurotischen am häufigsten sind, manifestieren sich vielfach in Form von Interaktionsstörungen, die besonders im Sozialbereich auffallen. Davon betroffene Kinder sind oft nicht in der Lage, mit Gleichaltrigen angemessen Kontakt aufzunehmen, können sich nicht in eine Gruppe eingliedern, ziehen sich zurück oder reagieren überschießend aggressiv.

5. Intensität der Auswirkung. In der Kinder- und Jugendpsychiatrie bzw. Psychopathologie hat man immer wieder versucht, graduelle Abstufungen für verschiedene Schädigungen vorzunehmen. Dabei stößt man regelmäßig auf den *Normbegriff.* Dieser kann sehr unterschiedlich definiert sein und wird dazu benutzt, Krankheiten und Störungen von normalem Verhalten und dessen Normvarianten zu unterscheiden. Diese Unterscheidung erfolgt in der Regel nach Maßgabe bestimmter Symptome, die man noch in den Normbereich rechnet oder aber bereits als Zeichen krankhafter seelischer Auffälligkeiten klassifiziert. Heute geht man davon aus, daß es nur wenige Symptome gibt, die als ausgesprochen krankhaft angesehen werden (z.B. Wahnsymptome, Sinnestäuschungen, Denkstörungen), bei den meisten Symptomen handelt es sich vielmehr um quantitative Überzeichnungen von seelischen Vorgängen, die auch bei gesunden Kindern andeutungsweise vorkommen.

6. Beeinträchtigte Funktionen und Interaktionen. Eine weitere in der klinischen Praxis brauchbare Form der Klassifikation geht von den Funktionen aus, die bei verschiedenen psychiatrischen Erkrankungen gestört sein können. Danach unterscheidet man Störungen der Hirnfunktionen, der allgemeinen psychischen Entwicklung, der Intelligenz, des Sprechens und der Sprache, der Affektivität, der Motorik, der Sexualität und des Sozialverhaltens. Diese Betrachtungsweise ist im Hinblick auf die *Ursache* der psychiatrischen Erkrankungen relativ neutral. Sie geht zunächst von der Beschreibung der Störungen in bestimmten Funktionsbereichen aus, ohne voreilig Schlüsse auf die Ursachen zu ziehen. Natürlich muß es das Bestreben der

Wissenschaft bleiben, stets die Ursachen von kinder- und jugendpsychiatrischen Erkrankungen aufzudecken. Da diese jedoch in vielen Fällen nicht bekannt sind, ist eine Kennzeichnung der Erkrankungen nach ihren Auffälligkeiten (Symptomen) durchaus legitim.

7. Das Problem der Wechselwirkung. Alle bislang angeführten Faktoren, die hier aus didaktischen Gründen voneinander getrennt dargestellt wurden, wirken in Wirklichkeit natürlich eng zusammen. Deshalb wird der Realität auch nur eine *dynamische Betrachtung* gerecht, die davon ausgeht, daß keine der angeführten Schädigungsmöglichkeiten auf ein statisches Gebilde, sondern auf zahlreiche dynamische Prozesse und ein Individuum in einem Sozialraum stößt, das sich mit den meisten Schädigungen auch »erlebend« und »handelnd« auseinandersetzt. In der neueren Literatur wird die Perspektive des aktiven Handelns stark betont (sog. transaktionaler Ansatz). Aber auch die Erlebnisseite kinder- und jugendpsychiatrischer Erkrankungen kann nicht stark genug betont werden. Jeder, der mit diesen Kindern zu tun hat, wird sie nur verstehen können, wenn er es fertigbringt, neben einer sorgfältigen Analyse der Symptomatik auch den Zugang zu ihrem Erlebnisbereich zu finden. Viele Symptome, die zunächst nicht verständlich erscheinen, werden dann erst richtig erkennbar.

Verhältnis von Psychiatrie und Neurologie im Kindes- und Jugendalter

H. Remschmidt

Die *Kinder- und Jugendpsychiatrie* befaßt sich mit den seelischen (psychischen) Störungen und Erkrankungen bei Kindern und Jugendlichen, die *Kinderneurologie* mit den organisch faßbaren Erkrankungen des Nervensystems. Da psychisches Geschehen (bei Gesunden wie bei Kranken) stets von Vorgängen in unserem Nervensystem begleitet ist, sind Kenntnisse in der Neurologie und Neurophysiologie eine wichtige Voraussetzung zum Verständnis psychischer Funktionen und ihrer Störungen. Denken, Fühlen, Wollen, Triebe, Interessen und Motive haben elektrische und biochemische Abläufe im Gehirn zur unabdingbaren Voraussetzung. Der größte Teil dieser hirnphysiologischen Voraussetzungen unseres Seelenlebens ist aber noch unbekannt. Daß solche Vorgänge jedoch existieren, kann man leicht nachweisen. Jede Narkose zeigt uns, wie durch geringe Mengen bestimmter chemischer Substanzen unser Seelenleben lahmgelegt wird, der Genuß von Alkohol oder Halluzinogenen (Substanzen, die Sinnestäuschungen erzeugen) kann in kurzer Zeit unser psychisches Erleben, unsere Wahrnehmungen und unser Verhalten von Grund auf verändern.

Das Grenzgebiet zwischen Kinderpsychiatrie und Kinderneurologie kann man auch als *Neuropsychiatrie* des Kindes- und Jugendalters bezeichnen. In verschiedenen Ländern hat die Kinder- und Jugendpsychiatrie auch generell diese Ausrichtung. Berührungspunkte mit der Neurologie und der Psychiatrie des Kindes- und Jugendalters hat die *klinische Neurophysiologie.* Sie untersucht Hirnfunktionsstörungen im Zusammenhang mit neurologischen oder psychiatrischen Erkrankungen unter Anwendung physiologischer Methoden (z.B. von EEG oder EMG). Die *Neuropsychologie* hingegen versucht ebenfalls Hirnfunktionsstörungen im Zusammenhang mit Erkrankungen zu erfassen, wendet aber zu diesem Zwecke psychologische Methoden (z.B. Tests, Wahrnehmungsexperimente) an.

Aber auch eine Reihe anderer Disziplinen, die in einer kinder- und jugendpsychiatrischen Klinik vorhanden sind, kommen ohne Kenntnisse in der Neurologie und Neurophysiologie nicht aus. Dies gilt sowohl für die *klinische Psychologie,* verschiedene Formen der *Psychotherapie* sowie für alle Formen der *Übungsbehandlung.*

Neben den bislang ausgeführten theoretischen Aspekten gibt es jedoch auch eine Reihe von Bedürfnissen aus der Praxis, die Anlaß dazu sein müssen, die engen Beziehungen zwischen Kinderpsychiatrie und Kinderneurologie nicht aus dem Auge zu verlieren. Sie lassen sich unter drei Gesichtspunkten zusammenfassen:

1. Aspekt der Entwicklung. Der Zusammenhang zwischen psychischen Vorgängen und Vorgängen im Zentralnervensystem ist auf verschiedenen Altersstufen unterschiedlich. Im Säuglings- und frühen Kindesalter sind diese Beziehungen sehr eng. Dies geht schon daraus hervor, daß die Methoden zur Beurteilung des psychischen Entwicklungsstandes in dieser Altersetappe sehr stark neurologisch orientiert sind. Im Vordergrund steht die Beurteilung des Bewegungsablaufes, des Reflexverhaltens sowie einfacher emotionaler Vorgänge. Verzögerungen im Reifungsablauf und Verzögerungen in der psychischen Entwicklung gehen weitgehend parallel.

2. Aspekt der Vulnerabilität. Umfangreiche Untersuchungen haben gezeigt, daß Kinder mit Schädigungen des Zentralnervensystems in vermehrtem Maße zu psychopathologischen Auffälligkeiten neigen. Die Quote psychischer Auffälligkeiten von Krankheitswert liegt bei einer repräsentativen Gruppe von Schulkindern um 7%, sie erhöht sich bei Kindern mit körperlichen Erkrankungen ohne Beteiligung des Zentralnervensystems auf 12%, steigt bei Kindern mit Epilepsie oder einer strukturellen Hirnschädigung auf 35% und beträgt bei Kindern mit gesicherten lokalisierten Hirnverletzungen rund 62%. Diese Zahlenangaben zeigen, daß eine Vorschädigung des Gehirns offenbar dazu führt, daß die davon betroffenen Kinder eher als Gesunde mit seelischen Auffälligkeiten reagieren. Sie sind also durch die *Vorschädigung* ihres Zentralnervensystems *vulnerabler* geworden. Diese erhöhte Störanfälligkeit zeigt sich z. B. auch darin, daß Kinder mit leichten Hirnfunktionsstörungen häufiger zu neurotischen oder psychoreaktiven Störungen neigen.

3. Aspekt der Differentialdiagnose. Von großer Bedeutung in der Praxis sind differentialdiagnostische Überlegungen auf dem Grenzgebiet von Neurologie und Psychiatrie. Es existieren eine Fülle von Symptomen, die vielgestaltig sind und hinter denen sich sowohl eine neurologische als auch eine psychiatrische Erkrankung verbergen kann. Einige wichtige Störungen in dieser Hinsicht sind: Konversionssyndrome (abzugrenzen sind hier stets Lähmungen aufgrund einer organischen Schädigung gegenüber psychogenen Lähmungen), akute psychotische Episoden (abzugrenzen sind endogene gegenüber körperlich begründbaren Psychosen), verschiedene psychosomatische Syndrome (abzugrenzen gegenüber entsprechenden Organerkrankungen), Reifungsstörungen (abzugrenzen gegenüber entsprechenden endogenen Erkrankungen) usw.

Zur Klassifikation psychischer Störungen und Erkrankungen bei Kindern und Jugendlichen

H. Remschmidt

Die Klassifikation von Erkrankungen ist eine absolute Notwendigkeit sowohl für die Verständigung im klinischen Bereich als auch für die Forschung. An eine wissenschaftlich haltbare Klassifikation kinder- und jugendpsychiatrischer Erkrankungen müssen folgende Anforderungen gestellt werden:

1. Sie muß auf beobachtbaren und reproduzierbaren Tatsachen beruhen, die zu umschriebenen Krankheitsbildern vereinigt werden.
2. Diese Krankheitsbilder müssen klar definiert sein, wozu meist ein Glossar benutzt wird, das alle Definitionen enthält.
3. Sie muß valide (gültig) sein, d. h. sie muß auch wirklich diejenigen Störungen erfassen, die sie zu erfassen beansprucht.
4. Sie muß reliabel (zuverlässig) sein, d. h. bei wiederholter Klassifikation des gleichen Sachverhaltes muß die gleiche diagnostische Zuordnung resultieren.
5. Sie muß objektiv sein, d. h. verschiedene Beurteiler müssen bei der Klassifikation des gleichen Krankheitsbildes zum gleichen Ergebnis kommen.
6. Sie muß wichtige Krankheitsbilder voneinander zu trennen erlauben und muß klinisch sowie wissenschaftlich anwendbar sein.
7. Klassifiziert werden stets Krankheitsbilder und Störungen und nicht Kinder bzw. Personen.

Entsprechend den Fortschritten der Kinder- und Jugendpsychiatrie, die sich in Diagnostik und Therapie in zunehmendem Maße einer *mehrdimensionalen* Betrachtung psychiatrischer Erkrankungen zuwandte und zugleich auch die psychosozialen Bedingungen stärker berücksichtigte, haben sich auch die Möglichkeiten der Klassifikation gewandelt.

Parallel zum *Internationalen Klassifikationssystem (ICD-Schlüssel = International Classification of Diseases)* hat eine Gruppe von Kinderpsychiatern in Zusammenarbeit mit der Weltgesundheitsorganisation einen *multiaxialen Diagnosenschlüssel* für psychiatrische Erkrankungen bei Kindern und Jugendlichen erarbeitet, der erlaubt, verschiedene klassifikatorisch wichtige Aspekte in einer Diagnose zu berücksichtigen. Gegenüber dem bislang üblichen eindimensionalen ICD-Schlüssel hat das multiaxiale Diagnosensystem den entscheidenden Vorteil, mehrere wichtige Faktoren (z. B. klinisch-psychiatrisches Syndrom, Intelligenz, Entwicklung usw.) zu erfassen und in einer Diagnose zu vereinigen. Dabei wurden in der neuesten Fassung die ICD-Kategorien berücksichtigt, so daß die Vorteile beider Klassifikationsmöglichkeiten in *einem* Diagnosenschlüssel vereinigt werden konnten.

Der multiaxiale Diagnosenschlüssel umfaßt *fünf Achsen* oder Dimensionen. Die erste bezieht sich auf das *klinisch-psychiatrische Syndrom* (z. B. hyperkinetisches Syndrom), die zweite Achse *umschriebene Entwicklungsrückstände* (z. B. umschriebener Rückstand in der Sprech- oder Sprachentwicklung), die dritte Achse umfaßt das *Intelligenzniveau* (z. B. Intelligenzquotient durchschnittlich), die vierte Achse bezieht sich auf *körperliche Erkrankungen* (z. B. minimale zerebrale Dysfunktion), die fünfte Achse schließlich auf *abnorme psychosoziale Umstände* (z. B. psychische Störungen in der Familie).

Für den kinder- und jugendpsychiatrischen Bereich ist wichtig, daß nicht nur das klinisch-psychiatrische Syndrom berücksichtigt wird (wie dies im bislang benutzten ICD-Schlüssel der Fall ist), sondern daß auch Entwicklungseinflüsse (zweite Achse), das Intelligenzniveau, körperliche Erkrankungen und vor allem die psychosoziale Situation angemessen berücksichtigt werden. Letztere umfaßt 17 verschiedene Kategorien, die, wie auch die Merkmale der anderen Achsen, im Glossar ausführlich definiert sind. Damit ist die Möglichkeit gegeben, nicht nur klassische psychiatrische Erkrankungen zu klassifizieren, sondern auch eine Vielfalt zusätzlicher Bedingungen. In welcher Form eine derartige Diagnose festgehalten werden kann, geht aus dem in Abb. 3.**2** dargestellten Dokumentationsblatt hervor.

Auch zu dieser Form der Klassifikation und Diagnostik können Schwestern, Pfleger, Erzieher, Beschäftigungstherapeuten und andere Mitarbeiter einer kinder- und jugendpsychiatrischen Klinik durch die genaue Beobachtung der Patienten und ihrer Eltern viel beitragen. Sie leisten damit nicht nur einen Beitrag zur Diagnostik im Einzelfall, sondern auch zum Fortschritt des Faches insgesamt.

Abb. 3.**2**. Dokumentationsblatt für die multiaxiale Klassifikation kinder- und jugendpsychiatrischer Krankheitsbilder ▶

Institution	3 9 0 1
Name des Patienten (verschlüsselt)	2 0
Nummer der Krankengeschichte/Fall-Nr.	0 0 0 3 1 0
Geschlecht *männlich*/weiblich	1
Nationalität:	0 1
Alter (in Jahren und Monaten) bei der Aufnahme	0 9 1 0
Beginn der Behandlung (Datum)	0 3 0 8 7 7
Ende der Behandlung (Datum)	1 5 1 2 7 8
stationär *ambulant*	1
Diagnose: 1. Achse: Klinisch-psychiatrisches Syndrom (nur eine Klassifikation ist zugelassen) **hyperkinetisches Syndrom**	3 1 4 0
2. Achse: Umschriebene Entwicklungsrückstände (nur eine Klassifikation ist zugelassen) **umschriebener Rückstand in der Sprech- und Sprachentwicklung**	4
3. Achse: Intelligenzniveau (nur eine Klassifikation ist möglich) **durchschnittlich**	0
4. Achse: Somatische Bedingungen (drei Klassifikationen sind zugelassen. An erster Stelle, falls erforderlich, die neurologische Diagnose angeben) **minimale zerebrale Dysfunktion**	3 4 8 4
5. Achse: Abnorme psychosoziale Umstände (drei Klassifikationen sind zugelassen, sie sind in der Reihenfolge ihrer Gewichtigkeit anzugeben) **psychische Störungen in der Familie**	0 1
Diagnose definiert von Dr. N.	0 0 1

Oligophrenien (Intelligenzminderungen) und Demenzzustände

M. Martin

Zur Definition

Intellektuelle Minderbegabungen und »Schwachsinnszustände« werden in der psychiatrischen Literatur unter dem Oberbegriff *»Oligophrenie«* zusammengefaßt, wenn es sich um eine angeborene, ererbte oder frühkindlich vor, während oder nach der Geburt erworbene Intelligenzminderung handelt. Bei diesem Intelligenztiefstand bleibt ein dauerhafter Defekt bestehen.

Unter *Demenz* versteht man demgegenüber einen Intelligenzabbau bzw. den Verlust von im frühen Leben erworbenen Fähigkeiten durch organische Hirnerkrankungen. Pseudodemenz kennzeichnet demgegenüber einen Zustand, bei dem durch emotionale Faktoren es nur scheinbar zu einer Störung der Intelligenz kommt (Beispiel: das den hysterischen Bildern zuzurechnende Ganser-Syndrom). Auch bei der Pseudodebilität handelt es sich um eine ähnliche Blockierung intellektueller Funktionen aufgrund emotionaler Konflikte.

So klar es auf den ersten Blick erscheint, was unter dem Begriff *Intelligenz* zu verstehen ist, so besteht heute doch noch keine allgemein akzeptierte Definition. Vor allem im psychologischen Schrifttum sind die Beschreibungen zahlreich. Intelligenz ist definiert worden als »das Ganze der Denkvollzüge und ihrer Anwendungen auf die praktischen und theoretischen Aufgaben des Lebens«, als »Fähigkeit, unter zweckmäßiger Verfügung über Denkmittel mit neuartigen Situationen und Problemen fertig zu werden.«.

Schweregrade und Häufigkeit der Intelligenzminderungen

In der klinischen Praxis werden Intelligenzminderungen in verschiedene **Schweregrade** eingeteilt. Bewährt hat sich die alte Einteilung in

- *Debilität* (leichte Intelligenzminderung),
- *Imbezillität* (mittelschwere Intelligenzminderung) und
- *Idiotie* (schwerste Intelligenzminderung).

Ein Erfahrener in der Betreuung solcher Gestörter kann eine Zuordnung in eine der drei Kategorien bereits aufgrund der Beobachtung der Kinder, ihrer Fähigkeiten und der groben Abschätzung ihrer Bildungsfähigkeit usw. vornehmen. Exakter ist natürlich die genaue Festlegung des Intelligenzniveaus mittels psychologischer Testverfahren, der genauen Feststellung des Intelligenzquotienten. Häufig verwendete Verfahren sind die Tests nach Binet-Simon, der Kramer-Test sowie der Hamburg-Wechsler-Intelligenztest für Kinder *(HAWIK)*. Besonders geeignet zur Diagnostik der Intelligenzminderungen ist die *Testbatterie für geistig behinderte Kinder (TBGB)*. Nach den üblichen eingeführten Verfahren liegt der durchschnittliche IQ in der Normalbevölkerung bei einem Wert von IQ = 100 ±15. Nähere Ausführungen zur Intelligenz und Intelligenzdiagnostik s. S. 56ff.

Nach Definition der Weltgesundheitsorganisation (WHO) kann man einen Grenzbereich zur Debilität definieren; er umfaßt den IQ-Bereich zwischen 70 und 80 (borderline intelligence). Als leichte intellektuelle Behinderung oder Debilität ist der IQ-Bereich von 69 bis 50 definiert, als mäßige intellektuelle Behinderung (Imbezillität) der IQ-Bereich von 49 bis 35, als schwere intellektuelle Behinderung oder ausgeprägte Imbezillität der IQ-Bereich von 34 bis 20. Als schwerste intellektuelle Behinderung (Idiotie) bezeichnet man den IQ-Bereich unter 20. Eine Beschulung dieser Kinder ist meist nicht möglich; es besteht Bildungsunfähigkeit. Oft sind die Schädigungen so schwer, daß die Sprache nicht erlernt wird und die Kinder pflegebedürftig sind. Sauberkeit, selbständiges Essen oder selbständiges Gehen sind in vielen Fällen nicht mehr möglich.

Unter schulorganisatorischen Gesichtspunkten führt man eine Zweiteilung entsprechend den schulischen Förderungsmöglichkeiten durch, und zwar in

- *Lernbehinderung* (IQ 60–85) und
- *geistige Behinderung* (IQ 30–65).

Kinder mit einem IQ unter 30 gelten dann unter schulischen Gesichtspunkten als »nicht mehr bildungsfähig«.

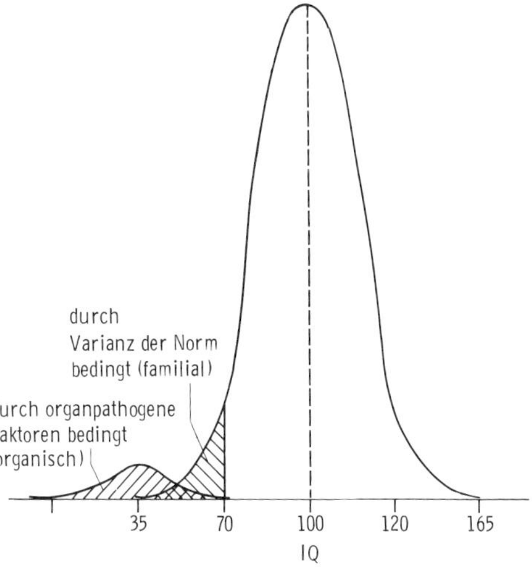

Abb. 3.**3**. Erklärung der Häufung schwerer Oligophrenien (nach *E. Ziegler:* Familial mental retardation: A continuing dilemma. Science 155 [1967] 293; aus *Remschmidt, H., Schmidt, M. H.:* Neuropsychologie des Kindesalters. Enke, Stuttgart 1981)

Häufigkeit. 3–4% der Bevölkerung werden als debil eingestuft, die Angaben für Imbezillität liegen bei 0,5% und für Idiotie bei 0,25%; d.h. daß etwa 5% der Gesamtbevölkerung als oligophren gelten müssen (Abb. 3.**3**).

Ursachen der Intelligenzminderungen

Während man sich früher damit begnügen mußte, Intelligenzminderungen als »erblich« anzusehen, ist es durch die fortschreitende medizinische Forschung, aber auch durch die Forschungsergebnisse benachbarter Disziplinen (Psychologie, Soziologie) gelungen, eine Vielzahl von Ursachen aufzudekken.

Neben *genetischen* und *organischen* Ursachen wurde in den letzten Jahren auch vermehrt der Einfluß von *Umweltfaktoren* diskutiert. Es besteht heute Übereinstimmung darin, daß soziokulturelle Faktoren, insbesondere bei den leichteren Formen der intellektuellen Minderbegabung, durchaus eine Rolle spielen. Emotionale Mangelsituationen in der Kindheit, ein ungünstiges Erziehungsmilieu, seelischer Hospitalismus, mangelnde Anregung (Fehlen eines intellektuellen »Reizklimas«) führen zu Defiziten in der emotionalen und intellektuellen Entwicklung. Besonders gravierend ist die mangelnde Anregung in den ersten Lebensjahren. Es entspricht kinderpsychiatrischer Erfahrung, daß Kinder, die in ein optimales Förderungsmilieu gelangen, erstaunliche Entwicklungsfortschritte und nach mehrmonatiger Behandlungszeit einen Anstieg des Intelligenzquotienten zeigen.

Diese Befunde werden aber oft dahingehend überschätzt, als Intelligenzminderungen nur als Folge ungünstiger psychosozialer Milieueinflüsse gesehen werden. Es kann kein Zweifel daran bestehen, daß die individuellen Unterschiede der intellektuellen Begabung hauptsächlich genetisch determiniert sind. Nach humangenetischen Angaben können etwa 400 Gene im homozygoten Zustand Schwachsinn hervorrufen. Heterozygotie für diese Gene haben einen mindernden Einfluß auf die Intelligenzhöhe. Diese Befunde sind ein Schlüssel zum Verständnis des einfachen, erblichen Schwachsinns. Für schwere Formen der Intelligenzminderung finden sich oft biologische Ursachen, wie

- genetisch-metabolische,
- chromosomal bedingte und
- sog. exogen bedingte Störungen, d.h. »Schwachsinnsformen« durch schädigende äußere Einwirkungen, welche prä-, peri- oder postnatal auftreten können.

Auch bei diesen, durch körperliche Störungen bedingten, oft sehr schweren Intelligenzminderungen spielen Milieufaktoren eine nicht unerhebliche Rolle. Das endgültig erreichte intellektuelle Niveau ist natürlich abhängig von der individuellen Förderung, die das behinderte Kind erfährt. Dieser Förderung sind jedoch durch die zugrundeliegende Schädigung Grenzen gesetzt.

Trotz erheblicher Zunahme unseres Wissens über die Ursachen der Intelligenzminderung bleiben viele »ätiologisch unklar«, d. h. weder metabolisch-genetische noch chromosomale noch exogene Faktoren können – selbst bei subtilster Diagnostik – gefunden werden. Insgesamt gelingt es nur in etwa 20–25% aller Fälle, die Ursachen der Oligophrenie sicher festzustellen, etwa 10% beruhen auf exogenen Schäden und 10–15% auf genetischen Störungen.

Metabolisch-genetische Störungen

Derzeit kennen wir etwa 70 verschiedene Stoffwechselstörungen, die eine Intelligenzminderung verursachen können. Die Störung kann den Stoffwechsel der Aminosäuren, der Kohlenhydrate, der Lipide oder der Mukopolysaccharide betreffen. Die Oligophrenie wird dann regelmäßig dadurch hervorgerufen, daß sich pathologische Stoffwechselprodukte in den Zellen des Zentralnervensystems anhäufen und zu Funktionsstörungen führen. Darüber hinaus sind oft auch andere Organe (Augen, Leber, Herz, Muskulatur usw.) vom pathologischen Stoffwechsel geschädigt, was zu charakteristischen klinischen Syndromen führt.

Ein Teil dieser Stoffwechselstörungen ist heute behandelbar, ein anderer Teil noch nicht und führt zu schwerer Oligophrenie, oft sogar zum Tode. Beginnt die Behandlung rechtzeitig, was eine möglichst frühzeitige Diagnostik, u. U. schon unmittelbar nach der Geburt erfordert, so kann eine Intelligenzminderung u. U. vermieden werden und eine normale intellektuelle Entwicklung eintreten.

Störungen des Aminosäurenstoffwechsels

Exemplarisch für eine ganze Reihe solcher Störungen sei die bekannteste aus dem Kreis der Aminosäurestoffwechselstörungen besprochen: die **Phenylketonurie** (Erstbeschreibung 1934 durch Fölling). Die Umwandlung der Aminosäure Phenylalanin in die Aminosäure Tyrosin ist durch eine genetisch bedingte Verminderung eines Enzyms (Phenylalaninhydroxylase) gestört. Dadurch kommt es zu einer Anhäufung von Phenylalanin und seiner Abbauformen, vor allem der Phenylbrenztraubensäure, die sich im Blut in bis zu 50facher Vermehrung findet. Die Phenylketonurie tritt in der Bevölkerung in einer *Häufigkeit* von 1:13500 bis 1:24500 auf. Der *Erbgang* ist autosomal-rezessiv. Auf etwa 50 gesunde Menschen rechnet man einen Heterozygoten für die Erkrankung.

Symptomatik. Häufig kommt es ab dem 2. Lebensjahr zu Krampfanfällen. Die Kinder fallen durch Pigmentarmut, blondes Haar und blaue Augen auf. Sie verströmen einen eigentümlichen, mäuseähnlichen Geruch. Der pathophysiologische Weg der Hirnschädigung ist noch unklar. Jedenfalls sinkt das Intelligenzniveau bei den unbehandelten Fällen kontinuierlich bis zur Pubertät ab und es resultiert eine schwere Oligophrenie.

Diagnose. In der 6. Woche ist die sog. *Eisenchloridprobe* positiv (dunkelolivgrüne Verfärbung der Windeln). Eine frühere Diagnostik ist wünschenswert, sie gelingt durch den *Guthrie-Test,* durch den das Phenylalanin im Blut mikrobiologisch nachgewiesen wird.

Die **Behandlung** erfolgt durch eine phenylalaninarme Kost, entsprechende Nahrungsmittel sind im Handel erhältlich. Die Therapie muß bis zum 10., besser noch bis zum

12. Lebensjahr durchgeführt werden, dann besteht die Chance einer störungsfreien Entwicklung.

Störungen des Kohlenhydratstoffwechsels

Weitere genetisch-metabolische Störungen betreffen den Kohlenhydratstoffwechsel. Bekannt ist das Krankheitsbild der **Galaktosämie.** Bei Milchunverträglichkeit im frühen Säuglingsalter mit nachfolgender schwerer Ernährungsstörung, Gelbsucht, sich entwickelnder Oligophrenie und Leberschaden ist die Verdachtsdiagnose gegeben. Ursächlich dafür ist das Fehlen eines bestimmten Enzyms (Galaktose-1-phosphat-Uridyl-Transferase). Auch hier ist eine Diätbehandlung möglich, entsprechende Präparate zur Ernährung sind im Handel.

Als weitere in diese Gruppe gehörende Erkrankungen seien die *hereditäre Fruktoseintoleranz* und die *idiopathische infantile Hypoglykämie* genannt.

Störungen des Lipid- und Mukopolysaccharidstoffwechsels

Zu schwerer Oligophrenie führen auch genetisch-metabolisch bedingte Störungen des Stoffwechsels der Lipide und der Mukopolysaccharide. Bekannteste Formen der Lipidspeichererkrankungen sind der **Morbus Gaucher** und der **Morbus Niemann-Pick.** Beide Erkrankungen sind durch Speicherung von Lipiden in Zellen des Zentralnervensystems ausgezeichnet. Man unterscheidet verschiedene Formen, infantile Formen mit früher Ausprägung sowie chronische Verlaufsformen, die eher ältere Kinder und Jugendliche betreffen. Eine Therapie ist nicht bekannt.

Eine weitere Untergruppe bildet die Gruppe der sog. familiären **amaurotischen Idiotien** (amaurotisch = mit Blindheit einhergehend). Auch hier gibt es Frühformen sowie solche, die erst in der späten Kindheit auftreten. Allen amaurotischen Idiotien zugrunde liegt eine Störung im Stoffwechsel der Ganglioside. Es kommt zu übermäßiger Speicherung dieser Stoffe im Gehirn oder in der Netzhaut. Der *Typ Tay-Sachs* betrifft Kinder etwa ab dem 6. Lebensmonat.

Die **Symptomatik** ist gekennzeichnet durch rasch voranschreitende Demenz, Verlust statischer Funktionen, Erblindung (Amaurose) und Krämpfe.

Mukopolysaccharidspeicherkrankheiten. Wir unterscheiden 3 Krankheitsformen, auf die hier nicht näher eingegangen wird. Typische Merkmale sind Zwergwuchs, Leber- und Milzvergrößerung, ausgeprägte Oligophrenie und ein typischer Gesichtsausdruck (Wasserspeiergesicht).

Endokrine Störungen

Angeborene und erworbene Hypothyreose

Häufigkeit: Schilddrüsenaplasien oder Hypoplasien treten in Häufigkeit von 1:2000 bis 1:6000 auf; sie zählen somit zu den häufigsten angeborenen Stoffwechselanomalien. An **Symptomen** findet sich ab dem 2. Lebensmonat eine Anorexie, eine Hypotonie der Muskulatur sowie eine Verlangsamung der psychomotorischen Entwicklung des Säuglings. Das Gesicht wirkt aufgedunsen und plump, in unbehandeltem Zustand ist schwerer Schwachsinn die Folge. **Therapeutisch** muß eine Hormonsubstitution (Thyroxin) erfolgen, bei Behandlung erfolgt eine volle Normalisierung der körperlichen und geistigen Entwicklung. Allerdings muß die Behandlung innerhalb der ersten 3 Lebensmonate einsetzen und durch das ganze Wachstumsalter hindurch fortgesetzt werden.

Chromosomal bedingte Störungen

Die Zellen des Menschen haben 23 Chromosomenpaare; wir unterscheiden die *Körperchromosomen* (Autosomen) von den *Geschlechtschromosomen (Gonosomen X und Y)*. Abweichungen bei der Chromosomenzusammensetzung führen fast in allen Fällen zu einer Störung der Hirnfunktion und damit zu einer Oligophrenie unterschiedlich starker Ausprägung. Grundsätzlich unterschieden werden autosomale von gonosomalen Störungen.

Störungen der Körperchromosomen

Am bekanntesten ist die autosomale Störung des *21. Chromosoms*, das **Langdon-Down-Syndrom** (Mongolismus, Trisomie 21). Das Syndrom war bereits im vorigen Jahrhundert bekannt, die Ursache des Syndroms wurde aber erst durch die lichtmikroskopische Erforschung der Chromosomen der menschlichen Zelle möglich (Abb. 3.**4**).

Am häufigsten ist die sog. G-1-Trisomie (Häufigkeit 1:700). Sie entsteht durch Nichtauseinandertreten (Non-disjunction) des 21. Chromosoms der Eizelle. Eine andere Form ist der Translokationsmongolismus, meist bei sehr jungen Müttern. Hierbei hat sich ein kleines überzähliges Chromosom der G-Gruppe mit einem Chromosom der Gruppe D verbunden (D-G-Translokation). Beim Mosaikmongolismus werden in verschiedenen Zellgarnituren verschiedene Chromosomen gefunden. Bei den Müttern von Kindern der letztgenannten Form lassen sich ebenfalls Mosaikzellen nachweisen. Hier ist die Gefahr der Geburt weiterer mongoloider Kinder gegeben.

Symptomatik. Die Kinder zeichnen sich aus durch eine brachyzephale Schädelbildung mit kleinem Kopfumfang, schrägstehende Lidspalten mit Epikanthus sowie Hypertelorismus. Die Nase ist meist flach, die Ohren klein und fehlmoduliert. Außerdem findet sich eine große Zunge (Makroglossie), Hände (mit Vierfingerfurche) und Füße sind kurz und plump, die Gelenke oft überstreckbar. An weiteren körperlichen Symptomen findet sich eine Muskelhypotonie, dadurch ein Hervorstehen des Abdomens, Rektusdiastase, oft Hernien sowie gehäuft Herzfehler. Die Genitalien sind oft hypoplastisch. Frauen mit einem Langdon-Down-Syndrom sind meist fertil, 50% ihrer Kinder haben wiederum ein Down-Syndrom. Männer sind nicht fortpflanzungsfähig. Intellektuell ist die psychophysische Entwicklung erheblich verlangsamt. Die Kinder sind meistens imbezill, die Beschulung erfolgt meist in Schulen für geistig Behinderte (Abb. 3.**5a–c**).

Ursachen. Es ist bekannt, daß die Häufigkeit abhängig ist vom Alter der Mütter. Zwei Drittel aller Kinder mit Trisomie 21 werden nach dem 38. Lebensjahr der Mütter geboren, zwischen dem 40. und 44. Lebensjahr erfolgt ein weiterer steiler Anstieg (1 auf 80 Geburten) und vom 45. Lebensjahr beträgt der Anteil 1 auf 30).

Therapie. Eine kausale Therapie ist nicht bekannt. Ganz im Vordergrund stehen die Frühbehandlung durch heilpädagogische Maßnahmen, Heilgymnastik und intensive Frühförderung. Die Kinder machen meist im Kleinkindesalter keine Erziehungsschwierigkeiten, erst mit Einsetzen der Pubertät werden gelegentlich aggressive Hand-

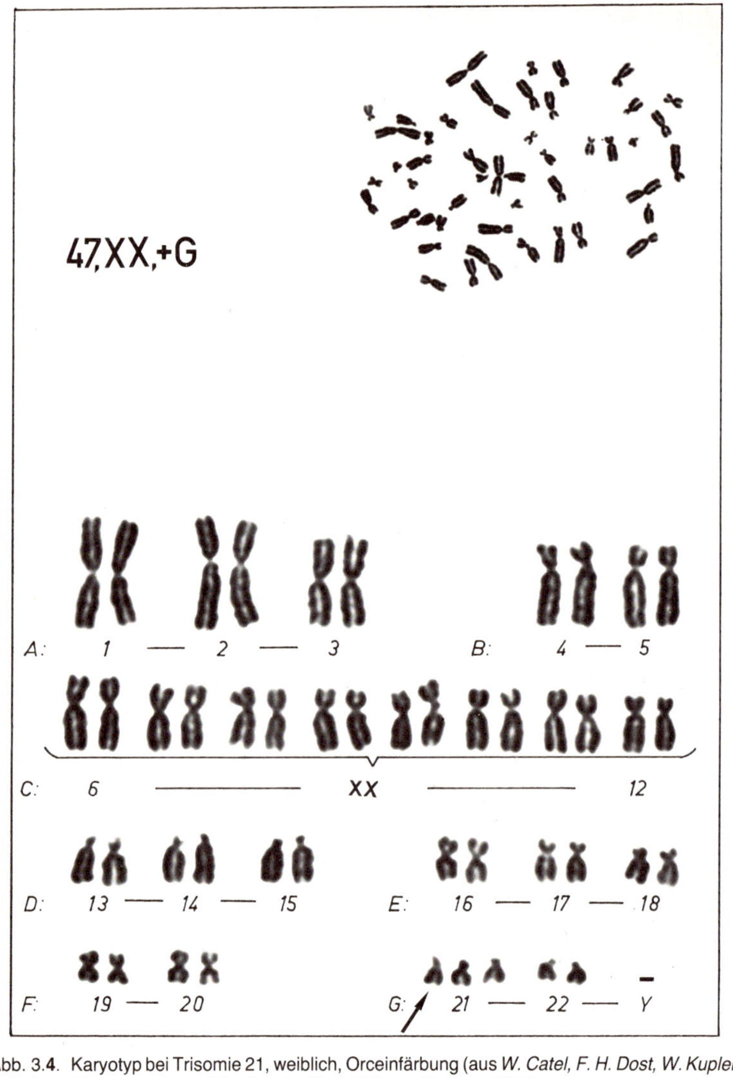

Abb. 3.4. Karyotyp bei Trisomie 21, weiblich, Orceinfärbung (aus *W. Catel, F. H. Dost, W. Kupler, J. Oehme:* Das gesunde und das kranke Kind. Thieme, Stuttgart 1977)

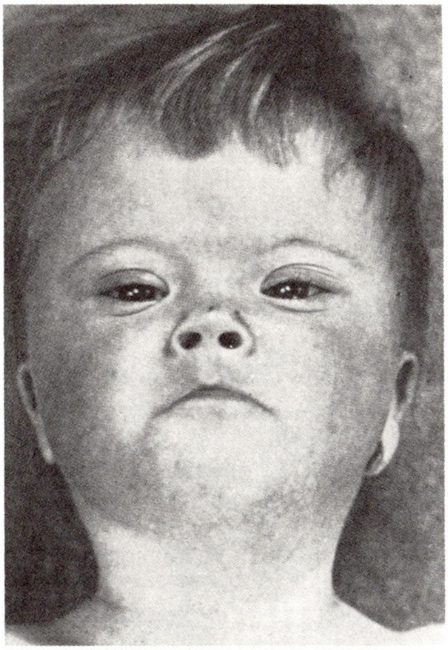

a

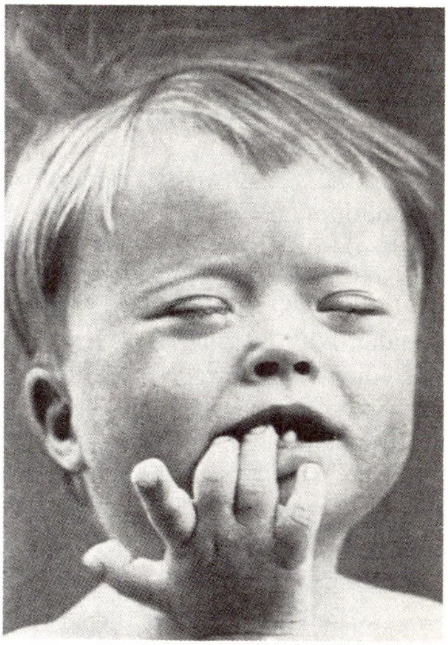

b

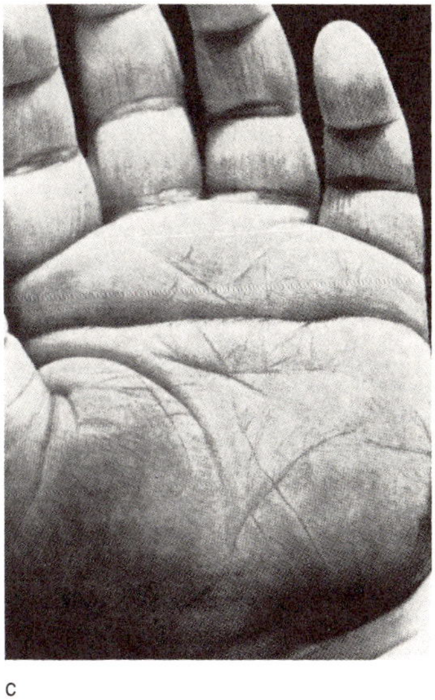

c

Abb. 3.**5a–c)** Mongolismus. **a** u. **b)** Typischer Gesichtsausdruck, Überstreckbarkeit der Gelenke; **c)** Vierfingerfurche (aus *W. Catel:* Differentialdiagnose von Krankheitssymptomen, Bd. I, 3. Aufl. Thieme, Stuttgart 1961) lungsweisen beobachtet. Medizinisch ist die erhöhte Infektanfälligkeit bemerkenswert, allgemein roborierende Maßnahmen sind indiziert. Die Lebenserwartung ist eingeschränkt, meist erreichen Mongoloide nur ein Alter bis etwa 40 Jahre.

Andere autosomale Störungen. Bekannt ist die Trisomie des Chromosoms 18 (Edwards-Syndrom) sowie Trisomien der Chromosomen 13 bis 15. Diese Syndrome zeigen neben der schweren Oligophrenie vielfältig körperliche Mißbildungen, z. B. Lippen-Kiefer-Gaumen-Spalten und Mikrozephalie. Viele dieser Kinder sterben bereits im ersten Lebensjahr.

Störungen der Geschlechtschromosomen

Bei den Aberrationen der Geschlechtschromosomen unterscheidet man solche von weiblichem Phänotyp: X0-Syndrom (Ullrich-Turner-Syndrom), Triplo-X-Syndrom, XXX-Syndrom und XXXX-Syndrom von solchem mit männlichem Phänotyp: XXY-Syndrom (Klinefelter-Syndrom), XXXY-Syndrom, XXXXY-Syndrom, XYY-Syndrom, XXYY-Syndrom, X-chromosomal erblicher Schwachsinn.

Ullrich-Turner-Syndrom (X0-Syndrom). Es tritt nur in einer Häufigkeit auf von 1 : 2500 bei weiblich Lebendgeborenen.

Symptomatik. Neben dem Minderwuchs und einer Reihe kongenitaler körperlicher Fehlbildungen, wie verbreiterter Hals (Flügelfellform), vorgebuckeltes Sternum, Cubitus valgus und Augendefekte fallen später die fehlende Menarche und eine mangelnde Entwicklung der Brust auf. Häufig bestehen Begabungsmängel (Störungen des räumlichen Denkens, Rechenschwäche), aber auch normale Intelligenz ist beschrieben worden. Psychopathologisch werden häufig Antriebsstörungen sowie Unselbständigkeit beobachtet. Therapeutisch kann die Brustentwicklung sowie die Menstruation durch Gabe von Sexualhormonen ermöglicht werden.

Triplo-X-Syndrom (47, XXX). Mit einer Häufigkeit von 1 : 1000 ist das Triplo-X-Syndrom die häufigste chromosomale Anomalie beim weiblichen Geschlecht.

Symptomatik. Schwachsinn ist keinesfalls ein obligates Symptom, tritt aber etwas häufiger auf als bei der normalen Konstellation XX. Auch finden sich körperlich keine besonderen Symptome, allerdings leiden 30% der Patientinnen an einer ovariellen Insuffizienz.

XXXX-Syndrom und XXXXX-Syndrom. Die Häufigkeit des XXXX-Syndroms liegt bei 1 : 8000, die des XXXXX-Syndroms bei 1 : 25000.

Bei beiden Syndromen besteht eine Intelligenzminderung mit IQ von 30 bis 80. An körperlichen Befunden Mikrozephalie, Hypertelorismus sowie Klinodaktylie.

Klinefelter-Syndrom (XXY-Syndrom). Häufigkeit: 1 : 600 lebendgeborene männliche Kinder. Die **Symptomatik** wird erst nach Eintritt der Pubertät deutlich. Es fallen dann eunuchoide Züge auf bei mangelhaft entwickelten männlichen Geschlechtsorganen. Die Geschlechtsreife wird nicht erreicht, da die Hoden meist sklerosiert sind. Die Intelligenz ist häufiger normal als erniedrigt, dann im Bereich der Debilität. Psychopathologisch sind die Betroffenen meist angepaßt, es zeigen sich jedoch infantile Züge, Passivität und Antriebsarmut sowie eine gewisse Stimmungslabilität. Der Sexualtrieb ist schwach entwickelt aber heterosexuell ausgerichtet.

XXYY-Syndrom (Häufigkeit 1 : 5000 bis 1 : 23000), **XXXXY-Syndrom** (Häufigkeit 1 : 25000). Bei beiden Syndromen liegt der IQ deutlich niedriger als 60.

XYY-Syndrom. Es tritt in einer Häufigkeit von 1 : 1000 auf. Die Intelligenz ist überwiegend unterdurchschnittlich, es gibt jedoch auch Hochbegabte unter ihnen. Entgegen früherer Annahmen ist bei der Mehrzahl der Patienten die Aggressivität nicht gesteigert, vielmehr zeichnen sie sich psychopathologisch durch Kontaktarmut, Passivität, Labilität sowie Gefühlsarmut aus. An körperlichen Befunden ist der Hochwuchs das hervorstechende Symptom, außerdem besteht die Neigung zu Varikosis, nicht selten besteht auch ein Hypogenitalismus.

XXYY-Syndrom. Das Syndrom tritt in einer Häufigkeit von 1 : 4000 auf, die Intelligenz liegt bei ⅔ der Patienten niedriger als 70.

Exogen bedingte Oligophrenien

Als Ursachen kommen hierbei »von außen« wirkende Noxen in Frage, die das Gehirn während der Schwangerschaft, unter der Geburt oder kurz danach so geschädigt haben, daß als Folgezustand eine Oligophrenie resultieren kann. Oft handelt es sich hierbei um schwerste Intelligenzminderungen.

Die **pränatal** erworbenen, exogenen Oligophrenien umfassen Schädigungen z. B. durch Virusinfekte, etwa durch das Rötelnvirus *(Rubeolenembryopathie)*. Eine Erkrankung der Mutter in den ersten 3 Schwangerschaftsmonaten führt beim Kind zu einer Virusembryopathie, gekennzeichnet durch Mikrozephalie, Augen- und Herzmißbildungen und schwerer Intelligenzminderung.

Ebenso kann es zu einer Infektion des noch nicht geborenen Kindes mit dem Erreger der *Lues* (Treponema pallidum) kommen. Weitere zur Oligophrenie führende Embryopathien werden durch den *Zytomegalievirus,* die Erreger der *Toxoplasmose* und der *Listeriose* hervorgerufen. Die Toxoplasmoseinfektion hinterläßt oft einen Hydrozephalus mit intrazerebralen Verkalkungen bei gleichzeitigem Befall der Augen (Chorioretinitis).

Auch Röntgenbestrahlungen, Medikamente sowie Abtreibungsversuche können zu Embryopathien führen. In letzter Zeit hat die sog. *Alkoholembryopathie* an Bedeutung gewonnen. Die Kinder weisen unterschiedliche Intelligenzdefekte, Mikrozephalie, tief sitzende Ohren und ein allgemein dysplastisches Gesicht mit fliehendem Kinn auf.

Durch Übertragung, einer Insuffizienz der Plazenta, durch Uterusfehlbildungen, Nabelschnuranomalien oder Blutungen während der Schwangerschaft kann es zur sog. *Sauerstoffembryopathie kommen.*

Perinatal bedingte Oligophrenien entstehen vorzugsweise durch Sauerstoffmangel oder traumatisch bedingte Hirnblutungen während der Geburt. Gefährdet sind insbesondere Frühgeborene mit einem Geburtsgewicht von weniger als 1500 g.

Postnatal kann es durch die Neugeborenenerythroblastose sowie durch chronisch schwere Ernährungsstörungen zu erworbenen Oligophrenien kommen. Zahlenmäßig von Bedeutung sind auch die entzündlichen Erkrankungen des Gehirns (Masernenzephalitis, Keuchhustenenzephalopathie sowie postvakzinale Enzephalitis nach Pockenschutzimpfung). Die Folgezustände der Enzephalitiden sind im Abschnitt »Organische Psychosyndrome nach entzündlichen Erkrankungen des Gehirns« gesondert dargestellt.

Demenzprozesse

Die Diagnose einer Demenz setzt voraus, daß vor Eintritt der Erkrankung ein meßbar höheres Intelligenzpotential vorhanden war.

Dementia infantilis (Heller)

Die Erkrankung betrifft Kinder zwischen dem 3. und 4. Lebensjahr, die sich bis dahin unauffällig entwickelt haben.

Symptomatik. Erstes Krankheitszeichen ist eine fortschreitende Wesensveränderung: Unruhe, Erregungs- und Angstzustände, die den Eltern nicht erklärlich sind, treten auf, manchmal auch Zwangsaffekte und Halluzinationen. Das gravierendste Symptom ist aber eine fortschreitende Demenz, die vor allen Dingen gekennzeichnet ist durch einen zunehmenden Sprachverlust. Kinder, die bis dahin fließend gesprochen haben, können zum Schluß nur noch Einzelworte oder Wortfetzen von sich geben.

Im Gegensatz zu diesem schweren Demenzprozeß bleibt die Physiognomie des Kindes unverändert, der Gegensatz zwischen fortgeschrittener Demenz und intelligentem Gesichtsausdruck hat zu der Bezeichnung *»Prinzengesicht«* geführt. Etwa 1–2 Jahre nach Beginn der Erkrankung bleibt der dementielle Abbau dann stationär.

Die **Ätiologie** der Erkrankung ist nicht bekannt, diese phasentypische Demenzform ist wahrscheinlich polygenetischer Natur.

Eine **Behandlung** der Erkrankung ist nicht bekannt, meist ist der dementielle Abbau so schwer, daß eine Heimunterbringung erforderlich ist.

Tuberöse Hirnsklerose (Bourneville-Syndrom)

Die tuberöse Hirnsklerose gehört zu den sog. *Phakomatosen.* Das sind Krankheiten, die gleichzeitig das Zentralnervensystem und die Haut (bzw. andere, vom Ektoderm abstammende Organe) befallen.

Symptomatik. In typischer Ausprägung ist die tuberöse Hirnsklerose gekennzeichnet durch Talgdrüsenfibrome, die schmetterlingsförmig im Nasen-Wangen-Bereich angeordnet sind (Adenoma sebaceum) sowie durch Schwachsinn und epileptische Anfälle. Im Laufe der Erkrankung kommt es zu einer fortschreitenden Demenz, meist bis zur schweren Imbezillität.

Wilson-Erkrankung

Der Wilson-Erkrankung liegt eine Störung des Kupferstoffwechsels zugrunde, die *autosomal-rezessiv vererbt* wird. Die Krankheit manifestiert sich meistens während der Kindheit und Jugend.

Symptomatik. Neben neurologischen Zeichen, wie Intentionstremor, Sprachstörungen (Dysarthrie) und Hypomimie entwickelt sich eine progrediente Demenz mit Unruhe und Erregungszuständen. Intermittierend kommen sogar psychoseähnliche Erscheinungen vor.

Die **Diagnose** wird gestellt durch Kupferspiegeluntersuchungen in Serum und Urin. Diagnostisch wichtig ist der sog. »Kayser-Fleischer-Kornealring« (Kupfereinlagerungen in der Hornhaut des Auges). Zu achten ist auch auf eine Leberschädigung.

Eine **Behandlung** ist mit D-Penicillamin, das auf den Kupferstoffwechsel einwirkt, möglich.

Weitere Demenzprozesse sind bekannt bei heredodegenerativen (= erblich bedingte Abbauprozesse) neurologischen Erkrankungen sowie bei sog. *Slow-virus-Infektionen des Gehirns* (z. B. bei der subakuten sklerosierenden Panenzephalitis).

Praktischer Umgang mit oligophrenen Kindern

Betreuung und Pflege oligophrener Kinder stellen an das Stationspersonal hohe Anforderungen. Insbesondere bei schwer oligophrenen Kindern ist eine dauernde Beaufsichtigung notwendig, da der Grad der Selbstgefährdung dieser Kinder, ihr Nicht-erkennen-Können von Gefahren, immer berücksichtigt werden muß. Das Verschlucken nicht eßbarer Gegenstände, die Gefahr der Verletzung an scharfen Kanten der Möbel, aggressive, ungesteuerte Ausbrüche sind immer möglich. Andererseits müssen hohe Anforderungen gestellt werden, was die Einfühlung in die Persönlichkeit solcher Kinder betrifft. Es erfordert ein feines Gespür, wieviel an Leistung man solchen Kindern abverlangen kann, ohne sie durch Überforderung zu entmutigen. Durch gezielte Beschäftigung, durch geschickte Ablenkung und liebevolle Zuwendung muß versucht werden, die oft auftretenden Stereotypien, Jaktationen und habituellen Hantierungen zu unterbrechen. Wichtig ist, daß Lernschritte, die mit den Kindern erzielt werden sollen, in *»kleine Portionen«* unterteilt werden, um von Lernziel zu Lernziel fortschreiten zu können. Es ist immer wieder erstaunlich, wie durch *geduldiges* Eingehen auf die Kinder erhebliche und vorher nicht denkbare Entwicklungsschritte erreicht werden können. Großer Wert ist zu legen auf einen regelmäßigen Tagesablauf, an den die Kinder gewöhnt werden können. Als wertvoll hat sich die Einbeziehung *verhaltenstherapeutischer* Techniken z. B. mit kleinen Belohnungen erwiesen. Solche Behandlungsstrategien können angewendet werden beim Sauberkeitstraining oder beim Erlernen selbständigen An- und Ausziehens oder selbständigen Essens.

Teilleistungsschwächen

A. Warnke

Definition

Teilleistungsschwächen sind diagnostisch isolierbare umschriebene Minderleistungen in der Entwicklung von spezifischen Funktionen menschlicher Erlebens-, Denk- und Handlungsfähigkeit. In der Formulierung von Graichen ist die Teilleistungsschwäche eine Leistungsminderung einzelner Faktoren oder Glieder (z. B. akustische Differenzierung der Laute »a«, »u«, »o«) innerhalb eines funktionellen Systems (z. B. der Sprache), das zur Bewältigung einer bestimmten Anpassungsaufgabe erforderlich ist (z. B. sprachliche Verständigung).

Im angloamerikanischen Schrifttum entsprechen der Teilleistungsschwäche in etwa die Begriffe »specific learning disorder« oder »specific developmental disorder«. Teilleistungsschwächen werden verstanden als:

- verlangsamte Funktionsentwicklung: Analog in dem Sinne, daß Kinder mit interindividuell unterschiedlich schnellem Körperwachstum letztlich eine gleiche Endgröße erreichen können;
- ein Funktionsdefizit: ein Funktionsmangel z. B. im analogen Sinne einer Rotgrünfarbenblindheit;
- reduziertes Funktionsleistungsniveau: Analog im Sinne graduell unterschiedlicher Musikalität oder unterschiedlichem Sehschärfevermögen.

Nach diesen Verstehensweisen wird die ggf. spontane wie auch therapeutische Minderung oder Aufhebung der umschriebenen Funktionsschwäche im Laufe kindlicher Entwicklung als Nachreifung, als Kompensation oder als ein Nachlernen und Ausgleichen des Defizits durch Übung der beeinträchtigten Funktion erklärt.

Teilleistungsschwächen werden als Symptome oder seltener als Syndrom betrachtet, die eigenständigen Charakter haben, die jedoch auch zufällig oder reaktiv, vielleicht aber auch primär mit anderen psychiatrischen Syndromen vergesellschaftet sein können. Die Nomenklatur ist nach wie vor uneinheitlich. Der Begriff der »Teilleistungsschwäche« vermeidet eine präjudizierende pathogenetische Gewichtung und ist daher den synonymen Begriffen »Teilleistungsstörung« und »spezifische Hirnfunktionsstörung« vorzuziehen.

Die klassifikatorische Einordnung der Teilleistungsschwächen unter dem Begriff der Hirnfunktionsschwäche erscheint unproblematischer als die Zuweisung zu den organischen Psychosyndromen, da eine frühkindliche Hirnschädigung als Ursache von Teilleistungsschwächen nicht verallgemeinernd angenommen werden kann.

Epidemiologie

Die Häufigkeitsangaben sind in den Altersgruppen unterschiedlich, da die einzelnen Teilleistungsschwächen in verschiedenen Altersstufen sichtbar werden. So sind z. B. Rechenschwäche und Legasthenie erst im Schulalter diagnostizierbar, während Sprachentwicklungsstörungen bereits im Vorschulalter erkennbar sind. Die Häufigkeitsangaben schwanken darüber hinaus aufgrund der Probleme in Definition, Klassifikation, Diagnostik und Stichprobenauswahl. Mit entsprechendem Vorbehalt ist im Schulalter bei 4–7% aller Kinder mit Teilleistungsschwächen zu rechnen; in der Population kinder- und jugendpsychiatrischer Patienten wurden jedoch wesentlich höhere Raten, die bei 36 bis 38% liegen, befundet. Davon verteilten sich 17 bis 19% auf multiple Entwicklungsrückstände, 7 bis 9% auf isolierte Lese-Rechtschreib-Schwächen, 6 bis 8% auf Störungen und Retardierungen in der Sprech- und Sprachentwicklung und 2 bis 3% auf umschriebene motorische Entwicklungsrückstände (Schmidt).

Klassifikation

Nach dem multiaxialen Klassifikationsschema kinderpsychiatrischer Krankheitsbilder (ICD-Schlüssel) werden als »umschriebene Entwicklungsrückstände« unterschieden:

- umschriebene Lese-Rechtschreib-Schwäche,
- umschriebene Rechenschwäche,
- andere umschriebene Lernschwächen,
- umschriebener Rückstand in der Sprech- und Sprachentwicklung,
- umschriebener Rückstand in der motorischen Entwicklung.

Von diesen Leistungsschwächen auf der Ebene komplexer Alltagshandlungen lassen sich spezifischere Funktionsschwächen unterscheiden (Tab. 3.**2**), die der neuropsychologischen Ebene näher sind; sie können nicht als pathogenetische Erklärung der Schwächen auf der Ebene komplexer Alltagshandlungen ungeprüft angenommen werden.

Ätiologie

Zur Ätiologie werden allgemein diskutiert:

- Genetische Verursachung bzw. genetische Disposition, die wiederum als heterogen gelten muß. Diese ist – u. a. durch Zwillingsuntersuchungen gestützt – beispielsweise für die von Weinschenk als »kongenitale Legasthenie« beschriebene Form der Lese-Rechtschreib-Schwäche anzunehmen.
- Erworbene hirnorganische strukturelle oder funktionelle Schädigung. Mit dieser Annahme hat Lempp Teilleistungsschwächen unter hirnorganischen Psychosyndromen klassifiziert. Dafür spricht, daß im Umfeld von Teillei-

Tabelle 3.**2**. Beispiele für Teilleistungsbereiche mit möglichen Defiziten (nach *Busch* u. *Waugh,* aus *Schmidt, M. H.* in *Remschmidt, H., M. H. Schmidt:* Kinder- und Jugendpsychiatrie in Klinik u. Praxis, Bd. II. Thieme, Stuttgart 1985)

Dem Prozeß der sensomotorischen Orientierung zugeordnet:

- Aufmerksamkeit
- auditiv-visuelle Koordination
- auditiv-visuell-haptische Koordination
- auditiv-haptische Koordination
- visuell-haptische Koordination
- auditive Diskrimination
- visuelle Diskrimination
- kinästhetische Diskrimination
- taktile Diskrimination
- zeitliche Orientierung
- räumliche Orientierung
- Blickausrichtung
- Hörausrichtung
- Körpergleichgewicht
- Übererregbarkeit
- Untererregbarkeit

Dem Prozeß des Behaltens zugeordnet:

- Langzeitgedächtnis
- auditives Kurzzeitgedächtnis
- visuelles Kurzzeitgedächtnis

Dem Prozeß der Informationsaufnahme zugeordnet:

- Leseverständnis
- mathematisches Verständnis
- Verständnis für Gehörtes
- soziales Verständnis
- visuelle Figurhintergrunddifferenzierung
- visuelle Gestalterfassung

Dem Prozeß der Integration zugeordnet:

- Lautsynthese
- Geschwindigkeit bei auditiver Wahrnehmung
- Geschwindigkeit der visuellen Wahrnehmung
- visuelle Vorstellung

Dem Prozeß des Ausdrucks zugeordnet:

- Schreiben
- Zählen
- Sprechen
- Affektäußerungen
- Gestik

stungsschwächen gleichzeitig gehäuft Symptome, die mit exogener Hirnfunktionsstörung korrelieren können, anzutreffen sind; andererseits ist ein kausaler Zusammenhang nicht nachgewiesen und im Einzelfall kaum belegbar. Auch treten Teilleistungsschwächen ohne jeden Anhalt für eine hirnorganische Schädigung auf.

- Andere hypothetisch angenommene pathogenetische Faktoren. Chromosomale Aberrationen, chronische subklinische Intoxikationen durch Umweltnoxen, allergische und ideosynkratische (angeborene Überempfindlichkeit gegen bestimmte Stoffe ohne vorherige Sensibilisierung) Reaktion gegenüber Nahrungsstoffen und psychosoziale Faktoren werden diskutiert; darüber hinaus werden mangelhafte zerebrale Lateralisierungsprozesse, Störungen interhemisphärischer Funktionen, beeinträchtigte Aufmerksamkeitsfähigkeit und andere Prozesse der Hirnfunktion in Betracht gezogen. Die Klärung pathogenetischer Faktoren ist durch die methodisch schwer auflösbare Verflechtung genetischer Veranlagungsschwäche, erworbener Hirnfunktionsschwäche und lern- und situationsabhängiger Leistungsbeeinträchtigung noch im Fluß.

Symptomatologie, Diagnostik und Therapie einzelner Teilleistungsschwächen

Umschriebene Lese-Rechtschreib-Schwäche (Legasthenie)

Diagnose: Legasthenie bezeichnet die umschriebene Schwäche im Erlernen des Lesens und Schreibens, die nicht durch Hirnschädigung, Sinnesdefekte, unzureichende Beschulung, Milieueinflüsse oder eine der Legasthenie vorausgehende psychische Störung erklärbar ist und Alter und Intelligenzniveau zum Erlernen des Lesens und der Rechtschreibung ausreichen. Legasthenie ist also nicht zu verwechseln mit jedweder Rückständigkeit im Lesen, Schreiben und der Rechtschreibung. Als Zusatzbefund finden sich anamnestisch gehäuft eine verzögerte Sprachentwicklung und ein erstmaliges Auftreten psychischer Schwierigkeiten des Kindes nach der Einschulung infolge des Versagens im Lesen und der Rechtschreibung. Die Legasthenie betrifft Jungen etwa dreimal häufiger als Mädchen; sie tritt familiär gehäuft und schichtunabhängig auf.

Fallbeispiel: Ein neunjähriger Junge, der die Grundschule bis zum zweiten Halbjahr der zweiten Klasse besucht hatte, gelangte in teilstationäre Behandlung, weil er wegen zunehmender Verhaltensschwierigkeiten im Unterricht, Aggressivität gegenüber Mitschülern und schließlich völliger Verweigerung schulischer Mitarbeit »nicht mehr beschulbar« war. Die Hausaufgaben mit der Mutter zogen sich teilweise über Stunden schwer konfliktgeladen hin, wodurch das Familienleben stark belastet wurde. Verschiedene Schuldzuweisungen an die Mutter, sie habe erzieherisch versagt, hatten nicht zuletzt zur reaktiven Depression der Mutter beigetragen. Beim Kind kam es betont morgendlich vor Schulbeginn zu somatischen Beschwerden in Form von Kopf- und Bauchschmerzen, Appetitverlust und Übelkeitsgefühlen. Als spezifisches Symptom hatte sich ein ticartiges Spucken ausgebildet. Wegen schulischen Versagens im Erlernen des Lesens und des Rechtschreibens hatte das Kind die erste Klasse wiederholt und auch noch in der zweiten Klasse keine klassengemäße Lese- und Rechtschreibfähigkeit. Aufgrund seiner schweren Verhaltensgestörtheit war es nicht möglich, den Jungen in den schulischen Förderkurs aufzunehmen. Er vermochte einzelne Buchstaben nach Diktat zu schreiben und zu lesen, ebenso waren das Abschreiben von Worten, Zahlenschreiben nach Diktat und Zahlenlesen unauffällig. Das Synthetisieren von Buchstaben zum Wort gelang selten fehlerfrei, ebensowenig das Zerlegen von Worten in Buchstaben.

Anamnestisch waren Schwangerschaft, Geburt und statomotorische Entwicklung normal. Bei klinischer Untersuchung altersgemäße Gesamtkörperbeherrschung, Koordinationstest für Kinder mit MQ 98 altersgemäß. Das EEG war leicht pathologisch mit linksbetonter Allgemeinveränderung in Form vermehrter Theta-Aktivität. Durchschnittliche Intelligenz nach HAWIK mit Gesamt-IQ 106, Verbal-IQ 100, Handlungs-IQ 111, im sprachfreien Verfahren Raven: IQ 104; normale Sprachleistung nach dem Heidelberger Sprachentwicklungstest. Testdiagnostisch fanden sich visuelle und akustische Merkfähigkeitsschwächen, Schwächen im Zahlenfolgengedächtnis sowie visuomotorische Schwierigkeiten verbunden mit Konzentrationsstörung. Die Leistungssituation war verknüpft mit massiver Selbstwertproblematik und Mißerfolgsorientiertheit. In der Hausaufgabensituation zeigte sich die Mutter durchaus erzieherisch befähigt, allerdings kam es aufgrund der langfristigen wechselseitigen Mißerfolgserfahrungen rasch zu Konflikten zwischen Mutter und Kind.

Die Therapie erfolgte über zwei Jahre in teilstationärem Rahmen mit Besuch der Klinikschule. Sehr langwierig war der Abbau von Versagensängsten, mangelhafter Frustrationstoleranz, der Sozialstörung sowie der spezifischen psychopathologischen Symptome. Er erfolgte vorwiegend mit Hilfe verhaltenstherapeutischer Programme im heilpädagogischen Rahmen der Station.

Die sonderpädagogische Unterrichtung begann mit unterfordernden Aufgaben, deren Schwierigkeitsgrad dem individuellen Leistungsvermögen angepaßt wurden. Die Arbeitsphasen, die anfangs nur wenige Minuten andauerten, wurden sehr allmählich auf normale Unterrichtszeit verlängert. Die funktionelle Übungsbehandlung verknüpfte mit dem Lese-Rechtschreib-Training ein Fehlerkorrekturtraining und Aufmerksamkeitsübungen. Die Behandlung war begleitet von intensiver Elternarbeit mit Gruppenelterntraining. Die Behandlung führte zu einer sehr guten Besserung der sekundären psychopathologischen Symptomatik, zu einer wesentlichen Entschärfung familiärer Konflikte, Aufhebung der reaktiven Depression bei der Mutter. Die Leseleistung war deutlicher verbessert als die Rechtschreibung; beide Funktionen waren jedoch zum Zeitpunkt der Umschulung in die öffentliche Sonderschule noch mangelhaft. Wie aus Längsschnittstudien bekannt, so blieb auch in diesem Fall schwerster Legasthenie die Lese-Rechtschreib-Leistung sehr fehlerhaft, die sekundäre psychopathologische Entwicklung wurde aber aufgefangen, so daß eine Rückkehr in die Regelschule möglich wurde.

Die Feststellung der Lese-Rechtschreib-Schwäche erfolgt durch Lehrerurteil nicht selten bereits im ersten Schuljahr, sie wird durch genormte Lese- und Rechtschreibtests objektivierbar (s. Kap. »Testpsychologische Untersuchung«). Die Diagnose der Legasthenie als Teilleistungsstörung bedarf jedoch immer einer weitergehenden Diagnostik, deren Methodik in Tab. 3.**3** zusammengefaßt ist.

Für die **Diagnose** der Legasthenie sind als Ursachen auszuschließen: ein Intelligenzmangel, der ein normales Erlernen des Lesens und der Rechtschreibung nicht erlaubt, eine das Leistungsdefizit erklärende psychische Problematik, eine unzureichende Beschulung sowie neurologische Ursachen. Die Kinder mit Legasthenie beherrschen das Lesen und Diktatschreiben der *einzelnen* Buchstaben, ebenso sind die Leistungen im Lesen und Diktatschreiben von Zahlen deutlich besser als im Lesen und Diktatschreiben von Worten und Sätzen (WEINSCHENK).

Tabelle 3.**3**. Diagnostik der Legasthenie (Primärsymptomatik) (nach WEINSCHENK 1965 und NIEBERGALL 1987)

1. Zahlendiktat	(o. B.)
2. Buchstabendiktat	(o. B.)
3. Abschreiben von Wörtern und Texten	(o. B.)
4. Zahlenlesen	(o. B.)
5. Buchstabenlesen	(o. B.)
6. Lautieren von Wörtern	(o. B.)
7. Leseprobe (Wörter, Text)	(oft verlangsamt, stockend, falsch)
8. Schreiben von Wörtern	(fehlerhaft, *gestört*)

Zusätzlich:
- Anamnese (Eigen- und Familienanamnese: Primäre Konflikte? Unzureichende Beschulung? Legasthenie familiär?)
- Intelligenzdiagnostik
- Lese- und Rechtschreibtests
- Ärztliche Untersuchung (Sinnesbehinderungen? Neurologische Erkrankungen?)
- Prüfung von Teilleistungen (Konzentration? Wahrnehmung?)
- Sprachentwicklungstest und Lautdiskrimination

Differentialdiagnostisch sind von der Legasthenie zu unterscheiden:

- *Agraphie* als jene Schreibunfähigkeit, die nur nach erworbener Schreibfähigkeit als Folge einer hirnorganischen Schädigung auftritt.
- *Alexie* als isolierte Störung des Lesens nach bereits erworbener Lesefähigkeit, verursacht durch eine Hirnläsion wie z. B. durch Substanzschäden im Bereich des posterioren Anteils des Balkens.
- Von der Legasthenie sind zu trennen *andere Lese-, Schreib- und Rechtschreibschwächen,* die sich aufgrund mangelhafter Beschulung, psychosozialer Beeinträchtigung, Intelligenzmangel oder aufgrund klinisch-neurologischer Defekte ausgebildet haben.
  In der Praxis können sich insbesondere bei spät diagnostizierter Legasthenie aufgrund der wechselseitigen Vernetzung zwischen umschriebener Lese-Rechtschreib-Schwäche, die u. U. zu einem allgemeinen Lernleistungsversagen generalisiert, mit ungünstigen schulischen und psychosozialen Erfahrungen differentialdiagnostische Probleme ergeben. Der Legasthenie nicht zugehörig sind *graphomotorische Störungen,* wie sie z. B. bei einer zerebralen Koordinationsstörung (Zerebralparese) bestehen können.

Therapie. Die Behandlung beinhaltet:

- *schulpädagogische Maßnahmen* wie z.B. spezielle Förderkurse, innere Differenzierung im Unterricht;
- *Übungsbehandlung* meist in Form von Einzeltherapie: *Lesetraining* bezüglich Tempo, Beherrschen der Schriftzeichen, Textverständnis usw.;
- *Rechtschreibtraining* mit Ausarbeitung von adäquaten Strategien wie z.B. der Einsatz von Handzeichen oder aber Techniken der Fehlerkontrolle;
- *Funktionstraining* bezüglich Konzentration, Lautdiskrimination, sprachlicher Kompetenzen usw.; hierbei wird weniger die isolierte Übung einzelner Teilleistungsfunktionen gewichtet als vielmehr die Verknüpfung des Funktionstrainings mit dem Lese-Rechtschreib-Vorgang.
- *Heilpädagogisches und verhaltenstherapeutisches Vorgehen* zur Verbesserung des Lernleistungsverhaltens: Abbau von Leistungsängsten und Mißerfolgsorientiertheit sowie unzureichender Frustrationstoleranz; Übung von Techniken der Selbstbestärkung, der Entspannung usw.
- *Elternberatung,* die Eltern aufklärt und sie von der Vorstellung befreit, ihr Kind sei »dumm«, »unwillig«, »faul«, »erziehungsschwierig« oder »krank«; Hausaufgabenhilfe.
- *Psychotherapeutische Maßnahmen* sind im Einzelfall indiziert, wobei in der Regel die Familie und die verantwortlichen Lehrkräfte einbezogen werden. Eine Psychotherapie ist insbesondere notwendig, wenn sich auf dem Boden der Legasthenie sekundär gravierende Selbstwertprobleme, ein generalisiertes Leistungsversagen und soziale Schwierigkeiten herausgebildet haben und Symptome von Krankheitswert bestehen wie z.B. erhebliche Schlafstörungen, Schulverweigerung, psychosomatische Symptome, spezifische Symptome wie Enuresis und Tics, reaktive Depression und nicht zuletzt dissoziale Tendenzen.

Die Diagnose der Legasthenie bezweckt *keine* »Psychiatrisierung«(!) einer kindlichen Leistungsschwäche. Ganz im Gegenteil macht eine sorgfältige kinderpsychiatrische Diagnostik eine spezifisch pädagogische und therapeutische Hilfe möglich, die einer schulischen, sozialen und beruflichen Integration des Kindes zugute kommt und so eine »Psychiatrisierung« verhindert.

Hinweis: In Hessen besteht – ähnlich wie in anderen Bundesländern – mit Rechtsverordnung vom 22. Oktober 1985 zur Leistungsfeststellung und Leistungsbewertung bei Schülern mit besonderen Schwierigkeiten beim Lesen, Schreiben und Rechtschreiben ein u. U. einklagbares Recht der Eltern auf eine gesonderte schulische Förderung des Kindes und eine Berücksichtigung der Leistungsschwächen in der Benotung.

Der Begriff der Legasthenie ist unter dem schulischen Aspekt den allgemeinen Lese-, Schreib- und Rechtschreibstörungen gleichgestellt. Dies darf nicht von der Notwendigkeit ätiologieklärender Diagnostik entbinden. In diese Verantwortlichkeit sind die Schulen nun insofern miteingebunden, als die Richtlinien den Lehrern eine Aufklärungspflicht gegenüber den Eltern zuschreiben und für den Einzelfall auf die Erfordernis einer ärztlichen und psychologischen Diagnostik und außerschulischen Therapie verweisen. Ähnliche Regelungen gelten in anderen Bundesländern.

Prognose. Sie ist individuell verschieden. In leichteren Fällen wird in der Regel das Lesen und Rechtschreiben in ausreichendem Maße erlernt; in schwereren Fällen bleiben Mängel bestehen; Kinder mit schwerster Legasthenie (etwa 1% der Bevölkerung) können auch bei guter intellektueller Begabung und intensiver Förderung eine annähernd korrekte Rechtschreibung nicht erlernen. Bei therapeutischer und verständnisvoller familiärer und schulischer Betreuung der Kinder ist die schulische und berufliche Prognose gut, selbst wenn die Lese-Rechtschreib-Schwäche noch erheblich ist. Statistisch korreliert die Rate unterbrochener Schul- und Berufslaufbahn mit dem Schweregrad der Legasthenie.

Spezifische Rechenschwäche

Im Unterschied zur Legasthenie sind Rechenstörungen bislang wenig erforscht, die Kenntnisse unbefriedigend und noch als sehr vorläufig anzusehen.

Diagnose. Definitionsgemäß liegt eine spezifische Rechenschwäche dann vor, wenn die Rechenfähigkeit gravierend beeinträchtigt ist, obwohl die allgemeinen intellektuellen Voraussetzungen für das Erlernen des Rechnens gegeben sind. Ihre Häufigkeit dürfte unter 2% bei Zweitkläßlern liegen.

Die Rechenfähigkeit kann nach Weinschenk z.B. in folgenden Positionen beeinträchtigt sein:

1. Beherrschung der Reihenfolge der Zahlworte des Anfangs der Zahlenreihe;
2. die richtige Zuordnung konkreter Mengen (fünf Äpfel) zu den Zahlworten (dem Wort »fünf«);
3. der richtige Gebrauch abgebildeter Mengen konkreter Gegenstände (z.B. die Zuordnung einer Abbildung von fünf Äpfeln zum Zahlwort »fünf«);
4. Fähigkeit, anstelle konkreter Dinge abstraktere gegenständliche Korrelate (z.B. Striche, Punkte) als Anschauungsform der Zahlworte zu gebrauchen;
5. Erlernen der Ziffern des Dezimalsystems;
6. Fähigkeit, die gegenständlichen Korrelate der Zahlbegriffe auch in bloßer Vorstellung zu vergegenwärtigen und damit Operationen zu vollziehen (z.B. Addition, Subtraktion, Multiplikation usw.).

Schwächen in einer oder mehrerer dieser Ebenen sind diagnostisch abprüfbar und pädagogisch sowie therapeutisch richtungsweisend. Zu beachten sind Sprachverständnisstörungen und graphomotorische Behinderung (Grissemann u. Weber).

Die Diagnostik fußt auf spezifischen klassengestuften Rechentests, wie z.B. dem diagnostischen Rechentest für dritte Klassen DRE 3. Die Diagnose setzt weiterhin eine Analyse des Rechnens beim Kind voraus, so daß die Schwierigkeiten in den obengenannten rechnerischen Stufen, aber auch die Selbsthilfemöglichkeiten des Kindes – wie z. B. das Rechnen mit Fingern – geortet werden. Die funktionsgerichtete Diagnostik muß durch eine allgemeine Entwicklungsdiagnostik, eine Analyse der Intelligenz, der Lernstrategien sowie der schulischen und familiären Voraussetzungen ergänzt werden.

Differentialdiagnostisch ist eine *Akalkulie* als Rechenstörung nach erworbener Hirnschädigung auszuschließen.

Die **Therapie** beinhaltet eine *Elternberatung,* die über den Charakter der Teilleistungsstörung aufklärt. Notwendig sind spezielle *schulpädagogische Maßnahmen* wie Förderunterricht und innere Differenzierung. Darüber hinaus ist eine *Übungsbehandlung,* die u. a. relevante Teilleistungsfunktionen wie z. B. Konzentrationsfähigkeit in Zusammenhang mit dem konkreten Rechenvorgang einübt. Wie bei der Legasthenie so hat auch in der Behandlung der Rechenstörungen der Einsatz von rechnergesteuerten Programmen (»Lernen am Computer«) an Bedeutung gewonnen. Psychotherapeutische Maßnahmen sind notwendig, wenn sekundäre psychopathologische Symptome, Leistungsängste und Selbstwertprobleme erheblich sind. Anzustreben ist eine Optimierung der schulischen, familiären und ggf. psychogenen Voraussetzungen des Lernens, grundlegend bleibt jedoch immer die Einübung der Rechenoperationen.

Andere umschriebene Teilleistungsschwächen

Umschriebene Störungen der Sprech- und Sprachentwicklung und der Motorik

Sie sind unter den entsprechenden eigenständigen Kapiteln abgehandelt (S. 188ff u. S. 177ff.).

Spezifische dyspraktische Störungen (Entwicklungsdyspraxie)

Entwicklungsdyspraxie bezeichnet die spezifische Schwäche, Einzelbewegungen in Bewegungsabläufe bzw. in Handlungsfolgen umzusetzen, während die einzelnen Teilbewegungen ungestört sind. Die Schwäche besteht vor abgeschlossener Entwicklung der Funktion.

- *Ideatorische Entwicklungsapraxie* liegt vor, wenn das Kind nicht ausreichend die Fähigkeit entwickelt, Handlungsfolgen auszuführen, die den korrekten zweckdienlichen Gebrauch verschiedener Gegenstände abverlangen. Dem Kind werden z. B. Schuhe und Strümpfe vorgelegt mit der Aufforderung: »Ziehe deine Schuhe und Strümpfe an« (Lehmkuhl). Das Kind mit ideatorischer Entwicklungsdyspraxie löst die Aufgabe nicht, es zieht vielleicht den Strumpf über den Schuh, obwohl ihm für einen rechten Gebrauch der Kleidungsstücke die notwendigen einzelnen Bewegungselemente zur Verfügung stehen. Es handelt sich um eine *Gebrauchsstörung.*
- *Ideomotorische Entwicklungsapraxie* besteht, wenn das Kind nicht ausreichend die Fähigkeit entwickelt hat, nach verbaler Aufforderung oder durch Imitation Einzelbewegungen in die erforderlichen Bewegungsfol-

gen umzusetzen. Es handelt sich um eine *Abfolgestörung* der Bewegung. Das Kind kann z.B. folgende Aufforderungen nicht nachvollziehen: »Strecke mir die Zunge heraus«, »tue so, als würdest du aus einer Tasse trinken« (LEHMKUHL).

Die Entwicklungsdyspraxien sind selten. Die Diagnose setzt voraus, daß die Entwicklungsschwäche nicht durch Lähmung, Störung der Koordination, der Sinneswahrnehmung, des Sprachverständnisses, der Intelligenz oder des Bewußtseins erklärbar sind (POECK).

Differentialdiagnostisch sind abzugrenzen die Apraxien, die infolge einer erworbenen Hirnschädigung nach bereits entwickelter Handlungsfähigkeit aufgetreten sind.

Die **Therapie** beginnt mit dem Erkennen der spezifischen Schwäche des Kindes, so daß Handlungsabbrüche nicht als Intelligenzdefizit oder Verhaltensstörungen mißgedeutet werden. In schwereren Fällen sind neben der Elternberatung Übungsbehandlungen und heilpädagogische Vorgehensweisen indiziert (s. Kap. zur Übungsbehandlung und heilpädagogischen Maßnahmen S. 372ff. u. S. 380ff.).

Spezifische Wahrnehmungsschwächen, spezifische Schwächen der räumlichen Orientierung und sensomotorischen Entwicklung

- *Spezifische Wahrnehmungsschwächen* sind Schwächen in der Entwicklungsphase u.a. von *Formkonstanz* wie z.B. die Unterscheidung von Kreis, Oval und Rechteck, von *Größenkonstanz,* dem Erkennen von Größenunterschieden, der *Figur-Grund-Unterscheidung,* der Fähigkeit, aus einer Fülle von Reizen nur einige definierte Reize auszuwählen (Beispielaufgabe: Aus einem Wirrwarr von aufgezeichneten Linien ist ein darin eingezeichneter Stern als Figur herauszufinden). Störungen der *räumlichen Orientierung* führen dazu, daß räumliche Beziehungen, die zwischen verschiedenen Objekten oder Elementen eines Objektes bestehen, verkannt werden (Raumlagelabilität: Mangelhaftes Erkennen von spiegelbildlich gegenüber normal dargestellten Objekten).

  Die Wahrnehmungsleistungen entwickeln sich in besonderer Weise im Kleinkind- und Vorschulalter. Entwicklungsstörungen der *Zeichenfähigkeit* (konstruktive Apraxie) sind im gewissen Maße mit allgemeineren Störungen der Hirnfunktion korreliert, so daß Zeichenleistungen in diagnostischen Verfahren zur Hirnfunktionsprüfung Eingang gefunden haben.

Als *diagnostische Verfahren* sind gebräuchlich der Frostig-Entwicklungstest zur visuellen Wahrnehmung, die Tests zur Erfassung verschiedener Aspekte visuoperzeptiver und visuomotorischer Leistungen nach Ayres, der Bender-visuomotorische-Gestalttest und Göttinger-Formreproduktionstest.

- *Spezifische sensomotorische Störungen* sind Entwicklungsschwächen, die im Sinne motorischer Ungeschicklichkeit bei komplizierten Bewegungsabläufen sichtbar werden. Sie beinhalten Störungen des Körperschemas und der Rechts-Links-Unterscheidung.

Zur **Diagnostik** ergänzen sich neurologisch-motoskopische Untersuchungsverfahren sowie standardisierte Tests zur motorischen Entwicklung wie z. B. der Körperkoordinationstest für Kinder (KTK), der Motoriktest für vier- bis sechsjährige Kinder (MOT 4–6) sowie die Lincoln-Oseretzky-Skala (LOS KF 18).

In den Verfahren werden die Gesamtkörperbeherrschung, feinmotorisches Geschick, Gleichgewichtsvermögen, Reaktionsfähigkeit, Sprungkraft und Schnelligkeit, Bewegungsgenauigkeit, Auge-Hand- und Auge-Fuß-Koordination geprüft. Teilweise bestehen getrennte Normen für nichtbehinderte und behinderte Kinder.

Die isolierten oft sehr unscheinbaren Schwächen haben im Rahmen der Früherkennung und Frühförderung im Vorschulalter eine besondere Bedeutung gewonnen. Mit Teilleistungsschwächen sind oft erzieherische Schwierigkeiten verknüpft; frühe Erziehungsprobleme sollten daher immer Anlaß für eine genaue Untersuchung des Kindes bezüglich seiner Teilleistungsfunktionen sein.

Im Kindergarten können die Kinder durch spezifische Leistungsdefizite wie etwa im Malen, konstruktivem Spiel, beim Sport oder bei feinmotorischen Aufgaben rückständig erscheinen, so daß sie nicht selten von der Gleichaltrigengruppe ausgegliedert und gehänselt werden. Die Bedeutung von Teilleistungsstörungen in der Genese psychopathologischer Entwicklungen ist erwiesen. Auch bei »endogenen« Erkrankungen, wie z. B. der Schizophrenie, werden Teilleistungsstörungen zunehmend untersucht.

Die **Therapie** erfordert immer ein individuelles Vorgehen. Die Elternberatung zielt darauf, den Eltern die Schwierigkeiten des Kindes erkennbar zu machen und erzieherische Alltagshilfen zu erarbeiten. Zudem kann die Einbeziehung des Kindergartens bzw. der Schule notwendig werden, um eine Fehlbeurteilung und Isolierung des Kindes in der Gleichaltrigengruppe zu verhindern und spezifische pädagogische Hilfen anzuregen. Im Einzelfall können Übungsbehandlungen und heilpädagogische Maßnahmen indiziert sein, so daß Techniken der Beschäftigungstherapie, Psychomotorik, Heilpädagogik, Logopädie und Verhaltenstherapie relevant sind. In der psychomotorischen Übungsbehandlung werden die Funktionen von Körpergleichgewicht, grobmotorischen Fertigkeiten, Fingergeschick wie aber auch des Körperbewußtseins, der Links-Rechts-Unterscheidung usw. trainiert, wozu Übungsprogramme wie z. B. nach Kiphard oder Frostig zur Verfügung stehen. Bei spezifischen Wahrnehmungsschwächen werden die Defizite entweder direkt angegangen oder durch die Förderung kompensatorischer Fähigkeiten zu beheben versucht. Spezifische Förderungsprogramme wurden von Frostig und Ayres entwickelt.

Epilepsien (zerebrale Anfallskrankheiten) im Kindes- und Jugendalter

ELISABETH TIEBER

Definition, Ätiologie und Pathogenese

Epilepsien sind Erkrankungen des zentralen Nervensystems, die sich klinisch dokumentieren in Form von chronisch rezidivierenden Anfällen als Ausdruck einer abnormen elektrischen Entladung zerebraler Neuronenverbände.

Diese elektrischen Entladungsstörungen beruhen auf komplexen neurochemischen Vorgängen, die noch nicht umfassend bekannt sind. Man diskutiert eine Störung der intrazellulären metabolischen Energieerzeugung sowie Störungen des biochemischen Gleichgewichts zwischen bremsenden (inhibitorischen) und erregenden (exzitatorischen) Transmittersubstanzen an den Synapsen. Die epileptische Entladung wird letztlich ausgelöst durch eine fehlgesteuerte Depolarisation des Membranenpotentials infolge einer Störung des Elektrolytaustausches. Dieser gestörte Mechanismus kann auf einer genetischen Fehlanlage beruhen (endogene oder genuine Epilepsie) oder durch exogene Ursachen bewirkt werden (exogene oder reaktive »Epilepsie«).

Während der Gehirnreifung ist das Gleichgewicht in der Ausbildung hemmender und fördernder Synapsen gelegentlich gestört. Es kann z.B. die Anzahl der erregungsfördernden Synapsen überwiegen, wodurch exzitatorische Vorgänge leichter durchbrechen (Altersdisposition von Fieberkrämpfen im Kleinkindesalter). Alle möglichen Schädigungen des Gehirns (Entzündung, Trauma, Tumor) können ebenfalls epileptische Anfälle bewirken. Man spricht dann von einer symptomatischen »Epilepsie«. Der zerebrale Anfall ist in diesem Fall Begleitsymptom einer bestimmten Hirnerkrankung.

Die Einteilung in *genuine* und *symptomatische* Epilepsien ist problematisch, da der Nachweis eines exogenen Hirnschadens den kausalen Zusammenhang mit den Anfällen nicht beweist und der fehlende Nachweis eines Organschadens im Gehirn diesen nicht ausschließt und somit die Annahme einer *genuinen* Epilepsie nicht berechtigt. Epilepsiespezifische EEG-Merkmale können zur diagnostischen Klärung herangezogen werden, wie anamnestische Daten in der Familienanamnese. Den wichtigsten diagnostischen Wert hat nach wie vor die direkte Anfallsbeobachtung mit Anlegung eines Anfallsprotokolls (Tab. 3.**4**). Eine sichere Abgrenzung ist auch mit Hilfe dieser Möglichkeiten nicht immer gegeben, so daß der Begriff »Epilepsie ungeklärter Ätiologie« leider die Nomenklatur der Epilepsiediagnostik weiterhin belastet. Anzustreben ist eine ätiologische Gruppendiagnose:

Wir unterscheiden:
a) Residualepilepsien,
b) Prozeßepilepsien.

Tabelle 3.4. Anfallsprotokoll

Name:
Datum:
Uhrzeit:

Dauer des Anfalls:

Situation, in der der Anfall auftrat:
aus dem Schlaf
vor, nach dem Erwachen
vor, nach dem Einschlafen
im Gehen, Stehen, Sitzen, Liegen
beim Füttern, Baden
im Spiel
bei Erregung

Verhalten im Anfall:
Hinsetzen, Aufsitzen, Festhalten, Umsinken, Stürzen, Tätigkeit wird automatisch fortgesetzt, Innehalten
Gesichtsausdruck/-farbe
Kopfwendung nach
Blickwendung, Augenstellung
Verziehen des Mundes
Speichelfluß, Schaum vor dem Mund, Zungenbiß

Zuckungen (Myoklonien):
im Kopfbereich (Augenlider, Mund)
im Bereich der oberen und unteren Extremitäten (einseitig, doppelseitig, seitenbetont, regelmäßig, unregelmäßig)

Automatismen:
Schmatzen, Lecken, Kauen, Nesteln, Zupfen

Reaktionen:
auf Anruf, Schmerzreize
Pupillenreaktion

Tonus der Arme, der Beine:
Lähmungen

Stuhl-/Urinabgang
Körpertemperatur

Verhalten nach dem Anfall:
Müdigkeit/Schlaf/Umdämmerung
Erregung
Erbrechen, Kopfschmerzen, Lähmungen
Stimmung

Erinnerung an den Anfall: Ja/Nein

Aura:

Medikamente:

Name des Beobachters:

Residualepilepsien treten als Folge abgeschlossener zerebraler Erkrankungen oder Dysgenesien auf. Nach dem Zeitpunkt der Schädigung unterscheidet man:

pränatale Läsionen (z. B. Toxoplasmose, Gefäßmißbildung),
perinatale Läsionen (z. B. zerebrales Geburtstrauma, Kernikterus),
postnatale Läsionen (z. B. Meningitis, Enzephalitis, Trauma, vaskuläre Erkrankung).

Die *Prozeßepilepsien* treten im Gefolge prozeßhafter zerebraler Erkrankungen auf wie z. B. nach:
neurometabolischen Erkrankungen
(Hirnstoffwechselerkrankungen wie Phenylketonurie),
expansiven Prozessen (Tumoren, Abszesse),
neurokutanen Dysplasien (tuberöse Hirnsklerose),
degenerativen Hirnerkrankungen (Zerebralsklerose),
chronisch entzündlichen Erkrankungen des zentralen Nervensystems (multiple Sklerose).

Epidemiologie

Die Epilepsie gehört zu den häufigsten chronischen Erkrankungen des zentralen Nervensystems. Nach neueren Daten beträgt die Häufigkeit der Epilepsie 1% der Bevölkerung. In der BRD leben ca. 600000 Anfallskranke. Etwa die zehnfache Zahl an Menschen trägt epilepsiespezifische Veränderungen im EEG (erhöhte zerebrale Anfallsbereitschaft). Mehr als 75% der epileptischen Erkrankungen beginnen vor dem 18. Lebensjahr. Die Hälfte der Anfallskranken ist jünger als 16 Jahre. Epilepsien können in jedem Lebensalter auftreten. Um den hohen Anteil der kindlichen Epilepsien zu verdeutlichen sei der Diabetes zum Vergleich herangezogen. Beim Diabetiker kommt 1 Kind auf 100 erwachsene Patienten, bei der Epilepsie 1 Kind auf 2 erwachsene Patienten. Hierin dokumentiert sich die wichtige Position der Neuropädiater und Kinder- und Jugendpsychiater, die sich hauptsächlich mit der Behandlung der kindlichen Epilepsien befassen.

Klassifikation

Es gibt zahlreiche Klassifikationsschemata, die unterschiedliche Gesichtspunkte der Epilepsien berücksichtigen. Z. B. orientieren sie sich an dem klinischen Bild, an Ätiologie, Manifestationsalter, morphologischem Substrat, elektroenzephalographischen Daten. An dieser Stelle soll eine für den praktischen Bedarf nützliche Klassifizierung Anwendung finden, die sich auch anlehnt an die Liga-Klassifizierung, die generalisierte und fokale Anfälle unterscheidet. Die Einteilung nach klinischen Anfallstypen (Abb. 3.**6**) wird ergänzt durch eine EEG-Klassifizierung (Abb. 3.**7**).

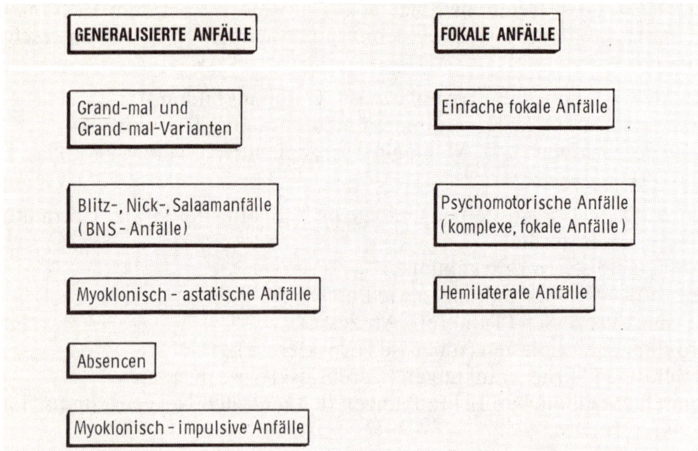

Abb. 3.**6**. Epilepsieklassifikation nach klinischen Anfallstypen (aus *A. Matthes:* Epilepsien. Thieme, Stuttgart 1984)

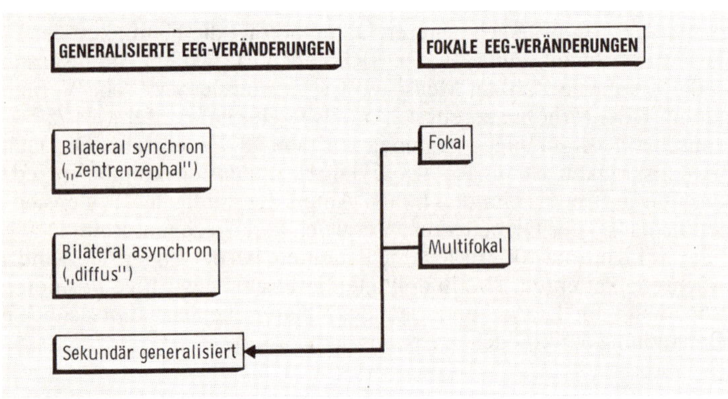

Abb. 3.**7**. Klassifikation nach EEG-Befund (aus *A. Matthes:* Epilepsien. Thieme, Stuttgart 1984)

Klassifikation nach klinischen Anfallstypen

Generalisierte Anfälle

Bei den generalisierten Anfällen sind beide Hemisphären am Anfallsgeschehen beteiligt. Die Mehrzahl der generalisierten Anfälle geht mit Bewußtseinsstörung einher. Allerdings gibt es auch generalisierte Anfälle ohne Bewußtseinsstörung, andererseits kann die Bewußtseinsstörung einziges Symptom eines generalisierten Anfalls sein (Absence).

Einfache fokale Anfälle

Hierbei beschränkt sich der Anfall auf einen begrenzten Neuronenabschnitt innerhalb einer Hemisphäre (motorischer Jackson-Anfall).

Komplexe fokale Anfälle

Sie unterscheiden sich von den einfachen fokalen Anfällen durch eine obligatorische Beeinträchtigung des Bewußtseins. Das klinische Bild läßt keinen Rückschluß zu, welche Hirnseite für den Anfall verantwortlich zu machen ist. Diese Anfälle sind lokalisiert im Temporallappen bzw. im limbischen System.

Hemilaterale fokale Anfälle

Diese Sonderform der fokalen Anfälle findet ihren Ausgang in der kontralateralen Hemisphäre.

Sekundär generalisierte fokale Anfälle

Bei diesem Anfallstyp geht der initial fokale Anfall über in ein generalisiertes Anfallsgeschehen (Jackson-Anfall → Grand-mal-Anfall).

Unklassifizierbare Anfälle

Dieser Begriff ist ein Notbehelf und sollte immer Anlaß geben, die Diagnostik weiter zu betreiben; nur bei Neugeborenenkrämpfen ist diese Klassifizierung oft nicht zu umgehen.

Epileptische Serien und Staten

Eine Anfallshäufung, bei der der Patient zwischen den einzelnen Anfällen das Bewußtsein erlangt, bezeichnet man als Serie. Erlangt der Patient das Bewußtsein dazwischen nicht, so spricht man von einem Status. Am häufigsten ist der Grand-mal-Status, es können aber auch andere Anfälle in einen Status übergehen (Absence-Status).

Klassifikation nach EEG-Befunden

Wir unterscheiden EEG-Veränderungen im Anfall (iktales EEG) und im anfallsfreien Intervall (interiktales EEG).

Im *iktalen EEG* besteht für die Zeit der abnormen Entladung Anfallsaktivität oder hypersynchrone Aktivität. Aus der Art dieser hypersynchronen Entladungen läßt sich häufig, aber nicht immer, der Anfallstyp erkennen.

Iktale Entladungen ohne klinischen Anfall bezeichnet man als erhöhte Anfallsbereitschaft, andererseits gibt es auch klinische Anfälle ohne EEG-Korrelat (tiefsitzende epileptische Anfallsgeneratoren).

Interiktales EEG. Im anfallsfreien Intervall werden die häufigsten EEGs abgeleitet, da der Anfall meist nicht auf Bestellung kommt. Wir sind deshalb auf das interiktale EEG in der Epilepsiediagnostik angewiesen.

Das interiktale EEG kann

- normal,
- unspezifisch pathologisch oder
- epilepsiespezifisch

aussehen.

Durch Provokationsmethoden wie forcierte Hyperventilation, Photostimulation, Schlafentzugs-EEG lassen sich interiktale Befunde verdeutlichen.

Ein normales EEG schließt eine Epilepsie nicht aus. Hypersynchrone Aktivität beweist nicht ein klinisch manifestes Anfallsleiden (wichtig bei forensischen Fragen).

Darstellung der einzelnen Anfallsformen

Generalisierte Anfälle (Grand-mal-Anfall)

Symptomatik. Diesem Anfall können Stunden bis Tage – sog. Prodromi, d.h. unspezifische Vorboten wie Reizbarkeit, Stimmungslabilität, motorische Unruhe, Schlaflosigkeit, Kopfschmerzen, Schwindel, Übelkeit, Aufstoßen, Blähungen, Stuhl- oder Harndrang sowie Schweißausbruch – vorausgehen.

Im Gegensatz zu den unspezifischen Vorboten ist die Aura, die in 10% der Fälle beim generalisierten tonisch-klonischen Anfall auftreten kann, Hinweis auf eine lokale epileptische Funktionsstörung. Es handelt sich also nach einem mit Aura beginnenden Grand-mal-Anfall eigentlich um einen fokalen Anfall mit sekundärer Generalisierung.

Die Aura ist vielgestaltig. Am eindrucksvollsten ist die optische Aura: Die Patienten berichten über Farbensehen, bunte Kugeln, Blindheit.

Bei der akustischen Aura klagen die Patienten über Brausen, Klingeln, Rauschen, bei der olfaktorischen über eigenartige Geruchsempfindungen, bei der gustatorischen über eigenartige Geschmackssensationen, bei der epigastrischen über Drücken im Oberbauch. Die vestibuläre Aura ist verbunden mit Schwindelerscheinungen, die vegetative mit einem aufsteigenden Hitzegefühl, Herzklopfen, Übelkeit, Harn- und Stuhldrang, Frösteln oder Schwitzen.

Der typische Grand-mal-Anfall beginnt mit einem *tonischen* Krampf (30 Sek. Dauer) nach einem Initialschrei. Der Patient stürzt wie vom Blitz getroffen zu Boden. Kopf, Rumpf, Arme und Beine gehen in extreme Streck- bzw. Opisthotonushaltung. Es gibt auch eine Variante mit Beugehaltung (Emprosthotonus). Durch die Anspannung der Muskulatur ist das Gesicht verzerrt, die Augen sind nach oben gewendet oder zur Seite verdreht.

An das tonische schließt sich das *klonische* Stadium (Dauer 1½ bis 2 Minuten) mit rhythmischen seitengleichen Muskelzuckungen. Es folgt eine allgemeine Muskelerschlaffung, während der irreguläre Myoklonien auftreten können. Nun setzt die Atmung keuchend wieder ein (postkonvulsives oder Erschöpfungsstadium), der Patient bleibt noch etwa 2 Minuten komatös, ehe er in einen Nach-(Tief-)Schlaf verfällt, der über Stunden dauern kann, aus dem er abgeschlagen, mißmutig und mit Kopfschmerzen erwacht. Postiktal kann auch ein Verwirrtheitszustand, motorische Unruhe oder ein Dämmerzustand folgen. Erst allmählich kommt es zur Reorientierung. Für den Anfall besteht eine Erinnerungslücke, die Aura kann jedoch von Erwachsenen genau, von Kindern nicht oder nur vage beschrieben werden.

Vegetative Symptome während des Anfalls treten auf in Form von zentraler Apnoe (Zyanose), lichtstarren Pupillen, Tachykardie, Blutdruckanstieg, Sphinkterspasmen (Einnässen, Einkoten), Hypersalivation (Schaum vor dem Mund, der Schaum kann blutig tingiert sein bei einem vorausgegangenen Zungenbiß).

Grand-mal-Komplikationen. An leichten Verletzungen sind zu erwähnen: Zungenbiß, Biß in die Wangenschleimhaut, subkonjunktivale Blutungen oder Petechien im Gesicht und Halsbereich, Platzwunden, Prellungen oder Zerrungen.

Schwerere Verletzungen können durch den Sturz auftreten wie Frakturen, sub- und epidurale Hämatome, Commotio oder Contusio.

Sehr selten kommt es zu einem Herz- oder Atemstillstand, zu Ersticken oder zu einer letalen Aspiration.

Grand-mal-Varianten. Eine besondere Art des Grand-mal-Anfalls ist das *halbseitige* Auftreten des generalisierten tonischen oder tonisch-klonischen Krampfes, wobei ein Wechsel auf die kontralaterale Seite nach einem Intervall möglich ist. Diese Form manifestiert sich häufig im Säuglingsalter als Ausdruck mangelnder Hirnreife.

Tonische Anfälle kommen im Kindesalter häufiger vor. Die Anfälle beginnen abrupt mit einem von der oberen auf die untere Körperhälfte fortschreitenden tonischen Krampf. Zunächst kommt es zu einer symmetrischen Kontraktion der Hals- und Nackenmuskulatur, dann werden die Augen weit aufgerissen, die Bulbi verdrehen sich nach oben, der Mund öffnet sich. Die Begleitsymptomatik entspricht dem Grand-mal-Anfall.

Klonische Anfälle sind ebenfalls am häufigsten im Säuglings- und Kleinkindesalter. Sie können asymmetrisch oder symmetrisch auftreten, synchron oder asynchron und können auch auf die Arme beschränkt bleiben.

Abortiv-Grand-mal-Anfälle sind eine Zeitraffer- oder fragmentarische Ausgabe des Grand-mal-Ablaufs.

Hinsichtlich des zeitlichen Auftretens unterscheidet man Schlaf- oder Aufwach-Grand-mal und ein diffuses Grand-mal.

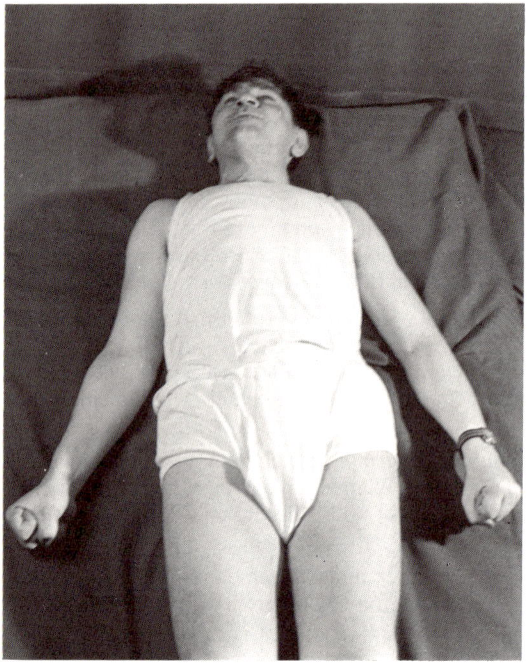

Abb. 3.**8**. Grand mal. Tonische Initialphase. Strecktonus der Arme und Beine, Opisthotonushaltung des Kopfes (aus *A. Matthes:* Epilepsien. Thieme, Stuttgart 1984)

Vom *Schlaf-Grand-mal* spricht man, wenn die Anfälle aus dem Nacht- oder Mittagsschlaf heraus auftreten, während das *Aufwach-Grand-mal* immer nach dem Erwachen einsetzt. Von *diffusem Grand-mal* spricht man, wenn keine konstante zeitliche Bindung gegeben ist.

Der Grand-mal-Anfall kann als Serie wie als Status auftreten (Abb. 3.**8**).

Blitz-, Nick- und Salaam-Anfälle (BNS-Anfälle)

Synonyma. Propulsivanfälle, Propulsiv-Petit-mal, »infantile spasms«, »spasmes en flexion«, West-Syndrom.

Symptomatik. Der Blitzkrampf wird durch eine einzelne, generalisierte myoklonische Zuckung bewirkt. Es kommt zu einer Kopf- und Rumpfbeugung, Abduktion und Flexion der Arme und Flexion der Beine in Hüft- und Kniegelenk (Propulsionsbewegung oder Einigelungsbewegung). Beim liegenden Säugling wird diese Bewegung häufig fehlgedeutet als Aufrichtversuch oder einfaches Erschrecken. Eine abgemilderte Form, die nur zu einer

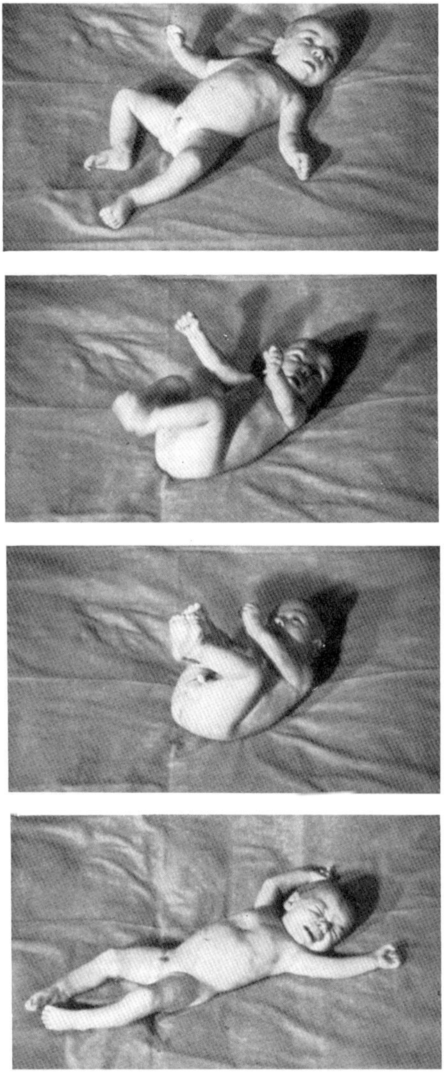

a b c d

Abb. 3.**9 a–d)** Propulsivanfall (Salaam-Krampf) bei einem 5 Monate alten Säugling. Vor Anfallbeginn (**a**), ruckartiges Hochwerfen der gestreckten Arme und Beugung der Beine (**b**), tonischer Beugekrampf (**c**), Erschlaffung und reaktives Weinen nach Ende des 2–3 Sek. dauernden Anfalls aus einer Anfallserie (aus *A. Matthes:* Epilepsien. Thieme, Stuttgart 1984)

Tabelle 3.**5**. Synopsis des West-Syndroms (aus *A. Matthes:* Epilepsien. Thieme, Stuttgart 1984)

Anfallformen	blitzartige Einzelmyoklonien oder kurze tonische Krämpfe meist mit Flexionsbewegung (Propulsion); typisch: Neigung zu Anfallserien
Manifestationsalter	zwischen dem 3. und 8. Lebensmonat (meist 5.–6. Monat)
Geschlechtsverteilung	Knaben > Mädchen
EEG	Hypsarrhythmie
Neurologie	häufig (etwa 80%) zerebrale Bewegungsstörungen
Psychopathologie	oft tiefgreifende Störung der kognitiven Funktionen; psychomotorische Entwicklung meist vor Epilepsiebeginn retardiert
Neuropathologie	Mikrozephalie, Lobärsklerosen, Mikro- und Pachygyrien, Migrationsstörungen, vaskuläre Malformationen, tuberöse Hirnsklerose
Ätiologie	70% prä- oder perinatale Hirnschädigungen (davon 10% tuberöse Hirnsklerosen), 20% postnatale Hirnschäden, 10% ohne strukturelle Hirnveränderungen (sog. idiopathische Formen), familiäre Epilepsiebelastung etwa 10%
Gesamtprognose	meist ungünstig, Mortalität ~20%. BNS-Anfälle sistieren (auch ohne Therapie) meist im Kleinkindesalter. Häufig Übergang in Lennox-Syndrom. Übergang in Grand-mal oder fokale Anfälle möglich. In 90% z. T. erhebliche intellektuelle Defektsyndrome
Therapie	Mittel der ersten Wahl: Benzodiazepine ACTH/Kortikoide

Nickbewegung des Kopfes führt, wird als Nickkrampf bezeichnet. Im Sitzen ähnelt das Erscheinungsbild dem orientalischen Gruß, daher die Bezeichnung Salaam-Krampf. Der Anfall ist sehr leicht zu übersehen, weil er nur Bruchteile einer Sekunde oder 1 Sekunde anhält, es sei denn er tritt in Serien auf, was für diesen Anfallstyp charakteristisch ist. Nach diesen Serien ist das Kind oft erschöpft. In der interiktalen Pause wirkt das Kind teilnahmslos oder es weint.

Neben der myoklonischen Einzelentladung kommt auch ein kurzer tonischer Krampf von 2–3 Sekunden Dauer vor bei gleichem Bewegungsmuster.

Mitunter wirkt der Anfall wie eine abortive Absence mit irregulären Myoklonien der Augenmuskeln (Augenzittern) oder mit Bulbusdeviationen nach oben (Abb. 3.**9**; Tab. 3.**5**).

Myoklonisch-astatische Anfälle

Synonyma. Akinetische Anfälle, myoklonisch-astatisches Petit mal, Petitmal-Variant, amyostatische Anfälle, Lennox-Syndrom.

Symptomatik. Dieser Anfallstyp beginnt mit einer Zuckungssalve, wodurch der Patient seine Haltungskontrolle verliert. Es handelt sich um bilaterale,

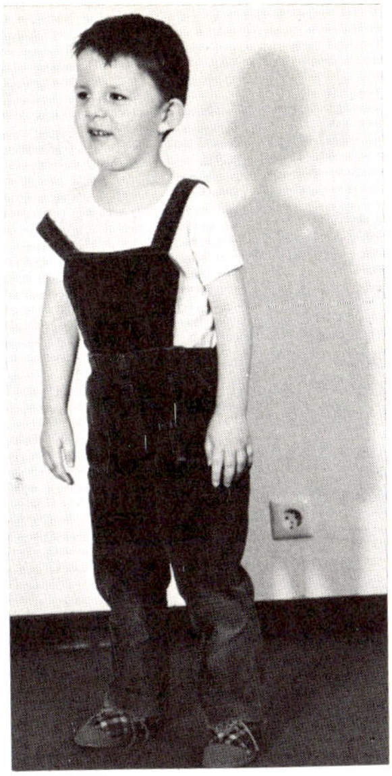

a

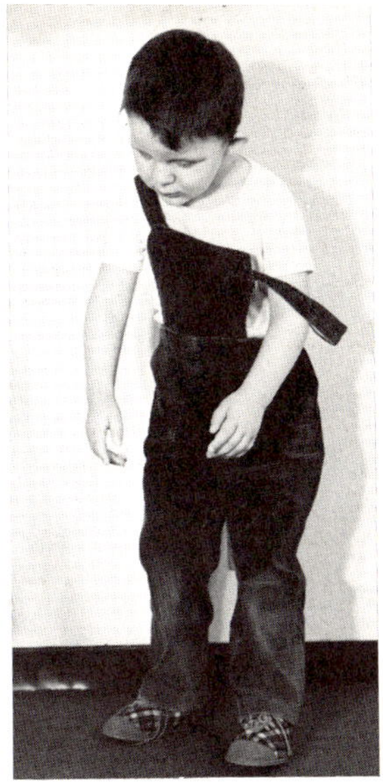

b

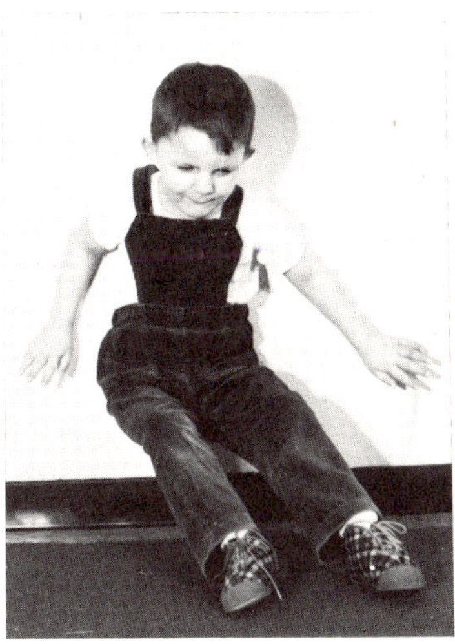

c

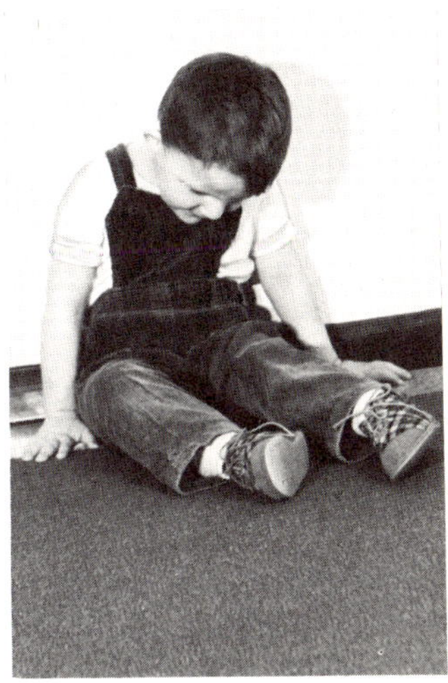

d

Abb. 3.**10 a–d)** Myoklonisch-astatischer Anfall (Sturzanfall) bei einem 5jährigen Jungen (aus *A. Matthes:* Epilepsien. Thieme, Stuttgart 1984)

Tabelle 3.**6**. Synopsis des Lennox-Syndroms (aus *A. Matthes:* Epilepsien. Thieme, Stuttgart 1984)

Anfallformen	myoklonisch-astatische Anfälle (atypische Absencen, Blinzelanfälle, Nickanfälle, Sturzanfälle) tonische Anfälle (vorwiegend aus dem Schlaf) Statusneigung ~ 50%
Manifestationsalter	2. bis 5. Lebensjahr
Geschlechtsverteilung	Knaben > Mädchen
EEG iktal	Spike-wave-Variantmuster bei myoklonisch-astatischen Anfällen generalisierte Spikes bei tonischen Anfällen
interiktal	meist Allgemeinveränderungen, langsame und irreguläre Spike-waves, häufig Fokus oder Multifoki
Neurologie	zerebrale Bewegungsstörungen 40% (meist Koordinationsstörungen)
Psychopathologie	in der Regel Störungen im kognitiven Bereich bis zu globalen Intelligenzdefekten; dementieller Abbau kommt vor; hirnorganische Wesensveränderungen häufig
Neuropathologie	fokale oder diffuse strukturelle Hirnveränderungen häufig
Ätiologie	hirnorganische Residualsyndrome (prä-, peri-, postnatal) subchronische Enzephalopathien selten metabolische oder genetische Störungen familiäre Epilepsiebelastung ~ 20%
Gesamtprognose	⅔ ganz oder partiell therapieresistent; Persistenz myoklonisch-astatischer Anfälle bis ins Erwachsenenalter möglich; Übergang in Grand-mal oder fokale Anfälle häufig; in 80% kognitive Störungen und hirnorganische Wesensänderung
Therapie	Mittel der 1. Wahl: Clonazepam, Valproat Mittel der ferneren Wahl: Ethosuximid, Trimethadion/Ethadion, ACTH/Kortikoide gegen tonische Anfälle zusätzlich Phenytoin

generalisierte oder partiell generalisierte Myoklonien mit postmyoklonischer Myatonie. Gelegentlich ist das Bewußtsein eingetrübt. Die leichteste Form sind Lidzuckungen (Blinzelanfälle). Wird die Halsmuskulatur mitbeteiligt, so resultiert ein Nickanfall.

Kommt es auch zu einer Lautbildung wie »heh« oder »huh«, so spricht man von Rufanfällen.

Die ausgeprägteste Form führt zu einem abrupten Sturz (Sturzanfall). Der Patient erhebt sich entweder spontan oder er bleibt einige Sekunden schlaff am Boden liegen. Eine statusartige Häufung der Anfälle ist auch bei diesem Anfallstyp möglich, dabei sind die Kinder umdämmert, verlangsamt, sitzen oft tagelang teilnahmslos herum, als wären sie medikamentös überdosiert. Dieser Zustand ist diagnostisch oft nur mit Hilfe des EEGs zu klären.

Der Erkrankungsgipfel liegt zwischen dem 2. und 5. Lebensjahr (Abb. 3.**10**; Tab. 3.**6**).

Absencen

Synonyma. Pyknolepsien, Friedmann-Syndrom.

Symptomatik. Die einfache Absence geht einher mit einer abrupt einsetzenden und rasch wieder abklingenden Bewußtseinsstörung (5–10 Sekunden Dauer). Der Beobachter bemerkt einen starren Blick und eine Erschlaffung der Gesichtsmuskulatur. Der Patient verliert nicht die Haltungskontrolle. Der Patient behält auch z. B. Gegenstände in der Hand. Der Handlungsablauf wird aber abgestoppt und mit Eintritt des Bewußtseins wieder fortgesetzt.

Der Patient hat eine Amnesie für den Anfall, wenn die Bewußtseinsstörung unter 5 Minuten Dauer liegt. Bei längeren Absencen registriert er die Störung und bezeichnet sie mit Ausdrücken wie »Weggetretensein« oder »Abwesenheit« (Abb. 3.**11**).

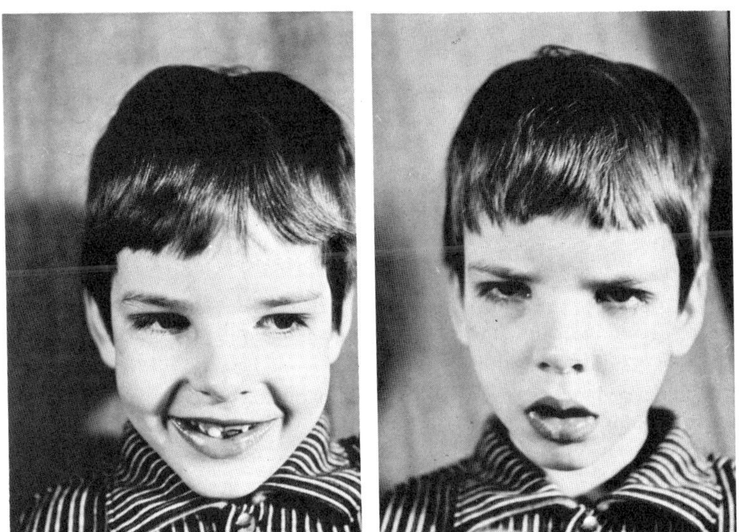

a b

Abb. 3.**11 a** u. **b)** Absence bei einem 7jährigen Jungen. Im Intervall (**a**), während der 7 Sek. andauernden Absenz starrer Blick, leerer Gesichtsausdruck (**b**) (aus *A. Matthes:* Epilepsien. Thieme, Stuttgart 1984)

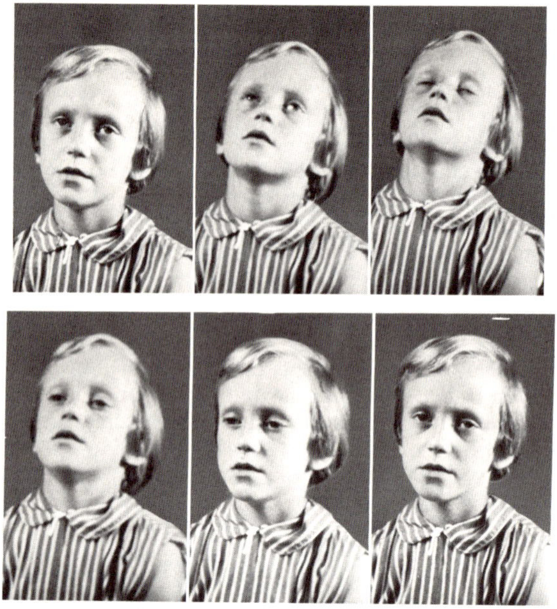

Abb. 3.**12**. Absence mit Retropulsivbewegung. Filmausschnitt (aus *W. Keller, A. Wiskott:* Lehrbuch der Kinderheilkunde, 4. Aufl. Thieme, Stuttgart 1977)

Fremdbeobachter können die Absence als »Zerstreutheit«, »Konzentrationsstörung«, »Nachdenklichkeit« einschätzen. Der Erkrankungsgipfel liegt zwischen dem 5. und 10. Lebensjahr.

Komplexe Absencen. Hierbei treten neben der Bewußtseinsstörung noch andere Phänomene hinzu wie Muskeltonusänderung, motorische Entladungen oder vegetative Symptome.

Retropulsive Absencen. Die Blickwendungen nach oben, verbunden mit einer Retropulsion, ergänzen hierbei die Bewußtseinsstörung (»Hans-guck-in-die-Luft«) (Abb. 3.**12**).

Absencen mit Automatismen sind gekennzeichnet durch begleitende Kau-, Schluck-, Leckbewegungen, Nesteln an den Kleidern.

Versive Absencen oder rotatorische Absencen sind gekennzeichnet durch Seitwärtsbewegung der Augäpfel und des Kopfes oder eine Drehung des Rumpfes um die eigene Achse.

Myoklonische Absencen. Sie sind durch rhythmische myoklonische Zuckungen z. B. beider Arme oder im Gesichtsbereich gekennzeichnet.

Tabelle 3.7. Synopsis des Friedemann-Syndroms (Pyknolepsie) (aus *A. Matthes:* Epilepsien. Thieme, Stuttgart 1984)

Anfallformen	einfache Absencen oder komplexe Absencen Kombination mit Aufwach-Grand-mal
Manifestationsalter	5.–10. Lebensjahr
Geschlechtsverteilung	Mädchen > Knaben
EEG iktal	2,5–4/s Spike-waves, bilateral synchron, generalisiert
interiktal	Grundaktivität normal; parietookzipitale δ-Rhythmen mit Augenschluß blockierend; generalisierte Rhythmen; generalisierte kurze Spike-wave-Komplexe
Anfallprovokation	durch Hyperventilation typisch
Neurologie	o. B.
Psychopathologie	meist o. B. oder nur diskrete Störungen
Neuropathologie	keine strukturellen Hirnveränderungen
Ätiologie	»funktionelle« Störungen auf genetischer Basis
Gesamtprognose	Anfallfreiheit oft mit völliger Ausheilung durch antiepileptische Therapie in 90%; Spontanheilung möglich; ohne Therapie Übergang in Aufwach-Grand-mal häufig; psychische Prognose und Sozialprognose günstig
Therapie	Mittel der 1. Wahl: Ethosuximid oder Valproat Mittel der ferneren Wahl: Clonazepam, Trimethadion

Vegetative Absencen gehen mit Pupillenerweiterung oder -verengung einher, Kopfrötung oder Blässe oder auch Einnässen.

Atonische Absencen führen zu einem leichten Tonusverlust, der Kopf sinkt etwas nach vorne, gelegentlich wird auch der Oberkörper leicht gebeugt.

Von atypischen Absencen wird gesprochen, wenn ein

- unscharfer Beginn oder unscharfes Ende der Absence,
- ausgeprägte Tonusveränderungen (Hypotonie – Hypertonie),
- ungewöhnlich lange Dauer der Absence (über 30 Sekunden)

zu registrieren sind (Tab. 3.**7**).

Myoklonisch-impulsive Anfälle

Synonyma. Impulsiv-Petit-mal; myoklonisches Petit mal des Jugendalters; bilaterale, massive epileptische Myoklonien (Janz-Syndrom).

Symptomatik. Der Anfall überfällt den Patienten »impulsiv«, also mit Vehemenz, in Form einer kräftigen generalisierten Myoklonie, die der Patient wie einen elektrischen Schlag empfindet. Er fällt auch wie vom Blitz getroffen zu Boden, wobei das Bewußtsein erhalten ist oder leicht getrübt sein kann. Milde Abläufe werden vom Patienten als »innerliche Zuckung« beschrieben

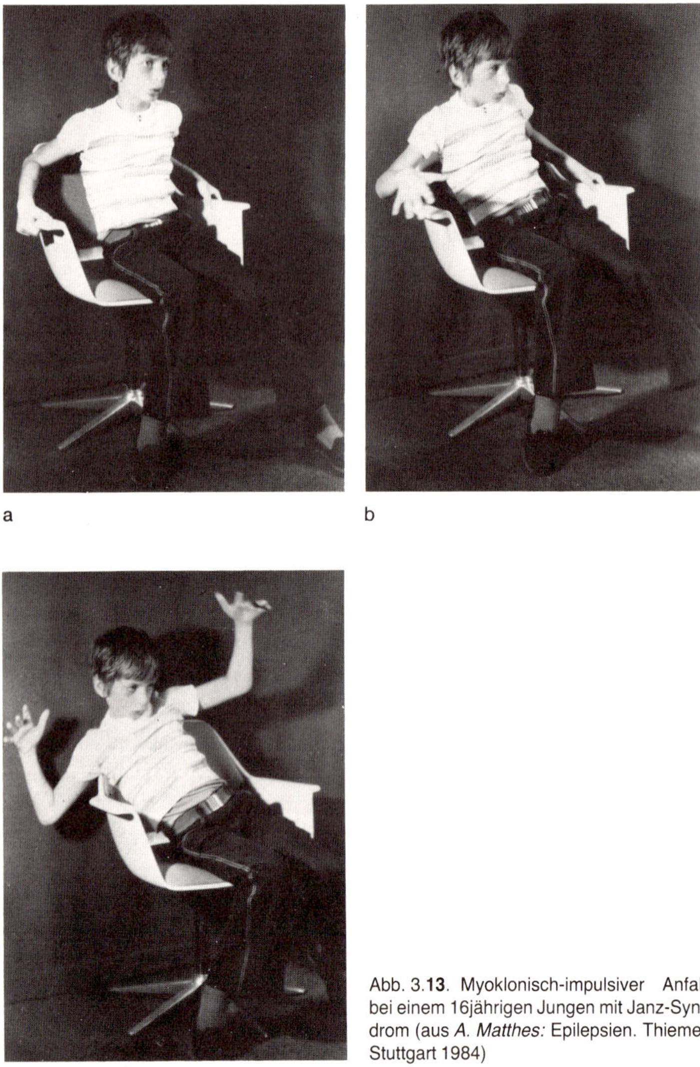

a b c

Abb. 3.**13**. Myoklonisch-impulsiver Anfall bei einem 16jährigen Jungen mit Janz-Syndrom (aus *A. Matthes:* Epilepsien. Thieme, Stuttgart 1984)

und sind auch für den erfahrenen Beobachter sichtbar oder fühlbar (Abb. 3.**13**). Der Erkrankungsgipfel liegt zwischen dem 13. und dem 20. Lebensjahr (Tab. 3.**8**).

Tabelle 3.**8**. Synopsis der Epilepsien mit myoklonisch-impulsiven Anfällen (Janz-Syndrom) (aus *A. Matthes:* Epilepsien. Thieme, Stuttgart 1984)

Anfallbilder	bilaterale, symmetrische, myoklonische Zuckungen, besonders im Schulter-Arm-Bereich, singulär oder in Schauern; Kombination mit Absencen und Aufwach-Grand-mal
Manifestationsalter	zwischen 12. und 25. Lebensjahr, selten später
Geschlechtsverteilung	Männer = Frauen
EEG iktal	irreguläre generalisierte Polyspike-waves oder Polyspikes von 2–6 s
interiktal	Grundaktivität normal oder leicht allgemeinverändert; generalisierte singuläre Spikes oder Spike-waves; Polyspike-wave-Komplexe
Provokation	Schlafentzug, Hyperventilation, Photostimulation
Neurologie	o. B.
Psychopathologie	meist o. B. oder nur leichte Störungen
Neuropathologie	keine strukturellen Hirnveränderungen
Ätiologie	genetisch determiniert
Gesamtprognose	das Syndrom kann bis ins hohe Alter persistieren; psychische und soziale Prognose günstig
Therapie	Mittel der 1. Wahl: Valproat Mittel der ferneren Wahl: Ethosuximid, Primidon

Fokale Anfälle

Synonyma. Partielle Anfälle; Herdanfälle.

Symptomatik. Unter *Fokus* versteht man eine morphologisch faßbare umschriebene Veränderung des Gehirns, die beim fokalen Anfall Ausgangspunkt des Anfallsgeschehens ist. Je nachdem welcher Funktionsbereich betroffen ist, unterscheidet man motorische, sensible oder sensorische Anfälle. Während bei den bisher erwähnten Anfallsformen Rückschlüsse auf den epileptogenen Fokus gezogen werden können, ist bei den vegetativen (autonomen) oder psychischen Anfallssymptomen dieser Rückschluß weniger exakt.

Beim *komplexen* fokalen Anfall (psychomotorischer Anfall) ist noch nicht einmal eine Seitendiagnose möglich. Erst durch eine EEG-Zusatzuntersuchung kann der Anfall vielleicht lokalisiert werden. Es gibt auch sog. »stumme« Hirnregionen, in denen aber epileptogene Herde ihren Sitz haben können. Diese von solchen Regionen ausgelösten Anfälle würden sich nur durch Fernwirkung (sekundäre Generalisierung) lokalisieren lassen.

Einfache fokale Anfälle

Nach der Klassifikation der »Internationalen Liga gegen Epilepsie« sind die einfachen (elementaren) fokalen Anfälle durch fehlende Bewußtseinsstö-

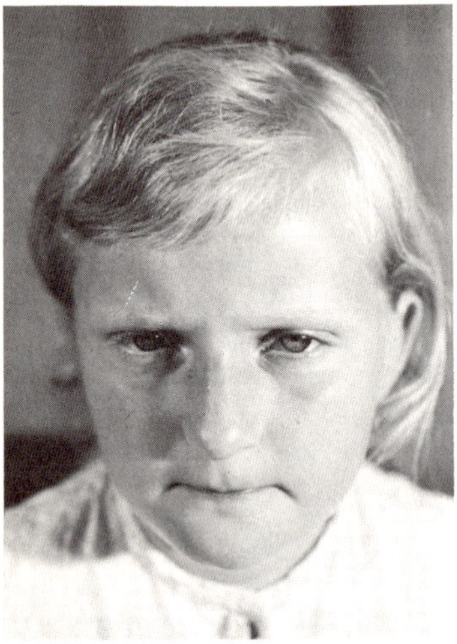

a

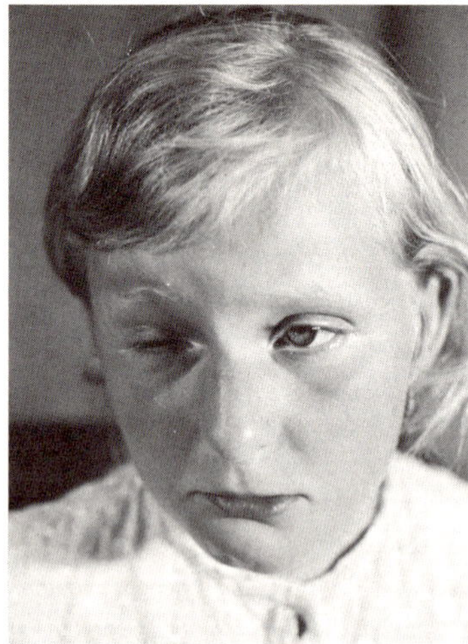

b

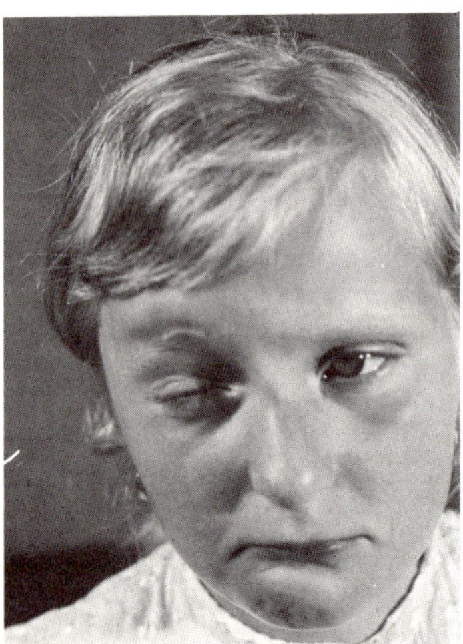

c

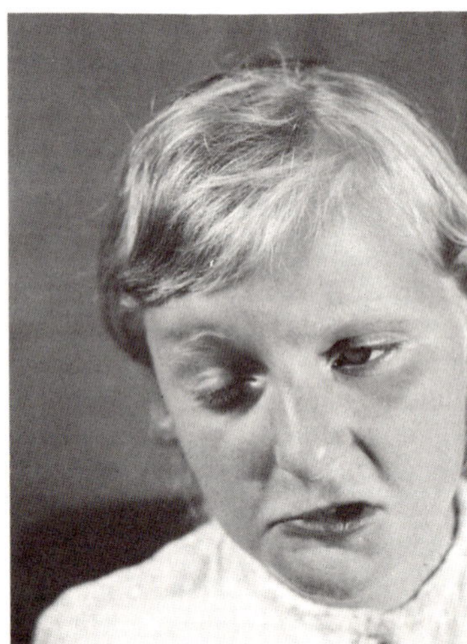

d

Abb. 3.**14a–d)** Motorischer Jackson-Anfall im rechten Fazialisbereich bei 12jährigem Mädchen. **a)** Vor dem Anfall, **b)** Anfallbeginn mit Kontraktion des rechten M. orbicularis oculi und M. frontalis, **c** u. **d)** Übergang der Klonis auf die unteren Fazialisäste, Bewußtsein nicht gestört (aus *A. Matthes:* Epilepsien. Thieme, Stuttgart 1984) rung charakterisiert. Klinisch von Bedeutung sind hauptsächlich die nachfolgenden Anfallstypen.

Fokale Anfälle mit motorischen Symptomen. Die motorische Entladung kann sich in Form einer Tonuserhöhung, in Form von Kloni oder Myoklonien zeigen. Betroffen sein kann z.B. eine Gesichtshälfte oder ein Gesichtsabschnitt, wie die Mundpartie oder Augenregion (Abb. 3.**14**).

Bei Anfällen, die Kiefer-, Zungen- und Larynxmuskulatur betreffen, spricht man von Mastikatoriusanfällen. Wenn sich die epileptische Erregung über die gesamte Zentralregion einer Seite ausbreitet, kommt es zu einem Halbseitenkrampf (Jackson-Anfall). Solch einem Anfall kann eine Halbseitenlähmung nachfolgen.

Fokale Anfälle mit sensorischen Symptomen. Entsprechend den von der Zentralwindung ausgehenden motorischen, fokalen Anfällen führen Anfälle, die von der hinteren Zentralwindung ausgehen, zu somatosensorischen (sensiblen) Anfällen im Bereich des Gesichtes oder der Extremitäten. Man spricht dann auch von einem sensiblen Jackson-Anfall, der sich bemerkbar macht durch Ameisenlaufen, Brennen, Schmerzen, Temperaturmißempfindungen im Gesicht oder in den Extremitäten. Dieser Anfall ist in reiner Form sehr selten und tritt meistens in Kombination mit dem motorischen Jackson-Anfall auf (motorisches und sensibles Rindenfeld liegen nahe beisammen).

Spezifische sensorische Anfälle können von allen sensorischen Bereichen ausgehen (visuell, auditiv, olfaktorisch, gustatorisch, vertiginös). Z.B. klagen betroffene Patienten bei visuellen Anfällen über »Farbensehen«, »Lichterscheinungen«, »Verdunklungen des Gesichtsfeldes« oder anfallsweise »Blindheit«. Die epileptische Funktionsstörung liegt in diesem Fall in der Okzipitalrinde.

Elementare akustische Anfälle, olfaktorische und gustatorische Anfälle gehen ebenfalls vom Temporallappen bzw. dem limbischen System aus.

Die vertiginösen Anfälle sind schwerer zu lokalisieren und haben ihren Sitz in der Temporoparietookzipitalregion.

Fokale autonome oder vegetative Anfälle. Diese werden von den Patienten subjektiv registriert: »komisches Gefühl, das vom Bauch aufsteigt«, »Zusammenkrampfen des Magens«, »Engegefühl in der Brust«, »Übelkeit«, »Harn- oder Stuhldrang« sowie »Fröstelgefühl« oder »Hitzegefühl«. Auch »Herzklopfen«, »Gänsehaut«, »Einnässen«, »Einkoten«, »Gesichtsrötung«, »Blässe« sowie »Schweißausbrüche« können Ausdruck eines autonomen Anfalls sein.

Ausgangspunkt dieser Anfälle ist die mediale Temporalregion im Hypothalamus, weswegen auch von dienzephalen oder hypothalamischen Anfällen gesprochen wird.

Fokale versive und posturale Anfälle. Bei dem versiven oder adversiven Anfall kommt es zu einer Wendung der Bulbi und des Kopfes zur Herdge-

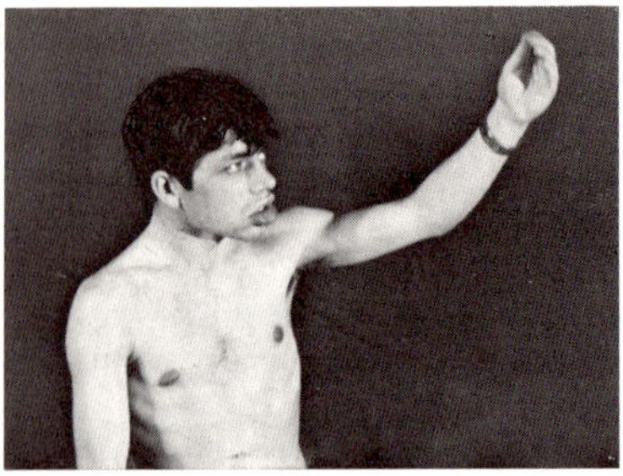

Abb. 3.**15**. Adversivkrampf nach links. Charakteristische Fechterstellung. Der Kranke sieht über die Schulter zu seinem erhobenen Arm hinaus (aus *A. Matthes:* Epilepsien. Thieme, Stuttgart 1984)

genseite, selten zur betroffenen Seite (ipsiversiver Anfall). Wird zusätzlich der Arm angehoben mit extendierter und pronierter Hand und tritt eine asymmetrische Tonuserhöhung in den Beinen auf, so spricht man von fokalen, posturalen Anfällen (Fechterstellung).

Der Sitz dieser Anfälle findet sich in der supplementär-motorischen Region im Bereich des medialen Kortex des Frontallappens (Abb. 3.**15**, Tab. 3.**9**).

Eine Sonderform der fokalen Anfälle sind die sog. benignen Epilepsien mit zentrotemporalem Fokus oder die »Rolandische Epilepsie«, die hauptsäch-

Tabelle 3.**9**. Systematik einfacher fokaler Anfälle (aus *A. Matthes:* Epilepsien. Thieme, Stuttgart 1984)

1. *motorische Symptome* a) motorisch ohne »march« b) motorisch mit »march« (Jackson) c) versiv (adversiv oder ipsiversiv) d) postural e) phonatorisch	2. *sensorische Symptome* a) somatosensorisch (Taubheitsgefühl, Kribbeln) b) spezifisch-sensorisch visuell auditiv olfaktorisch gustatorisch vertiginös
3. *autonome (vegetative) Symptome* a) Blässe – Rötung b) Schwitzen c) Gänsehaut d) Herzklopfen e) Pupillenerweiterung f) Einnässen – Einkoten g) epigastrische Sensationen	4. *psychische Symptome* a) dysphasisch b) dysmnestisch c) kognitiv d) affektiv e) strukturierte Halluzinationen

lich zwischen dem 3. und 12. Lebensjahr auftritt. Diese Anfallsform ist an den Schlaf gebunden. In der Erscheinungsform handelt es sich um hemifaziale Kloni oder Myoklonien, denen gelegentlich somatosensorische Erscheinungen vorausgehen. Ist der Pharyngealbereich betroffen, so kommt es zu gurgelnden Lauten. Auch Speichelfluß ist die Regel. Das Bewußtsein ist nicht selten erhalten. Nach dem Anfall kann die Sprache gestört sein. Eine sekundäre Generalisierung zu Halbseitenkrämpfen oder Grand-mal-Anfällen ist möglich.

Dieser Anfallstyp hat ein typisches EEG-Muster und ist genetisch verankert. Außerdem zeigt er eine hohe Selbstheilungsrate.

Komplexe fokale Anfälle = psychomotorische Anfälle

Synonyma. Temporal- oder Schläfenlappenanfälle; Dämmerattacken; limbische Anfälle.

Symptomatik. Dieses Anfallsgeschehen ist sehr variationsreich und beginnt unmerklich. ⅔ der Patienten haben eine bewußt erlebte Aura (sensorische, autonome oder psychische). Die Auratypen wurden bereits abgehandelt bei den einfachen fokalen Anfällen.

Auren aus dem psychischen Bereich sind sehr vielgestaltig. Die häufigste Form ist der sog. »dreamy state« – ein traumhafter Zustand. Dabei bekommen die reale Umwelt oder halluzinierte sensorische Phänomene den Charakter des Vertrauten und Bekannten (déjà vu) oder aber des Unheimlichen, Fremden (jamais vu). Der Patient äußert sich zu diesem Befinden folgendermaßen:

»Mir ist so komisch zumute«, »mir ist, wie wenn ich träume«. Häufig ist auch eine Aura im epigastrischen Bereich (Kribbeln und Drücken im Oberbauch).

Kernsymptom des Anfalls ist eine Bewußtseinsstörung in Form einer Umdämmerung (Dämmerattacke). Automatismen begleiten den Vorgang (Leck-, Schluck-, Kau-, Schmatzbewegungen sowie Schnüffeln, Hüsteln, Räuspern (orale Automatismen)), oder es werden stereotype Wiederholungen einer Geste deutlich, wie Nesteln an den Kleidern, Reibe- und Wischbewegungen, Strampeln, Scharren, Stampfen mit den Füßen oder die Automatismen werden noch komplexer: Die Patienten ziehen sich an oder aus, verrücken die Möbel, verkriechen sich oder laufen weg.

Sprachliche Automatismen lassen sich antreffen in Form von Schimpfen, Meckern, Singen, Stöhnen und wirren Redensarten.

Für all diese Vorgänge hat der Patient keine Erinnerung.

Anfallsfragmente aller schon beschriebenen Anfallstypen können dazu kommen wie tonische Verkrampfungen, Tonusverlust, Adversivbewegungen oder Drehbewegungen des Rumpfes, nie dagegen sieht man Klonismen.

Im vegetativen Bereich registriert man Pupillenerweiterung oder -verengung, Gesichtsblässe oder -rötung, Schweißausbruch, Hypersalivation, Erbrechen, Urin- und Stuhldrang oder -abgang, Pulsbeschleunigung und Blutdruckanstieg.

Die durchschnittliche Anfallsdauer beträgt ½ bis 2 Minuten, manchmal auch länger. Danach kommt eine Reorientierungsphase, in der der Patient verwirrt oder verlegen wird.

Psychomotorische Anfälle können in jedem Lebensalter auftreten, sind aber im Säuglings- und Kleinkindesalter schwer zu erkennen. Der Häufigkeitsgipfel liegt zwischen dem 30. und 50. Lebensjahr.

Eine kurze Erläuterung zum limbischen System sei an dieser Stelle angebracht. Dieses System umfaßt kortikale und subkortikale Formationen der medialen Anteile des Temporallappens (Hippokampus, Area entorhinalis, Nucleus amygdalae) sowie die zum Frontallappen gehörende Area septalis und den Gyrus cinguli. Das limbische System hat zahlreiche Verbindungen mit anderen Hirnarealen, insbesondere mit der Formatio reticularis des oberen Hirnstammes und des Hypothalamus. Dadurch erklärt sich die Generalisierungstendenz dieses Anfallstyps.

Besondere Anfallsformen

Sensorisch ausgelöste epileptische Anfälle (sog. Reflexepilepsien)

Diese Anfallsformen können durch sensorische oder sensible Reize ausgelöst werden und in ihrer Phänomenologie partiellen oder seltenen Grand-mal-Anfällen entsprechen.

Photogene Epilepsie. Dieser Anfallstyp ist am häufigsten unter den Reflexepilepsien. Die Auslösung erfolgt durch intermittierende Lichtreize, z.B. beim Fahren durch eine Baumallee, beim Betrachten eines glitzernden Sees oder beim Fernsehen (Störung, Ein- und Ausschalten). Kinder induzieren, häufiger als Erwachsene, diese Anfälle, die lustbetont sind, selbst, indem sie die gespreizten Finger vor den Augen fächeln. Der Nachweis dieser Anfallsform gelingt mit dem EEG durch Flackerlichtprovokation.

Eine Sonderform der photogenen Epilepsie entsteht durch Betrachten von Mustern (meist längsgestreift, Textzeilen).

Audiogene Epilepsie. In diesem Fall wird der epileptische Anfall ausgelöst durch akustische Reize, wie z.B. Musik (musikogene Epilepsie). Hierbei handelt es sich meist um Patienten mit Temporallappenepilepsie, die dementsprechend mit einem psychomotorischen Anfall auf die audiogenen Reize reagieren. Aber auch andere Anfallstypen können als audiogene Epilepsie auftreten (Abb. 3.**16**).

Startle-Epilepsie. Die Anfälle werden durch einen Schreckreiz ausgelöst und die Antwort sind myoklonische Zuckungen oder ein tonischer Anfall.

Die *paroxysmale Choreoathetose* ist als Reflexepilepsie noch umstritten. Diese Anfälle werden durch plötzliche Bewegungen (z.B. Stolpern) indu-

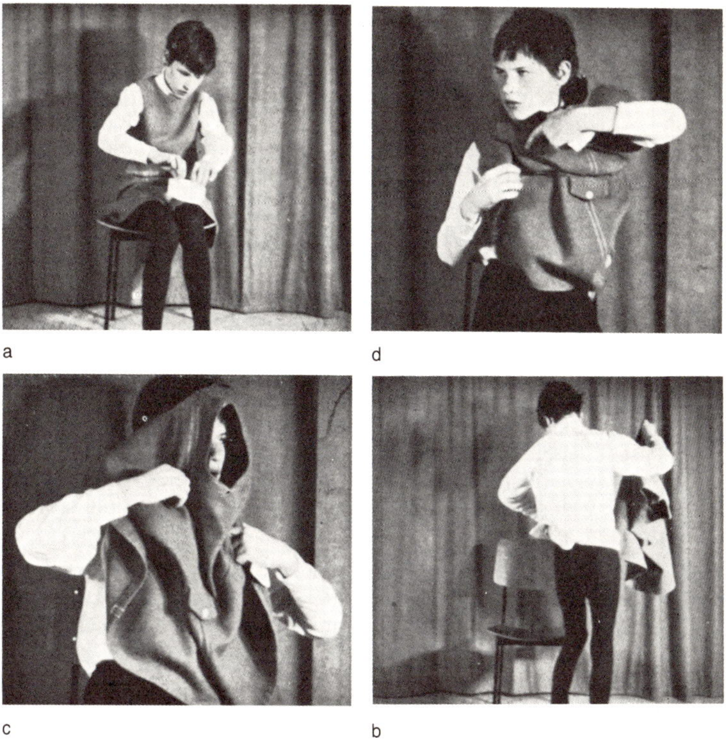

Abb. 3.**16 a–d)** Einfache szenische Handlung während eines psychomotorischen Anfalls eines 14jährigen Mädchens. **a)** Patientin fingert stereotyp an einem Kästchen, **b)** beginnt unmotiviert sich das Kleid auszuziehen; **c** u. **d)** der Vorgang des Ausziehens erfolgt in mehreren Ansätzen, läuft umständlich, verkehrt und verlangsamt ab, hält ratlos inne (aus *A. Matthes:* Epilepsien. Thieme, Stuttgart 1984)

ziert und verlaufen als tonischer Anfall oder choreoathetotische Hyperkinese ohne Bewußtseinsstörung.

Im EEG dieser Patienten finden sich keine spezifischen Veränderungen.

Oligoepilepsien. Alle Epilepsieformen können unter dem Bild einer Oligoepilepsie verlaufen. Der Begriff sagt lediglich aus, daß die Anfälle sehr selten auftreten. Bei Anfällen, die nur ein- oder zweimal pro Jahr auftreten, ist eine Behandlung nicht erforderlich; lediglich Personen, die in der Öffentlichkeit auftreten (Pfarrer, Lehrer, Richter, Politiker), sollten trotzdem behandelt werden, da ihr Ansehen durch einen Anfall geschädigt werden könnte.

Latente Epilepsie (»bioelektrische Epilepsie«). Dieser Begriff sagt aus, daß der betroffene Patient epilepsietypische EEG-Merkmale aufweist, ohne daß klinisch jemals ein Anfall aufgetreten ist. Zugrunde liegen kann eine zerebralorganische Veränderung mit epileptogenem Charakter (z.B. posttraumatische Schädigung), oder der Patient ist bioelektrisch Merkmalsträger einer genetisch bedingten Epilepsie. Man spricht auch bei diesen Patienten von einer erhöhten Anfallsbereitschaft. Gelegentlich leiden diese Patienten an unspezifischen Symptomen, z.B. Kopfschmerzen, Leibschmerzen, Erbrechen, Einnässen, Verstimmungszuständen, Verhaltens- und Leistungsstörungen. Es handelt sich dabei aber nicht um sog. epileptische Äquivalente (sog. maskierte Epilepsie).

Beide Phänomene – sowohl das EEG-Phänomen wie das klinische Phänomen – können Ausdruck eines zerebralorganischen Residualsyndroms oder einer prozeßhaften zerebralen Erkrankung sein. Sie können aber auch nicht im Zusammenhang miteinander stehen. Für den Untersucher ist es wichtig, auch daran zu denken, daß Dissimulation vorliegen kann, besonders bei älteren Patienten, die evtl. den Führerschein erwerben wollen oder sich um eine Stellung bewerben, oder daß die Anfälle dem Patienten wirklich nicht bekannt sind, weil sie im Schlaf auftreten. EEG-Kontrollen sind in diesem Falle anzuraten.

Pseudoepilepsien. Diese sind klinische oder elektroenzephalographische Fehldiagnosen oder nichtepileptische Anfälle. Für den Arzt ist es aber wichtig die Anfälle zu kennen, die klinisch mit einer Epilepsie verwechselt werden können.

Psychogene (hysterische) Anfälle können im klinischen Erscheinungsbild dem Grand-mal-Anfall ähnlich sein, es fehlen aber Zyanose und Pupillenstarre.

Sturz, Verletzungen, Bewußtlosigkeit, Speichelfluß können vorgetäuscht werden; anstelle der rhythmischen tonisch-klonischen Zuckungen werden oft heftige ausfahrende Bewegungen mit den Armen und Beinen ausgeführt oder andere dramatische Gesten.

Respiratorische Affektkrämpfe treten bei Kindern im Vorschulalter häufig auf. Auslöser sind Wut, Trotz, Schreck oder Schmerz. Die schreienden Kinder werden zyanotisch, halten die Luft an bis zur Bewußtlosigkeit und fallen zu Boden.

Synkopale (vegetative) Anfälle treten auf in Folge einer passageren zerebralen Minderdurchblutung aus verschiedenen Ursachen mit nachfolgender Ohnmacht.

Tetanische Anfälle beruhen auf einem Serumkalziummangel. Es kommt zu einer Pfötchenstellung der Hand mit Kribbelparästhesien und Muskelspasmen, auch hierbei ist das Bewußtsein erhalten.

Die *Narkolepsie* macht sich bemerkbar durch Anfälle von imperativem Einschlafen, das 30 Sek. bis zu mehreren Stunden dauert. Der Betroffene ist durch kräftige Reize erweckbar. Das EEG zeigt während dieses Anfalls eine normale Schlafkurve.

Schwieriger ist die Abgrenzung *kataplektischer Anfälle,* die ausgelöst werden durch einen plötzlichen Affekt (meist Lachen). Da der Betroffene hinstürzt, kann eine Verwechselung mit myoklonisch-astatischen Anfällen möglich sein.

An dieser Stelle sollten **differentialdiagnostisch** noch zwei Sonderformen der *Migräne* abgehandelt werden. Die Frage einer pathogenetischen Verwandtschaft zwischen Migräne und Epilepsie wird von der Wissenschaft heftig umstritten. Interessant ist aber, daß ein Teil der Patienten mit Migräne ein auffälliges EEG aufweist (Dysrhythmie) und daß auch im Intervall-EEG von Anfallskranken oft ähnliche Veränderungen zu finden sind.

Die *ophthalmische Migräne,* bei der typische Flimmerskotome auftreten, kann zur Verwechslung Anlaß geben mit optischen Auraerscheinungen.

Bei der *»migraine accompagnée«* müssen die anfallartig auftretenden peripheren, sensiblen oder motorischen Störungen von sensomotorischen neokortikalen oder halbseitigen epileptischen Anfällen abgegrenzt werden. Das gleiche gilt für die paroxysmalen aphasischen Störungen, die bei dieser Migräneform vorkommen.

Die *Basilarismigräne,* eine Sonderform der »migraine accompagnée«, mit Hauptsymptomen wie Sehstörungen, Schwindel, Ataxie und Dysarthrie sowie gelegentlich mit Bewußtseinsstörungen kann auch sehr leicht mit einer epileptischen Aura verwechselt werden.

Therapie der Epilepsien im Kindes- und Jugendalter

Indikation zur medikamentösen Behandlung

Nachdem die Epilepsiediagnose feststeht, muß eine Behandlung einsetzen. Eine Ausnahmesituation liegt vor, wenn es sich um den ersten *epileptischen Anfall* handelt, da man in diesem Moment noch nicht weiß, ob weitere Anfälle folgen und in welcher Frequenz.

Bei einer *Oligoepilepsie,* d.h. wenn nur 1 oder 2 Anfälle pro Jahr auftreten, wird nicht medikamentös eingestellt.

Bei *abortiven Anfällen* muß jeweils entschieden werden, ob man dem Patienten eine Dauerbehandlung zumutet. Wenn der Patient die Anfälle nicht als störend empfindet, kann man u. U. auf eine Therapie verzichten.

Eine antiepileptische Therapie wäre auch zu überlegen, wenn *Alternativpsychosen* als Folge der Behandlung zu erwarten sind. In seltenen Fällen kommt es nämlich durch Unterdrückung der Anfälle mittels antiepileptischer Therapie (man spricht dann von einer forcierten Normalisierung) zu Psychosen. Umgekehrt kann, wenn diese Psychose medikamentös unterdrückt wird, das

Anfallsleiden wieder in den Vordergrund rücken. In solch einem Fall wird es sehr schwierig, einen Mittelweg der Behandlung zu finden.

Allgemeine Gesichtspunkte der Behandlung

Die Therapie zerebraler Anfälle ist immer eine medikamentöse Dauerbehandlung über Jahre. Über die Wirkungsweise der Antiepileptika bestehen bisher nur globale Vorstellungen. Das große Angebot von Antikonvulsiva ist für den Arzt recht verwirrend. In der Praxis ist es deshalb vorteilhaft, wenige Präparate zu verwenden, die man »im Griff« hat. Ziel der Behandlung ist das Erreichen der Anfallsfreiheit mit einem möglichst gut verträglichen Antiepileptikum oder zumindest eine Verminderung der Anfallsfrequenz. Im allgemeinen geht die klinische Besserung mit einer EEG-Sanierung konform, dies muß jedoch nicht sein. Die Behandlung sollte nicht primär zum Ziel haben, das EEG zu normalisieren (Kurvenkosmetik). Wichtig ist eine Frühbehandlung, um eine Progredienz des Anfallsleidens zu verhindern.

Die Behandlung sollte immer einschleichend mit einem Medikament begonnen werden. Wird, trotz Ausdosierung mit diesem Medikament, der gewünschte therapeutische Effekt nicht erzielt, so bietet sich der überlappende Austausch gegen ein anderes oder die einschleichende Zugabe eines anderen Antikonvulsivums an.

Ein Behandlungsplan ist am besten schriftlich festzulegen und den Eltern mit genauen Anweisungen auszuhändigen. Es muß ausdrücklich darauf hingewiesen werden, daß die Behandlung regelmäßig erfolgt, da ein plötzliches Absinken des Medikamentenspiegels im Serum anfallsauslösend wirkt.

Der Patient – oder beim Kind die Betreuungsperson – sollte einen Anfallskalender führen, damit der Arzt bei der Kontrolluntersuchung eine Übersicht über die Häufigkeit und das zeitliche Auftreten der Anfälle erlangt.

Ist Anfallsfreiheit erreicht, so dürfen die Mittel nicht plötzlich weggelassen, sondern müssen in derselben Form wieder langsam abgebaut werden. Allgemein gilt die Regel, daß erst nach einer Anfallsfreiheit von 3 Jahren, wenn gleichzeitig das EEG keine pathologischen Muster mehr zeigt, mit schrittweisem Absetzen unter EEG-Kontrolle begonnen wird.

Bei einer Kombination von mehreren Medikamenten muß zunächst das Mittel eliminiert werden, das auf den weniger gefährlichen Anfallstyp wirkt und die stärksten Nebenwirkungen aufweist.

Bei etwa 40% der Epilepsiekranken ist nur ein therapeutischer Teilerfolg möglich, d. h. die Anfallsfrequenz wird gesenkt oder die Intensität der Anfälle gemildert, oder ein Anfallstyp kann zumindest unterdrückt werden.

Bei 10% der Patienten ist keine signifikante Beeinflussung des Anfallsleidens zu erreichen. Man spricht dann von einer Therapieresistenz.

Die Art der Behandlung – also die Wahl des Medikamentes – richtet sich nach dem jeweiligen Anfallstyp und dem EEG-Befund (Tab. 3.**10**).

Tabelle 3.**10**. Klinische Anfallform und Antiepileptika der ersten und ferneren Wahl (aus *A. Matthes:* Epilepsien. Thieme, Stuttgart 1984)

Klinische Anfallform	Antiepileptika der 1. Wahl	Antiepileptika der ferneren Wahl
Grand mal **1. Fokale oder multifokale Genese** (meist diffuses tageszeitliches Auftreten oder nur im Schlaf)	bei Pat. über 3 Jahre: Phenytoin bei Pat. unter 3 Jahre: Phenobarbital	Primidon, Phenobarbital Carbamazepin Primidon, Phenytoin
2. Primär generalisiert (meist Aufwach-Grand-mal)	Phenobarbital Primidon	Valproat Phenytoin
Fokale und psychomotorische Anfälle	Phenytoin Carbamazepin	Primidon Phenobarbital
BNS-Anfälle	Clonazepam	ACTH Dexamethason
Myoklonisch-astatische Anfälle	Valproat Clonazepam	Ethosuximid Trimethadion Dexamethason, ACTH
Pyknoleptische Absencen	Valproat Ethosuximid	Clonazepam Oxazolidine
Myoklonisch-impulsive Anfälle	Primidon Valproat	Ethosuximid

Bestimmung der Plasmakonzentration von Antiepileptika

Durch die Möglichkeit der Bestimmung der Plasmakonzentration der antikonvulsiven Medikation ist die antiepileptische Therapie effektiver geworden (Tab. 3.**11**). Durch diese Methode besteht erstmals die Möglichkeit, Patienten, die die Medikation nicht regelmäßig einnehmen, zu identifizieren.

Überdosierungserscheinungen können mit dieser Methode leichter vermieden werden. Auch eine Unterdosierung ist mit der Spiegelbestimmung zu umgehen. Bei Kombinationstherapie läßt sich die Wirksamkeit der einzelnen Komponenten besser beurteilen.

Es gibt eine enge Indikation für die Bestimmung der Plasmakonzentrationen von Antiepileptika bei:

1. Therapieresistenz bei ausreichender Dosis;
2. Ausschluß einer Intoxikation.

Weitere Indikationen sind gegeben bei:

1. Ermittlung des Basiswertes nach Erreichen des Fließgleichgewichts (das ist die Zeit, in der bei gleichbleibender Medikamenteneinnahme ein Gleichgewicht zwischen Zufuhr und Ausscheidung, d. h. eine stabile Plasmakonzentration erreicht ist);

Tabelle 3.11. Antiepileptika I. Ordnung: Dosierung – pharmakologische Daten (aus *A. Matthes:* Epilepsien. Thieme, Stuttgart 1984)

Generische Bezeichnung ( ) Abkürzung [ ] Handelspräparate		**Tagesdosis**[1] **Kinder**	 **Erwachsene**	**Konstante Plasma-konzentration nach**	**Therapeutische Plasmakonzentration** [ ] Umrechnungsfaktor
Phenobarbital [0,1] [Luminal; Phenaemal; Maliasin[2]]	**(PB)**	¼–1½ Tbl. ~ 4 mg/kg	1–3 Tbl. ~ 3 mg/kg	14–21 Tagen	10–40 mg/l = 45–170 µmol/l [4,3]
Primidon [0,25] [Liskantin; Mylepsin; Resimatil]	**(PRM)**	½–4 Tbl. ~ 20 mg/kg	2–6 Tbl. ~ 15 mg/kg	Phenobarbital 14–21 Tagen Primidon 1–2 Tagen	Phenobarb. 10–40 mg/l = 40–170 µmol/l [4,3] Primidon 4–15 mg/l = 20–70 µmol/l [4,6]
Phenytoin [0,1] [Epanutin; Phenhydan; Zentropil]	**(PHT)**	½–2 (3) Tbl. ~ 7 mg/kg	1–4 Tbl. ~ 5 mg/kg	5–14 Tagen	5–20 mg/l = 20–80 µmol/l [4,0]
Carbamazepin [0,2] [Sirtal; Tegretal; Timonil]	**(CBZ)**	2–4 (6) Tbl. ~ 30 mg/kg	3–8 Tbl. ~ 20 mg/kg	4–7 Tagen	3–12 mg/l = 13–50 µmol/l [4,2]
Valproat [0,3] [Convulex; Ergenyl; Leptilan; Mylproin; Orfiril]	**(VPA)**	2–6 Kps./Dr. ~ 30 mg/kg	3–8 Kps./Dr. ~ 20 mg/kg	2–6 Tagen	30–120 mg/l = 180–700 µmol/l [6,0]
Ethosuximid [0,25] [Petnidan; Pyknolepsinum; Suxinutin]	**(ESM)**	2–6 Kps. ~ 30 mg/kg	3–8 Kps. ~ 20 mg/kg	4–8 Tagen	40–100 mg/l = 280–700 µmol/l [7,1]
Clonazepam [0,002] [Rivotril]	**(CZP)**	¼–3 Tbl. ~ 0,15 mg/kg	½–4 Tbl. ~ 0,15 mg/kg	5–7 Tagen	0,025–0,075 mg/l = 0,08–0,24 µmol/l [3,1]

[1] Approximative Tagesdosis (mg/kg), die zu einer mittleren therapeutischen Plasmakonzentration führt.
[2] Wirkstoff von Maliasin = Phenobarbital (100 mg Maliasin enthalten 60 mg Phenobarbital, deshalb entsprechend höhere Tbl.-Dosis erforderlich).

2. Medikamentenwechsel;
3. Zugabe eines zweiten oder dritten Antiepileptikums;
4. jährlicher Kontrolle bei guter Einstellung;
5. Beendigung der Therapie.

Die Blutuntersuchung sollte morgens nüchtern vor der nächsten Tabletteneinnahme durchgeführt werden.

Wichtig ist auch die Überwachung anderer Laborparameter wie Blutbild, Leberwerte, alkalische Phosphatase, da die antikonvulsive Behandlung auch mit Nebenwirkungen verbunden sein kann.

Nebenwirkungen der Antikonvulsiva

Allergische Reaktionen. Meistens finden sich diese in den ersten drei Wochen nach Behandlungsbeginn. Sie treten auf in Form urtikarieller, morbilliformer oder skarlatiniformer Exantheme oder in Form von Fieber, Schwellung von Halslymphknoten und Eosinophilie. In diesem Fall müßte das Präparat abgesetzt werden unter Phenobarbitalschutz. Eine Desensibilisierung mit kleinsten Dosen kann die Wiedergabe des gleichen Medikaments, wenn es wirksam war, möglich machen, oder ein Medikamentenwechsel ist angezeigt (Abb. 3.**17**).

Neurotoxische Symptome. Müdigkeit, Ataxie, Nystagmus, Doppelbilder, Schwindel, Erbrechen sind fast immer Folge einer Überdosierung und zwingen zur Dosisreduktion.

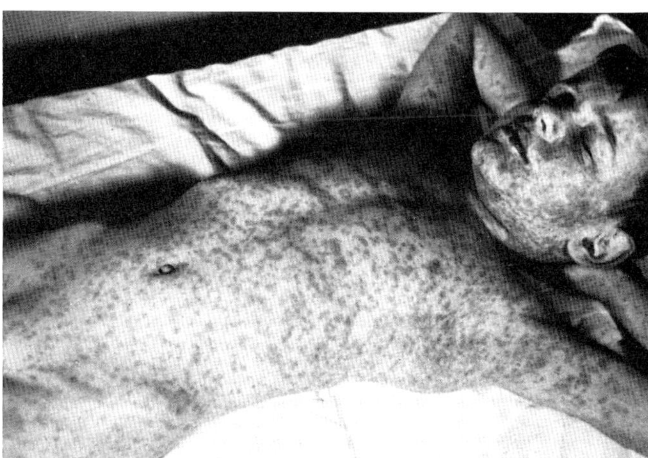

Abb. 3.**17**. Allergisches Exanthem 3 Wochen nach Beginn einer Mesantoinbehandlung (aus *A. Matthes:* Epilepsien. Thieme, Stuttgart 1984)

Überdosierungserscheinungen können sich ergeben durch interkurrente Infekte, verminderte Nahrungsaufnahme oder insuffiziente Metabolisierung der Präparate. In diesem Fall kann eine Dosisreduktion helfen. Bleiben die Überdosierungserscheinungen bestehen, so muß abgesetzt werden, um Dauerschäden zu vermeiden (bleibende Ataxie nach Zentropilmedikation).

Hämatotoxische Störungen. Diese lassen sich durch Zugabe von Folsäure gelegentlich regeln. Bei Absinken der Leukozytenzahl unter 3000 ist eine Kontrolluntersuchung angezeigt. Bleibt der Wert in dieser Stellung, so muß das Mittel unter Phenobarbitalschutz abgesetzt werden. Bei Thrombozytopenien sollte man in gleicher Weise verfahren.

Hepatotoxische Störungen. Alle Antiepileptika, die heute gebräuchlich sind, werden vor der Elimination in der Leber metabolisiert, d.h. sie belasten die Leber.

Eine mäßige Erhöhung der Gamma-GT ist Ausdruck einer Enzyminduktion und hat keine Konsequenzen, d.h. hierbei ist keine Änderung der Medikation notwendig.

Kommt es aber zu einem Anstieg von SGOT und SGPT, so muß die Möglichkeit einer pharmakogenen Leberschädigung erwogen und das Antiepileptikum gewechselt werden.

Osteopathia antiepileptica. Die Langzeitbehandlung mit antiepileptischen Mitteln wie Phenobarbital, Primidon, Phenytoin, Carbamazepin kann zu einem Vitamin-D-Defizit führen. Es kommt dann zu einer Erhöhung der alkalischen Phosphatase und einer Erniedrigung von 25-Hydroxy-Vitamin D im Plasma. In diesem Falle ist eine Behandlung mit 10000 IE Vitamin D_3/die über 3–4 Wochen angezeigt. Falls der Wert dann noch pathologisch ist, sollte eine Erhaltungsdosis von 500 IE Vitamin D_3/die weiterverabreicht werden bis zur Normalisierung.

Weniger gravierende Nebenwirkungen finden sich in Form von Zahnfleischhyperplasien hauptsächlich nach Hydantoingaben. Nach Absetzen des Medikamentes bildet sich diese Veränderung zurück. Sehr selten ist eine operative Entfernung des hypertrophierten Zahnfleisches notwendig (Abb. 3.**18**).

Neuerdings ist die Arzneimittelinterferenz zwischen Antiepileptika und der Antibabypille von Interesse. Die kontrazeptive Wirkung wird durch Antiepileptika herabgesetzt oder sogar aufgehoben.

Neben der medikamentösen Behandlung sollte noch darauf geachtet werden, daß eine bestimmte Lebensführung eingehalten wird, da Schlafdefizit, Alkoholabusus, Aufregung, berufliche oder schulische Überbelastung anfallsauslösend wirken können.

Wichtig zu wissen ist auch, daß gewisse Medikamente zu einer Erhöhung der Anfallsbereitschaft führen, wie z.B.

- Stimulantien und Analeptika,
- Analgetika und Antipyretika,

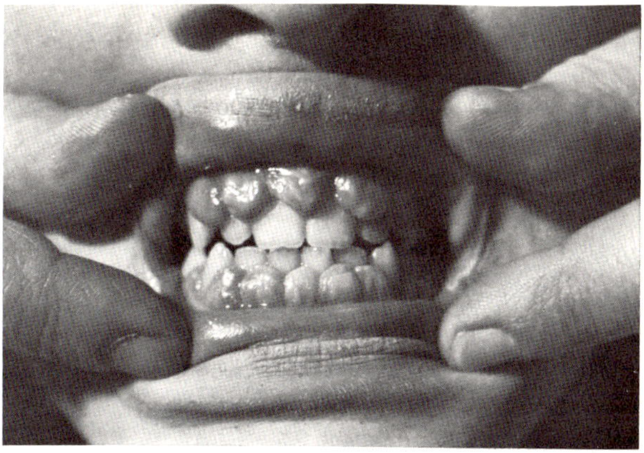

a

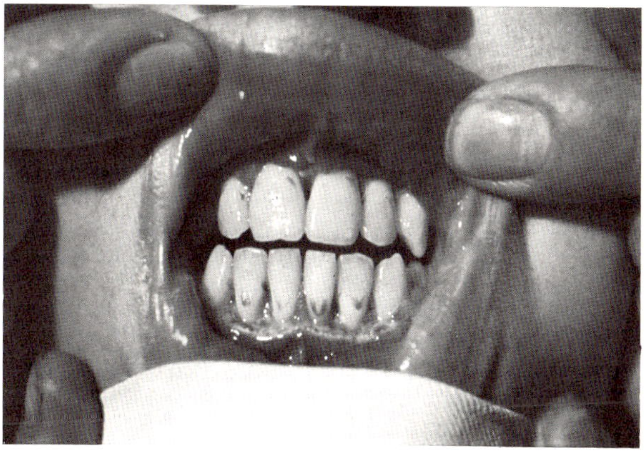

b

Abb. 3.**18**. Gingivahyperplasie bei Diphenylhydantoinbehandlung. 7 Monate nach Therapiebeginn (**a**), Zustand nach operativer Gingivektomie (**b**) (aus *A. Matthes:* Epilepsien. Thieme, Stuttgart 1984)

- Narkotika,
- Alkohole und Alkoholentziehungsmittel,
- Antibiotika (z. B. Penicillin in hoher Dosierung),
- Biperiden (Akineton) bei i. v. Applikation,
- Anthelminthika (Piperazinderivate besonders bei Kleinkindern),
- Hormone (ACTH, Cortison, orale Ovulationshemmer),
- Psychopharmaka.
- Fast alle Neuroleptika, in geringerem Maße auch Thymoleptika und Thymeretika, können die Anfallsschwelle senken.

Wichtig ist auch noch die Kenntnis der Pharmakodynamik eines Antiepileptikums.

Es gibt Antiepileptika, die eine starke Affinität zu Plasmaeiweiß haben und zu 80% an Plasmaeiweiß gebunden werden, wie z. B. Valproat, Phenytoin, Carbamazepin.

Andere Antikonvulsiva haben keine Neigung sich an Plasmaeiweiß zu binden, wie z. B. Ethosuximid, Trimethadion.

Antiepileptisch wirksam ist aber nur der »freie Anteil« des Medikaments, während der »gebundene Anteil« pharmakologisch inaktiv ist.

Interkurrente Verminderung des Plasmaeiweißgehaltes oder kompetitive Verdrängung bei Kombinationstherapie können zu erheblichen Veränderungen des freien, antiepileptisch wirksamen Anteils des Antiepileptikums führen, ohne daß sich die Gesamtkonzentration verändert (Interaktion der Antiepileptika bei Kombinationstherapie).

Daneben gibt es noch

- genetisch determinierte, individuell verschiedene Aktivität der Enzymsysteme, die für die Absorption und Metabolisierung verantwortlich sind;
- das Lebensalter spielt ebenfalls eine Rolle:
  Neugeborene metabolisieren langsamer, Kinder schneller als Erwachsene;
- veränderte Lebensgewohnheiten können auch den Spiegel des Antikonvulsivums beeinträchtigen (Eß- und Trinksitten, Genußgifte);
- interkurrente Erkrankungen, z. B. gastrointestinale Störungen können die Resorption beeinflussen, Hepatopathien den Durchschleußmechanismus des Medikamentes verändern, und auch Nephropathien können zu Beeinträchtigungen des Plasmaspiegels führen.

Notfalltherapie der Epilepsie (Statusbehandlung)

Ein epileptischer Status gehört zu den bedrohlichen Notfällen und erfordert rasche und gezielte therapeutische Maßnahmen.

Zu unterscheiden ist die

- Notfalltherapie außerhalb der Klinik,
- Notfalltherapie innerhalb der Klinik.

Für die Behandlung außerhalb der Klinik empfiehlt sich die Gabe von Rivotril i. v. langsam injiziert. Bei technischen Schwierigkeiten kann auch Diazepam als Mikroklistier verabreicht werden.

Die Tab. 3.**12** gibt ein Dosierungsschema wieder.

Mittel der 2. Wahl ist Phenobarbital (Luminal). Auch dieses sollte (1 Amp.) i. v. langsam verabreicht werden.

Auch Phenytoin i. v. kann zum Erfolg führen. Danach sollte unbedingt Klinikeinweisung erfolgen, gleichgültig ob der Patient noch krampft oder nicht.

Therapie in der Klinik. Trifft der Patient ein und krampft nicht mehr, so kann

Tabelle 3.**12.** Notfalltherapie des Grand-mal-Status und Grand-mal-Variantstatus (aus *A. Matthes:* Epilepsien. Thieme, Stuttgart 1984)

Medikament	Säuglinge	Klein- und Schulkinder	Erwachsene
Rivotril (Mischamp. = 2 ml = 1 mg) langsam i. v. (1 Amp. in 5 Min.)	bis ½ Amp.	½–1 Amp.	1–2 Amp.
Luminal (1 Amp. = 1 ml = 200 mg) langsam i. v. (1 Amp. in 5 Min.) oder i. m.	bis ½ Amp.	½–1 Amp.	
Diazepam rectal tubes (Mikroklistiere zu 5 u. 10 mg)	2–5 mg*	5–15 mg	20–30 mg

* Nicht bei Säuglingen unter 4 Monaten

man sich abwartend verhalten und den Patienten sorgfältig beobachten (Sitzwache oder Intensivstation). Bei fehlender Vorbehandlung und erneutem Auftreten eines Anfalls wird wieder Rivotril i. v. oder zusätzlich i. m. und/oder alternativ Luminal verabreicht (Tab. 3.**13**).

Tabelle 3.**13.** Therapie des Status großer Anfälle in der Klinik (aus *A. Matthes:* Epilepsien. Thieme, Stuttgart 1984)

Medikament	Säuglinge	Klein- und Schulkinder	Erwachsene
*Rivotril** i. v. + mind. ½ Dosis i. m. (Mischamp. 2 ml = 1 mg)	½–1 Amp.	1–2 Amp.	1–3 Amp.
*Valium** i. v. + mind. ½ Dosis i. m. (1 Amp. = 2 ml = 10 mg)	½–1 Amp.	1 2 Amp.	1–3 Amp.
Luminal i. v. notfalls i. m. (1 Amp. = 1 ml = 200 mg)	½–1 Amp.	1–2 Amp.	1–3 Amp.
*Phenhydan*** i. v. (kann nicht nach Wirkung dosiert werden) (1 Amp. = 5 ml = 250 mg)	–	1–2 Amp.	2–4 Amp.
oder Infusionskonzentrat-Amp. = 50 ml = 750 mg	–	⅓–⅔ Amp.	⅔–1 Amp.

* *Rivotril und Valium können auch als* **Infusion** (in 5% Glucose oder 0,9% NaCl) verabreicht werden, wobei nicht mehr als je 2 Ampullen zu mindestens 250 ml Infusionslösung zugesetzt werden sollen. Die Infusionslösung darf nicht als Trägerlösung für andere Medikamente benutzt werden.

** Während der Phenhydaninjektion oder -infusion keine andere Infusion durch die gleiche Kanüle.

Sozialmedizinische Aspekte beim anfallskranken Kind und Jugendlichen

Die ärztliche Mitteilung an die Eltern, ihr Kind leide an zerebralen Anfällen, bewirkt verständlicherweise große Besorgnis. Manchmal wird regelrecht eine Familienkrise heraufbeschworen. Die Eltern können in der Form reagieren, daß sie die Diagnose »Epilepsie« verleugnen. Das führt dazu, daß die Anfälle verniedlicht werden, daß auch ärztliche Hilfe nicht in Anspruch genommen wird. Angst und Schuldgefühle stören die Familienharmonie. Manchmal beschuldigen sich die Ehepartner gegenseitig, oder es wird die Ursache des Anfallsleidens auf die Umwelt projiziert (z.B. auf die Hebamme oder den Arzt, der die Geburt »falsch geleitet hat«).

Aus den Schuldgefühlen heraus kann auch eine Aggressionshaltung gegen das kranke Kind erwachsen, die sich bis zu Todeswünschen steigern kann.

Andererseits kommt es auch vor, daß die Eltern die Diagnose nicht akzeptieren und von dem Kind dieselbe Leistung fordern wie von den gesunden Geschwistern, was unweigerlich zu einer Überforderung des kranken Kindes führt.

Weder übertriebene Fürsorge noch Überforderung sind für das anfallskranke Kind die richtige Lenkung. Ein Kind, das sich in obiger Weise unverstanden fühlt, wird entweder mit Resignation oder Opposition reagieren. Eine rechtzeitige Beratung der Eltern kann eine Neurotisierung des anfallskranken Kindes verhüten.

Schon mit dem *Kindergartenbesuch* können Schwierigkeiten auftreten. Ein verwöhntes Kind, das bisher übertriebene Fürsorge genossen hat, wird zum erstenmal innerhalb einer Gruppe die gleiche Behandlung erfahren wie die anderen Kinder, und dies kann zu Trotzreaktionen und Aggressionen führen.

Der Kindergartenbesuch wird abgelehnt.

Andererseits kann das Kind aber auch, wenn es im Kindergarten zu einem Anfallgeschehen kommt, von der Kindergruppe abgelehnt werden. In diesem Fall ist es wichtig, daß eine geschickte Kindergärtnerin bei den anderen Kindern Hilfsbereitschaft, Rücksichtnahme und Verständnis erweckt.

Die Angst mancher Mütter, ihr gesundes Kind könnte durch den Anblick eines epileptischen Anfalls einen Schock erleiden, ist nicht begründet, da Kinder im Kindergartenalter noch nicht die Vorurteile besitzen, die viele Erwachsene in sich tragen.

Gelegentlich wird auch die Aufnahme eines anfallskranken Kindes in den Kindergarten abgelehnt, weil die Erziehungsperson die Verantwortung nicht übernehmen will. Hier könnte ein aufklärendes Gespräch mit dem Arzt die Bedenken ausräumen.

Der Besuch eines Sonderkindergartens für ein anfallskrankes Kind ist nur erforderlich, wenn das Kind zusätzliche Behinderungen (geistige Behinderung, erethische Verhaltensweisen) aufweist.

Der *Schulbesuch* eines anfallskranken Kindes kann ebenfalls Probleme mit sich bringen. Grundsätzlich sollte ein normal begabtes, anfallskrankes Kind die öffentliche Grundschule besuchen. Allerdings sollte der Lehrer über das Anfallsleiden informiert werden, am besten durch den Arzt. Die Aufklärung des Lehrers ist deshalb von Bedeutung, da z. B. Absencen als Unaufmerksamkeit oder Träumerei gedeutet werden können. Auch Müdigkeit – z. B. bedingt durch Medikamenteneinnahme – kann bei Unkenntnis des Hintergrundes als Faulheit ausgelegt werden.

Bei großen Anfällen sollte der Lehrer orientiert werden über »Erste-Hilfe-Maßnahmen« im Falle eines Anfalls.

Das Schulturnen ist grundsätzlich erlaubt. Leistungssport und Sportarten wie z. B. Turnen an Kletterwand, Laufen auf dem Schwebebalken oder Schwimmen ohne Aufsicht sind allerdings zu untersagen.

Etwa 30% der anfallskranken Kinder sind in der Lage, die Grundschule ohne Schwierigkeiten zu durchlaufen. Die Eignung für die höhere Schule sollte nicht nur von den Eltern oder von dem Lehrer alleine festgestellt werden, sondern man sollte eine ärztlich-psychologische Untersuchung vorschalten. So vermeidet man für das Kind eine Überforderung und demzufolge eine Zurückstufung in die Normalschule.

Ist ein Kind in der Normalschule leistungsmäßig überfordert, sollte man sich besser zu einer Umschulung in die Sonderschule entschließen.

Berufswahl und Berufseignung

Der Berufswahl sollte vorgeschaltet werden eine ärztliche und fachpsychologische Untersuchung sowie eine Berufsberatung beim Arbeitsamt. Entscheidend sind neben der Begabung der Anfallstyp, der Behandlungsstand und die Prognose des Anfallsleidens.

Es sind alle Berufe zu vermeiden, die z. B. Schwindelfreiheit erfordern oder die mit Arbeiten an laufenden Maschinen oder dem Führen eines Fahrzeugs verbunden sind.

Es gibt heute für anfallskranke Jugendliche die Möglichkeit des Besuchs von Sonderausbildungsstätten oder einer Heimunterbringung mit begleitender Berufsausbildung.

Wehrdienst

Anfallskranke sind wehrdienstuntauglich wegen der erhöhten Selbst- und Fremdgefährdung im Umgang mit Schußwaffen. Auch nach längerer Anfallsfreiheit ist in der Regel Wehrdiensttauglichkeit zu verneinen. Der Betroffene muß bei der Musterung über sein Anfallsleiden Kenntnis geben, und über ein fachärztliches Attest wird die Wehrdienstuntauglichkeit bescheinigt.

Führerschein

Bei Jugendlichen ein sehr gravierendes Problem, das oft zu schwerwiegenden Auseinandersetzungen zwischen dem Jugendlichen und dem behandelnden Arzt führt. Obwohl die Unfallhäufigkeit Epilepsiekranker nicht höher ist als die der Durchschnittspopulation, sind dem Anfallskranken Einschränkungen auferlegt.

Die Deutsche Sektion der internationalen Liga gegen Epilepsie hat Empfehlungen ausgearbeitet, an die sich der behandelnde Arzt halten kann:

1. Anfallskranke mit manifesten großen oder kleinen Anfällen sind nicht kraftfahrtauglich, ebenso Jugendliche mit ausgeprägten Intelligenzdefekten oder schweren Wesensänderungen durch die Grundkrankheit.
2. Der Arzt ist verpflichtet, die Anfallskranken, die den Führerschein bereits besitzen, darauf hinzuweisen, daß sie von dem Führerschein keinen Gebrauch machen dürfen.
   Die Aufklärung darüber sollte man sich von dem Patienten durch Unterschrift bekräftigen lassen.
3. Der Arzt ist berechtigt bei Übertretung dieser Vorschrift zur Wahrung der allgemeinen Sicherheit bei der Zulassungsbehörde Meldung zu machen. Das Wohl der Allgemeinheit ist dabei gegenüber der ärztlichen Schweigepflicht das höhere Rechtsgut.
4. Kraftfahrtauglichkeit kann befürwortet werden, wenn der Patient bei Fehlen schwerer psychischer Veränderungen mit oder ohne antiepileptische Therapie 2 Jahre anfallsfrei gewesen ist und wenn nach dem EEG nicht mit weiteren Anfällen gerechnet werden muß.
5. Die Erteilung der Fahrerlaubnis sollte befristet sein und von halbjährlichen ärztlichen Kontrolluntersuchungen abhängig gemacht werden.

Schutzimpfungen

Impfungen, die mit dem Risiko zentralnervöser Komplikationen belastet sind, sollten bei Epilepsiekranken nicht durchgeführt werden.

Die Pertussisimpfung (auch die bei Anwendung kombinierter Impfstoffe mit Pertussisanteil) und die Pockenschutzimpfung sind daher bei Epilepsiekranken kontraindiziert.

Ist die Erstimpfung gegen Pocken mit Erfolg abgelaufen, so bietet eine Wiederimpfung kein wesentlich höheres Risiko.

Schutzimpfungen gegen Tuberkulose (BCG), Tetanus, Poliomyelitis, Masern, Röteln, Mumps, Grippe, Diphtherie, die Virus-Frühsommer-Meningoenzephalitis und Hepatitis B können unbedenklich eingesetzt werden.

Eine Kontraindikation besteht auch gegen Lebendimpfstoffe dann, wenn im Säuglingsalter oder Kleinkindesalter ACTH oder Kortikoide zur Behandlung eingesetzt sind.

Typhus-, Paratyphus-, Cholera- und Gelbfieberimpfungen sind bei Epilepsiekranken mit einer erhöhten Komplikationsrate belastet.

Operationen

Bei operativen – auch zahnärztlichen – Eingriffen in Lokal- oder Allgemeinanästhesie können sich Schwierigkeiten bei Epilepsiekranken ergeben. Es besteht die Gefahr einer erhöhten Anfallsbereitschaft durch den präoperativen, psychischen Streß.

Wichtig aber ist, daß die prä- und postoperative Medikation so gestaltet wird, daß es nicht zu einem Absinken der Plasmakonzentration kommt (Verdünnungseffekt bei Infusionen).

Durch Interaktion von Narkosemitteln und Antiepileptika ist andererseits in der postoperativen Phase ein Anstieg der Antiepileptika in den toxischen Bereich möglich. Zu bedenken ist auch, daß die Krampfschwelle durch Anwendung von Lokal- und Allgemeinanästhetika reduziert wird, insbesondere bei Inhalationsnarkotika. Schließlich kann das Gerinnungssystem durch Antiepileptika beeinträchtigt werden und eine erhöhte Blutungsneigung intra- oder postoperativ auftreten.

Am wichtigsten ist, daß der Anästhesist oder das Operationsteam von dem Arzt, der den Epilepsiekranken behandelt, eine genaue Dosierungsanweisung für die kritische Zeit erhält.

Wenn die orale Medikation unterbrochen werden muß, so können auch Ersatzpräparate i.v. oder i.m. verabreicht werden (z.B. Phenobarbital, Phenytoin oder Benzodiazepine).

Flugreisen

In der heutigen Zeit wird der Arzt auch zu dieser Thematik um Stellung gebeten.

Bei Anfallskranken kann es durch die Streßsituation, besonders beim Start- und Landevorgang oder bei Turbulenzen, zu einer erhöhten Anfallsbereitschaft kommen.

Die Befürchtung, daß der verminderte Sauerstoffdruck bei Flügen in Höhen um 10000 m anfallsfördernd wirkt, ist unbegründet, da eine Druckregulierung stattfindet (etwa 2000 m entsprechend).

- Wichtig ist, ein Schlafdefizit bei Langzeitflügen zu bedenken, das ebenfalls anfallsfördernd wirken kann.
- Grundsätzlich können auch Epilepsiekranke eine Flugreise unternehmen.
- Patienten mit einer hohen Anfallsfrequenz, insbesondere vom Grand-mal-Typ, sollten jedoch möglichst Flugreisen vermeiden.
- Wichtig ist, daß die antiepileptische Medikation wenigstens 1 Stunde vor Abflug eingenommen wird, damit die Substanz resorbiert ist bevor es evtl. zu Erbrechen kommt.
- Möglichst sollte eine Begleitperson mitreisen und Notfallmedikamente sollten zur Hand sein (Diazepam-Rektiolen).

Schwangerschaft und Schwangerschaftsverhütung

Die Epilepsie einer Jugendlichen ist im allgemeinen kein Grund, von einer Schwangerschaft abzuraten oder gar eine Schwangerschaft zu unterbrechen.

Bei unbefriedigender medikamentöser Einstellung sollte allerdings von einer Schwangerschaft zunächst abgeraten werden, da es in der Schwangerschaft zu einem Absinken der Plasmakonzentration der Antiepileptika kommen kann (Resorptionsstörungen durch Magenatonie oder Erbrechen, Gewichtszunahme durch Wassereinlagerung).

Eine Schwangerschaftsgestose erhöht die Anfallsbereitschaft.

Epilepsiekranke haben außerdem eine um das doppelte erhöhte Fehlgeburts- und Frühgeburtsrate.

Auch die perinatale Mortalität der Kinder ist erhöht (erhöhte Blutungsneigung durch Störung der Gerinnung).

Epilepsiekranke Mütter haben ein doppelt so hohes Risiko, Kinder mit Fehlbildungen zur Welt zu bringen im Vergleich zu Müttern ohne Epilepsie.

Antiepileptika werden transplazentar auf den Fetus übergeleitet und haben auch eine teratogene Wirkung.

Ein charakteristisches, jedoch nicht spezifisches Fehlbildungssyndrom wird bei Phenytoin- und Phenobarbitaltherapie beobachtet. Es handelt sich um akrofaziale Dysplasien: Neugeborene haben eingesunkene Nasenwurzeln, Epikanthus, Ohranomalien, vergröberte Fazies, Hypoplasien der Nägel und Endphalangen der Finger und Zehen (sog. fetales Antiepileptikasyndrom).

Beim Stillen tritt auch das Antiepileptikum in die Muttermilch über, allerdings nicht in Dosen, die bei dem Säugling Nebenwirkungen hervorrufen würden.

Die antiepileptische Behandlung sollte in der Schwangerschaft in gleicher Dosis fortgeführt werden wie vorher. Monotherapie ist günstiger als Polytherapie.

Häufigere Überwachung der Plasmakonzentration ist angezeigt.

Bei der *Schwangerschaftsverhütung* ist wichtig, daß Antiepileptika zu einem Versagen der »Antibabypille« führen, besonders bei Antikonzeptiva mit niedrigem Hormongehalt.

Genetische Beratung

Da die Epilepsie keine nosologische Einheit darstellt, sind die Kenntnisse über die Vererbung dieser Krankheit nicht sehr exakt.

Am besten bekannt sind die genetischen Verhältnisse bei seltenen Epilepsien, die auf einer neurometabolischen, dysgenetischen oder auf genetisch-degenerativen Erkrankungen des Gehirns beruhen. Die Epilepsie spielt aber im Vergleich zur Grundkrankheit eine untergeordnete Rolle.

Bessere Kenntnisse über die Vererbung bestehen bei den generalisierten

Epilepsien, die unter dem Bild von Aufwach-Grand-mal, Friedmann-Syndrom (pyknoleptische Absence) und Janz-Syndrom (myoklonisch-impulsive Anfälle) auftreten. Bei den Geschwistern muß in solchen Fällen in 4–10% mit manifesten Epilepsien gerechnet werden, bei den Nachkommen in 4–8%.

Bei den vorwiegend exogen verursachten Epilepsien ist das Risiko, ein erkranktes Kind zu bekommen, nur 1–2%, d.h. zwei- bis viermal so hoch wie bei der Durchschnittspopulation.

Das Epilepsierisiko steigt erheblich, wenn der Partner ebenfalls an Epilepsie leidet oder aus einer Familie mit erhöhter Anfallsdisposition stammt.

Wichtig ist noch im Falle einer Eheschließung, daß der Partner verpflichtet ist, über seine Epilepsie Kenntnis zu geben, da sonst die Ehe später annulliert werden kann.

Psychische Störungen bei Epilepsie

G. Krüse

Etwa 50% aller anfallskranken Kinder entwickeln sich völlig »normal«. Der andere Teil zeigt allerdings eine Vielfalt psychischer Störungen.

Man unterscheidet vorübergehende und bleibende psychische Störungen.

Vorübergehende Störungen

Zu diesen gehören **Dämmerzustände,** worunter man Minuten bis Tage andauernde Bewußtseinseinengungen versteht als *Folgezustände* eines großen oder psychomotorischen Anfalles. Meist sind die Kinder dabei erregt, laufen unansprechbar rast- und ziellos umher und neigen zu aggressiven Durchbrüchen. Es kann aber auch vorkommen, daß sie Aufforderungen und »eingeschliffenen« Tätigkeiten (z.B. Essen) gewohnheitsmäßig nachkommen – trotz der Bewußtseinstrübung, für die eine Erinnerungslücke (Amnesie) besteht; Dämmerzustände können auch *Ausdruck eines Anfallsstatus* (z.B. Petit-mal-Status) sein.

Verstimmungszustände kehren ohne Anlaß phasisch wieder oder können einem großen, aber auch psychomotorischen Anfall vorausgehen. Die Kinder wirken niedergeschlagen, verstimmt, gereizt, aggressiv, klagen über Müdigkeit und Kopfschmerzen.

Psychotische Episoden sind der Vollständigkeit halber zu erwähnen, da sie erst – und dann sehr selten – ab der Pubertät bzw. im Erwachsenenalter auftreten. Sie kommen iktal (im Zusammenhang mit einem Anfall) und interiktal (im anfallsfreien Intervall) vor. Interessanterweise können sie auch *alternativ* zu Anfällen auftreten, wenn der Patient nach guter antiepileptischer Einstellung anfallsfrei ist und sich das EEG normalisiert hat.

Bleibende psychische Störungen

Epileptische Wesensänderung. Sie gründet sich auf hirnorganische Schädigungen und führt zu erheblichen Störungen der Gesamtpersönlichkeit und der Intelligenz (Demenz). Ist die Hirnschädigung umschrieben, stehen weniger die Intelligenzstörungen im Vordergrund als vielmehr die Störungen des Affektes und Antriebes: Die Patienten sind *»zähflüssig«* in ihrer Art, wirken umständlich und schwerfällig, eigensinnig, pedantisch, explodieren leicht. Der Gedankenablauf und die Bewegungen sind verlangsamt.

Früher sah man die epileptische Wesensänderung als typisch für die genuine Epilepsie an und glaubte, dadurch auch ein differentialdiagnostisches Kriterium gegenüber der symptomatischen Epilepsie in Händen zu haben. Später stellte sich aber heraus, daß sie sich auch bei den symptomatischen Epilepsien, insbesondere bei den psychomotorischen, aber auch bei Hirnschäden (mit Anfällen) findet. Das Fazit ist also: Es handelt sich bei diesem Phänomen um eine allgemein organische Wesensänderung *(organisches Psychosyndrom)* und nicht um eine spezifisch epileptische.

Es ist oft schwer, für die epileptische Wesensänderung eine endgültige Ursache zu finden, meist spielen mehrere Faktoren eine Rolle:

Die *Persönlichkeitsstruktur* des Kindes vor Krankheitsbeginn. Man kann sich gut vorstellen, daß es ein Unterschied ist, ob ein Anfallsleiden auf eine antriebsarme, minderbegabte oder vitale, intelligente Persönlichkeit trifft.

Altersspezifische Faktoren. Mit Heranwachsen eines Kindes kann es zu einem Wandel der psychischen Auffälligkeiten kommen: Reizbarexplosible, enthemmte Kinder mit krankhafter Bewegungsunruhe, mangelnder Ermüdbarkeit, Distanzlosigkeit, Konzentrationsstörungen und Neigungen zu Aggressionen, Wutausbrüchen *(erethisch-hyperkinetisches Syndrom)* können in der Pubertät ins Gegenteil umschlagen. Sie werden antriebslos, beharren auf den gleichen Gedankengängen (Perseveration), Auffassungsgabe und Denken sind verlangsamt, sie wirken plump vertraulich *(enechetisches Syndrom).*

Umweltfaktoren. Diskreditierung und Diffamierung durch noch immer bestehende Vorurteile gegenüber Anfallskranken, Verwöhnung, Überforderung, bewußte oder unbewußte Ablehnung durch die Bezugspersonen oder Hospitalisierung formen das psychopathologische Bild mit ebenso wie die *antiepileptische Medikation.* Barbiturate und Benzodiazepine führen zu Sedierungseffekten, können aber auch paradoxerweise zu einer erheblichen Reizbarkeit führen.

Demenz. Als Folgeerscheinung der Anfälle (Sauerstoffmangel der Gehirnzellen) kann es zu einem progredienten intellektuellen Abbau kommen, der mit Verlangsamung aller psychischen Funktionen beginnt und in einem schweren Intelligenzdefekt mit Orientierungsstörungen sowie einer hochgradigen Merk- und Erinnerungsschwäche endet. Die Demenz ist also als »sekundäre Intelligenzminderung« durch Hirnschädigung aufzufassen.

Psychische Störungen im Zusammenhang mit organischen Hirnschädigungen

Organische Psychosyndrome nach Schädel-Hirn-Traumen

E. Tieber

Definition. Unter einem *organischen Psychosyndrom* versteht man verschiedenartige psychische Symptomkonstellationen und Symptomlegierungen, die in kausaler Abhängigkeit stehen von Schädigungen des Zentralnervensystems. Hierbei kann man unterscheiden zwischen *akut* auftretenden organischen Psychosyndromen, z. B. psychische Begleiterscheinungen einer Enzephalitis oder eines schweren Schädel-Hirn-Traumas, und meint hiermit die in unmittelbarem Gefolge der Erkrankung auftretenden psychischen Symptome; hiervon abzugrenzen sind *chronische* organische Psychosyndrome. Die für die Kinderpsychiatrie bei weitem wichtigsten chronischen organischen Psychosyndrome sind die Folgezustände nach frühkindlicher Hirnschädigung. Weitere chronische organische Psychosyndrome sind postenzephalitische oder auch posttraumatische Wesensänderungen.

Bei den psychischen Veränderungen *nach Schädel-Hirn-Traumen* sind akute neuropsychiatrische und neuropsychiatrische Spätfolgen zu unterscheiden. Man spricht auch von reversiblen und irreversiblen psychischen posttraumatischen Störungen.

Akute neuropsychiatrische Folgen

Commotio cerebri

Die leichteste Form des Hirntraumas ist die *Gehirnerschütterung (Commotio cerebri)*. Charakteristisch hierfür ist eine Bewußtseinsstörung, für die der Patient später eine Erinnerungslücke hat. Häufig – aber nicht obligat – ist eine *retrograde Amnesie,* also eine Erinnerungslücke für die Zeit unmittelbar vor dem Unfall. Als *anterograde Amnesie* bezeichnet man eine Erinnerungslücke vom Unfallereignis bis zum Wiedereinsetzen der lückenlosen Erinnerung. Diese Zeit deckt sich auch mit dem posttraumatischen Dämmerzustand. Bei einer einfachen Commotio dauert die Bewußtlosigkeit etwa ¼ Std., der posttraumatische Dämmerzustand kann bis 1 Std. anhalten. Zur Commotio cerebri gehört mit ziemlicher Regelmäßigkeit auch Erbrechen.

Von postkommotionellen Beschwerden spricht man, wenn nach Abklingen der akuten psychischen Veränderungen Kopfschmerzen, Schwindel oder eine allgemeine Hirnleistungsschwäche (Gedächtnis-, Konzentrationsstörungen, rasche Ermüdbarkeit und Reizbarkeit) auftreten. Diese Beschwerden können sich über Wochen und Monate erstrecken.

Gelegentlich liegt nach einem Trauma ein *geordneter Dämmerzustand* vor. Dabei verhalten sich die Patienten situationsgemäß, zeigen jedoch eine Amnesie.

Contusio cerebri

Bei der *Contusio cerebri (Hirnquetschung)* liegt eine *morphologisch faßbare* Schädigung der Gehirnsubstanz vor, bei der Commotio nur eine *funktionelle* Störung. Die Bewußtlosigkeit und der posttraumatische Dämmerzustand halten bei der Contusio cerebri *länger* an als bei der Commotio. Als Hinweis auf eine herdförmige Störung finden sich neurologische Ausfälle, z.B. eine Halbseitenlähmung bei Läsion der motorischen Rinde oder Sehstörungen bei Läsion der okzipitalen Hirnbereiche. Der Kontusionsherd an der Aufschlagstelle wird als Coup (franz.: Stoß) bezeichnet. Je nach Schwere des Traumas kann es auch zu einem Contrecoup (Gegenstoß), also zu einem weiteren kontusionellen Herd an der Aufschlagstelle gegenüberliegenden Hirnarealen kommen; z.B. wird bei einem linksfrontalen Trauma der Contrecoup-Herd rechts-okzipital zu finden sein. Im Hirnstrombild (EEG) kann sich über dem durch das Trauma morphologisch geschädigten Hirnareal ein *Herdbefund* zeigen. Posttraumatische epileptische Anfälle lassen rückwirkend auf eine vorausgegangene Kontusion schließen (posttraumatische Epilepsie). Nach einer Commotio cerebri treten keine zerebralen Anfälle auf.

Die subjektiven posttraumatischen Beschwerden sind denen nach einer Commotio cerebri ähnlich. Lediglich die Intensität kann stärker sein, aber es können auch lokale Störungen wie Lähmungen, Sprachstörungen, Sehstörungen u.a. dazukommen.

Compressio cerebri

Von einer Compressio cerebri spricht man, wenn es bei einer Hirnkontusion gleichzeitig zu einer intrazerebralen Blutung mit Raumverdrängung gekommen ist.

Epidurales Hämatom

Zu einem Epiduralhämatom, einer Blutung zwischen Schädelknochen und Dura mater (harter Hirnhaut) kommt es, wenn eine Meningialarterie bei einem leichten oder schweren Schädeltrauma rupturiert. Bei einem leichten Schädeltrauma ohne Hirnbeeinträchtigung ist der Patient unmittelbar nach dem Trauma nicht bewußtlos, es kommt aber später infolge des Epiduralhämatoms zu einer *Bewußtseinstrübung*. Hat der Patient aber gleichzeitig eine Commotio erlitten, wird er unmittelbar nach dem Trauma kurz bewußtlos sein, und es kommt später nach einem »freien Intervall« (bis zu 7 Tagen!) durch ein zusätzliches Epiduralhämatom zu einer Bewußtseinseintrübung. Liegt hingegen eine Contusio vor, kann das *freie Intervall* durch die postkontusionelle Bewußtseinsstörung verdeckt sein, was die Diagnose eines zusätzlichen Epiduralhämatoms erschwert. Verdächtig auf das Vorliegen eines Epiduralhämatoms ist eine einseitig erweiterte Pupille. Findet man zusätzlich eine Frakturlinie auf derselben Seite und im Echoenzephalogramm ein entsprechendes Bild, so verstärkt sich der Verdacht auf ein Epiduralhämatom, der durch eine Karotisangiographie und evtl. Probetrepanation erhärtet werden kann. Dies macht eine sofortige neurochirurgische Entleerung des Hämatoms und Ligatur des blutenden Gefäßes notwendig.

Subdurales Hämatom

Das *akute* Subduralhämatom, eine Blutung in den Raum zwischen harter und weicher Hirnhaut, entwickelt sich oft als Begleitsymptom einer Hirnkontusion. Ein freies Intervall kann fehlen, wenn die Bewußtlosigkeit, die nach der Kontusion auftritt, die Entwicklung des Subduralhämatoms überdauert. Beim akuten Subduralhämatom ist der Liquor blutig. Auch bei einer Kontusion kann dies der Fall sein, so daß die Lumbalpunktion keine differentialdiagnostische Klärung erlaubt. Verdächtig auf ein raumforderndes Hämatom ist immer eine sekundäre Verschlechterung der Bewußtseinslage nach einem freien Intervall oder eine verzögerte Aufhellung des Bewußtseins. In diesem Fall ist eine Arteriographie angezeigt. Ist die Subduralblutung nicht raumverdrängend, so wird man konservativ behandeln. Bei einem raumverdrängenden großen Hämatom ist eine Schädeltrepanation notwendig.

Ein *chronisches* Subduralhämatom kann oft noch Wochen nach einem Schädeltrauma mit denselben Begleiterscheinungen des akuten Subduralhämatoms entstehen. Es entwickeln sich dann zunehmend Kopfschmerzen mit wechselnder Bewußtseinsstörung, die schließlich übergeht in eine tiefe *Somnolenz* (Schläfrigkeit) bei geringen oder fehlenden neurologischen Ausfällen. Der Liquor ist xanthochrom. Ein Karotisangiogramm dient zur weiteren diagnostischen Klärung. Man sieht dabei einen bikonvexen gefäßlosen Bezirk unter der Schädelkalotte wie beim Epiduralhämatom, während das akute Subduralhämatom einen halbmondförmigen, auf der Gehirnoberfläche aufliegenden gefäßlosen Bezirk aufweist.

Liquorfistel

Nach einem Hirntrauma kann es zu einer *Liquorfistel* kommen mit Austritt von Liquor durch die harte Hirnhaut. Der Abfluß einer Liquorfistel durch die Nase oder durch das Ohr ist nachweisbar mit einem Teststreifen (Dextrostix) und apparativ durch ein *Liquorraum-Szintigramm.* Bei Abfluß des Liquors in den Nasen-Rachen-Raum geben die Patienten meist einen salzigen Geschmack an.

Als **Komplikation** kann es durch aufsteigende Keime zu einer eitrigen Meningitis (rhinogenen) oder einem Hirnabszeß kommen. Sollte sich eine Liquorfistel 10 Tage nach dem Trauma nicht geschlossen haben, ist wegen der Gefahr von Spätmeningitiden eine Operation *(plastische Duradeckung)* notwendig.

Hirnödem

Neben dem raumfordernden traumatischen intrakraniellen Hämatom ist das Hirnödem wichtigste Ursache für die posttraumatischen Sekundärschäden. Schon innerhalb weniger Stunden kann es nach der gedeckten Hirnschädigung zu einem ausgedehnten Ödem kommen, das zu bleibenden Großhirnrinden- und Markschäden führen kann. Es entstehen auf dieser Basis auch sekundäre Hirnstammschäden, die klinisch zu einem prolongierten Koma führen können.

Mittelhirnsyndrome

Durch die Massenverschiebung mediobasaler Schläfenlappenanteile in den Tentoriumschlitz kommt es zu der gefürchteten *Mittelhirnkompression.* Die Folgen davon sind Stauungsblutung, anämische und hämorrhagische Nekrosen im Mittelhirn und in der Brücke. Durch diesen Mechanismus entsteht das Bild des **akuten Mittelhirnsyndroms.** Dieses kann sich zurückbilden oder in ein **apallisches Syndrom** (lat. Pallium: Hirnmantel; apallisch = ohne Hirnmantel, d.h. nur der Hirnstamm funktioniert) übergehen. Die akute Symptomatik des apallischen Syndroms besteht neben verschiedenen neurologischen Verletzungsfolgen vorwiegend in einem typischen Erscheinungsbild, das auch als *Coma vigile* (waches Koma) bezeichnet wird. Die Kinder liegen mit offenen Augen im Bett, ohne zu fixieren und eine Reaktion auf ihre Umgebung zu zeigen. Es kommt zu einer Störung des normalen Schlaf-Wach-Rhythmus mit Auftreten primitiver motorischer Schablonen wie Aufsperren des Mundes auf taktile periorale Reize. Wird das Reizobjekt mit den Lippen erfaßt, spricht man von *Magnetreaktion,* wird das Reizobjekt mit den Zähnen festgehalten, von *Bulldog-Reflex.* Es kommt auch zu automatischen Saug-, Leck-, Kaubewegungen und einem positiven *Greifreflex*. Legt man den eigenen Zeigefinger in die Hohlhand des Patienten, so wird (wie beim Säugling) der Finger ergriffen und festgehalten. Von den Angehörigen der Patienten wird dieser primitive Reflex oft als aktiver Händedruck fehlgedeutet.

Im Remissionsstadium des apallischen Syndroms, das sich über Monate bis Jahre hinziehen kann, tritt das sog. Klüver-Bucy-Syndrom auf. Alle Gegenstände, die im nahen Umkreis faßbar sind, werden ergriffen und in den Mund gesteckt.

Bei Kindern, die kurzdauernd apallisch waren, ist mit einer Intelligenzminderung und groben Verhaltensauffälligkeiten zu rechnen, nach langdauernden apallischen Zuständen mit schweren psychischen Defekten.

Insgesamt läßt sich sagen, daß bei Schädel-Hirn-Traumen im Kindesalter die psychischen posttraumatischen Folgen und Störungen der Entwicklungsdynamik beim Kind im Vergleich zum Erwachsenen im Vordergrund stehen.

Bei der **Therapie** der akuten posttraumatischen Phase des schwer hirnverletzten Kindes ist die Bekämpfung des Schocks, des Hirnödems und die rechtzeitige neurochirurgische Versorgung wesentlich. Die psychischen Spätschäden sind ebenfalls früh anzugehen. Sprachtraining, heil- und schulpädagogische Maßnahmen sowie die Einleitung der sozialen Eingliederung erfordern den vollen Einsatz eines Behandlungsteams. Die Einbeziehung der Eltern in den Behandlungsplan ist eine wichtige Notwendigkeit, so lange für die Rehabilitation des hirngeschädigten Kindes nicht genügend Einrichtungen geschaffen sind, die den aufgestellten Rehabilitationsplan auch verwirklichen lassen.

Neuropsychiatrische Spätfolgen

Die initiale Bewußtlosigkeit, die nach dem Trauma auftritt, klingt im günstigsten Falle über eine Bewußtseinstrübung wieder ab. Es kann sich aber auch an die Bewußtseinstrübung ein sog. **Durchgangssyndrom** anschließen. Es kann von *Gedächtnis-, Affekt- und Antriebsstörungen* beherrscht werden. Kombinationsformen der Durchgangssyndrome sind möglich, die alle *reversibel* sind.

Tritt während eines Durchgangssyndroms eine Verschlechterung des psychischen Befindens auf, ist als Komplikation an eine intrakranielle Blutung oder an eine posttraumatische Meningitis zu denken.

Als Besonderheit der unmittelbaren psychischen Veränderungen nach kindlichem Hirntrauma ist das *Müdigkeits-* oder *Einschlafsyndrom* hervorzuheben. Etwa ½ Std. nach dem Unfall schlafen die Kinder für 1–2 Std. Nach dem spontanen Erwachen treten Übelkeit und Erbrechen auf.

Die Häufigkeit psychischer Veränderungen nimmt mit steigender Schwere des akuten Initialsyndroms zu. Als posttraumatische Spätschädigung bei Kindern steht die **Hirnleistungsschwäche** obenan, charakterisiert durch Merkschwäche, verminderte Konzentration, vorzeitige Ermüdbarkeit, erschwerte Auffassung und erhöhte affektive Erregbarkeit. Keinesfalls dürfen Lernschwierigkeiten und Schulversagen von vornherein als traumatische Hirnleistungsschwäche ausgelegt werden. Als strenges Kriterium gilt die zeitliche Koinzidenz von Trauma und wesentlichem und dauerhaftem Leistungsabfall.

Von gleicher Folgenschwere, aber nicht identisch mit der Hirnleistungsschwäche ist die **posttraumatische hirnorganische Wesensänderung.** Charakteristisches Symptom ist die Hyperkinese von dranghaftem Charakter. Es besteht eine vermehrte Ablenkbarkeit, emotionelle Instabilität und Affektlabilität. Daraus resultieren aggressive Verhaltensweisen, erzieherische Schwierigkeiten bzw. eine gestörte soziale Anpassung überhaupt. Die Nomenklatur dieses Syndroms ist uneinheitlich (psychomotorische Unruhe, dranghafte Erethie, psychiatrisches Zwischenhirnsyndrom und Hypermotilität). Für die Veränderung besteht bei den Kindern selbst keine Krankheitseinsicht und wird von den Eltern als Ungezogenheit verkannt.

Die **posttraumatische Demenz** ist im Kindesalter ausgesprochen selten. Die intellektuellen Leistungen können aber durch Störungen in anderen seelischen Bereichen nicht mehr voll in jeder Situation und dauerhaft verfügbar gemacht werden. Man kann also von einer vorgetäuschten Intelligenzminderung oder sekundären Hirnleistungsschwäche sprechen. Das unangepaßte Sozialverhalten bei hirntraumatisch geschädigten Kindern wird weniger durch die intellektuellen Reststörungen als durch die posttraumatische Wesensänderung verursacht.

Neurotische Reaktionen sind nach kindlichen Hirntraumen selten. Hervorzuheben ist aber noch ein Fehlverhalten der Eltern auf die Verletzung ihres Kindes. Es kann zu einer ängstlich einengenden, überprotektiven oder überfordernden Haltung kommen.

Umschriebene neuropsychiatrische Ausfälle nach Hirntraumen

Die **posttraumatische Aphasie** ist auf S. 195 beschrieben.

Posttraumatische Apraxie. Darunter versteht man die Unfähigkeit bzw. Beeinträchtigung, erlernte Zweckbewegungen auszuführen, während automatische Bewegungen intakt bleiben.

Apraxie z. B. der Hand bedeutet *nicht,* daß diese gelähmt ist, sondern daß die erworbene Fertigkeit oder Geschicklichkeit, damit zielgerichtet zu hantieren, verlorengegangen ist.

Agnostische Störung. Diese liegt dann vor, wenn die Fähigkeit, Wahrgenommenes als solches zu erkennen, verlorenging. Je nach Schädigungsort im Gehirn unterscheidet man optische, akustische und taktile Agnosien. Man versteht unter letzterer die Unfähigkeit, einen Gegenstand durch Betasten zu erkennen, wobei die Sensibilität erhalten ist.

Die *Autotopagnosie* ist eine Körperschemastörung, bei der der Betroffene nicht in der Lage ist, seine Körperteile zu identifizieren und sich daran zu orientieren.

Therapie. Bei diesen umschriebenen Ausfällen kann durch intensive *Übungsbehandlung* eine Verbesserung oder Wiederherstellung der gestörten Funktionen erreicht werden. Es muß dafür gesorgt werden, daß nach Beendigung des Klinikaufenthaltes diese Patienten in speziell dafür eingerichtete Zentren, sog. *Rehabilitationszentren,* und ggf. in speziellen Schulen weiterbetreut werden.

Organische Psychosyndrome bei Hirntumoren im Kindesalter

E. Tieber

Psychopathologische Veränderungen treten bei etwa 90% der an Hirntumoren erkrankten Kinder auf. Entsprechend dem jeweiligen Zustand der Hirnentwicklung zeigt die psychische Alteration im Gegensatz zu der Erwachsener mehr Variabilität.

Durch *Zunahme des intrakraniellen Drucks* entsteht eine Bewußtseinstrübung oder Bewußtseinseinengung. Die mildeste Form dieser Bewußtseinseinengung geht mit Desinteresse und mangelnder Kooperation sowie einem Nachlassen der Konzentrationsfähigkeit einher. Kurzfristig sind solche Kinder noch intellektuell leistungsfähig, jedoch erschöpft sich dies rasch. Am ehesten bemerkt der Lehrer die Leistungsmängel.

Die Intensität der Bewußtseinstrübung richtet sich nach dem intrakraniellen Druckanstieg und geht im Endstadium in einen Zustand über, in dem die Kinder nicht mehr reagieren oder gar nicht mehr erweckbar sind.

Durch chemotherapeutische Maßnahmen oder operative Eingriffe oder bei Kindern durch Erweiterung der Schädelnähte bzw. *Ventrikeldrainage* kann die Bewußtseinslage sich vorübergehend bessern. Es muß allerdings gesagt werden, daß die kausale medikamentöse Behandlung der Hirntumoren heute noch sehr begrenzt ist.

Eine Bewußtseinseinschränkung kann auch auftreten durch funktionelle Störungen und Zirkulationsstörungen, die z. B. den Hirnstamm betreffen. Handelt es sich um einen inoperablen Tumor, verlieren Kinder bis zum 3. Lebensjahr alle bis dahin erlernten Funktionen. Ältere Kinder entwickeln ein chronisches psychoorganisches Syndrom. Kinder mit zerebralen Tumoren zeigen auch relativ häufig *Persönlichkeitsveränderungen.* Diese können sich manchmal als Pavor nocturnus, Einkoten oder Einnässen äußern. Es ist dann sehr schwierig, diese Symptome von psychoreaktiven Störungen oder neurotischen Verhaltensweisen abzugrenzen.

Die Kardinalsymptome eines Tumors sind Kopfschmerz, Erbrechen im Schwall und der Druckpuls (Bradykardie).

Die *kognitiven Störungen* manifestieren sich als gestörte Auffassung oder Aufmerksamkeit, rasche Ermüdbarkeit, Nachlassen der Konzentration und Perseverationsneigung, d. h. ein Haften an einmal gedachten Ideen oder vollzogenen Handlungen. Auch eine Demenz kann sich entwickeln.

Die *Affektivität* kann ebenfalls gestört sein und dies zeigt sich beim Tumorkind als emotionale Labilität, vermehrte Impulsivität oder Interesselosigkeit, die in Apathie übergehen kann. »Primitiv«-Reaktionen werden vorherrschend, ethisch-moralische Werte gehen verloren.

Organische Psychosyndrome nach entzündlichen Erkrankungen des Gehirns

M. Martin

Entzündliche Erkrankungen des Gehirns bzw. seiner Häute (Enzephalitiden und Meningitiden) können das kindliche Gehirn bereits in frühester Säuglingszeit treffen. Ein Teil solcher Entzündungen kann zu einem leichten frühkindlichen Hirnschaden führen, der nicht zu unterscheiden ist von Schädigungen, wie sie etwa durch Geburtstraumen entstehen. Schwere Enzephalitiden können eine Oligophrenie zur Folge haben (s. S. 102). Zum Teil sind die Gehirnentzündungen auch begleitet von neurologischen Störungen, z. B. Lähmungen. Trotzdem bildet sich meist ein typisches psychopathologisches Syndrom aus, das deutlich unterschieden werden kann sowohl von der frühkindlichen Hirnschädigung wie von den im Abschnitt Oligophrenien besprochenen Zuständen: die *postenzephalitische Wesensänderung*.

Grundsätzlich können alle Bakterien und Viren, die für den Menschen pathogen sind, eine Enzephalitis auslösen. Für das Kindesalter bedeutsam sind die Meningoenzephalitiden im Gefolge einer Masernerkrankung sowie Enzephalitiden bedingt durch den Erreger des Keuchhustens. Immer wieder wird man auch mit Kindern konfrontiert, die eine entzündliche Hirnerkrankung nach Invakzination (Impfung) mit dem Pockenvirus überstanden haben.

Symptomatik. In unterschiedlich starkem Maße finden wir bei allen Kindern, die eine Enzephalitis durchgemacht haben, Intelligenzdefekte. Die Intelligenzminderung kann leicht sein, aber auch zu einer schweren Oligophrenie geführt haben. Je nach bevorzugter Lokalisation der Entzündung im Gehirn entwickeln sich neurologische Defektsyndrome.

Ein häufiges neurologisches Mikrosymptom ist die sog. *»Hypomimie des Mittelgesichtes«* mit einer charakteristischen Bewegungsarmut im Bereich zwischen Mund und Augenbrauen, so daß der Gesichtsausdruck, insbesondere der Blick etwas merkwürdig Starres bekommt *(»enzephalitischer Blick«)*. Ein weiteres Zeichen ist die *Hypersalivation*. Dem Patienten läuft dabei der Speichel aus dem Mund, weniger bedingt durch echte Hypersekretion als durch ein vermindertes Herunterschlucken des Speichels. Weiter finden sich – wie überhaupt oft bei hirngeschädigten Kindern – *Behaarungsanomalien* wie Pelzmützenhaar oder auch üppige Behaarung. Typisch sind auch Überstreckbarkeit der Finger-, Ellenbogen- und Kniegelenke sowie Zahnfleischwucherungen.

Das *psychopathologische Bild* der postenzephalitischen Wesensänderung wird – abgesehen von der fast stets vorhandenen, unterschiedlich schweren Intelligenzminderung – geprägt durch eine *Störung des Antriebs*. Einerseits finden sich *hyperkinetisch-erethische* Zustandsbilder, andererseits *torpide*, antriebsarme, stumpfe Kinder.

Psychisch sind die Kinder gekennzeichnet durch eine ausgeprägte *Starre* hinsichtlich ihres Gedankenablaufs, und ihre Anpassungsfähigkeit an veränderte Umweltsituationen ist erheblich vermindert. Der Umgang mit Gleichaltrigen ist erschwert durch immer wieder auftretende, ungesteuerte Affekte und Aggressionsdurchbrüche (bisweilen raptusartig) bei geringsten Anlässen. Diese affektiven Durchbrüche machen oft auch schon kleinere Kinder gemeinschaftsunfähig, bedingen gelegentlich bereits im frühen Lebensalter eine Hospitalisierung, da solche Kinder im Familienverband für sich selbst und die Geschwister eine erhebliche Gefährdung darstellen.

Schon im frühen Kindesalter können *Triebdefekte* beobachtet werden. Die Kinder »fressen« unkontrolliert in sich hinein, gelegentlich auch ungenießbare oder auch ekelerregende Speisen, oder sie onanieren im späteren Lebensalter (Pubertät) exzessiv ohne Scham in aller Öffentlichkeit; gelegentlich kommt es auch zu sexuellen Gewalttaten. Kennzeichnend für eine postenzephalitische Wesensänderung ist auch die spezifische *Kontaktstörung*. Die Kinder wirken »klebrig«, fassen ihr Gegenüber bei der Kontaktaufnahme distanzlos an, zeigen einerseits spontan ihre Zärtlichkeitsbedürfnisse, andererseits wechselt zärtliches Streicheln oft mit aggressivem Zuschlagen, oft unvermittelt und ohne Anlaß.

Diagnose. Die Diagnose der postenzephalitischen Wesensänderung ergibt sich aus der Anamnese. Kinderpsychiatrisch wird die Diagnose gestellt aus den oben beschriebenen psychopathologischen Befunden, die zusammengefaßt als »postenzephalitische Wesensänderung« beschrieben werden. Testpsychologisch ergibt sich ein Hang zur Perseveration etwa im Rorschach-Formdeutetest. Die körperlichen Befunde sind wechselnd, oft finden sich neurologische Defektsymptome, etwa Lähmungen (der peripheren Nerven und auch Hirnnerven) oder konstitutionelle Befunde (Behaarungsanomalien, Überstreckbarkeit der Gelenke). Ebenso können im EEG oder im PEG entsprechende pathologische Befunde erhoben werden.

Therapie. Hypermotorische Kinder müssen gelegentlich *neuroleptisch* gedämpft werden. Immer muß beachtet werden, daß eine zu starke Dämpfung die allgemeine Lernfähigkeit herabsetzt, was eine fein abgestimmte Dosierung erfordert. Antriebsarme Kinder können mit antriebssteigernden Medikamenten behandelt werden.

Besondere Schwierigkeiten macht die erzieherische Einflußnahme. Da postenzephalitisch veränderte Kinder nur begrenzt lern- und einsichtsfähig sind und auch die emotionale Bindungsfähigkeit an Erziehungspersonen vergleichsweise gering ist, muß die Erziehung solcher Kinder oft nach einem straffen Belohnungs-Bestrafungs-System aufgebaut werden. Besonders wichtig ist, daß der ganze Tagesablauf der Kinder nach einfachen, für sie durchschaubaren Regeln verläuft. Reizüberflutungen, etwa durch übermäßiges Fernsehen, sind auf jeden Fall zu vermeiden. Gezielte Förderungen werden durch *verhaltenstherapeutische Belohnungsprogramme* erreicht. Stärkere sexuelle Triebdurchbrüche stellen ein besonderes Problem dar, die neuroleptische Triebdämpfung ist meist unbefriedigend. Erste Erfahrungen liegen vor mit einer hormonellen Triebdämpfung durch Antiandrogene (Androcur).

Prognose. Die Pubertät stellt für die postenzephalitisch wesensveränderten Jugendlichen eine besondere Krisenzeit dar, während der es gehäuft sowohl zu aggressiven Durchbrüchen als auch zu sexuell getönten Durchbruchshandlungen kommen kann. Nach der Pubertät kommt es oft wieder zu einer Beruhigung. Abhängig vom Grad der ursprünglich erlittenen Schädigung wird dann die Stufe der endgültigen Einordnung in die Gesellschaft erreicht.

Organisches Psychosyndrom nach frühkindlicher Hirnschädigung

M. Martin

Das Konzept eines charakteristischen psychiatrischen Syndroms, das auf eine minimale Hirnschädigung oder Hirndysfunktion zurückzuführen sei, wird seit Ende der vierziger Jahre diskutiert.

Insbesondere die Publikation von Strauss u. Lehtinnen (1947) »Psychopathologie und Erziehung des hirngeschädigten Kindes« hat die Diskussion richtungsweisend beeinflußt.

Im deutschen Sprachraum wurden mehrere, zum Teil synonym verwendete diagnostische Begriffe verwendet: leichte Hirnfunktionsstörung, minimale zerebrale Dysfunktion (MCD), frühkindlich exogenes Psychosyndrom, leichtes hirnorganisches Psychosyndrom usw.

Insbesondere zwei Annahmen sind mit dem Konzept einer minimalen zerebralen Dysfunktion verbunden: Zum einen wird unterstellt, daß Kinder mit einer minimalen Hirnschädigung oder Hirndysfunktion bestimmte Verhaltensmerkmale aufweisen, die insgesamt als ein charakteristisches Psychosyndrom aufzufassen sind, nämlich impulsiv-labiles Verhalten, Aufmerksamkeitsstörungen und Hyperaktivität bei gleichzeitigem Vorkommen kognitiver und perzeptueller Abnormitäten. Da oft mit den gängigen neurologischen bzw. apparativen Methoden eine Hirnschädigung nicht nachzuweisen ist, wurde der Begriff der »minimalen Dysfunktion« eingeführt.

Eine weitere Annahme des Konzeptes ist, daß Kinder mit einer minimalen zerebralen Dysfunktion besonders disponiert seien, weitere psychiatrische Auffälligkeiten aufzuweisen. Diese Verknüpfung wird darin gesehen, daß die kinderpsychiatrischen Auffälligkeiten im Sinne von »sekundären Neurotisierungen« interpretiert werden.

Ursachen. Eine »frühkindliche« Hirnschädigung kann während der Schwangerschaft, unter der Geburt, aber auch noch im 1. Lebensjahr entstehen. Der Begriff »frühkindlich« erklärt sich daraus, daß erst zu Ende des 1. Lebensjahres das kindliche Gehirn eine gewisse Endreife erlangt hat, abhängig vom Abschluß des Myelinisierungsprozesses. Je nach Zeitpunkt und Schweregrad der Schädigung kann es zu verschiedenartigen Folgezuständen kommen:

- Bei den schwersten Hirnschädigungen stehen ganz eindeutig die schweren motorischen (neurologischen) Symptome im Vordergrund, oft kombiniert mit schweren intellektuellen Behinderungen.
- Bei mittelschweren Hirnschädigungen sind es die intellektuellen Beein-

trächtigungen, die das führende Symptom darstellen, diese können oft kombiniert sein mit leichteren motorischen Behinderungen.
- Ist die Hirnschädigung nur »minimal«, so sind weder gröbere motorische Auffälligkeiten noch intellektuelle Defizite als Folgezustand nachzuweisen. Nach dem Konzept einer minimalen zerebralen Dysfunktion liegt die besondere Störung dieser Kinder im Bereich von Verhaltensauffälligkeiten bzw. von speziellen psychopathologischen Phänomenen.

Diese speziellen psychopathologischen Phänomene hat im deutschen Sprachraum Lempp (1964) als »frühkindlich exogenes Psychosyndrom« definiert. Er hat dieses Psychosyndrom vom organischen Psychosyndrom der Erwachsenen einerseits abgegrenzt und auch Unterschiede definiert zu Psychosyndromen, die im späteren Kindesalter durch Hirnschädigung entstehen.

Im Zentrum dieses psychopathologischen Bildes stehen – bedingt durch spezielle perzeptive Auffälligkeiten – Reizüberempfindlichkeit und Affektlabilität, verminderte Angstbildung, Hyperaktivität, Hypermotorik und Distanzstörung, Konzentrationsstörungen verbunden mit Schulschwierigkeiten sowie im Gefolge dessen ein buntes Spektrum verschiedener psychiatrischer Auffälligkeiten als »sekundäre Neurotisierung«.

In der deutschsprachigen Schweiz wurde ein ähnlicher Sachverhalt als »psychoorganisches Syndrom des Kindesalters« durch Corboz beschrieben (1976), in der DDR durch Göllnitz als »hirnorganisches psychisches Achsensyndrom« (1954).

Diagnose. Die Diagnose einer minimalen zerebralen Dysfunktion stellt den Kliniker vor besondere Schwierigkeiten. Keine der beschriebenen psychopathologischen Verhaltensauffälligkeiten kann nämlich als pathognomonisch für eine leichte frühkindliche Hirnschädigung angesehen werden. Es ist deswegen nicht statthaft, aufgrund des Vorliegens psychopathologischer Störungen beim Kind auf eine MCD zurückzuschließen. Hyperkinetisches Verhalten oder Sozialstörungen, Konzentrationsstörungen oder auch Störungen im Distanzverhalten kommen zweifellos auch ohne Hirnschädigung vor.

Ebenso muß eine pathologische Anamnese von Schwangerschaft und Geburt nicht bedeuten, daß zwangsläufig eine Hirnschädigung vorliegt. Auffälligkeiten im EEG finden sich bei vielen Kindern, die unter keinerlei psychiatrischen Symptomen leiden. Es wurde deshalb vorgeschlagen, die Diagnose einer frühkindlichen Hirnschädigung durch »Summation« aus bestimmten Einzelbereichen zu stellen, weil sich die Diagnose eben nicht auf ein einziges spezielles psychisches oder körperliches Symptom stützen könne. Bei dieser »Summationsdiagnose« werden folgende Bereiche erfaßt:

1. die Anamnese von Schwangerschaft und Geburt;
2. die psychomotorische Entwicklung im Säuglings- und Kleinkindalter;
3. der kinderpsychiatrische und kinderneurologische Befund;

4. apparative Zusatzbefunde wie EEG und CT;
5. bestimmte testpsychologische (neuropsychologische) Zusatzuntersuchungen.

Bei diesem diagnostischen Vorgehen wird unterstellt, daß man durch eine subtile Schwangerschafts- und Geburtsanamnese Hinweise für Schädigungsmöglichkeiten erfahren kann. Die Anamnese umfaßt dabei die Frage nach genitalen Blutungen, Erkrankungen und Unfällen der Mutter während der Schwangerschaft, nach übermäßigem Schwangerschaftserbrechen und nach zeitweiligem Gewichtsverlust während der Schwangerschaft. Außerdem sollte erfaßt werden, ob es bei der Mutter gehäuft zu Fehlgeburten kam, ob während der Schwangerschaft eine Medikamenteneinnahme erforderlich war oder eine Röntgenuntersuchung stattgefunden hat. Zu erfragen sind auch eventuelle Abtreibungsversuche. Bei der Geburtsanamnese ist der Zeitpunkt der Geburt im Verhältnis zum errechneten Geburtstermin und das Geburtsgewicht relevant. Auch die Dauer der Geburt von der ersten Wehe bis zur vollendeten Geburt des Kindes ist von Wichtigkeit, weiterhin die Erfassung von Lageanomalien, traumatischen Geburtsschäden, starken Hämatombildungen oder auffallenden Deformierungen des kindlichen Schädels. Hilfreich ist die Anforderung eines Geburtsberichtes (nach Einverständniserklärung der Eltern) und die Beurteilung des Neugeborenen nach APGAR.

Die Anamnese der psychomotorischen Entwicklung des Säuglings und des Kleinkindes umfaßt Krankheiten des 1. Lebensjahres, insbesondere auch Anfälle jedweder Art, gestörter Schlafrhythmus sowie die Frage nach hartnäckigen Trinkschwierigkeiten. Besonders wichtig sind die Daten bezüglich der psychomotorischen und statomotorischen Entwicklung. Als auffällig gilt, wenn Kinder erst nach dem 16. bis 18. Lebensmonat frei laufen konnten. Das gleiche gilt sinngemäß für die Sprachentwicklung.

Besondere Bedeutung wird dem kinderneurologischen Befund zugemessen. Zur Untersuchung von Kindern mit minimaler neurologischer Dysfunktion auf dem Boden einer frühkindlichen Hirnschädigung hat sich das standardisierte Verfahren nach Touwen-Prechtl bewährt, das bei Kindern zwischen dem 3. und 10. Lebensjahr anwendbar ist. Dieses Verfahren enthält neben den üblichen neurologischen Untersuchungen, wie sie auch bei Erwachsenen durchgeführt werden (Prüfung der Spontanmotilität, Körperhaltung, Muskelkraft, Muskeltonus, Hirnnervenstatus, Reflexstatus, Prüfung der Sensibilität u.a.), spezielle Koordinationsprüfungen (monopedales Hüpfen, Ein-Bein-Stand, Finger-Hebe-Versuch, Finger-Daumen-Versuch u.a.). Die Auswertung erfolgt nach einem Punktesystem, mit dessen Hilfe man Hinweise bekommt, ob es sich um eine minimale neurologische Dysfunktion handelt oder nicht.

Eine spezielle Überprüfung der sog. Körperkoordination erfolgt mit dem »Körperkoordinationstest für Kinder«, KTK, nach dem sich ein Motoquotient (MQ) errechnen läßt.

Bei der apparativen Zusatzuntersuchung stützt man sich auf das EEG, eventuell auf das kraniale Computertomogramm. Die diagnostische Aussagefähigkeit einer EEG-Anomalie bezüglich der Diagnose »minimale zerebrale Dysfunktion« ist eingeschränkt, da erfahrungsgemäß viele Kinder und Jugendliche, die keinerlei psychiatrische Auffälligkeiten bieten, Unregelmäßigkeiten im EEG aufweisen, andererseits in nicht seltenen Fällen frühkindlich erworbene Hirnschädigungen keinerlei elektrophysiologische Auffälligkeiten zeigen. Man kann daher bei Kindern mit sonst gesicherten frühkindlichen Hirnschädigungen ein normales EEG finden. Von hier aus gibt es fließende Übergänge bis zum eindeutig pathologischen Befund. Morphologische Befunde können mittels des Computertomogramms zwar gut ermittelt werden, die Beziehung zwischen Funktionsstörungen und morphologischen Defekten kann aber auch nicht ohne weiteres hergestellt werden.

Schließlich werden psychometrische Tests benutzt, um die Diagnose einer Hirnschädigung bei verhaltensauffälligen Kindern abzusichern. Hier finden spezielle psychologische Testverfahren, die visuomotorische Störungen nachweisen, Anwendung (Göttinger-Formreproduktionstest).

Insgesamt wird man zu der Beurteilung kommen, daß die klinische Diagnose »minimale zerebrale Dysfunktion« schwierig zu stellen ist. Die beschriebene psychopathologische Symptomatik kann – in wechselnder Ausprägung – auch bei hirngesunden Kindern auftreten. Weder die anamnestischen Hinweise, noch die hirnelektrischen Befunde, auch die psychometrischen Verfahren sind weder alleine, aber auch in der Zusammenschau nicht beweisend für das Vorliegen einer Hirnschädigung. Es kann deswegen nicht wundern, daß in verschiedenen Untersuchungen verschieden hohe Vorkommenshäufigkeiten angegeben werden, die zwischen 1,5 und 17% schwanken.

Ganz ohne Zweifel bestehen also erhebliche diagnostische Schwierigkeiten, eine minimale zerebrale Dysfunktion sozusagen unwiderlegbar festzustellen. Die Kritik an dem »summendiagnostischen« Vorgehen richtet sich vor allen Dingen darauf, daß zum Teil diagnostische Merkmale bewertet werden, die relativ häufig vorkommen und auch nachgewiesenermaßen bei hirngesunden Kindern vorhanden sein können, zum anderen, daß die Qualität der summierten Daten insgesamt unterschiedlicher Natur ist.

Die zweifellos bestehenden diagnostischen Schwierigkeiten müssen Anlaß sein, bei der Diagnostik eine besondere Sorgfalt obwalten zu lassen; klinischerseits sollte von einer Prävalenzrate von 1 bis 2% ausgegangen werden.

Therapie. In leichteren Fällen sind keine besonderen Maßnahmen notwendig, und es reicht aus, die Erziehungspersonen über die psychischen Besonderheiten des Kindes aufzuklären, um falsches Reagieren auf bestimmte Verhaltensweisen des Kindes zu verhindern und damit eine sekundäre Neurotisierung zu vermeiden. In schwereren Fällen sollte eine gezielte und spezielle Übungsbehandlung angewendet werden. Eine bessere Koordination der Motorik wirkt sich bereits stabilisierend auf das psychische Verhalten aus. Die Heilpädagogik muß auf ein geduldiges Korrigieren ihres Verhaltens konzentriert sein.

Falls spezifische schulische Schwierigkeiten bestehen, etwa auf der Basis von Konzentrationsstörungen oder anderen Teilleistungsschwächen (s. o.), so ist es Ziel der Therapie, ein auf das Kind persönlich zugeschnittenes sonderpädagogisches Programm zu entwickeln. In vielen Fällen ist es angeraten, einen direkten Kontakt zur Schule herzustellen und die Schule mit den zu erwartenden Schwierigkeiten vertraut zu machen.

In Einzelfällen kann auch eine medikamentöse Therapie indiziert sein, insbesondere wenn gravierendes hyperkinetisches Verhalten vorliegt. Hier ist die Behandlung mit Methylphenhydat-(Ritalin-)Therapie die erste Wahl. Falls mit Psychostimulantien kein Erfolg zu erzielen ist, kommt bei hypermotorischen Kindern auch die vorübergehende Gabe von mittelpotenten Neuroleptika in Frage.

Prognose. Die Prognose ist insbesondere abhängig vom Ausmaß der sekundären Neurotisierung. Ist diese erheblich, so beherrscht sie schließlich das psychische Bild. Andererseits gibt es bis jetzt noch keine systematisch kontrollierten Längsschnittuntersuchungen, die die Frage ausreichend beantworten, wie die langfristige Entwicklung von Kindern mit minimaler zerebraler Dysfunktion im Erwachsenenalter ist. Einerseits wird die Meinung vertreten, daß mit Eintritt in die Pubertät und Adoleszenz die Anzeichen einer frühkindlichen Hirnläsion allmählich verschwinden, weil die Läsion durch sekundäre Lernvorgänge kompensiert werden könne. Andererseits zeigen einige Längsschnittstudien, daß mäßige soziale Schwierigkeiten im späteren Leben weiterhin vorhanden sind. Ob diese Schwierigkeiten auch in Beziehung stehen mit der einstmals erlittenen frühkindlichen Hirnschädigung, ist nicht mit Sicherheit zu beantworten.

Störungen der Psychomotorik

H. Remschmidt und E. Tieber

Definition. Unter *Psychomotorik* versteht man das jeweils an der Motorik ablesbare Resultat eines Zusammenwirkens von psychischen Abläufen und motorischen Funktionen. D. h. sehr viele psychische Vorgänge wie Freude, Ärger, Erregung, Angst oder Wut finden ihren Ausdruck in motorischen Abläufen.

In der Kinder- und Jugendpsychiatrie spielt die Psychomotorik aus drei Gründen eine außerordentlich wichtige Rolle:

1. Sie ist ein wichtiger Indikator für die Gesamtentwicklung. Dies gilt insbesondere für das Säuglings- und Frühkindesalter. So läßt sich z. B. aus dem Verhalten von Motorik und Psychomotorik eines Säuglings ablesen, ob er

eine zerebrale Schädigung hat oder ob er im Vergleich zu seiner Altersgruppe einen Entwicklungsrückstand aufweist. Diesen Zusammenhang zwischen motorischem und psychomotorischem Verhalten und Entwicklungsstand macht man sich zunutze, indem man im Säuglings- und frühen Kindesalter diagnostische Methoden anwendet, die auf der Psychomotorik basieren. Wir nennen diese Methoden *entwicklungsneurologische* Diagnostik oder (bei älteren Kindern) *Motodiagnostik.*

2. Auffälligkeiten im Bereich der Motorik und Psychomotorik sind vieldeutig.

Je nach Ursache und Bedingungsgefüge können sie sehr verschiedenen Syndromen zugeordnet werden. Auffälligkeiten im Bereich der Psychomotorik können also vielfach ein erster Hinweis für sehr unterschiedliche Störungsmuster sein und eine weitergehende diagnostische Klärung anregen.

3. Schließlich lassen sich über die Psychomotorik eine Reihe von therapeutischen Methoden verwirklichen.

Diese gehen entweder von Defiziten in der motorischen Entwicklung aus und versuchen, diese durch eine gezielte Übungsbehandlung *(psychomotorische Übungsbehandlung)* auszugleichen, oder sie verfolgen das Ziel, über eine allgemeine Anregung der Freude an der Bewegung das psychische Befinden und die Beziehung zum eigenen Körper zu verbessern. In diesem Sinne werden psychomotorische Behandlungsmethoden auch bei Störungen angewandt, bei denen der Bereich der Motorik als solcher gar nicht mitbetroffen ist.

Klassifikation von Störungen der Psychomotorik. Aufgrund der vielfältigen Symptomatik und der sehr unterschiedlichen Ursachen psychomotorischer Auffälligkeiten ergeben sich auch recht unterschiedliche Möglichkeiten der Klassifikation.

Im folgenden wird ein Einteilungsversuch wiedergegeben, der sich in der Praxis bewährt hat. Danach unterscheiden wir:

- *universelle Störungen der Motorik.* Sie betreffen die Psychomotorik insgesamt und lassen eine Festlegung auf bestimmte, gut abgrenzbare Störungsmuster erkennen;
- *umschriebene Störungen der Psychomotorik.* Sie erfassen nicht die Gesamtheit der Bewegungsabläufe, sondern sind auf einzelne Funktionsbereiche bzw. Muskelgruppen beschränkt;
- *hirntopisch geprägte Störungen der Psychomotorik.* Bei ihnen handelt es sich um Störungen der motorischen bzw. psychomotorischen Abläufe, die eindeutig durch umschriebene Schädigungen bestimmter Teilsysteme des Zentralnervensystems geprägt sind.

In Tab. 3.**14** ist diese Einteilung wiedergegeben.

Tabelle 3.14. Einteilung von Störungen der Psychomotorik

Universelle Störungen	Umschriebene Störungen	Hirntopisch geprägte Störungen
Allgemeiner psychomotorischer Entwicklungsrückstand Hyperkinetisches Syndrom	Tics Gilles-de-la-Tourette-Syndrom Schreibkrampf Motorische Stereotypien Jactatio	Pyramidale Störungen Extrapyramidale Störungen Zerebelläre Störungen

Universelle Störungen der Psychomotorik

Allgemeiner psychomotorischer Entwicklungsrückstand

Unter dieser Bezeichnung faßt man Störungen zusammen, »deren Hauptmerkmale eine ausgeprägte Beeinträchtigung in der Entwicklung der motorischen Koordination ist, welche nicht durch eine allgemeine intellektuelle Behinderung erklärt werden kann. Die Ungeschicklichkeit ist gewöhnlich mit Wahrnehmungsstörungen verbunden« (multiaxiales Klassifikationsschema für psychiatrische Erkrankungen im Kindes- und Jugendalter).

Symptomatik. Kennzeichnend ist eine *allgemeine motorische Ungeschicklichkeit.* Die Kinder sind z. B. nicht oder nur unzureichend in der Lage, einen Ball zu fangen, zu klettern oder das Radfahren rechtzeitig zu erlernen.

Die motorischen Abläufe sind nicht oder nur unzureichend integriert. Es erfolgt kein glatter Übergang zwischen Betätigung von Agonisten und Antagonisten. Die Bewegungen sind vielfach plump und abgehackt. Die geistige Entwicklung kann durchaus normal oder sogar überdurchschnittlich sein, nicht selten ist sie aber auch beeinträchtigt.

Ursachen. Die Ursachen für den allgemeinen psychomotorischen Entwicklungsrückstand werden einerseits in konstitutionellen Faktoren gesehen (oft ist die Störung familiär), vielfach sind aber prä- oder perinatal erworbene Hirnfunktionsstörungen bzw. Hirnreifungsverzögerungen eine nicht unerhebliche Teilursache. Das Syndrom kann aber auch bei motorisch vernachlässigten Kindern auftreten.

Diagnose. Die Diagnose erfolgt in der Regel durch eine genaue Anamnese und durch die Beobachtung seitens eines erfahrenen Untersuchers. Die neurologische Untersuchung sowie psychologische, insbesondere motodiagnostische Untersuchungsmethoden stützen die Diagnose. Eine Abgrenzung muß erfolgen gegen andere Störungen der Psychomotorik. Eine Untersuchung der intellektuellen Fähigkeiten ist stets erforderlich, insbesondere zur gleichzeitig mit einer intellektuellen Behinderung verbunden sind.

Therapie. Bewährt hat sich eine psychomotorische Übungsbehandlung, ggf. in Verbindung mit rhythmischen Übungen. Sofern gleichzeitig Wahrnehmungsstörungen vorhanden sind, kombiniert man diese Behandlung am besten mit einem Wahrnehmungstraining.

Die **Prognose** ist im allgemeinen günstig, besonders dann, wenn nicht gleichzeitig eine Intelligenzminderung vorliegt.

Hyperkinetisches Syndrom

Das Syndrom ist eine zusammenfassende Bezeichnung für Störungen, deren auffälligste Merkmale eine erhöhte motorische Aktivität, Aufmerksamkeitsstörungen, Impulsivität und Erregbarkeit sind. Die Kinder zeigen häufig ausgeprägte Stimmungsschwankungen und zuweilen auch aggressive Verhaltensweisen. Es bestehen oft Verzögerungen in der Entwicklung bestimmter Fähigkeiten sowie gestörte oder eingeschränkte zwischenmenschliche Beziehungen. Je nachdem, welche Störung im Vordergrund steht, kann man eine Unterteilung vornehmen in ein hyperkinetisches Syndrom mit *Störungen von Aktivität und Aufmerksamkeit,* ein solches mit *Entwicklungsrückständen* bzw. ein solches mit vorwiegenden *Störungen des Sozialverhaltens* (multiaxiales Klassifikationsschema [MAS]).

Nach verschiedenen Schätzungen und Erhebungen geht man davon aus, daß zwischen 2 und 10% der 6- bis 10jährigen Schulkinder derartige Störungen haben können. Es ist jedoch darauf hinzuweisen, daß die Bezeichnung in verschiedenen Untersuchungen sehr großzügig ausgelegt wird.

Symptomatik. Primärsymptome sind die Hyperaktivität, die Aufmerksamkeitsstörung, die Impulsivität und Erregbarkeit. Häufig treten emotionale Störungen und dissoziale Verhaltensweisen hinzu. Wie bereits erwähnt, ist oft eine Kopplung mit verschiedenen Entwicklungsstörungen festzustellen. Kinder mit einem ausgeprägten hyperkinetischen Syndrom sind bereits als Säuglinge motorisch sehr unruhig, sind im Kleinkindesalter umtriebig, spielen nicht allein und sind von Aufgaben nicht zu fesseln. Als Schulkinder fallen sie durch ihre ständige Unruhe auf, verlassen häufig ihren Schulplatz und geben so Anlaß zu erheblichen Disziplinschwierigkeiten.

Diagnose. Die Diagnose erfolgt durch eine genaue Anamnese, insbesondere was die frühkindliche motorische Entwicklung betrifft. Sie wird ferner gesichert durch Verhaltensbeobachtungen bzw. Verhaltensberichte von Eltern und Lehrern. Es existieren eine ganze Reihe von Schätzskalen und Fragebögen. Neurologische und psychologische Untersuchung können weitere Aufschlüsse hierzu geben, wenngleich die dort aufgefundenen Störungen keineswegs spezifisch sind. Im EEG findet man häufig ein Defizit der funktionalen Hirnreifung.

Differentialdiagnostisch abzugrenzen ist das Syndrom von temperamentsbedingter psychomotorischer Hyperaktivität, psychogenen Störungen, verschiedenen organischen Hirnschädigungen sowie von Hyperaktivitätszuständen als Folge von Vernachlässigung.

Therapie. Bei einem ausgeprägten hyperkinetischen Syndrom ist eine Behandlung mit Stimulantien (Methylphenidat, Dextroamphetamin) angezeigt. Verschiedentlich wurden auch Antidepressiva (z. B. Imipramin) sowie Neuroleptika versucht. Die medikamentöse Behandlung kann jedoch nie die ausschließliche Therapieform sein. Pädagogische Maßnahmen sowie psychomotorische Übungsbehandlungen und vor allem eine ausführliche Beratung der Familie sollten sie ergänzen.

Es ist nachgewiesen, daß die Stimulantienbehandlung die spezifischen Symptome des hyperkinetischen Syndroms (z. B. die Aufmerksamkeitsstörung) positiv beeinflussen kann. Sie beseitigt jedoch *nicht* die Störungen im Sozialverhalten. Bei etwa 10–15% der hyperkinetischen Kinder haben die Stimulantien jedoch keinen Effekt, bei weiteren 20% verlieren sie nach etwa 6 Monaten an Wirksamkeit. Bei rund 40% der Kinder kann die Behandlung nach etwa 1–2 Jahren eingestellt werden, ohne daß die ausgeprägte Symptomatik des hyperkinetischen Syndroms wieder auftritt. Nachuntersuchungen von Kindern mit hyperkinetischen Syndromen haben gezeigt, daß sie sich keineswegs zu psychiatrisch auffälligen Erwachsenen entwickeln, daß sie jedoch auch später motorisch unruhig bzw. hyperaktiv bleiben, was sich nicht selten in einer entsprechenden Berufswahl niederschlägt, die eine stärkere motorische Entäußerung erlaubt. Der medikamentösen Behandlung kommt daher die Aufgabe zu, den Kindern die Bewältigung einer wichtigen Entwicklungsetappe zu erleichtern, ohne die Störung ursächlich beheben zu können.

Umschriebene Störungen der Psychomotorik

Tics

Unter Tics versteht man in *unregelmäßigen* Abständen wiederkehrende, *unwillkürlich* auftretende, *umschriebene »Zuckungen«* in einer oder mehreren Körperregionen, die sich in emotionalen Belastungssituationen verstärken. Im klinischen kinder- und jugendpsychiatrischen Krankengut leiden etwa 0,5–1% an Tic-Erscheinungen. Die Störung ist bei Jungen dreimal so häufig wie bei Mädchen und tritt am häufigsten zwischen dem 8. und 10. Lebensjahr auf.

Symptomatik. Die umschriebenen Muskelzuckungen treten vorwiegend im Gesichtsbereich auf, am häufigsten als Zwinkertics (rund 80%), aber auch in Form anderer mimischer Tics (rund 50%) als ruckartige Kopfbewegungen, Schultertics, Extremitätentics oder auch in Form von ausgestoßenen Lauten (z. B. Räuspertic). Häufig ist die Tic-Symptomatik nicht auf eine Region beschränkt, sondern tritt in 2 oder 3 Regionen auf. Sie kann auch ihr Feld wechseln. Vielfach findet man neben der Tic-Symptomatik noch andere

Symptome wie Schulschwierigkeiten, psychomotorische Unruhe, allgemeine Nervosität, Sprachstörungen sowie schulische Leistungsstörungen.

Ursachen. Wir unterscheiden zwei Gruppen von Theorien, die die Tic-Symptomatik zu erklären versuchen: organisch-funktionelle Ansätze und psychogenetische Theorien.

– *Organisch-funktionelle Ansätze.* Vielfach wird die Tic-Symptomatik mit einer *funktionellen Unreife* des extrapyramidalen Nervensystems in Verbindung gebracht. Sie ist für das Gilles-de-la-Tourette-Syndrom wahrscheinlich gemacht. Es werden auch *biochemische* Ursachen diskutiert wie eine vermehrte Produktion von Dopamin in bestimmten Kernen des extrapyramidalen Nervensystems. Auch abgelaufene Entzündungen sowie Intoxikationen und Stoffwechselstörungen werden als Ursache für die Tic-Symptomatik angesehen.

– *Psychogenetische Theorien.* Diese verfolgen sehr unterschiedliche Erklärungsansätze. Aus *psychoanalytischer* Sicht sind Tics als besondere Form der Zwangsneurose mit Regression auf die anal-sadistische Phase angesehen bzw. mit einer gestörten psychosexuellen Entwicklung in Verbindung gebracht worden.

Lerntheoretische Ansätze versuchen Tics als trieb- bzw. angstreduzierende Vermeidungsreaktionen aufzufassen und verhaltensmodifikatorisch zu beeinflussen.

Alle Anhänger einer psychogenen Entstehung von Tics betonen, daß einengende Situationen (sowohl territoriell als auch emotional) zu Manifestationen einer Tic-Symptomatik beitragen können, und daß bei vielen Kindern ein Defizit in der psychomotorischen Entwicklung festzustellen ist. Da für die Einengung von Kindern familiäre Faktoren von größter Bedeutung sind, ist eine genaue Abklärung der familiären Situation sowohl für die Diagnose und Therapie unabläßlich.

Diagnose. Die Diagnose erfolgt in der Regel durch die Anamnese, Beobachtung und neurologische Untersuchung.

Differentialdiagnostisch abzugrenzen sind Tics gegen verschiedene extrapyramidale Erkrankungen, gegen Myoklonien, epileptische Anfälle und motorische Zwangsphänomene.

Therapie. Hinsichtlich der Behandlung haben sich 4 Methoden bewährt:

1. *Medikamentöse Therapie.* Angewandt werden hier Butyrophenon-Präparate (z.B. Haldol oder Glianimon). Diese Medikamente zeigen sehr gute Erfolge (bis zu 80%), haben jedoch den Nachteil, daß nach Absetzen der Medikation die Symptomatik vielfach erneut auftritt, daher sollte man nie die medikamentöse als einzige Therapieform wählen.

2. *Übungsverfahren.* Bewährt haben sich Entspannungsübungen wie autogenes Training, aber auch andere Entspannungsbehandlungen. Am zweckmäßigsten ist die Koppelung mit der medikamentösen Behandlung. Dadurch

kann erreicht werden, daß das Kind und die Familie zunächst das Erlebnis haben, wie die Symptomatik schwindet. Gleichzeitig kommt es vielfach zu einer Beruhigung der familiären Situation. Wenn mit dem Kind gleichzeitig Entspannungsübungen gemacht werden, so sind die Chancen, daß die Symptomatik nicht erneut auftritt, relativ groß. In vielen Fällen ist aber die Förderung uneingeschränkter motorischer Aktivität wichtigste Therapiemaßnahme.

3. *Psychotherapie.* Hier werden sowohl verhaltenstherapeutische Methoden als auch psychoanalytisch orientierte Spielbehandlungen praktiziert. Die Verhaltenstherapie hat sich bei der Tic-Symptomatik nicht allzu gut bewährt.

4. Zu jeder Behandlung eines Kindes mit Tic-Symptomatik gehört eine ausführliche *Beratung der Eltern.* Diese verfolgt im wesentlichen zwei Ziele: eine Lockerung der meist ausgeprägten motorischen und emotionalen Einengung sowie eine Lockerung des häufig zu strengen und leistungsbetonten Erziehungsstiles.

Die **Prognose** ist bei einfachen Tics günstig. Nachuntersuchungen von Tic-Patienten haben gezeigt, daß nach rund 8 Jahren ⅔ der Patienten keine Symptome mehr hatten. Die günstigste Prognose gilt für Tics, die zwischen dem 6. und 8. Lebensjahr auftreten. Die Prognose wird ungünstiger, wenn vokale Tics vorliegen und wenn sich die Symptomatik auf die Extremitäten und den Rumpf ausbreiten.

Gilles-de-la-Tourette-Syndrom

Es handelt sich um die Sonderform einer Tic-Symptomatik, die durch multiple motorische Tics und Phonationstics (Ausstoßen unartikulierter Laute sowie Schimpfworten) gekennzeichnet ist. Die Störung beginnt jeweils im Kindesalter und setzt sich nicht selten bis ins Erwachsenenalter fort. In einem kinderpsychiatrischen Krankengut tritt die Störung mit einer Häufigkeit von etwa 1 : 10 000 auf. Bei Jungen tritt das Syndrom zweimal so häufig auf wie bei Mädchen.

Ursachen. Bei dieser Störung nimmt man an, daß eine funktionelle Unreife extrapyramidaler Strukturen vorliegt. Insbesondere wird eine mangelhafte Ausreifung des Striatums diskutiert. Es gibt neuerdings auch interessante biochemische Hypothesen zur Entstehung des Gilles-de-la-Tourette-Syndroms.

Diagnose. Die Diagnose erfolgt aufgrund der Anamnese und der recht eindeutigen Symptomatik.

Therapie. Für die Behandlung gilt das gleiche wie für Tics. In der Regel wird eine medikamentöse mit einer psychotherapeutischen Behandlung kombiniert.

Im Gegensatz zu den einfachen Tics ist die **Prognose** bei dem Gilles-de-la-Tourette-Syndrom deutlich ungünstiger. Es ist vielfach auch noch im Erwachsenenalter vorhanden, kann sehr hartnäckig sein und sich vor allem in Hinblick auf das Sozialverhalten des Patienten sehr ungünstig auswirken.

Schreibkrampf

Mit Schreibkrampf bezeichnet man eine psychogene Störung, die dadurch gekennzeichnet ist, daß sich bei der davon betroffenen Person beim Versuch zu schreiben eine hartnäckige Verkrampfung der Handmuskulatur einstellt, die sie beim Schreibvorgang hindert. Insgesamt ist die Störung im Kindes- und Jugendalter recht selten.

Symptomatik. Der Schreibkrampf äußert sich in einer isolierten Verkrampfung der Hand beim Schreibvorgang. Diese Symptomatik kann stetig oder auch nur gelegentlich mit dem Schreibvorgang verknüpft sein. In der Regel stellt das Schreiben für die Patienten eine starke Belastung dar. Entweder ist der Schreibvorgang wegen damit verbundener unangenehmer Nebenerscheinungen für sie belastend (z. B. wenn eine Legasthenie vorliegt) oder es fallen dem Patienten die Schreibbewegungen als solche schwer.

Ursachen. Vielfach wurde der Schreibkrampf zu den hysterischen Erkrankungen gezählt. In neuerer Sicht wird er meist unter der Sammelbezeichnung »Störung der Psychomotorik« abgehandelt. Dadurch versucht man, einen neutralen, nicht an eine bestimmte Lehrmeinung gebundenen Standpunkt einzunehmen. Zur Erklärung werden zwei theoretische Konzepte angeführt, die sich keineswegs ausschließen, sondern vielfach gegenseitig ergänzen.

– Nach *tiefenpsychologischer* Ansicht handelt es sich um Patienten, die in ihren Mitteilungen und Kontakten zur Umwelt stark eingeengt sind, z.T. unaufrichtige Züge aufweisen, sich nicht »festlegen« möchten und am liebsten in einem generellen Zustand dieses Nicht-festgelegt-Seins verharren. Das Nicht-schreiben-Können wird gedeutet als Angst vor dem Fixieren der eigenen Persönlichkeit. Diese Angst kann auch als Abwehr gegen zu starke Ordnungsbestrebungen sowie gegen übertriebene »Dressurakte« aufgefaßt werden.

– In *lerntheoretischer* Sicht wurde das Symptom durch einen Lernprozeß erworben, wobei ein traumatisches Ereignis eine von starken vegetativen Erscheinungen begleitete Reaktion hervorruft. In vielen Fällen entsteht dadurch ein bedingter Reflex, wonach ein ursprünglich neutraler Reiz (hier das Schreiben) assoziativ mit einem unbedingten Reiz, der die traumatisierende emotionale Reaktion hervorruft, in Zusammenhang gebracht wird. Erfolgt diese Koppelung häufig und regelmäßig, so kann es zum Schreibkrampf kommen.

Diagnose. Leitend für die Diagnose ist wiederum die Anamnese sowie die Beobachtung der Symptomatik beim Schreibvorgang. Ergänzende Hinweise erhält man durch die psychiatrische Exploration, die neurologische Untersuchung (Ausschluß neurologischer Erkrankungen) und durch die psychologische Untersuchung.

Therapie. Die beim psychogenen Schreibkrampf angewandten Methoden sind: analytische Psychotherapie, Behandlung durch Entspannungsübungen und verhaltenstherapeutische Methoden. Über die beiden zuletzt genannten Behandlungsmethoden liegen die häufigsten Mitteilungen vor. Danach sind sowohl Entspannungsübungen als auch verhaltenstherapeutische Methoden wirksam. Unter den letzteren wurden angewandt: das Vermeidungslernen, die negative Übung und die Desensibilisierung.

Die **Prognose** ist um so günstiger, je eher es gelingt, die Ursache für die Störung zu beheben.

Motorische Stereotypien

Wir verstehen darunter formelhaft erstarrte Verhaltensweisen, die stetig wiederkehren, keinen erkennbaren Sinn haben und vielfach über Jahre unverändert beibehalten werden.

Symptomatik. Motorische Stereotypien können sehr vielfältig sein. Sie äußern sich z. B. in schablonenhaften Handbewegungen, manierierten Gesten, Schaukelbewegungen der Arme und Beine, rhythmischem Schaukeln des Oberkörpers usw.

Ursachen. Motorische Stereotypien kommen bei einer Reihe sehr unterschiedlicher Grundkrankheiten vor: beim frühkindlichen Autismus, bei der kindlichen Schizophrenie, bei schweren Hirnschädigungen, Oligophrenien und bei manchen ausgeprägten neurotischen Störungen.

Diagnose. Sie ergibt sich direkt aus den gemachten Beobachtungen sowie der Anamnese und Zusatzuntersuchungen, die Hinweise auf eine zugrundeliegende Störung ergeben.

Therapie. Längere Zeit bestehende motorische Stereotypien lassen sich schwer unterbrechen. Bewährt haben sich verhaltenstherapeutische Methoden, die aversive Reize mit dem Auftreten stereotyper Bewegungen koppeln oder die mit Belohnungen arbeiten, welche streng an die stereotypiefreien Zeiten bzw. Verhaltensweisen gekoppelt sind.

Jactatio

Darunter versteht man ein rhythmisches Hin- und Herschaukeln des Kopfes (Jactatio capitis) oder des Oberkörpers (Jactatio corporis), bevorzugt vor dem Einschlafen. Die Jactatio kommt vorwiegend bei vernachlässigten und intelligenzgeminderten Kindern vor. Es kann sich aber auch um eine Angewohnheit handeln, die nicht in Verbindung mit Vernachlässigung oder Intelligenzminderung zu sehen ist. Die Symptomatik kann schon im 1. Lebensjahr auftreten.

Ursachen. Die Ursachen sind nicht einheitlich. Man findet sie einmal bei Kindern, die stark vernachlässigt wurden oder geistig behindert sind. Das Symptom hat dann die Bedeutung einer Erregungsabfuhr oder auch einer lustbetonten motorischen Entfaltungsmöglichkeit. Vielfach entsteht das Syndrom aber auch mit der Tendenz einer Selbstberuhigung bei ängstlichen oder aber auch leicht irritierbaren Kindern. Oft liegen in diesen Fällen Überforderungssituationen oder familiäre Spannungen vor. Die Jactatio wird heute überwiegend als psychogene Störung angesehen.

Diagnose. Die Diagnose ergibt sich vorwiegend aus der Anamnese. Die Eltern berichten in der Regel recht plastisch über die Symptomatik, die im übrigen vielfach so ausgeprägt ist, daß wegen der beim Schaukeln auftretenden Geräusche Konflikte mit der Nachbarschaft entstehen. Kinderpsychiatrische, neurologische und psychologische Untersuchungen ergänzen die Diagnostik und sind geeignet, etwaige andere zugrundeliegende Störungen zu objektivieren.

Therapie. Die Behandlung ist abhängig von der Entstehung und der im jeweiligen Einzelfall vorliegenden Grundstörung. Deuten die Vermutungen darauf hin, daß eine starke Einengung und Vernachlässigung die Ursache für die Störung ist, so kommt es darauf an, das Kind zu stimulieren und für andere motorische Betätigung zu begeistern. Liegt eine sehr hartnäckige Gewohnheitsbildung bei zerebral vorgeschädigten Kindern vor, so bietet sich eine Verhaltenstherapie an. In leichteren Fällen versucht man, die Symptomatik dadurch zu beseitigen, daß man ein Metronom in derselben Frequenz der Schaukelbewegungen einstellt, um durch Herabsetzung der Frequenz ein allmähliches Verschwinden der Störung zu erreichen. Äußerst wichtig ist eine genaue Klärung der familiären Situation und eine längerfristige Beratung der Familie in den Fällen, in denen sie vermutlich wesentlichen Anteil an der Symptomatik hat.

Die **Prognose** ist in denjenigen Fällen, in denen keine zerebrale Vorschädigung feststellbar ist, günstig. Meist verschwindet die Jactatio bis zur Pubertät oder in der Frühadoleszenz.

Hirntopisch geprägte Störungen der Motorik und Psychomotorik

Auf diese Störungen soll nur sehr kurz eingegangen werden, da die zugrundeliegenden Schädigungen vorwiegend in das Gebiet der Neurologie gehören. Alle im folgenden erwähnten Störungsmuster führen jedoch zu mehr oder weniger ausgeprägten psychischen Beeinträchtigungen, so daß eine Zusammenstellung dennoch wichtig erscheint.

Pyramidale Störungen

Bei den pyramidalen Störungen handelt es sich stets um spastische Lähmungen, die in verschiedenen Formen auftreten können. Wir unterscheiden die spastische Diplegie (Little-Krankheit), die infantile Hemiplegie und die Tetraplegie.

Spastische Diplegie

Bei der spastischen Diplegie sind die Arme sowie überwiegend die Beine betroffen, wobei vor allem eine Tonuserhöhung im Bereiche der Adduktoren auffällt. Bereits in Ruhe sind die Oberschenkel einwärts rotiert und die Knie aneinander gepreßt. Vielfach sind die Oberschenkel überkreuzt, nicht selten besteht eine Spitzfußstellung. Die Kinder sind sehr in ihrer Gehfähigkeit behindert. Sie gehen meist auf *Zehenspitzen* und können ihre Beine nur mit großen Schwierigkeiten gegeneinander vorschieben.

Die intellektuelle Entwicklung muß nicht betroffen sein. In etwa 25% der Fälle haben die Kinder eine normale Intelligenz. Die Arme sind in der Regel weniger schwer betroffen. Bei Vorliegen intellektueller Behinderungen treten meist noch weitere Zeichen einer zerebralen Entwicklungsstörung hinzu. Ausfälle im Bereich der Hirnnerven kommen ebenfalls vor.

Die **Therapie** erstreckt sich auf orthopädische Maßnahmen, die im wesentlichen das Ziel haben, die Gehfähigkeit soweit wie möglich herzustellen. Beschäftigungstherapie, Krankengymnastik, Musiktherapie und heilpädagogische Maßnahmen müssen individuell auf jeden einzelnen Patienten abgestimmt werden.

Die **Prognose** hängt von der Grundkrankheit und dem Ausmaß der intellektuellen Beeinträchtigung ab.

Infantile Hemiplegie

Die infantile Hemiplegie ist – wie der Name ausdrückt – einseitig auf Arm und Bein einer Körperhälfte beschränkt. Da die Störung in der Regel pränatal, perinatal oder im 1. Lebensjahr entsteht, bleiben die Gliedmaßen der gelähmten Seite in Längen- und Dickenwachstum zurück, so daß die Kinder halbseitig mißgebildet wirken. Häufig sind die Finger in den Gelenken überstreckbar, auch eine Bajonettstellung kommt vor. Die Lähmung ist häufig so schwerwiegend, daß die Hand der gelähmten Seite nicht als Greifwerkzeug benutzt werden kann. In etwa 50–60% aller Fälle kommt es zum Auftreten epileptischer Anfälle, die ein ungünstiges prognostisches Zeichen sind.

Therapie. Auch hier ist die Grundkrankheit entscheidend. Die Behandlung ist symptomatisch, der Erfolg von der Grundkrankheit abhängig.

Tetraplegie

Bei der Tetraplegie handelt es sich um Lähmungen aller vier Extremitäten unterschiedlichen Ausmaßes. Die zugrundeliegenden Hirnschädigungen sind in der Regel sehr ausgedehnt, so daß Gehfähigkeit meist nicht erreicht wird. Auch intellektuelle Leistungseinbußen sind häufig.

Die **Therapie** ist symptomatisch. Krankengymnastik und verschiedene Methoden der Beschäftigungstherapie haben sich bewährt.

Extrapyramidale Störungen

Auch bei den bislang geschilderten Formen pyramidaler Störungen (Lähmungen) treten häufig gleichzeitig extrapyramidale Störungen auf. Diese sind im Gegensatz zum Erwachsenenalter eher gekennzeichnet durch *langsameren Bewegungsablauf* und *deutlich hervortretende Koordinationsstörungen.* Wir unterscheiden choreatische und athetotische Bewegungen. Die *choreatischen* Bewegungen sind rascher, die *athetotischen* langsamer und

»wurmförmig«. Kennzeichnend für beide Bewegungsmuster ist die unzureichende Koordination zwischen Agonisten und Antagonisten, so daß keine tonisierte Bewegung, sondern ein holpriger, zittriger und wenig abgestimmter Bewegungsablauf resultiert. Unter den extrapyramidalen Bewegungsstörungen unterscheidet man Hyperkinesen, Hypokinesen und Akinesen.

Von den athetotischen Bewegungen betroffen ist auch häufig das Gesicht, was sich in z. T. sehr ausgeprägtem Grimassieren und einer mimischen Bewegungsunruhe zeigt, die auch als pathologisches Lachen oder Weinen auftreten kann. Auch die Sprache ist oft mangelhaft artikuliert.

Zu den extrapyramidalen Störungen der Motorik gehört auch das *ballistische Syndrom.* Dieses ist durch rasch ablaufende, unwillkürliche, schleudernde Bewegungen gekennzeichnet, die so abrupt erfolgen, daß sich die Kinder oft verletzen. Das ballistische Syndrom gehört zu den sog. Hyperkinesen. Durch Aufregung, bewußte Anstrengung und plötzliche Sinnesreize wird das Syndrom verstärkt.

Therapie. Eine medikamentöse Behandlung verschiedener extrapyramidaler Bewegungsstörungen ist mit Antiparkinson-Mitteln möglich. Zusätzliche Maßnahmen sind Krankengymnastik bzw. verschiedene Formen der Übungsbehandlung. In sehr hartnäckigen Fällen werden auch stereotaktische Operationen mit Erfolg durchgeführt.

Zerebelläre Störungen der Motorik

Die wichtigsten Funktionen des Kleinhirns sind: Koordination der Motorik, Regulation des Gleichgewichtes und des Muskeltonus. Störungen, die das Kleinhirn betreffen, werden deshalb diese Funktionsbereiche in Mitleidenschaft ziehen. Das bekannte Syndrom ist die zerebelläre Ataxie. Unter einer *Ataxie* versteht man eine Störung der Gleichgewichtsregulation und Bewegungskoordination. Sie ist dadurch gekennzeichnet, daß die Patienten nicht in der Lage sind, gerade sitzen zu bleiben, sondern eine Fallneigung haben *(Rumpfataxie)* bzw. auch beim Gehen deutlich abweichen *(Gangataxie).*

Eine weitere Störung ist die *Dysdiadochokinese.* Darunter versteht man eine Einschränkung der Feinbeweglichkeit, die sich in der Unfähigkeit äußert, entgegengesetzte Bewegungen rasch hintereinander durchzuführen.

Schließlich kann sich eine Kleinhirnstörung noch in einer Abschwächung des Muskeltonus zeigen, was man als *Kleinhirnhypotonie* bezeichnet.

Therapie. Eine spezifische Behandlung ist nicht bekannt, sie ist lediglich symptomatisch.

Störungen des Sprechens und der Sprache

H. Remschmidt

Herkömmlicherweise unterscheidet man Störungen der Stimme, der Sprache und des Sprechens. Da die Störungen der Stimme in das Fachgebiet der Phoniatrie gehören, soll im folgenden nur auf Störungen des Sprechens und der Sprache eingegangen werden. Sprechstörungen beziehen sich auf den

Ablauf des Sprechens, während Störungen der Sprache Entwicklung und Struktur unseres wichtigsten Verständigungsmittels betreffen.

Jede Analyse von Sprech- und Sprachstörungen setzt die Kenntnis der normalen Sprachentwicklung voraus. Diagnostik und Behandlung dieser Störungen ist eine gemeinsame Aufgabe von Ärzten verschiedener Fachrichtungen (Kinderärzte, Kinder- und Jugendpsychiater, Hals-Nasen-Ohren-Ärzte) und Logopäden bzw. Sprachheilpädagogen.

Klassifikation von Sprech- und Sprachstörungen. Es gibt verschiedene Möglichkeiten, Störungen des Sprechens und der Sprache zu klassifizieren. Im folgenden soll unterschieden werden zwischen Sprachentwicklungsstörungen, Sprechstörungen und Sprachabbau- bzw. Sprachverlustsyndromen. Diese einfache Einteilung hat sich im klinischen Alltag bewährt.

Sprachentwicklungsstörungen

Mit der Bezeichnung Sprachentwicklungsstörungen charakterisiert man eine Reihe von Störungen unterschiedlicher Ursache, deren gemeinsames Kennzeichen eine allgemeine oder umschriebene Verzögerung der Sprachentwicklung oder auch entwicklungspsychologisch verständliche Besonderheiten derselben sind. Insofern handelt es sich bei Sprachentwicklungsstörungen nicht um einheitliche Krankheitsbilder, sondern vielfach um Symptome verschiedener zugrundeliegender Erkrankungen.

Verzögerte Sprachentwicklung

Der Verdacht auf eine verzögerte Sprachentwicklung liegt vor, wenn ein Kind bis ins 4. oder 5. Lebensjahr hinein Rückstände in der Beherrschung der Sprache bzw. des Sprechens aufweist. Wenngleich man beim Vorliegen einer verzögerten Sprachentwicklung an eine allgemeine Entwicklungsverzögerung denken muß, so ist dieser Schluß nicht zwingend. Es gibt auch normal intelligente und sonst unauffällige Kinder, die verzögert sprechen lernen.

Die Häufigkeit einer sprachlichen Entwicklungsverzögerung im Einschulungsalter beträgt etwa 3–4%.

Symptomatik. Die Symptomatik äußert sich in Form eines generellen oder umschriebenen Rückstandes der Sprachbeherrschung. Wortschatz, Artikulation und Phonation (Laut- und Stimmbildung) sind nicht altersentsprechend entwickelt. Vielfach sind auch Einschränkungen im Wort- bzw. Satzverständnis zu finden.

Ursachen. Sie können z. B. erblich oder aber durch frühkindliche Hirnschädigung, einen allgemeinen geistigen Entwicklungsrückstand, Einschränkungen in bestimmten Sinnesbereichen (Hörstörung, Sehfehler usw.) bedingt sein. Aus diesem Grunde ist eine sorgfältige und umfassende Untersuchung jedes Kindes mit einem Sprachentwicklungsrückstand erforderlich.

Therapie. Angestrebt wird die Früherfassung und Frühbehandlung unter Berücksichtigung der zugrundeliegenden Störung. Die therapeutischen Maßnahmen verfolgen das Ziel, über einer gestuften und hinsichtlich der Durchführung möglichst kindgemäße Übungsbehandlung die Sprachentwicklung anzubahnen bzw. weiterzuführen.

Die **Prognose** ist abhängig von der Art der Grunderkrankung und vom Zeitpunkt des Behandlungsbeginnes. Bei normal intelligenten Kindern sind in etwa 60% der Fälle durch eine Übungsbehandlung gute bis sehr gute Erfolge zu erzielen.

Hörstummheit (Audimutitas)

Als Hörstummheit *(Stummheit des hörfähigen Kindes)* wird die über das 3. Lebensjahr hinaus bestehende Stummheit trotz uneingeschränkter Hörfähigkeit und normaler Intelligenz bezeichnet. In Anlehnung an die Klassifikation der Aphasien unterscheidet man eine *motorische* von einer *sensorischen* Stummheit. Bei der motorischen Hörstummheit ist das Sprachverständnis erhalten, die Kinder können sich jedoch nur durch Gesten verständigen und lediglich gewisse undifferenzierte Laute hervorbringen. Die Neigung zur sprachlichen Äußerung ist gering. Die sensorische Hörstummheit ist gekennzeichnet durch eine Beeinträchtigung des Sprachverständnisses bei erhaltener Hörfähigkeit und Ausfällen im Bereich der expressiven (motorischen) Sprachfunktion. Die Unterscheidung zwischen motorischer und sensorischer Hörstummheit ist neuerdings fragwürdig geworden.

Neuere Untersuchungen haben gezeigt, daß das Syndrom der Hörstummheit sich auf verschiedene hirnorganische Störungsmuster zurückführen läßt.

Therapie. Eine frühzeitige Übungsbehandlung ist angezeigt, die sich bei der motorischen Hörstummheit darauf konzentriert, über Summen, Singen unter Rhythmusübungen das Sprechen anzuregen. Bei der vorwiegend *sensorischen* Hörstummheit liegt das Schwergewicht der Behandlung auf einem akustischen Wahrnehmungs- und Differenzierungstraining unter Zuhilfenahme optischer, motorischer und taktiler Hilfen.

Die **Prognose** wird in der Regel getrübt durch eine zugrundeliegende hirnorganische Erkrankung.

Stammeln

Unter Stammeln (Dyslalie) versteht man eine *Störung der Artikulation,* bei der einzelne Laute oder Lautverbindungen entweder völlig fehlen, durch andere ersetzt oder entstellt gebildet werden. Beim Stammeln handelt es sich also um einen Fehler der Aussprache, der verschiedene Laute oder Lautverbindungen umfassen kann. Am häufigsten ist die Fehlartikulation beim Aussprechen des Buchstabens »S« (Sigmatismus, Lispeln) und des »R« (Rhotazismus).

Häufigkeit und Formen. Stammeln ist eine häufige Sprachentwicklungsstörung und findet sich bei etwa 7% der 5jährigen Jungen und 2% gleichaltriger Mädchen. Man unterscheidet verschiedene Formen der Dyslalie:

1. Das *partielle* (einfache) Stammeln, das sich auf Ausfälle hinsichtlich eines oder zweier Laute erstreckt und mit einer noch gut verständlichen Sprache einhergeht. 2. Das *multiple* Stammeln bezieht sich auf mehr als zwei Laute, das Verständnis der Sprache ist meist erschwert und 3. das *universelle* Stammeln. Es bezieht sich auf eine Vielzahl von Lauten und stellt den schwersten Grad der Dyslalie dar. Die Sprache ist unverständlich.

Ursachen. Die Ursachen des Stammelns können vielfältig sein. Zunächst ist das *physiologische* Stammeln, ein normales Durchgangsstadium in der Sprachentwicklung, abzugrenzen. Dieses ist in der Regel im 4. Lebensjahr überwunden. Stammelt ein Kind über das 4. Lebensjahr hinaus, so ist an andere Ursachen zu denken, an erbliche Ursachen (etwa 10% der Fälle), an nachlässiges Sprechen, mangelnde Sprechförderung, Anomalien der Sprechwerkzeuge (Lippen, Zähne, Zunge), an audiogen bedingtes Stammeln sowie an Stammeln im Rahmen von Mehrfachbehinderungen. Die sog. organischen Stammelfehler lassen sich bei rund 30% hirngeschädigter Kinder feststellen.

Die **Diagnose** ergibt sich aus der Analyse des Sprechvorganges. Es muß jedoch stets eine genaue Lautprüfung erfolgen.

Therapie. Dyslalien werden am zweckmäßigsten im Rahmen einer *logopädischen Übungsbehandlung* angegangen. Eine Frühbehandlung sollte angestrebt werden. Nach Seeman sind dabei 4 Grundprinzipien zu beachten: 1. Die Übungen sollten jeweils nur kurze Zeit andauern. 2. Sie sollen unter eigener Hörkontrolle erfolgen. 3. Zur Anbahnung der fehlgebildeten Laute sollen Hilfslaute verwendet werden und 4. übertriebene Artikulationsbewegungen bzw. übermäßige Kraftanstrengungen beim Üben sollen unbedingt vermieden werden.

Agrammatismus und Dysgrammatismus

Agrammatismus und Dysgrammatismus sind Sprachstörungen, die auf einer Unfähigkeit beruhen, grammatisch korrekt zu sprechen. Dysgrammatismus kommt etwa bei 3% 6jähriger Jungen und 1,5% gleichaltriger Mädchen vor.

Symptomatik. Charakteristisch ist die *grammatikalisch entstellte* Sprache, die bei erheblicher Ausprägung der Störung unverständlich ist. Kennzeichnend sind Einwortsätze oder Sprechen im Telegrammstil. Der beabsichtigte Sinn eines Satzes wird häufig durch Mienen und Gebärden »kommentiert«. Häufig kommt es zu Wortwiederholungen. Bei der leichtesten Form des Dysgrammatismus fallen auf: Fehler beim Konjugieren und Deklinieren, Sprechen in der dritten Person und Verwechseln der Artikel.

Ursachen. Wie das Stammeln so ist auch der Dysgrammatismus im Verlauf des Spracherwerbs ein normales Durchgangsstadium. Als krankhaft ist die

Störung erst anzusehen, wenn sie nach dem 4. Lebensjahr noch auftritt. Ursachen für dysgrammatische Störungen können frühkindliche Hirnschädigungen sein, Mehrfachbehinderungen, geistige Entwicklungsbehinderungen, Schädel-Hirn-Traumen (z. B. gemeinsames Vorkommen von Dysgrammatismus und Aphasie) und erbliche Einflüsse.

Therapie. Oberstes Prinzip in der Behandlung muß eine Anregung der Sprechmotivation sein. Im Verlauf der Behandlung versucht man unter Verwendung von akustischen, taktilen und rhythmischen Hilfen, entsprechend den natürlichen Phasen der Sprachentwicklung, die Kinder zum korrekten Sprechen zu ermuntern. Dabei werden auch nichtsprachliche Reize (Gebärden, Gesten, Mimik) angewandt.

Sprechstörungen

Stottern

Unter Stottern versteht man eine *Störung des Sprachablaufes* (des Redeflusses), die meist situationsabhängig ist.

Häufigkeit und Formen. Das Symptom Stottern tritt bei 5jährigen Kindern in etwa 5% der Fälle, bei gleichaltrigen Mädchen mit einer Häufigkeit von rund 2% auf. Der zeitliche Schwerpunkt des Auftretens liegt entweder in der Phase der Sprachentwicklung (zwischen 3. und 6. Lebensjahr), z. Zt. der Einschulung (6. bzw. 7. Lebensjahr) und während der Pubertät (12.–14. Lebensjahr).

Man unterscheidet dabei drei Formen des Stotterns:

1. das *klonische* Stottern, das sich in Wiederholungen beim Sprechbeginn äußert,
2. das *tonische* Stottern, das durch Blockierungen beim Sprechablauf in Erscheinung tritt und
3. das *tonisch-klonische* oder kombinierte Stottern, das beide Komponenten aufweist.

Symptomatik und Diagnose. Leitsymptom für die Diagnose ist die tonisch oder klonisch entstellte Sprache. *Tonisches* Stottern ist gekennzeichnet durch deutlich feststellbares Pressen beim Satz- oder Wortbeginn, *klonisches* Stottern durch Laut-, Silben- oder Wortwiederholungen. Vielfach lassen sich beide Komponenten finden. Dadurch wird die Störung eindeutig als solche des Sprechablaufes identifiziert. Darüber hinaus kommt es meist auch zu Koordinationsstörungen der mit dem Sprechvorgang gekoppelten Funktionen (Atmung, Mimik, Gestik, Stimmgebung). Schließlich treten bei fast allen Patienten während des Sprechens erhebliche vegetative Reaktionen (Schweißausbruch, Erröten, unregelmäßige Atmung) auf. Wichtig ist die Beobachtung, daß Stottern in der überwiegenden Mehrzahl der Fälle beim Singen nicht vorkommt, was auch therapeutisch genutzt wird.

Differentialdiagnostisch abzugrenzen ist das Poltern. Das Stammeln läßt sich als Störung der Lautbildung leicht unterscheiden. Die Lautbildung ist nämlich beim Stottern nicht gestört.

Ursachen. Die Vielzahl von Theorien zur Erklärung des Stotterns lassen sich unter 4 Gesichtspunkten zusammenfassen:

1. Erbliche Einflüsse. Untersuchungen der letzten Jahre haben gezeigt, daß der Erbeinfluß beim Stottersyndrom nicht so hoch ist wie man früher annahm. Bei etwa 8% der Fälle kann eine genetische Komponente wahrscheinlich gemacht werden.

2. Hirnorganische Einflüsse werden bei einem nicht geringen Teil der Patienten mit Stottern gefunden. In diese Richtung weisen auch auffällige EEG-Befunde, die in einem relativ hohen Prozentsatz bei Stotterern festgestellt werden. Für die These einer organischen Ursache spricht auch die Tatsache, daß bei Patienten mit Hirnschädigungen in bis zu 20% der Fälle Stottern auftritt.

3. Psychogene Einflüsse spielen sicher eine erhebliche Rolle bei der Manifestation dieser Störung. Nach SCHILLING handelt es sich bei der Mehrzahl der Stotterer (68%) um Patienten mit neurotischen Störungen, bei 12% lassen sich psychogene Einflüsse nicht mit Sicherheit ausschließen, während bei nur 20% psychogene Einflüsse sicher auszuschließen sind.

4. Multifaktorielle Theorie. Diese geht davon aus, daß mehrere Faktoren an der Entstehung des Syndroms beteiligt sind. So kann z.B. eine leichte zerebrale Dysfunktion hinzutreten, gravierende Umwelteinflüsse Stottern hervorrufen.

Therapie. Entsprechend den multifaktoriellen Ansätzen zur Erklärung des Stotterns hat auch die Therapie verschiedene Gesichtspunkte zu berücksichtigen. Sie lassen sich unter 5 Aspekten ordnen:

1. *Allgemeine Maßnahmen.* Diese richten sich vor allem an die *Eltern* und alle, die mit stotternden Kindern umgehen. Zu diesen Grundsätzen gehört: Nichtbeachten des Stotterns, aufmerksames und geduldiges Zuhören, wenn das Kind spricht und Beseitigung bzw. Abmilderung der Bedingungen, die vermutlich zum Stottern geführt haben oder dieses unterhalten.

2. *Übungsbehandlung.* Es existieren eine Unzahl von Übungsmethoden, die beim Stottern mit mehr oder weniger großem Erfolg angewandt werden. Sie umfassen im wesentlichen: Atemübungen, logopädische Redeübungen, die Einbeziehung von Rhythmik, die Durchführung von Entspannungsübungen (z.B. autogenes Training) und die Benutzung des Prinzips der verzögerten Sprachrückkoppelung.

3. *Psychoanalytische Behandlung.* Diese geht davon aus, daß das Stottern Ausdruck einer neurotischen Störung aufgrund konflikthafter Erlebnisse ist. Im Rahmen einer analytisch orientierten Spieltherapie wird versucht, diese Konflikte abzubauen.

4. *Verhaltenstherapie.* In der Sicht dieser Therapieform wird das Stottern als eine erlernte Verhaltensweise aufgefaßt, die durch eine nach Lernprinzipien aufgebaute Behandlung wieder zum Verschwinden gebracht werden kann.

5. *Medikamentöse Behandlung.* Sie kann in der Regel nicht kausal die Symptomatik beseitigen, wohl aber Angst- und Spannungszustände abmildern. Angewandt werden Chlordiazepoxid (Librium) und Butyrophenon-Derivate (z. B. Haldol). Vielfach werden mehrere der hier genannten Behandlungsmethoden miteinander kombiniert.

Zur **Prognose** ist zu sagen, daß bei rechtzeitiger und intensiver Behandlung ein Drittel der Patienten beschwerdefrei bleibt, ein Drittel deutliche Besserungen zeigt und ein weiteres Drittel unbeeinflußt bleibt.

Poltern

Unter Poltern versteht man eine Störung des Sprechablaufes, die durch überstürztes Reden, Verschlucken von Lauten, Silben oder Wörtern sowie Entstellungen oder Verstümmelungen von Bestandteilen der Sprache gekennzeichnet ist.

Symptomatik. Der Sprechvorgang wirkt beschleunigt und hastig, der Redefluß zerfahren. Die Sprache ist infolge Verwaschenheit der Artikulation oder Entstellung von Worten manchmal schwer zu verstehen. Im Gegensatz zum Stottern verbessert sich die Rede, wenn der Polterer seine Aufmerksamkeit darauf richtet.

Die Störung tritt bei 7jährigen Kindern in etwa 1–1,5% der Fälle auf, später verringert sich die Quote.

Ursachen. Die Störung wird im wesentlichen auf erbliche Einflüsse oder hirnorganische Veränderungen zurückgeführt. Für letzteres spricht auch ein hoher Anteil elektroenzephalographisch faßbarer, allerdings unspezifischer Veränderungen bei Kindern und Jugendlichen mit Poltern. Für ersteres läßt sich die Tatsache anführen, daß sich in Familien häufig die gleiche Symptomatik findet.

Therapie. Die Art der Behandlung richtet sich nach der vorherrschenden Komponente. Beim Vorliegen eines reinen Polterns sind Sprechübungen erforderlich, wobei besonderer Wert auf langsames Sprechen, Zuwendung der Aufmerksamkeit auf den Sprechvorgang und Mitklopfen der Silbenzahl gelegt wird. Wichtig ist auch, daß man die Familie auf langsames Sprechen aufmerksam macht.

Sprachabbau- und Sprachverlustsyndrome

Sprachabbau- und Sprachverlustsyndrome kommen bei einer ganzen Reihe von *Stoffwechsel-* und *degenerativen Erkrankungen* vor. Sie müssen abgegrenzt werden von einem vorübergehenden Stillstand oder Rückschritt in der

Sprachentwicklung, wie er bei manchen Kindern nach Infektionskrankheiten, Unfällen oder traumatischen Erlebnissen auftreten kann.

Sprachabbau bei kindlichen Demenzprozessen

Eine Reihe kindlicher Demenzprozesse (z.B. die subakute sklerosierende Panenzephalitis, die amaurotische Idiotie, die Dementia infantilis Heller, die diffuse Hirnsklerose sowie auch die Chorea Huntington) gehen vielfach mit Demenzprozessen einher, die sich zunächst in Form eines Sprachabbausyndroms manifestieren.

Die **Symptomatik** zeigt sich in Wortfindungsstörungen, sprachlichen Regressionsphänomenen, Dysarthrien, Dysphasien und Dyspraxien, dem Phänomen der Echolalie sowie in aphasischen Störungsmustern. Gleichzeitig kommt es oft zu einem Verlust der Spontansprache und der Sprechmotivation.

Die **Diagnose** dieser Erkrankungen erfolgt nicht aufgrund des Sprachabbaus, wenngleich die Art desselben bei einigen Störungsmustern, z. B. bei der Dementia infantilis Heller, spezifisch zu sein scheint.

Eine ausreichende **Therapie** ist meist nicht möglich. Sie richtet sich im übrigen nach der zugrundeliegenden Erkrankung.

Sprachverlust im Rahmen von Aphasien

Von einer kindlichen Aphasie spricht man dann, wenn es bei bereits entwikkelter Sprachfunktion aufgrund einer hirnorganischen Schädigung zum Sprachverlust kommt.

Formen. Wie im Erwachsenenalter unterscheidet man eine *motorische* (Broca-Aphasie) von einer *sensorischen* (Wernicke-Aphasie). Bei ersterer ist das Sprachverständnis weitgehend erhalten und die expressive Komponente bei der Sprachproduktion gestört, bei letzterer ist das Sprachverständnis gestört, während die für die Sprachproduktion erforderlichen motorischen Abläufe nicht wesentlich beeinträchtigt sind. Als dritte Form wird die *totale* Aphasie unterschieden. Schließlich ist noch die amnestische Aphasie zu erwähnen, die sich in Form von Wortfindungsstörungen und Umschreibungen von Begriffen, die dem Patienten nicht einfallen, äußert. Neuere Untersuchungen haben gezeigt, daß die reinen Aphasieformen selten sind und die Mischformen überwiegen.

Diagnose. Die Diagnose erfolgt aufgrund einer klinischen und testpsychologischen Prüfung der Sprachfunktion. Dabei wird als erstes das *Sprachverständnis* geprüft, was durch Erteilen einfacher Aufträge geschehen kann. Anschließend prüft man die *expressiven Sprachfunktionen* durch Nachsprechenlassen, Benennen von Gegenständen, Nacherzählenlassen von Geschichten usw. Neuere Untersuchungen haben gezeigt, daß bei Aphasien auch verschiedene nichtsprachliche Funktionen geschädigt sind. Die klinische Untersuchung kann durch *testpsychologische* Ergänzungsuntersuchungen erweitert werden, wobei man zweckmäßigerweise spezielle Verfahren anwendet, die sich hinsichtlich der Diagnostik aphasischer Störungen bewährt haben. Eines der besten Selektionsinstrumente für Aphasien ist der *Token-Test,* der auch im Kindesalter angewendet werden kann.

Ursachen. Aphasische Störungen können durch eine Vielzahl hirnorganischer Prozesse (entzündliche Erkrankungen, degenerative Erkrankungen, Mißbildungen, traumatische Hirnschäden) bedingt sein. Im Kindesalter stehen unter diesen Ursachen die Schädel-Hirn-Traumen an der Spitze. Man kann davon ausgehen, daß etwa 5% aller Hirntraumen im Kindesalter mit aphasischen Störungen einhergehen.

Therapie. Die Behandlung der Aphasien erfordert spezielle Kenntnisse und ist deshalb nur in Spezialeinrichtungen möglich. Sie umfaßt in der Regel drei Aspekte: *sprachliche, psychotherapeutische* und *sozialmedizinische.*

1. Hinsichtlich der *Sprache* ist eine *Übungsbehandlung* angezeigt. Geübt werden einzelne sprachliche Segmente (Laute, Buchstaben, Silben) unter Zuhilfenahme von Bild- und Wortkarten, Lückentexten oder audiovisuellen Hilfsmitteln. Dabei ist wichtig, daß der Akzent weniger auf der unsystematischen Übung von Lauten oder Buchstaben liegt, sondern vielmehr auf der Vermittlung von *Regeln,* die den Kindern wieder zu einer Verfügbarkeit über die Sprache verhelfen. Bei jüngeren Kindern ist dies noch nicht möglich. Wesentlich ist ferner, daß Sprachübungen stets in einem *kommunikativen Zusammenhang* erfolgen, und daß in den Übungsprozeß auch andere Leistungsbereiche wie Sprachverständnis, Schreiben oder Lesen einbezogen werden. Bei einer sehr schweren Aphasie muß die Sprache zunächst über nichtverbale Bereiche (Gesten und Gebärden, Schreiben, Zeichnen) angebahnt werden.

2. *Psychotherapeutische Prinzipien.* Hierbei kommt es darauf an, den Patienten optimal zur Mitarbeit anzuregen, bei Mitpatienten oder Angehörigen Verständnis für seine Störung zu erreichen und sein Verhalten zur Umgebung wieder den alltäglichen Anforderungen anzupassen. Durch Rollenspiel und Gruppentherapie versucht man, diesen Zielen näher zu kommen.

3. Die *sozialmedizinische Behandlung* schließlich erstreckt sich auf die Wiedereingliederung der Kinder und Jugendlichen in Familie, Schule und Beruf, wobei neben allgemeinen Maßnahmen individuell zugeschnittene Rehabilitationspläne zur Anwendung kommen.

Die **Prognose** hängt von verschiedenen Faktoren ab: u.a. von der Ätiologie, vom Schweregrad der Aphasie, vom Lebensalter, in dem die Schädigung eintritt, vom Vorliegen zusätzlicher Komplikationen und von der initialen Rückbildungsgeschwindigkeit nach Schädigungseintritt. Eine Frühbehandlung innerhalb der ersten Monate verspricht größere Erfolge als eine spät einsetzende Therapie. Dieses aus der Erwachsenenneurologie bekannte Prinzip trifft auch auf Kinder zu. Aus der Geschwindigkeit der initialen Rückbildung lassen sich prognostische Aussagen hinsichtlich der Wiedererlangung der Sprachfunktion ableiten. Der spontane Rückbildungsverlauf bzw. der Rückbildungsverlauf unter einer Therapie läßt sich nach speziellen Skalen, die den Schweregrad berücksichtigen, abschätzen.

Alterstypische, reaktive und neurotische Störungen

H. Remschmidt

Unter dieser Bezeichnung sind eine Reihe von psychischen Auffälligkeiten zusammengefaßt, die auf bestimmten Altersstufen gehäuft vorkommen und die sich, was ihre Genese betrifft, als reaktiv oder neurotisch erweisen.

Als *reaktive* Störungen bezeichnen wir Verhaltensauffälligkeiten, die durch fehlerhafte oder überschießende Antworten auf Umweltreize (sog. traumatische Erlebnisse) gekennzeichnet sind. Sie können plötzlich auftreten und sich bald wieder verlieren oder aber in längerfristige und chronifizierte Störungen übergehen, die wir dann Neurosen nennen. Sie sind im multiaxialen Klassifikationsschema wie folgt definiert: »Neurotische Störungen sind psychische Störungen ohne jede nachweisbare organische Grundlage, bei denen der Patient beträchtliche Einsicht haben kann und über eine ungestörte Realitätswahrnehmung verfügt, indem er im allgemeinen seine krankhaften subjektiven Erfahrungen und Phantasien nicht mit der äußeren Realität verwechselt. Das Verhalten kann stark beeinträchtigt sein, obwohl es im allgemeinen innerhalb sozial akzeptierter Grenzen bleibt, die Persönlichkeit bleibt erhalten. Die wesentlichen Symptome umfassen: ausgeprägte Angst, hysterische Symptome, Phobien, Zwangssymptome und Depressionen.« Für einen Teil dieser Störungen läßt sich ein alterstypisches Auftreten feststellen. Dieses hängt einerseits mit Entwicklungsprozessen zusammen (z. B. bei der Enuresis und Enkopresis) oder aber auch mit dem Vorgang der Gewohnheitsbildung (sog. habituelle Verhaltensweisen).

Die Bezeichnung *»alterstypische Störungen«* bedeutet aber noch etwas anderes: Aus verschiedenen Verlaufsuntersuchungen ist bekannt, daß wir drei Verlaufstypen kinder- und jugendpsychiatrischer Erkrankungen unterscheiden konnen:

1. einen kontinuierlichen bzw. zweigipfligen Verlauf (Typ A), der sich auf psychische Störungen bezieht, die bereits in der frühen Kindheit auftraten und sich entweder kontinuierlich in die Adoleszenz fortsetzen oder nach einer mehr oder weniger ausgedehnten stummen Phase in der Adoleszenz erneut wieder aktualisiert werden. Letzteres gilt z. B. für die Schulphobie, die ein Häufigkeitsmaximum zum Zeitpunkt der Einschulung und ein zweites zum Beginn der Adoleszenz aufweist. Diese Störungen setzen sich auch häufig ins Erwachsenenalter fort und lassen sich einem Kontinuitätsmodell psychiatrischer Erkrankungen über weite Lebensphasen zuordnen. Zu diesem Typus gehören u. a. auch dissoziale Verhaltensweisen, Persönlichkeitsstörungen, bestimmte Neurosen (z. B. Zwangsneurosen) und die bereits erwähnte Schulphobie. Störungen mit diesem Verlauf können wir als persistierende Störungen bezeichnen.

2. Ein zweiter Verlaufstyp (Typ B), ist gekennzeichnet durch einen *Häufigkeitsabfall* von der Kindheit zur Adoleszenz. Hierzu gehören vor allem die geläufigen »Entwicklungsstörungen« wie Enuresis, Enkopresis, z.T. auch die Hyperaktivität, Tics sowie manche Angstzustände und Tierphobien. Es handelt sich bei diesem Verlaufstyp um nichtpersistierende Erkrankungen.

3. Der dritte Verlaufstyp (Typ C) ist durch einen deutlichen Häufigkeitsanstieg in der Adoleszenz gekennzeichnet, ohne daß sich schwerwiegende psychische Auffälligkeiten im Kindesalter feststellen lassen. Hier sind Störungen einzuordnen, deren Erstmanifestation in der Adoleszenz liegt, entweder, weil in dieser Phase erstmalig die typischen psychischen Ausdrucksmittel zur Verfügung stehen oder aber weil sich zu diesem Zeitpunkt (u.U. begünstigt durch exogene Einflüsse) genetische Dispositionen manifestieren.

Dies ist der Fall bei depressiven Syndromen verschiedener Genese, Zwangssyndromen, der Anorexia nervosa sowie bei schizophrenen und manisch-depressiven Psychosen. Sie werden auch als (in der Adoleszenz) neuauftretende Erkrankungen bezeichnet. Die diesem Typus zuzuordnenden Erkrankungen unterscheiden sich in dreifacher Hinsicht von jenen, die in der Kindheit beginnen:

- Sie kommen häufiger bei Mädchen vor.
- Sie zeigen keinen Zusammenhang mit einem Reifungsrückstand oder Erziehungsproblemen, und
- sie sind weniger häufig assoziiert mit einer belasteten bzw. pathologischen Familienkonstellation.

Was die Art der Symptomatik betrifft, so nähert sich diese der Symptomatik psychiatrischer Erkrankungen bei Erwachsenen an.

Diese inzwischen gut erforschten Zusammenhänge veranlassen uns, von »alterstypischen Störungen« zu sprechen, die entweder *reaktiv* und *vorübergehend* oder *langanhaltend* und dann *neurotisch* sein können. Sie manifestieren sich entweder vorwiegend in einer körperlichen Symptomatik oder vorwiegend in einer psychischen Symptomatik. Da dieser Gesichtspunkt dem Kliniker als erstes ins Auge springt, wurde er auch zum Einteilungsgesichtspunkt gemacht.

Alterstypische, reaktive und neurotische Störungen mit körperlicher Symptomatik

Habituelle Verhaltensweisen

Unter dieser Bezeichnung werden Störungsmuster zusammengefaßt, bei denen der führende Mechanismus die Gewohnheitsbildung ist. Die entsprechenden Handlungen sind den Kindern meist bewußt und können auch willkürlich jederzeit unterbrochen werden. Das Kind hat auch den Eindruck, daß sie seinem Willen unterworfen sind; einige von ihnen bringen dem Kind auch ganz offensichtlich einen Lustgewinn.

Habituelle Verhaltensweisen treten oft als Ersatzbefriedigungen aggressiver oder regressiver Natur auf. Sie kommen insbesondere in Frustrationssituationen vor und bevorzugt bei solchen Kindern, die nicht die Möglichkeit zu einer altersentsprechenden Betätigung haben. Dies ist aber nicht der einzige Entstehungsmechanismus. Es gibt auch Kinder, die aus harmonischen Verhältnissen stammen und dennoch bestimmte habituelle Verhaltensweisen (z. B. Jaktationen) zeigen.

Klassifikation. Im multiaxialen Klassifikationsschema sind die hier erwähnten Störungen meist der Kategorie 307 zuzuordnen.

Im DSM-III wird ein Teil der Störungen unter der Bezeichnung »atypische motorische Stereotypien (307.30)« zusammengefaßt.

Daumenlutschen

Klinisches Bild. Die Symptomatik ist jedem geläufig. Hingewiesen werden muß jedoch darauf, daß exzessives Daumenlutschen (und nur dieses ist als pathologisch zu betrachten) verschiedene Folgen haben kann, z. B. Kieferdeformierungen, Zahnstellungsanomalien, Deformationen des Daumens (»Lutschfinger«).

Es wurden auch Folgen für das bleibende Gebiß beschrieben, die z. T. mit hohem Zeit- und Kostenaufwand beseitigt werden mußten.

Als Störung ist das Daumenlutschen nur zu betrachten, wenn es ausgesprochen gehäuft auftritt und die altersgemäße Entwicklung des Kindes direkt oder indirekt beeinträchtigt. Gelegentliches Daumenlutschen, etwa vor dem Einschlafen oder in Entbehrungssituationen, gehört zum normalen Verhalten von Säuglingen und Kleinkindern.

Ätiologie. Daumenlutschen entwickelt sich zunächst als Folge des natürlichen Saugbedürfnisses des Kindes im Anschluß an das Saugen bei Nahrungsaufnahme. Pathologische Bedeutung bekommt es erst, wenn es über das 3. Lebensjahr hinaus erhalten bleibt und in seiner Intensität steigt.

Ätiologisch kann es unterschiedlich gesehen werden: als Ersatzbefriedigung in Mangelsituationen, als persistierende Gewohnheitsbildung oder als Ausdruck einer Regression auf eine frühere Entwicklungsstufe.

Therapie und Prognose. Vor einer Behandlung ist es zweckmäßig, eine genaue Analyse des Einzelfalles vorzunehmen, um festzustellen, aufgrund welcher Mechanismen das Daumenlutschen eine so große Bedeutung gewinnt. Daraus entwickelt sich auch meist eine Hypothese, die man einer Behandlung zugrunde legen kann. Dabei ist auch wichtig festzustellen, ob das Daumenlutschen Teil einer umfassenderen Symptomatik ist oder eine mehr oder weniger isolierte Störung darstellt.

Strafen oder auch einschränkende Maßnahmen (z. B. mechanische Fixierung des Daumens, Handschuh usw.) oder das Bestreichen des Daumens mit übelriechenden Substanzen haben sich nicht bewährt.

Die Prognose ist im allgemeinen günstig. Überwiegend erfolgt Spontanreduktion bzw. Ausbleiben der Symptomatik. Es gibt allerdings auch Jugendliche, bei denen das Daumenlutschen in das Rauchen übergeht.

Nägelbeißen (Onychophagie)

Klinisches Bild. Nägelbeißen tritt gewöhnlich nicht vor dem 4.–5. Lebensjahr auf. Die Fingernägel werden manchmal bis zur Nagelsohle weggebissen, mitunter auch die Haut der Fingerkuppen. Die Kinder spucken die abgebissenen Nagel- oder Hautstücke aus, manche schlucken sie auch. In Streß-, Angst- und Konfliktsituationen tritt Nägelbeißen verstärkt auf. Gravierend wird es dann, wenn sich die Kinder dabei Verletzungen und Schmerzen zufügen. Das Nägelbeißen wird aufgrund seines »gewaltsamen Charakters« mit Aggressionstendenzen in Verbindung gebracht, die sich gegen den eigenen Körper richten und nicht in anderer Weise »abgeführt« werden können. Die Störung hat ihren Häufigkeitsgipfel im Alter von 8–10 Jahren und tritt etwa bei 15–20% der 7- bis 10jährigen auf.

Ätiologie. Als verursachende Momente werden angesehen: einengende und unterdrückende Erziehung, insbesondere motorische Einengung und Verhinderung aggressiven Verhaltens bei den Kindern. Nägelbeißen tritt auch vermehrt in einem sozialen Umfeld auf, das die Kinder emotionalen Versagungen aussetzt. Da das Symptom auch bei erhöhter Aktivierung verstärkt auftritt, läßt es sich als inadäquate »Affektabfuhr« auffassen oder auch als Ersatzbefriedigung. Man findet es bevorzugt bei zwei Gruppen von Kindern:

- bei motorisch unruhigen, hyperaktiven und leicht erregbaren Kindern, die oft auch andere habituelle Verhaltensweisen aufweisen, und
- bei überängstlichen Kindern, deren Entfaltungsmöglichkeiten im motorischen Bereich oder auch im emotionalen Bereich eingeengt sind.

Vielfach wird die Symptomatik auch als eine Art »Selbstbestrafung« interpretiert.

Therapie und Prognose. Die Symptomatik ist oft schwer zu beeinflussen. Wie beim Daumenlutschen ist hier eine eingehende Bedingungsanalyse durchzuführen, wobei sich für die Behandlung folgende Möglichkeiten ergeben: Aufbau alternativer Verhaltensweisen, Entspannungsmethoden zur Reduktion von Angst und innerer Unruhe, Kanalisierung der Hyperaktivität und Impulsivität durch sportliche oder andere sinnvolle motorische Aktivitäten. Bei jüngeren Kindern empfiehlt sich die Durchführung einer Spieltherapie. Manchmal sind auch verhaltenstherapeutische Maßnahmen angezeigt.

Haareausreißen (Trichotillomanie)

Klinisches Bild. Dieses Symptom, das sich im Drehen, Zupfen oder Ausreißen von Haaren zeigt, ist nicht selten Anzeichen einer umfassenderen und schwerwiegenderen psychischen Störung. Es kommt sowohl bei retardierten und geistig behinderten Kindern als auch bei altersentsprechend normal entwickelten Kindern mit besonderer psychischer Problematik vor. Nicht selten sind die Kinder depressiv verstimmt oder zeigen andere Stereotypien und habituelle Verhaltensweisen (z.B. auch Daumenlutschen, Nägelbeißen oder Manipulationen am Genitale). Manche Kinder, insbesondere geistig behinderte, schlucken auch die ausgerissenen Haare, so daß es zur Bildung von Trichobezoaren kommen kann. In schweren Fällen kann die Trichotillomanie bis zur Kahlköpfigkeit führen. Von manchen Kindern wird das Ausreißen der Haare als lustvoll empfunden. Die Störung kommt etwa bei 2–5% der 7- bis 11jährigen Schulkinder vor.

Ätiologie und Genese. Aufgrund des lustvollen Charakters, den das Haareausreißen für viele Kinder hat, kann es zuweilen Suchtcharakter annehmen. Von manchen Autoren wird auch angenommen, daß sich die Kinder damit ihres Körpers »bewußter« werden möchten. Diese Auffassung steht im Einklang mit der Unterstimulationsthese, die besagt, daß sich diese Kinder durch das Zufügen von Schmerzen in einen Zustand stärkerer Aktivierung bringen möchten. Von psychodynamischer Seite wird das Symptom in Zusammenhang mit verdrängten aggressiven Impulsen gebracht. Vielfach befinden sich die Kinder in einer für sie unlösbaren Konfliktsituation, die mit starken, nach außen gerichteten aggressiven Impulsen einhergeht, welche aber nicht ausgeführt werden können. Insofern richtet sich der aggressive Impuls gegen den eigenen Körper. Durch das Erleiden von Schmerzen werden die hierdurch wiederum bedingten Schuldgefühle abgemindert. Dührssen hat darauf hingewiesen, daß viele dieser Kinder ein intensives Zärtlichkeits- und Anlehnungsbedürfnis haben, das von der Umgebung nicht erfüllt wird. Bei vielen Kindern gewinnt das Symptom aber auch den Charakter einer eingefahrenen Gewohnheitsbildung, die nur schwer wieder rückgängig gemacht werden kann.

Therapie und Prognose. Wie bei allen habituellen Verhaltensweisen kommt es darauf an, das Symptom im Kontext anderer Störungen zu sehen. Liegt eine erhebliche Minderbegabung vor, so empfiehlt sich ein verhaltenstherapeutisches Vorgehen. Steht das Symptom im Zusammenhang mit einer schweren emotionalen Fehlentwicklung, so muß diese in erster Linie behandelt werden, und das Symptom ist nur am Rande einzubeziehen.

Vielfach ist es notwendig, die Eltern-Kind-Beziehung zu normalisieren und die pädagogische Haltung der Eltern im Verlaufe der Beratung oder Therapie zu verändern.

Das verhaltenstherapeutische Vorgehen ist, außer bei schwachsinnigen Kindern, auch dann angezeigt, wenn dieSymptomatik überwiegend im Rahmen einer Gewohnheitsbildung zu verstehen ist und die Bedingungen, die bei der Erstmanifestation bestanden, nicht mehr zutreffend sind.

Tritt die Symptomatik im Zusammenhang mit hirnorganischen Störungen auf, so ist eine unterstützende neuroleptische Behandlung hilfreich.

Im Längsschnitt ist auch eine Spontanheilung beobachtet worden, meist nach der Pubertät. Bei manchen Kindern geht die Störung jedoch häufig in eine längerfristige neurotische Fehlentwicklung über, so daß bei gravierendem Haareausreißen eine Behandlung dringend erforderlich ist.

Jaktationen

Klinisches Bild. Unter Jaktationen versteht man stereotype, rhythmische Bewegungen, die hauptsächlich vor dem Einschlafen oder im Zustande des Alleinseins auftreten und für das Kind lustbetont sind. Man unterscheidet verschiedene Formen: die häufigsten sind die Jactatio capitis (Kopfschaukeln) und die Jactatio corporis (d. h. das Schaukeln mit dem ganzen Körper). Dieses rhythmische Schaukeln wird in verschiedenen Lagen durchgeführt: in Rückenlage, in Bauchlage, im Sitzen, manchmal auch in Knie-Ellenbogen-Lage. Die Symptomatik kann so heftig sein, daß der Kopf oder der Oberkörper gegen die anliegende Wand schlagen, so daß in Mehrfamilienhäusern oft Probleme mit der Nachbarschaft entstehen. Ein gehäuftes Vorkommen beim Einschlafen ist nicht zufällig, sondern hängt mit dem hypnoiden Zustand der Kinder zusammen, der auch das Auftreten anderer stereotyper Bewegungen begünstigt.

Typisch für die Symptomatik ist die Abkapselung von der Umwelt, die Selbstbezogenheit des Symptoms und die Möglichkeit zur Unterbrechung durch Umweltreize. So kann man z.B. das Schaukeln durch ein auf die gleiche Frequenz eingestelltes Metronom unterbrechen; bei Anhalten des Metronoms setzt sie allerdings wieder ein.

Jaktationen findet man etwa bei 4% der 10- bis 11jährigen Kinder. Jungen sind etwa doppelt so häufig betroffen wie Mädchen. Unter Heimkindern und Kindern, die stark emotional vernachlässigt sind, tritt das Symptom häufiger auf. Jaktationen sind aber keineswegs immer Hinweise auf Deprivation, Vernachlässigung oder mangelnde emotionale Zuwendung.

Ätiologie und Genese. Jaktationen kommen gehäuft vor bei Kindern mit Zerebralschäden, intelligenzgeminderten Kindern und solchen, bei denen die statomotorische und sprachliche Entwicklung retardiert ist. Es gibt aber auch zahlreiche normal intelligente und nicht vorgeschädigte Kinder mit dieser Symptomatik. Wie bei anderen habituellen Verhaltensweisen läßt sich auch die Jactatio als eine lustbetonte Reaktion auffassen, der eine Wiederholungstendenz innewohnt. Niedriges Intelligenzniveau, Hirnschädigungen oder emotionale Deprivationserlebnisse können die Neigung zur Jactatio verstärken, reichen aber nicht als einziges Erklärungsmoment aus. Manche Autoren fassen die Jactatio auch als eine neurotische Störung auf, die durch eine Reihe sehr unterschiedlicher Bedingungen zustande kommen kann.

Diagnose und Differentialdiagnose. Von Jaktationen abzugrenzen sind motorische Stereotypien, Tics, choreatiforme Bewegungen und Myoklonien. Die Abgrenzung ist in der Regel nicht sehr schwierig, weil die meisten anderen Störungen nicht diesen rhythmischen Charakter haben und auch nicht so umfassende Körperregionen ergreifen.

Therapie und Prognose. Die Behandlung richtet sich nach den zugrundeliegenden Bedingungen. Liegt eine Vernachlässigung vor, so muß versucht werden, diese zu beheben. Bei Vorliegen einer hirnorganischen Schädigung liegt der Schwerpunkt auf heilpädagogischen oder verhaltenstherapeutischen Maßnahmen. Bei jüngeren Kindern hat sich auch die Spieltherapie bewährt und das Fördern der motorischen Entfaltungsmöglichkeiten der Kinder.

Bei sehr hartnäckigem Auftreten können auch symptomatische Maßnahmen in Form einer neuroleptischen oder antidepressiven Medikation notwendig sein.

Die Prognose ist bei Vorliegen einer normalen Intelligenz und Fehlen schwerwiegender Milieunoxen günstig.

Motorische Stereotypien

Klinisches Bild. Unter dieser Bezeichnung faßt man sehr verschiedene motorische Abläufe zusammen, deren Gemeinsamkeit in ihrem gleichförmigen Auftreten, ihrer Wiederholungstendenz und im Fehlen eines sinnvollen Handlungscharakters liegt. Stereotypien haben oft den Charakter von Verlegenheitsgesten, so daß man sie als solche nicht immer gleich erkennen kann.

Ihr Erscheinungsbild kann sehr vielfältig sein: rhythmische Fingerbewegungen, Schaukeln mit den Armen oder mit dem Oberkörper, rhythmisches Hin- und Herbewegen der gespreizten Hand vor den Augen, Auf- und Abbewegen des Kopfes bei gleichzeitigem Schnüffeln, Rotationsbewegungen mit der Hand (mit oder ohne Gegenstände), Zehenspitzen- oder Hakkengang, Knirschen mit den Zähnen, abnorme Mundbewegungen, sprachliche Stereotypien, Ausstoßen von Lauten oder Worten.

Im Sauglings- und frühen Kindesalter sind Stereotypien relativ häufig; 15–20% aller Kinder zeigen zeitweise derartige Auffälligkeiten. Nach dem 3. Lebensjahr sind stereotype Bewegungen bei gesunden Kindern seltener; sie werden durch Manipulationen am eigenen Körper und durch Erkundungsbewegungen ersetzt. Ein Persistieren von motorischen Stereotypien bzw. ein gehäuftes Auftreten dieser Symptomatik findet man bei blinden, psychotischen und geistig behinderten Kindern, ferner bei Kindern mit einer psychischen Deprivation oder einer Hirnschädigung.

Bei psychotischen und autistischen Kindern können Stereotypien bizarre Formen annehmen, die vom normalen Entwicklungsgang der Motorik erheblich abweichen.

Diagnose und Differentialdiagnose. Die Diagnose wird gestellt durch die Verhaltensbeobachtung und anamnestische Hinweise. Abzugrenzen sind stereotype Bewegungen von extrapyramidalen Bewegungsstörungen, Zwangssyndromen, anderen habituellen Bewegungsmustern, gelegentlich auch von motorischen Schablonen und Automatismen im Rahmen einer psychomotorischen Epilepsie.

Ätiologie und Genese. Folgende Hypothesen werden im Hinblick auf die Ätiologie von Stereotypien diskutiert:

- Stereotypien als Ergebnis einer Unterstimulation des Organismus.
  Im Rahmen dieser Hypothese haben die Stereotypien die Funktion der Herstellung oder Wiederherstellung eines optimalen Erregungsniveaus.
- Stereotypien als Folge einer Überstimulation.
  Diese im Widerspruch zur ersten These stehende Ansicht geht davon aus, daß Stereotypien das zentrale Erregungsniveau senken können.
- Stereotypien als direkte Folge einer neurologischen Störung.
- Stereotypien als operante Verhaltensweisen, die den Organismus durch interne Stimulation (Selbststimulation) belohnen.

Es ist interessant, daß über eine derartige Störung derart widersprüchliche Thesen existieren; es war bislang aber auch durch empirische Untersuchungen nicht möglich, zwischen diesen widersprüchlichen Ansätzen sicher zu entscheiden.

Therapie und Prognose. Stereotypien sind häufig sehr hartnäckig, besonders bei geistig behinderten, hirngeschädigten, autistischen und psychotischen Kindern.

Mit gewissem Erfolg wurden verhaltenstherapeutische Behandlungsmaßnahmen im Sinne des operanten Konditionierens, aber auch im Sinne einer Aversivtherapie, angewandt.

Wie bei anderen Gewohnheitsbildungen wird häufig der Versuch unternommen, alternative Behandlungsformen aufzubauen, indem man Kindern mit Stereotypien in rascher Folge Reize anbietet, die ihr Interesse auf sich ziehen, so daß an die Stelle der Stereotypie, Manipulationen mit Gegenständen oder Spielsachen treten.

Die Prognose hängt ab vom Intelligenzniveau und von der zugrundeliegenden Erkrankung. Sie ist günstig bei normal intelligenten Kindern, weniger günstig bei autistischen oder geistig behinderten Kindern, die Stereotypien aufweisen.

Selbstverletzendes Verhalten (Automutilatio)

Unter der Bezeichnung »selbstverletzendes Verhalten« werden verschiedene psychopathologische Auffälligkeiten zusammengefaßt, deren gemeinsamer Nenner die selbstherbeigeführte Beschädigung des eigenen Körpers (Kopfschlagen, Beißen, Kratzen) ist. Synonyme Bezeichnungen sind selbstdestruktives, selbstbestrafendes, autoaggressives Verhalten, Selbstverstümmelung oder Automutilatio.

Häufige Formen sind: Beißen, Kratzen, Kopfschlagen und das Herbeiführen von Verletzungen mit Hilfe von Messern, spitzen Gegenständen usw.

Selbstverletzendes Verhalten hat mit suizidalem Verhalten gemeinsam, daß eine Schädigung des eigenen Körpers intendiert wird. Der Unterschied liegt aber darin, daß selbstverletzendes Verhalten nicht auf die Beendigung des eigenen Lebens abzielt. Die Wiederholungstendenz gehört ebenso zu diesem Syndrom wie die Verletzung als solche.

Die Automutilatio wird im Abschnitt über Suizid und Suizidversuch abgehandelt. Näheres kann dort nachgelesen werden.

Eß- und Verdauungsstörungen

Im Kapitel über psychosomatische (psychophysiologische) Erkrankungen werden ebenfalls Störungen abgehandelt, die den Magen-Darm-Trakt und die Appetitregulation betreffen (z. B. Ulcus ventriculi, Anorexia nervosa).

Bei den hier beschriebenen Syndromen handelt es sich nicht um psychosomatische Erkrankungen im engeren Sinne, sondern um relativ häufige Auffälligkeiten reaktiver und alterstypischer Art, weshalb sie hier besprochen werden.

Die Vielfalt der in diesem Bereich auftretenden Störungen wird dabei auf nur drei reduziert: Eß- und Appetitstörungen, Rumination und Pika.

Eß- und Appetitstörungen

Bei Kleinkindern sind ein gestörtes Eßverhalten und Appetitstörungen relativ häufig. Etwa 30% der 4jährigen und immerhin noch rund 20% der Schulanfänger zeigen ein inkonstantes und wählerisches Eßverhalten.

Klinisches Bild. Die Symptomatik zeigt sich in der Verweigerung des Essens, im Ablehnen bzw. in der Bevorzugung bestimmter Speisen, in einer endlosen Hindehnung des Eßvorgangs und oft auch im Bestehen auf einer ganz bestimmten Nahrungskonsistenz (z. B. Annahme ausschließlich flüssiger Nahrung).

Die Störung findet sich hauptsächlich im Säuglings- und Kleinkindesalter.

Bevor an eine Psychogenese gedacht wird, müssen pädiatrische Krankheitsbilder (z. B. Malabsorptionssyndrom, Infektion des Magen-Darm-Traktes) ausgeschlossen werden. Eßstörungen treten auch gehäuft bei hirngeschädigten, geistig behinderten und autistischen Kindern auf.

Man findet Eß- und Appetitstörungen aber auch als rein psychogene Störungen bei Auseinandersetzungen innerhalb der Familie und einer massiven Beeinträchtigung der Eltern-Kind-Beziehung.

Ätiologie und Genese. Eine gestörte Beziehung zwischen Mutter und Kind kann Eß- und Appetitstörungen im Gefolge haben, die sich über die Situation des Fütterns aus früher Kindheit langsam anbahnen. Dies wird verständlich, weil die Fütterungssituation zugleich auch für den Säugling die häufigste und wichtigste Situation zur emotionalen Kontaktaufnahme ist. In diesem Vorgang spielt allerdings auch die Persönlichkeit der Mutter und des Kindes eine wichtige Rolle. Aus Längsschnittstudien an Kindern vom Säuglingsalter an weiß man, daß es bereits im ersten Lebensjahr vorherrschende Temperamentseigenschaften von Kindern gibt, die sich ebenfalls in einem gestörten Eßverhalten, einer Irregularität des Wach-Schlaf-Rhythmus und anderen Auffälligkeiten rhythmischer Abläufe zeigen.

Therapie und Prognose. Nach Ausschluß organischer Störungen kommt einer genauen Analyse der Interaktion zwischen Mutter und Kind eine große Bedeutung zu. Aus ihr lassen sich dann Behandlungsmaßnahmen ableiten. Bei jüngeren Kindern empfiehlt sich eine genaue Beobachtung der Fütterungssituation, um aus dem Interaktionsverhalten zwischen Mutter und Kind die entsprechenden Behandlungsmaßnahmen ableiten zu können. Oft zeigen sich dabei bereits die entscheidenden Gesichtspunkte: mangelnde Geduld, Unfähigkeit der Mutter, auf das Kind einzugehen, mechanischer Ablauf des Fütterungsvorganges, Übererregbarkeit oder Apathie des Kindes usw. Eine entsprechende Unterweisung und Schulung der Mutter führt meistens zum gewünschten Erfolg.

Bei geistig behinderten oder autistischen Kindern haben sich verhaltenstherapeutische Methoden bewährt (positive Verstärkung erwünschten Eßverhaltens, negative Verstärkung unerwünschten Verhaltens). Sofern nicht organische Schädigungen, eine geistige Behinderung oder eine schwere Persönlichkeitsstörung der Mutter vorliegen, ist die Prognose günstig.

Rumination

Unter Rumination versteht man das bewußt herbeigeführte Heraufwürgen von Nahrung, die erneut gekaut und meist wieder geschluckt oder auch aus dem Mund herausexpediert wird. Das Symptom tritt im Säuglingsalter und häufiger bei Jungen als bei Mädchen auf.

Klinisches Bild. Das Heraufwürgen von Nahrung findet man gelegentlich auch bei sonst unauffälligen Kindern, die Mehrzahl ruminierender Kinder sind jedoch fehlernährt, befinden sich in einer emotionalen Deprivationssituation und sind häufig depressiv und zurückgezogen. Meist zeigen sie noch andere Auffälligkeiten wie Jaktationen, motorische Stereotypien oder auch Kotschmieren.

Ätiologie und Genese. Man nimmt an, daß sowohl eine konstitutionelle Disposition als auch Störungen in der Mutter-Kind-Beziehung für die Entstehung des Syndroms bedeutsam sind.

Für ersteres spricht, daß man Ruminationen häufig bei geistig behinderten und zerebralgeschädigten Kindern findet, für letzteres, daß die Mütter dieser Kinder gehäuft psychopathologische Auffälligkeiten wie emotionale Unreife, depressive Reaktionen, neurotische Störungen aufweisen. Hier bestehen ähnliche Zusammenhänge wie bei den Eß- und Appetitstörungen. Die entscheidende Komponente liegt wahrscheinlich in einer Störung der Mutter-Kind-Beziehung. Liegt eine Disposition des Säuglings vor und kann die

Mutter aufgrund eigener Persönlichkeitsdefizienzen nicht adäquat auf das Kind eingehen, so entsteht ein Circulus vitiosus, der zu einer Steigerung der Symptomatik führt: Das Kind reagiert möglicherweise nicht adäquat auf die Nahrungsaufnahme, die Mutter kann mit dieser Störung nichts anfangen und wendet sich ab, anstatt dem Kind mehr Zuwendung zu geben; dies führt zu einer Verstärkung der Symptomatik des Kindes usw.

Therapie und Prognose. Entscheidend ist hier wiederum eine sorgfältige Beobachtung der Eßsituation und der Mutter-Kind-Beziehung. Aus dieser lassen sich Maßnahmen für die Behandlung ableiten, meist im Sinne eines Trainings der Mutter und der Herstellung einer normalen Mutter-Kind-Beziehung. Oft ist dies mit der Mutter selbst nicht von Anfang an möglich, so daß zunächst eine Ersatzperson, gewissermaßen als »Modell« für die Mutter, an der Normalisierung der Mutter-Kind-Interaktion mitwirkt.

Psychotherapeutische Gespräche mit der Mutter dienen dem Abbau eigener Ängste und Befürchtungen und der Stärkung des Selbstvertrauens.

Bei schweren Störungen wurden auch verhaltenstherapeutische Methoden, die von aversiven Maßnahmen Gebrauch machten (z.B. Träufeln unangenehmer Flüssigkeiten auf die Zunge bei Auftreten der Rumination), eingesetzt.

Die Prognose ist bei rechtzeitigem Therapiebeginn und Fehlen einer schwerwiegenden anderweitigen Erkrankung (z.B. Autismus oder geistige Behinderung) günstig.

Pika

Unter Pika versteht man das Essen ungenießbarer, nicht zum Essen geeigneter Substanzen oder Gegenstände. Davon betroffene Kinder essen Abfälle, Schmutz, Kot, Sand, Mörtel, Farbe usw.

Die Störung tritt gehäuft bei geistig behinderten Kindern, aber auch bei extrem vernachlässigten und aus sehr ungünstigem sozialem Milieu stammenden Kindern auf. Auch bei Kindern mit psychosozialem Minderwuchs wurde Pika beobachtet. Die Familien, aus denen diese Kinder stammen, sind durch eine Reihe von Belastungsfaktoren gekennzeichnet wie häufige Streitigkeiten zwischen den Eltern, Trennung der Eltern, Kriminalität und wirtschaftliche Schwierigkeiten. Auch die Persönlichkeitsstruktur der Eltern wird als auffällig bezeichnet. So erwiesen sich die Mütter häufig als aggressiv, unfähig zu emotionalen Bindungen und zeigten häufig selbst dieses Symptom. Bei einem Teil der Kinder beobachtet man auch andere auffällige Verhaltensweisen wie Jaktationen und Auffälligkeiten im Sozialverhalten.

Ätiologie und Genese. Eine einheitliche Ursache des Syndroms gibt es nicht. Bezüglich seiner Verursachung existieren aber eine Reihe von Hypothesen. So wurde angenommen, daß das Kauen harter Substanzen eine instinktive Grundlage habe, daß das wahllose Essen irgendwelcher Substanzen ein Verbleiben auf der oralen Phase bedeute oder daß Pika stets Ausdruck einer schweren organischen Grunderkrankung sei. Verschiedentlich wurde auch Eisenmangel als Ursache angesehen, was sich nicht bestätigen ließ.

Untersuchungen an geistig Behinderten haben zu der Vermutung geführt, daß Pika eine Fixierung an die Phase des Essens mit den Fingern sein könnte, die ja bei jedem Kind im Alter von 1–2 Jahren auftaucht.

Therapie und Prognose. Die Symptomatik ist außerordentlich hartnäckig. Sie findet sich überwiegend bei zerebral beeinträchtigten oder geistig behinderten Kindern. Aufgrund dieses Sachverhaltes sind auch vermehrt verhaltenstherapeutische Methoden angewandt worden, die sowohl von operanten Verstärkungsmaßnahmen Gebrauch machten als auch aversive Techniken und Time-out-Techniken anwandten. Mit diesen Behandlungsmaßnahmen muß stets eine entsprechende Elternberatung kombiniert werden, die auch Aspekte der Beaufsichtigung umfaßt.

Verlaufsuntersuchungen zeigen, daß das Symptom sehr hartnäckig ist und entweder längerfristig erhalten bleibt oder aber durch andere Störungen abgelöst wird.

Die Prognose ist abhängig von der zugrundeliegenden Störung, wobei die häufigsten psychiatrischen Erkrankungen, in deren Rahmen Pika auftritt, entweder hirnorganische Schädigungen, geistige Behinderungen oder Persönlichkeitsstörungen sind. Das Verschwinden des Symptoms hängt eng mit dem Verlauf dieser Erkrankungen bzw. Störungen zusammen.

Schlafstörungen

Auch Schlafstörungen zeigen eine typische Altersbindung. Sie sind im Vorschulalter am häufigsten. Zu den Schlafstörungen wird auch das Schlafwandeln (Somnambulismus) gerechnet, häufig auch der Pavor nocturnus, der eigentlich keine Schlafstörung ist, sondern eher zu den Angstsyndromen gerechnet werden muß.

Das Schlafbedürfnis der Kinder variiert auf den verschiedenen Altersstufen. Während ein Kind gegen Ende des 1. Lebensjahres rund 16 Stunden benötigt, braucht ein Kind im Stadium der Einschulung etwa 10–12 Stunden.

Einschlaf- und Durchschlafstörungen

Einschlafstörungen treten am häufigsten im Vorschulalter auf und hängen sehr oft mit Angstzuständen zusammen. Oft benötigen die Kinder ein bestimmtes Ritual, um einschlafen zu können. Fehlt dieses (z. B. ein Lieblingstier oder ein ganz bestimmtes Verhalten der Eltern), so stellt sich der Schlaf nicht ein und die Kinder suchen immer wieder ihre Eltern auf. Häufig sind Einschlafstörungen auch durch Ereignisse des Tages verursacht, die das Kind nicht verarbeiten kann. Manchmal sind Einschlafstörungen allerdings auch durch zu langen Nachtschlaf bedingt. Deshalb sollten die Eltern zunächst immer nach der Schlafdauer befragt werden.

Durchschlafstörungen sind dadurch gekennzeichnet, daß die Kinder, nachdem sie bereits eingeschlafen sind, wieder aufwachen, dann häufig Angstsymptome zeigen, über unangenehme Träume klagen und dann ins Schlafzimmer der Eltern kommen.

Eine Sonderform ist der *Pavor nocturnus,* das nächtliche Aufschrecken. Hier handelt es sich um eine Angstsymptomatik, die sich meist vor Mitternacht manifestiert und für die die Kinder zum Teil eine Amnesie haben. Wenn die Kinder aufwachen, so wirken sie extrem ängstlich, häufig motorisch unruhig und in einer noch schläfrigen Bewußtseinslage, so daß man sie häufig erst aufwecken muß, um den Angstzustand zu unterbrechen.

Differentialdiagnostisch ist bei Schlafstörungen auch an ein Anfallsleiden, aber auch an Funktionsanomalien des Zentralnervensystems (z.B. der Formatio reticularis) zu denken, denn für den Eintritt des Schlafes sind eine Reihe von vegetativen Umschaltvorgängen erforderlich, die z.B. durch Hirnfunktionsstörungen beeinträchtigt sein können. Natürlich können auch Depressionen die Ursachen für Schlafstörungen sein, dann meist für Einschlafstörungen.

Die häufigste Ursache sind allerdings psychische Konflikte innerhalb der Familie oder im Kindergarten bzw. der Schule.

Therapie und Prognose. Die Behandlung hängt von der vermuteten Ursache ab. Handelt es sich um Konflikte, so wird man versuchen diese mit Kind und Eltern zu klären. Liegt eine Depression vor, so empfiehlt sich eine antidepressive Behandlung, bei starken Angstzuständen kann vorübergehend auch ein Anxiolytikum eingesetzt werden. Im allgemeinen kommt man jedoch ohne Medikamente aus. Es lassen sich fast immer gemeinsam mit den Eltern Veränderungen im Verhalten der Familie herbeiführen, die die Schlafstörung überwinden helfen.

Schlafwandeln (Somnambulismus)

Beim Schlafwandeln kommt es im Stadium des Tiefschlafes (meist Stadien 3 oder 4) zu geordneten Handlungsabläufen, für die die Kinder später eine Amnesie haben. Sie stehen meist aus ihrem Bett auf, laufen in der Wohnung umher, können auch auf die Straße gehen und Handlungen durchführen, die sie später nicht mehr wissen (z.B. Schrank ausräumen, Blumen abbrechen usw.). Dabei kann es auch zu Selbstgefährdungen kommen, die allerdings selten sind. Schlafwandeln kommt häufiger bei Jungen vor als bei Mädchen.

Kinder, die schlafwandeln, leiden häufig an Alpträumen oder Angstzuständen. Die Störung wird mit einer Hirnreifungsverzögerung in Verbindung gebracht, die zu einer verzögerten Arousal-Reaktion aus den Schlafstadien 3 oder 4 führt.

Therapie. Das Schlafwandeln bildet sich mit zunehmender Reifung in der Regel von selbst zurück. In hartnäckigen Fällen kann ein Antidepressivum zur Reduktion der Schlaftiefe eingesetzt werden. Diese Behandlung ist häufig erfolgreich.

Störungen der sprachlichen Kommunikation (Sprechscheu, Stottern und Mutismus)

Eine ausgeprägte Hemmung oder Scheu vor dem Sprechen, Stottern und Mutismus können als reaktive und/oder neurotische Störungen der sprachlichen Kommunikation aufgefaßt werden. Es wäre aber ebenso möglich, diese Störungen im Kap. »Sprech- und Sprachstörungen« abzuhandeln. Allerdings läßt sich der Mutismus schwer unter den Sprech- und Sprachstörungen unterbringen. Diese Probleme zeigen sich auch in den herkömmlichen Klassifikationsschemata.

So wird z. B. das Stottern im multiaxialen Klassifikationsschema (MAS) unter der Ziffer 307 untergebracht (Spezielle, nicht anderweitig klassifizierbare Symptome oder Syndrome). Mutistisches Verhalten erscheint im MAS an verschiedenen Stellen: als Anpassungsreaktion (309.8), als spezifische emotionale Störungen mit Angst und Furchtsamkeit (313.0) oder als spezifische emotionale Störung mit Empfindsamkeit, Scheu und Abkapselung (313.2).

Die gleiche Verlegenheit zeigt sich auch in der Einordnung des Mutismus im DSM-III, wo er unter »Anderen Störungen im Kindes- und Jugendalter« eingeordnet wird.

Der Gesichtspunkt, daß es sich bei beiden Störungen um reaktive oder neurotische Auffälligkeiten handelt und daß sie letztlich als »Kommunikationsstörungen« imponieren, war maßgebend für ihre Zusammenfassung in diesem Abschnitt.

Stottern

Unter Stottern versteht man eine Störung des Sprechablaufes (des Redeflusses), die meist situationsabhängig ist. Die Störung wird im Abschnitt über Störungen des Sprechens und der Sprache näher beschrieben.

Mutismus

Unter Mutismus verstehen wir das Nichtsprechen bei erhaltenem Sprachvermögen und intakten Sprechwerkzeugen. Mutistisches Verhalten kommt vorwiegend bei Kindern und Jugendlichen vor, ist aber seltener auch bei Erwachsenen zu beobachten. Mutismus kann bei drei Gruppen von Erkrankungen vorkommen:

- bei Psychosen
- bei hirnorganisch bedingten Störungen und als
- psychogener Mutismus.

Im folgenden wird lediglich auf den psychogenen Mutismus eingegangen, der auch am häufigsten ist. Man unterscheidet:

- den universellen Mutismus, bei dem ein Kind mit niemandem mehr spricht, also eine universelle Kommunikationsverweigerung zeigt, vom
- elektiven Mutismus, bei dem das Kind nur mit einigen wenigen Personen (z. B. mit der Mutter) spricht, nicht aber mit anderen Menschen.

Epidemiologie. Die Störung ist relativ selten und tritt etwa in einer Häufigkeit von 1:1000 bei 7- bis 9jährigen Kindern auf. Im klinischen kinderpsychiatrischen Krankengut liegt die Quote mutistischer Kinder zwischen 2 und 4%.

Klinisches Bild. Mutistisches Verhalten kann entweder plötzlich oder allmählich einsetzen. Ein plötzlicher Beginn der Symptomatik ist häufig durch dramatische Konflikte bedingt. Das allmähliche Auftreten finden wir meist bei Kindern, die sich zunächst annähernd normal entwickeln, auch nicht in ihrer Sprachentwicklung verzögert sind, deren Persönlichkeit aber durch Scheu, Zurückhaltung, Ängstlichkeit, starke Gehemmtheit und Antriebsarmut gekennzeichnet ist. Eine genauere Untersuchung zeigt, daß diese Kinder vielfach auch noch andere Verhaltensauffälligkeiten haben und daß man in den Familien mutistischer Kinder häufig ähnliche Persönlichkeitszüge findet oder auch eine Häufung psychiatrischer Erkrankungen.

Elektiv mutistische Kinder sprechen mit manchen Menschen (meistens Familienangehörigen), nicht aber mit Fremden. Vielfach kann man sich mit ihnen über Gesten und Gebärden gut verständigen. Sobald man den sprachlichen Bereich berührt, ziehen sie sich jedoch zurück und blockieren alle Versuche der sprachlichen Kontaktaufnahme.

Diagnose und Differentialdiagnose. Die Diagnose wird durch die Anamnese und die direkte Beobachtung gestellt. Differentialdiagnostisch ist mutistisches Verhalten abzugrenzen von folgenden Störungen:

- Aphasien und anderen hirnorganischen Erkrankungen mit Sprachverlust oder Störungen des Sprechvorgangs,
- Hörstummheit (Audimutitas). Diese Störung kann vom Mutismus dadurch unterschieden werden, daß mutistische Kinder stets vor Eintritt der Symptomatik normal gesprochen haben, selbst wenn sie in ihrer Sprachentwicklung verzögert waren. Dies trifft auf Kinder mit Hörstummheit nicht zu.
- Schizophrenen Psychosen. Ihre Abgrenzung vom Mutismus erfolgt durch das Vorliegen zusätzlicher und für die Schizophrenie typischer Symptome.
- Taubheit oder eingeschränkte Hörfähigkeit. Auch diese Störungen lassen sich durch eine sorgfältige Prüfung des Gehörs und neuropsychologische Zusatzuntersuchungen abgrenzen.

Ätiologie und Genese. Mutistisches Verhalten kommt in der Regel durch eine Kombination verschiedener Bedingungsfaktoren zustande, die sich drei Bereichen zuordnen lassen

- Entwicklungsverzögerungen. Ein Großteil der mutistischen Kinder zeigt deutliche Entwicklungsverzögerungen, besonders im sprachlichen Bereich.
- Persönlichkeitsstruktur und Temperamentseigenschaften. Aus mehreren Untersuchungen geht hervor, daß elektiv mutistische Kinder auch *vor* Einsetzen ihrer Störung auffällig scheu, zurückgezogen, empfindsam und

ängstlich sind. Sie haben meist eine übermäßig starke Bindung an ihre Mutter und sind demgemäß auch ausgesprochen trennungsängstlich.
- Familienpathologie. In Familien mutistischer Kinder findet man gehäuft Persönlichkeitsstörungen und psychiatrische Erkrankungen der Eltern sowie eine hohe Rate an Dysharmonie und Auseinandersetzungen in der Familie. Diese Auffälligkeiten führen bei Hinzutreten äußerer Belastungsfaktoren (z.B. erstmaliger Kindergartenbesuch, Einschulung) zur Manifestation der Störung.

Therapie und Prognose. Entsprechend der mehrschichtigen Verursachung der Störung muß auch die Therapie mehrdimensional vorgehen. Es empfiehlt sich die Kombination individueller psychotherapeutischer Maßnahmen mit dem Kind und familientherapeutischer Maßnahmen. Die individuelle Psychotherapie mit dem Kind kann entweder nach psychoanalytischen oder verhaltenstherapeutischen Prinzipien erfolgen.

Im ersteren Sinne versucht man, eine Vertrauensbeziehung und ein gewisses Aufholen der Defizite im Rahmen der Therapie zu erreichen und die Mißtrauenshaltung und depressive Grundstimmung der Kinder abzubauen. Depression und Schweigen verweisen in psychoanalytischer Sicht auf eine Störung in der oralen Phase.

Verhaltenstherapeutisch wird versucht, das Sprechen mit fremden und erwachsenen Menschen operant zu verstärken, um eine allmähliche Generalisierung aufzubauen.

Die familientherapeutischen Maßnahmen haben das Ziel, Belastungsfaktoren in der Familie abzubauen und die Einstellung zum Kind zu verändern.

Bei ausgeprägtem Mutismus muß die therapeutische Kommunikation zunächst im nichtsprachlichen Bereich (Malen, Schreiben, Verständigung durch Gesten) beginnen und erst allmählich zum sprachlichen Bereich voranschreiten. Mutistisches Verhalten kann sehr hartnäckig sein. Langfristige Nachuntersuchungen ergeben aber, daß der überwiegende Teil der mutistischen Kinder in der Adoleszenz oder im Erwachsenenalter wieder zu sprechen beginnt, ohne allerdings zum Mutismus disponierende Persönlichkeitszüge wie Ängstlichkeit, Scheu und Mißtrauen ganz zu verlieren.

Störungen der Ausscheidungsfunktionen

Enuresis

Definition und Klassifikation. Unter Enuresis versteht man die am Tage oder in der Nacht auftretende unwillkürliche Urinausscheidung nach Vollendung des 4. Lebensjahres ohne faßbare organische Ursache. Was die Frequenz des Einnässens betrifft, so sollte man erst dann von einer Enuresis sprechen, wenn das Einnässen mehrfach pro Monat auftritt.

Die klassifikatorische Einordnung des Syndroms erfolgt sehr unterschiedlich. Im multiaxialen Klassifikationsschema wird die Enuresis mit der Ziffer

307.6 der Kategorie »spezielle, nicht anderweitig klassifizierbare Symptome oder Syndrome« zugeordnet. Von manchen Autoren wird sie auch zu den neurotischen, von anderen zu den psychosomatischen Störungen gerechnet.

Klinisches Bild. Die Einnäßfrequenz ist sehr unterschiedlich, das Einnässen kann zu sehr unterschiedlichen Zeitpunkten erfolgen (Enuresis nocturna, Enuresis diurna oder Enuresis nocturna et diurna). Im Hinblick auf die bereits gelungene oder nicht gelungene Reinlichkeitserziehung unterscheidet man zwei Formen:

- die primäre Enuresis (Enuresis persistens). Sie liegt vor, wenn ein Kind noch nie trocken war und
- die sekundäre Enuresis (Enuresis acquisita). Von ihr wird dann gesprochen, wenn ein Kind nach der Reinlichkeitserziehung für einen bestimmten Zeitraum (½ Jahr bis 1 Jahr) die Blasenkontrolle bereits beherrscht hatte, später aber wieder einzunässen begann.

Epidemiologie. Jungen nässen in allen Altersgruppen häufiger ein als Mädchen. Bei 5jährigen Kindern (Jungen und Mädchen zusammengenommen) findet man eine Einnäßfrequenz von etwa 14%, bei 7jährigen von etwa 7% und bei 14jährigen von etwa 2%. Im Erwachsenenalter liegt die Frequenz zwischen 0,5 und 1%.

Ätiologie und Genese. Im Hinblick auf die Entstehung der Störung lassen sich im wesentlichen drei Gruppen von Theorien unterscheiden: psychogenetische Ansätze, Ansätze, die eine mangelnde Funktionsreifung bzw. ein Lerndefizit für die Entstehung der Störung annehmen und solche, die umschriebene körperliche Bedingungsfaktoren als ausschlaggebend ansehen.

1. *Psychogenetische Theorien.* Sie gehen davon aus, daß eine Enuresis entweder aufgrund eines unbewußten emotionalen Konfliktes oder aufgrund traumatischer Erlebnisse entsteht. Nach diesem Modell läßt sich eher die sekundäre Enuresis erklären. Im Sinne dieser Auffassung lassen sich Befunde anführen, wonach schwerwiegende und belastende Erlebnisse häufig mit einer Enuresis korreliert sind. Solche Erlebnisse sind z. B. Trennung oder Scheidung der Eltern, Tod eines Elternteils, Trennung des Kindes von der Mutter. Eine sehr häufige Konfliktsituation ist die Geburt eines jüngeren Geschwisterkindes, ein an sich normaler Vorgang, der bei manchen Kindern jedoch zum sekundären Einnässen führen kann. Interessant ist, daß bei einem Teil dieser Kinder die Enuresis erhalten bleibt, auch wenn die auslösende Konfliktsituation längst überwunden ist und zu dem Geschwisterkind sich eine gute Beziehung entwickelt hat. In den Bereich der Psychogenese gehört auch eine zu frühe, zu strenge oder inkonsequente Sauberkeitserziehung sowie eine entsprechende Erziehungshaltung.

2. *Reifungs- und Lerndefizit als Ursache einer Enuresis.* Auch für diesen Ansatz lassen sich empirische Gesichtspunkte zusammentragen. So ist bekannt, daß es auch ein familiäres Auftreten der Enuresis gibt, d. h., es gibt klare Hinweise für eine genetische Disposition. So sind eineiige Zwillinge

hinsichtlich der Enuresis doppelt so häufig konkordant wie zweieiige. Auch die bei einem Teil der Kinder auftretende enorme Schlaftiefe kann in diesen Zusammenhang gebracht werden.

Schließlich läßt sich der Lernaspekt auch mit der Reinlichkeitserziehung in Verbindung bringen. So kann angenommen werden, daß bei einem Teil der Kinder mit primärer Enuresis die Reinlichkeitserziehung entweder nicht adäquat erfolgte oder aufgrund einer mangelhaften Ausreifung der Blasenfunktion nicht von entsprechender Wirksamkeit war. In diesem Zusammenhang sind auch Kinder zu erwähnen, die aufgrund eines allgemeinen körperlich-seelischen Entwicklungsrückstandes nicht in der Lage sind, die Kontrolle über die Blasenfunktion in altersgemäßer Weise zu erlernen.

3. *Enuresis als Folge umschriebener körperlicher Störungen.* Nach solchen ist vor allem zu fahnden bei der Enuresis nocturna et diurna. Zu erwähnen sind anatomische Abweichungen der ableitenden Harnwege, eine reduzierte »funktionelle Blasenkapazität«, gehäufte Harnwegsinfekte. Was letztere betrifft, so bestehen auch Beobachtungen dafür, daß die Enuresis das Zustandekommen von Harnwegsinfekten wiederum erleichtert. Bei denjenigen Kindern, bei denen eine Enuresis und gleichzeitig ein Harnwegsinfekt vorliegt, läßt sich die Enuresis in 30% der Fälle durch Therapie des Harnwegsinfektes beseitigen. Etwa 15% der Kinder mit einem Harnwegsinfekt haben auch eine Enuresis.

Diagnose und Differentialdiagnose. Die Diagnose stützt sich auf eine sorgfältige Anamnese, bei der insbesondere biographische Faktoren und familiäre Belastungen zu eruieren sind, auf die körperliche Untersuchung einschließlich sorgfältiger neurologischer Untersuchungen, auf Laboruntersuchungen (Mittelstrahlurin), auf testpsychologische Zusatzuntersuchungen und – nach stationärer Aufnahme – auf eine kurzfristige Verlaufsbeobachtung.

Das diagnostische Vorgehen verfolgt drei Ziele:

1. Abgrenzung anderer Krankheitsbilder bzw. Aufklärung organischer Ursachen für das Einnässen. Zu denken ist an epileptische Anfälle, die im Schlaf mit Einnässen einhergehen können, urologische Erkrankungen (Mißbildungen, Harnwegsinfekte) oder seltener auch neurologische Erkrankungen.

2. Aufdeckung der Ursachen in jedem individuellen Falle. Hier kommt es darauf an, sich über die Sauberkeitsentwicklung zu orientieren, belastende Ereignisse ausfindig zu machen, familiäre Neigungen festzustellen und ggf. auch Faktoren ausfindig zu machen, die das Einnässen aufrechterhalten (z.B. Geschwisterrivalität, entsprechende Erziehungshaltung).

3. Ableitung entsprechender Behandlungsmaßnahmen unmittelbar aus der vorangegangenen Diagnostik. Je nachdem, wie die Genese der Enuresis zu beurteilen ist, muß z.B. entschieden werden, ob man mehr analytisch-aufdeckend oder verhaltenstherapeutisch in der Behandlung vorgeht.

Therapie und Prognose. Zur Behandlung der Enuresis können, je nach Ursachenkonstellation, vier Gruppen von Verfahren angewandt werden:

1. *Medikamentöse Therapie.* Die bislang wirksamsten Substanzen sind trizyklische Antidepressiva vom Typ des Imipramin. Verantwortlich für die Wirkung ist vermutlich der anticholinerge Effekt (Entspannung des Detrusors). Unter Umständen dürfte auch eine Senkung der Schlaftiefe für die Wirksamkeit von Bedeutung sein. Die Medikation wird einmalig abends eingenommen (15–50 mg), der Wirkungseintritt erfolgt meist innerhalb von einer Woche. Nach Absetzen kommt es allerdings häufig zu einem Wiederauftreten des Einnässens. Nicht alle Kinder sprechen gleich gut auf diese Medikation an; besonders schwer sind entwicklungsverzögerte und sehr verhaltensgestörte Kinder zu beeinflussen.

2. *Verhaltenstherapie (Konditionierungsbehandlung).* Sie wird heute so durchgeführt, daß das einnässende Kind mittels einer Klingelmatte oder eines Klingelapparates, der auf Feuchtigkeit reagiert, beim ersten Ansatz des Einnässens durch einen lauten Ton geweckt wird (Abb. 3.**19**). Dadurch setzt

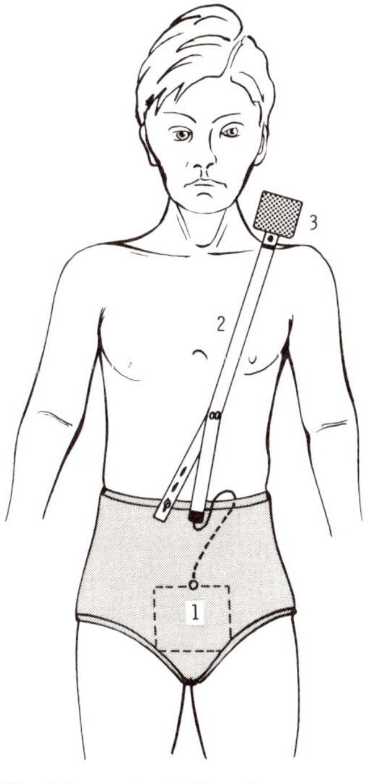

Abb. 3.**19**. Schematische Darstellung, wie ein Klingelapparat getragen wird. 1 = Kontaktlämpchen, 2 = Gurt, 3 = Weckapparat

eine Miktionshemmung ein. Folgt mehrfach hintereinander die Kombination von Aufwachen und Miktionshemmung, so kommt es mit der Zeit zu einer Senkung der Weckschwelle, d. h. das Kind wacht leichter auf, und zu einer Anhebung der Miktionsschwelle, d. h. das Kind lernt, die Harnentleerung zunehmend besser anzuhalten. Diese Art der Behandlung ist inzwischen recht gut untersucht. Es werden Erfolge bis zu 80% angegeben, wobei die Erfolgskriterien für die Therapie sehr unterschiedlich sind (meistens 14 nacheinanderfolgende trockene Nächte).

Diese Methode ist nicht die einzige, es gibt noch verschiedene andere verhaltenstherapeutische Methoden, die mit mehreren Weckreizen arbeiten oder bei denen die hier geschilderte Konditionierungsbehandlung mit einer systematischen Belohnung der Kinder nach trockenen Nächten (Lernen am Erfolg, operante Konditionierung) kombiniert werden.

3. *Übungsbehandlung.* Alle Formen der Übungsbehandlung gehen davon aus, daß das Kind die Blasenkontrolle nicht hinreichend gelernt hat. Sie versuchen, dies mit Hilfe von Übungen nachzuholen bzw. herbeizuführen. Im Rahmen derartiger Übungen lernen die Kinder z. B., den Miktionsvorgang zu unterbrechen, um auf diese Weise allmählich den Miktionsvorgang direkt beeinflussen zu können. Derartige Methoden werden häufig mit Verhaltenstherapie kombiniert, insbesondere mit der operanten Konditionierung (Belohnung trockener Nächte).

4. *Spieltherapie und analytisch orientiertes Vorgehen.* Stehen schwerwiegende Konflikte im Vordergrund, so wird man sich nicht auf eine medikamentöse oder Übungsbehandlung allein einlassen, sondern versuchen, die zugrundeliegenden Konflikte anzugehen. Dies kann bei jüngeren Kindern im Rahmen einer Spieltherapie erfolgen, bei älteren und bei Jugendlichen im Rahmen einer Gesprächstherapie.

Zur Differentialindikation der Therapie ist zu sagen, daß alle obengenannten Verfahren eine Reihe von Voraussetzungen haben. So ist z. B. die Anwendung des Weckapparates nicht möglich, wenn sich das Kind hierzu gar nicht motivieren läßt oder wenn die Eltern nicht gut kooperieren.

Die Prognose ist im allgemeinen günstig.

Enkopresis

Wie bei der Enuresis können wir zwei Formen unterscheiden:

- eine *primäre* (persistierende) Enkopresis, wenn die Kinder über das 4. Lebensjahr hinaus noch nie sauber waren und
- eine *sekundäre* Enkopresis, bei der es nach abgeschlossener Sauberkeitserziehung zum erneuten Einkoten kam.

Epidemiologie. Die Häufigkeit der Störung ist natürlich altersabhängig. In der Gruppe der 7- bis 8jährigen Kinder koten noch 1,5% ein, wobei das Symptom bei Jungen häufiger (2,3%) als bei Mädchen (0,7%) vorkommt.

Rund 1,3% der 10- bis 12jährigen Jungen koten noch ein und 0,3% der gleichaltrigen Mädchen.

Enkopresis ist häufig mit Enuresis vergesellschaftet.

Klassifikation. Im multiaxialen Klassifikationsschema wird die Enkopresis unter Ziffer 307.7 klassifiziert, und zwar unter der Überschrift »spezielle, nicht anderweitig klassifizierbare Syndrome oder Symptome«. Im DSM-III erscheint die Enkopresis als Entwicklungsstörung auf der zweiten Achse.

Klinisches Bild. Das Einkoten geschieht meistens tagsüber, manchmal auch nachts. Vielfach verstecken die Kinder ihre beschmutzte Unterwäsche. Das Einkoten ist oft wahllos über den Tag verteilt, manche Kinder koten auch nach unangenehmen Anlässen ein.

In der Regel aber legen die Kinder eine merkwürdige Indolenz an den Tag, so daß man den Eindruck hat, die Störung und ihre Folgen berühre sie gar nicht. Auf Befragen geben die Kinder vielfach an, daß sie den Stuhlgang nicht spüren. Häufig werden die Kinder wegen des mit dem Stuhlabsetzen verbundenen Geruches gemieden, aber auch dies scheint manche von ihnen gar nicht zu stören. Man hat den Eindruck, daß sie das gesamte Störungsbild ausblenden.

Differentialdiagnostisch sind organische Erkrankungen, insbesondere ein Megakolon, oder auch neurologische Erkrankungen, die zu Inkontinenz führen können, auszuschließen. Zu jeder Untersuchung eines Kindes mit einer Enkopresis gehört daher eine digitale Untersuchung des Rektums sowie eine sorgfältige neurologische Untersuchung.

Ätiologie und Genese:

- Bei der *primären* Enkopresis (persistierendes Einkoten) liegt die Ursache häufig in einer allgemeinen Entwicklungsverzögerung, einer Einschränkung der intellektuellen Funktionen oder in Behinderungen verschiedener Art. Vorgeschädigte und psychisch beeinträchtigte Kinder brauchen länger und bedürfen einer intensiveren Reinlichkeitserziehung als gesunde und normalbegabte Kinder.

  Primäres Einkoten kann aber auch bei normal entwickelten und intelligenten Kindern auftreten. Dann sind häufig eine inkonsistente, zu frühe und zu strenge Reinlichkeitserziehung oder auch seelische Belastungen ein Grund, warum die Kinder nicht zeitgerecht die Darmkontrolle erlernen. Kinder mit primärem Einkoten setzen den Stuhl gewissermaßen zufällig ab, gleichgültig, ob sie zu Hause oder in der Schule sind, ob sie spielen oder einer Leistungssituation ausgesetzt sind.

- Bei der *sekundären* Enkopresis, die auftritt, nachdem die Kinder schon einmal sauber waren, liegen in aller Regel belastende Erlebnisse oder akute bzw. chronische Konflikte vor, die dazu führen, daß das Kind auf eine frühere Entwicklungsstufe »regrediert«. Die belastenden Ereignisse können dabei sehr vielschichtig sein: Disharmonie in der Familie, Ge-

schwisterrivalität nach Geburt eines jüngeren Geschwisterkindes, psychiatrische Erkrankung eines Elternteils, tätliche Auseinandersetzungen der Eltern untereinander, Mißhandlung des Kindes usw.
Sowohl bei der primären als auch bei der sekundären Enkopresis ist der Stuhl von normaler Konsistenz. Bei einkotenden Kindern, deren Stuhl eine abnorme Konsistenz hat (z. B. Diarrhoe, Blutbeimengungen), liegt in aller Regel keine Enkopresis vor, sondern eine Erkrankung des Gastrointestinaltrakts, die durch entsprechende Untersuchungen ausgeschlossen werden muß. Es gibt auch Beobachtungen, wonach bei manchen Kindern eine »konstitutionelle Schwäche« vorliegt, die bei Hinzutreten von Belastungsfaktoren wieder zum Einkoten führt (sekundäre Enkopresis) oder bei der eine Reinlichkeitserziehung von normaler Intensität für die Etablierung einer normalen Darmkontrolle nicht ausreicht.

Es ist auch versucht worden, die einzelnen ursächlichen Faktoren im Rahmen übergeordneter Theorien zusammenfassend zu betrachten:

- In *lerntheoretischer* Auffassung kann es entweder dazu kommnen, daß aufgrund einer nachlässigen und inkonsistenten Reinlichkeitserziehung die Darmkontrolle nicht oder verspätet erlernt wird. Andererseits kann es bei Belastungen auch zu einem »Rückfall« auf frühere Stadien der Entwicklung und des Lernens kommen, wodurch, nach zunächst positiv durchlaufener Reinlichkeitserziehung, eine sekundäre Enuresis auftritt.
- Nach *psychoanalytischer* Auffassung hat Kot für das Kind etwas mit Besitz zu tun, den es nicht hergeben möchte. Wenn die Reinlichkeitserziehung besonders hart, unnachgiebig und forciert erfolgt, so kann das Kind gewissermaßen in aggressiver Form das Gebot der Mutter erfüllen, indem es den Kot zwar hergibt (also einkotet), aber nicht in der von der Mutter gefordertenWeise. Äußerlich sind die Kinder dabei häufig überangepaßt, eher passiv und keineswegs aggressiv. In ihrem Symptom drückt sich aber die Aggressivität aus.

Therapie und Prognose. Je nach Bedingungsanalyse für die Entstehung der Störung ist auch die Therapie unterschiedlich. Liegen Anhaltspunkte dafür vor, daß die Beherrschung der Darmfunktion nicht richtig erlernt werden konnte, so muß dieser Vorgang im Rahmen einer Übungsbehandlung, die häufig mit Belohnungen arbeitet, nachgeholt werden.

Ist die Enkopresis Ausdruck eines Konfliktes oder einer Beeinträchtigung des Kindes, so empfiehlt sich eine Spieltherapie, in der diese Konflikte angegangen werden können. Eine entsprechende Elternberatung ist immer erforderlich.

Sofern keine zusätzlichen Belastungsfaktoren vorliegen und das Kind ansonsten altersentsprechend entwickelt ist, ist die Prognose günstig.

Alterstypische, reaktive und neurotische Störungen mit psychischer Symptomatik

Unter dieser Bezeichnung werden verschiedene reaktive neurotische und alterstypische Störungen zusammengefaßt, deren »Leitsymptomatik« sich vorwiegend im emotionalen Bereich zeigt, deren Genese aber durchaus sehr unterschiedlich sein kann.

Angst- und Affektsyndrome

Bei vielen kinder- und jugendpsychiatrischen Erkrankungen spielt die Angst eine dominierende Rolle. Für die Praxis ist es wichtig zu unterscheiden, wann ein Angstzustand bei einem Kind normal ist und wann er bereits als pathologisch angesehen werden muß. Zur Klärung dieser Frage bieten sich folgende Kriterien an: die *Angstintensität* (quantitativer Aspekt), die *Inhalte und Objekte* kindlicher Ängste (qualitativer Aspekt) und der Gesichtspunkt der *Entwicklung* bzw. der *Regression* (Rückfall auf frühere Entwicklungsstufen. Nach Maßgabe dieser Gesichtspunkte kann ein Angstzustand bei einem Kind dann als pathologisch angesehen werden, wenn die Angstintensität ungewöhnlich hoch ist und seine alterstypischen Aktivitäten einschränkt, wenn die Inhalte und Objekte seiner Ängste ungewöhnlich sind und wenn ein älteres Kind im Rahmen massiver Angstzustände jene Ängste zeigt, die vorwiegend nur bei viel jüngeren Kindern vorkommen.

Auch im Hinblick auf die Art der Angst gibt es einen Entwicklungsgang, der in Tab. 3.**15** wiedergegeben ist.

Die Tabelle zeigt, daß die Art der Angst und Ängstlichkeit mit zunehmendem Älterwerden verschiedene »Ausdrucksformen« durchläuft, die mit der jeweiligen Entwicklungsstufe korrespondieren. Die Kenntnis dieses Entwicklungsganges ist für die Einordnung von Angstsyndromen im Kindesalter wichtig.

Tabelle 3.**15**. Angstzustände auf verschiedenen Altersstufen

Säuglingsalter:	Acht-Monats-Angst
Frühes Kindesalter:	Pavor nocturnus
Vorschulalter:	Trennungsangst Tierphobien
Schulalter:	Schulphobie Schulangst Schulschwänzen
Adoleszenz:	Angstneurose, reaktive Angstzustände, Angstsymptomatik im Rahmen von Psychosen

Angstneurose

Definition und klinisches Bild. Die Angstneurose wird im multiaxialen Klassifikationsschema wie folgt definiert:

»Verschiedene Kombinationen körperlicher und psychischer Angstsymptome, die keiner realen Gefahr zuzuschreiben sind und entweder als Angstanfälle oder als Dauerzustand auftreten. Die Angst ist meistens diffus und kann sich bis zur Panik steigern. Andere neurotische Störungen wie Zwangsphänomene oder hysterische Symptome können vorhanden sein, aber beherrschen nicht das klinische Bild.«

Damit ist das *klinische Bild* bereits weitgehend beschrieben. Als Folge dieser Angstsymptomatik ergibt sich häufig ein sozialer Rückzug der Kinder und Jugendlichen. Sie trauen sich nicht, das Haus zu verlassen, und ziehen sich häufig auch von Freunden zurück, geben Lieblingsbeschäftigungen auf und werden mit der Zeit unfähig, an den altersentsprechenden Lebensvollzügen teilzunehmen.

Die anfallsartig auftretende Angst zeigt sich natürlich auch in vegetativen Erscheinungen wie beschleunigter Atmung und Herztätigkeit, Blutdrucksteigerung, Schweißausbrüchen, zuweilen auch Diarrhoe und Harndrang.

Diagnose und Differentialdiagnose. Die Diagnose ergibt sich in der Regel aus der Symptomatik und dem klinischen Bild. Abgegrenzt werden muß die Angstneurose von den Phobien. Bei letzteren ist die Angst stets an ein Angstobjekt gebunden.

Abzugrenzen sind ferner organische Erkrankungen, besonders wenn im Rahmen von Angstzuständen auch eine körperliche Symptomatik auftritt.

Schließlich ist bei derartigen Angstzuständen auch an eine Psychose zu denken. Psychotische Erkrankungen gehen sehr häufig mit Angstzuständen einher.

Therapie und Prognose. Bewährt haben sich sowohl tiefenpsychologisch orientierte Behandlungsmethoden als auch die Verhaltenstherapie. Zunächst sollte versucht werden, im Rahmen einer biographischen Anamnese etwaige auslösende Erlebnisse aufzufinden. Dies ist aber keineswegs immer möglich, so daß auch die Auseinandersetzung mit den Angstzuständen zum Behandlungsprogramm gehört. Sofern sich ein Zusammenhang der Angstzustände mit Beziehungspersonen eruieren läßt, sind diese in die Behandlung einzubeziehen.

In der Adoleszenz hängen Angstparoxysmen nicht selten mit sexuellen Erlebnissen und Erfahrungen zusammen, so daß die Behandlung auch auf diesen Bereich eingehen muß.

Phobien

Definition. »Neurotische Zustandsbilder mit abnormer Furcht vor bestimmten Objekten oder spezifischen Situationen, die normalerweise diese Wirkung nicht haben würden. Wenn die Angst vor einer bestimmten Situation oder einem Objekt sich auf weitere Situationen ausbreitet, wird die Störung ähnlich oder identisch mit einer Angstneurose« (multiaxiales Klassifikationsschema).

Die Furchtzustände beziehen sich insbesondere auf Tiere (Tierphobien), geschlossene Räume (Klaustrophobien), weite und belebte Plätze (Agoraphobie). Nicht selten besteht auch eine Angst vor Krankheiten (Nosophobie) und vor bestimmten Menschen oder Situationen (Situationsphobie).

Die Angst- und Furchtzustände gehen mit entsprechenden vegetativen Begleiterscheinungen einher (hohe Puls- und Atemfrequenz, Schweißausbrüche, Diarrhoe oder Harndrang) und finden sich überwiegend bei auch prämorbid introvertierten, ängstlichen und sensiblen Jugendlichen, die meist auch eine enge Bindung an Beziehungspersonen (meist die Mutter) haben.

Epidemiologie. Phobien kommen auf allen Altersstufen vor. Im Kindesalter sind die Tierphobien häufig; in der Adoleszenz überwiegen mehr die sozialen Phobien und die Schulphobien, die in der Ablösungsphase vom Elternhaus einen erneuten Häufigkeitsgipfel erreichen. Wegen ihrer großen Bedeutung für die Adoleszenz wird die Schulphobie im folgenden ausführlich abgehandelt.

Schulphobie. **Klinisches Bild.** Die Schulphobie ist durch folgende Symptome gekennzeichnet: starke Schulverweigerungstendenzen, verschiedene körperliche Beschwerden, die insbesondere dazu angetan sind, den Schulbesuch zu vermeiden (Kopfschmerzen, Bauchschmerzen, Übelkeit), Neigung zu Angstzuständen und depressiver Verstimmung, übermäßig enge Bindung an eine Bezugsperson (meist Mutter).

Bei einer genauen Exploration der Kinder und Jugendlichen ergibt sich, daß eigentlich nicht die Angst vor der Schule das maßgebende Symptom ist, sondern die *Trennungsangst* von der Mutter. Wenn man es fertiggebracht hat, die Kinder oder Jugendlichen in die Schule zu bringen, so befassen sich dort ihre Gedanken nicht mit dem Schulstoff, auch nicht mit der Angst innerhalb der Schule, sondern mit der Befürchtung, der Mutter oder den Eltern könnte zu Hause etwas passieren. Manchmal gibt es für diese Befürchtung einen realen Hintergrund, in vielen Fällen aber nicht.

Die **Ursache** der Störung liegt in einer übermäßig ausgeprägten Bindung zwischen Mutter und Kind, die im Laufe der Behandlung abgebaut bzw. modifiziert werden muß. Bei hartnäckigen Schulphobien – und solche kommen gerade in der Adoleszenz gehäuft vor – ist eine stationäre Behandlung erforderlich. *Immer* erstreckt sich die Behandlung hier auf die ganze Familie. Die Familientherapie ist bei einer Schulphobie stets indiziert.

In manchen Fällen hartnäckiger Schulphobie weigern sich die Jugendlichen, in die Klinik zu kommen, und auch die Eltern bringen es nicht fertig, ihre Tochter oder ihren Sohn stationär behandeln zu lassen. Die in solchen Fällen durchgeführte ambulante Psychotherapie (Familientherapie) ist stets sehr aufwendig und langwierig, aber häufig erfolgreich.

Diagnose und Differentialdiagnose. Die Schulphobie wird von der Schulangst und vom Schulschwänzen abgegrenzt. Alle drei Störungen lassen sich unter dem Begriff der »Schulverweigerung« subsumieren.

Tabelle 3.**16**. Formen der Schulverweigerung (aus *Harbauer, H., Lempp, R., Nissen, G., Strunk, P.:* Lehrbuch der speziellen Kinder- und Jugendpsychiatrie. Springer-Verlag, Berlin 1980)

	Schul*phobie*	Schul*angst*	Schul*schwänzen*
Symptomgenese	Verdrängung der Angst vor Verlassenwerden von der Mutter (Verlustangst) und **Verschiebung** auf das Objekt Schule	ersatzloses **Ausweichen** vor Schulsituation aus Angst vor Kränkungen (Schulversagen) und Demütigungen (»Prügelknabe«)	Vermeiden der unlustgetönten schulischen Leistungssituation durch **Überwechseln** in lustbetonte Verhaltensweisen
Pathogene Faktoren	pathologische Mutter-Kind-Beziehungen und begründete kindliche **Ängste** vor dem Verlassenwerden	psychische oder physische **Insuffizienz** (Lernschwäche bzw. -störung, Körperschwäche bzw. -mißbildungen)	**mangelnde Gewissensbildung** (Über-Ich-Schwäche) oder Ich-Schwäche (durch frühkindliche Frustrierung)
Effekt	infantile **Gemeinschaft** mit der Mutter bleibt zunächst erhalten – Gefahr der Trennung bleibt bestehen	durch Ausweichhandlungen zunächst affektive **Erleichterung** – aber Angst vor Kontaktabbruch der Eltern	ambivalente Bejahung der Schulverweigerung und der Risiken der **Ersatzhandlungen** (Tagträumen, Dissozialität) – Furcht vor Strafe

Das Phänomen der Schulverweigerung kann durch eine Schulphobie, durch Schulangst oder durch Schulschwänzen verursacht sein, die sich durch ihre Pathogenese und im Effekt (»Krankheitsgewinn«) in wesentlichen Punkten voneinander unterscheiden. Die reine Schulphobie ist selten; Schulangst und Schulschwänzen kommen häufiger vor. Schulphobie und Schulschwänzen tragen häufiger pathogenetische Faktoren der Schulangst in sich.

Bei der *Schulangst* ist die Schulverweigerung häufig auf Leistungsversagen bzw. auf wirkliche oder vermeintliche Kränkungen in der Schule zurückzuführen. Das *Schulschwänzen* hingegen ist als soziale Anpassungsstörung zu betrachten (Dissozialität), der eine gänzlich andere Struktur zugrunde liegt. Schulschwänzende Kinder neigen häufig zur Verwahrlosung und weisen gegenüber schulphobischen Kindern eine mangelhafte Gewissensbildung auf.

In Tab. 3.**16** sind die verschiedenen Formen der Schulverweigerung wiedergegeben.

Ätiologie und Genese. Tiefenpsychologisch werden Phobien häufig auf die ödipale Phase zurückgeführt und mit »Kastrationsbefürchtungen« in Verbindung gebracht. Ein berühmtes Beispiel hierfür ist der »kleine Hans«, der im Alter von 5 Jahren eine Pferdephobie entwickelte, welche von FREUD dahingehend gedeutet wurde, daß der kleine Hans seine »Kastrationsangst«, die sich eigentlich auf den Vater bezog, auf ein Pferd verschob (Abwehrmechanismus Verschiebung).

Lernpsychologisch werden Phobien im Rahmen der klassischen Konditionierung, gefolgt von instrumenteller Vermeidungsreaktion und Angstminderung, gedeutet. Die geringe spontane Heilungstendenz läßt sich dadurch erklären, daß ja der Patient mit einer Phobie das angstauslösende Objekt ständig vermeidet, so daß ein Angstabbau nicht erfolgen kann.

Therapie und Prognose. Bei phobischen Störungen, insbesondere bei monosymptomatischen, hat sich die Verhaltenstherapie als überlegene Behandlungsmethode bewährt. Das am häufigsten angewandte Verfahren ist die systematische Desensibilisierung nach Aufstellung einer Angsthierarchie. Ihr Prinzip besteht in der schrittweisen und allmählichen Annäherung an das furchtauslösende Objekt, wobei der Patient sich möglichst im entspannten Zustand (z.B. mit Hilfe des autogenen Trainings) das Furchtobjekt erst vorstellen soll und anschließend eine schrittweise Annäherung erfolgen kann. Gelegentlich kann eine medikamentöse Unterstützung (mit einem Thymoleptikum) von Vorteil sein.

Die Prognose ist im allgemeinen gut, jedoch neigen viele Jugendliche dazu, in Angst- oder Belastungssituationen eine ähnliche Symptomatik wieder »aufzugreifen«.

Zwangssyndrome

Definition und klinisches Bild. »Zustände, in denen das hervorstechende Symptom in einem Gefühl des subjektiven Zwanges besteht (gegen den Widerstand geleistet werden muß), bestimmte Handlungen auszuüben, über einen Gedanken nachzugrübeln, ein Erlebnis sich wieder vorzustellen oder über ein abstraktes Thema nachzusinnen. Die auftauchenden unerwünschten Gedanken, die Beharrlichkeit der Worte oder Ideen, die Grübeleien oder die Gedankenketten werden vom Patienten als persönlichkeitsfremd erkannt, er weiß aber, daß sie aus ihm selbst kommen. Die Zwänge können quasi Ritualhandlungen sein mit dem Zweck, die Angst zu erleichtern, z. B. Händewaschen, um Ansteckungen zu vermeiden.

Versuche, die unwillkommenen Gedanken oder Antriebe zu unterdrücken, können zu einem starken inneren Kampf mit intensiver Angst führen« (multiaxiales Klassifikationsschema).

Die Zwangssymptomatik läßt sich nach verschiedenen Gesichtspunkten weiter differenzieren. So unterscheiden wir motorische Zwangsphänomene (z. B. Händewaschen, Wiederholungen von Bewegungen) von Zwangsphänomenen im gedanklichen Bereich (Zwangsgedanken, Grübelzwang, Zwangseinfälle). Manchmal können Zwangsphänomene impulsiven und imperativen Charakter haben und in gefährliche Handlungen einmünden (sog. Zwangsimpulse). Man kann die Zwänge ferner auch nach ihrer Beziehung zur Angst klassifizieren. In diesem Sinne unterscheidet man angstinduzierende Zwänge (z. B. Zwangsimpuls, jemanden umzubringen) von angstreduzierenden Zwängen (z. B. Angstreduktion durch Händewaschen oder Durchführung anderer motorischer Handlungen).

An der Grenze zum Normalbereich bewegen sich Ordnungszwänge oder Nachprüf- bzw. Vergewisserungszwänge (z. B., ob das Licht ausgemacht wurde, ob die Tür abgeschlossen wurde).

Zwangssymptome können für die Kinder und Jugendlichen sehr quälend sein und sie in ihren altersentsprechenden Verhaltensweisen massiv einschränken.

Diagnose und Differentialdiagnose. Am häufigsten kommen Zwänge im Rahmen einer Zwangsneurose vor. Gerade im Jugendalter sind sie aber auch im Rahmen von schizophrenen Psychosen und im Rahmen von endogenen Depressionen häufig. Daher muß bei Zwangssyndromen stets auch an diese Erkrankungen gedacht werden. Zwänge müssen unterschieden werden von motorischen Stereotypien oder Perseverationen, die meist bei hirnorganischen Erkrankungen vorkommen.

Ätiologie und Genese. Für die Entstehung von Zwangssyndromen werden mehrere Faktoren verantwortlich gemacht: eine prämorbide Persönlichkeitsstruktur, die durch Perfektionismus, übermäßige Gewissenhaftigkeit und Genauigkeit sowie durch Ängstlichkeit und Unsicherheit gekennzeichnet ist. Die Zwangsmechanismen haben oft die Funktion, der Labilität der Persönlichkeit entgegenzuwirken und insofern »ausgleichend« und subjektiv »erleichternd« zu wirken.

Häufig findet man auch noch mehrere Familienmitglieder, die zu zwanghaftem Verhalten neigen oder selbst an einer Zwangskrankheit leiden. Damit ist auch der genetische Aspekt erwähnt, der sicherlich an der Verursachung mitbeteiligt ist, dem jedoch keineswegs die dominierende Rolle zukommt.

Tiefenpsychologisch wird den Zwangsphänomenen die Funktion einer Bestrafung für unerlaubte Triebwünsche zugeschrieben.

In lerntheoretischer Betrachung haben Zwangsphänomene meist die Funktion, Angst zu reduzieren, was man leicht dadurch nachweisen kann, daß man einen Zwangskranken daran hindert, seine Zwänge auszuführen. Dabei entsteht stets ein massiver Angstzustand.

Therapie und Prognose. Bei jüngeren Kindern ist zwanghaftes Verhalten oft als eine Durchgangserscheinung zu sehen und hat insofern eine gute Prognose. Im allgemeinen genügt als Therapie eine Beratung der Eltern und eine Spieltherapie mit dem Kind.

Sehr hartnäckig können Zwangssyndrome jedoch in der Pubertät und im Jugendalter sein. Vielfach zeigt sich hier eine Zwangsstruktur, die meistens dann auch bei anderen Familienangehörigen vorhanden ist. Bewährt haben sich hier als Behandlungsmethoden die analytisch orientierte Psychotherapie und kreative Methoden, z. B. das katathyme Bilderleben.

Wenn eine starke Angstsymptomatik mit den Zwängen verbunden ist und sich diese Angst genau umschreiben läßt, so sind auch verhaltenstherapeutische Methoden, insbesondere die systematische Desensibilisierung, angezeigt.

Therapeutische Maßnahmen dienen bei sehr hartnäckigen Zwangssyndromen manchmal auch dazu, schwere und auffällige Zwangssymptome in leichtere und weniger auffällige überzuführen, sofern eine grundlegende Behebung nicht möglich ist.

Die Prognose ausgeprägter Zwangssyndrome im Jugendalter ist weniger günstig, insbesondere wenn in der Zwangssymptomatik eine überdauernde Charakterstruktur sichtbar wird.

Depressive Syndrome

Sie können bereits im Kindesalter, ja sogar im Kleinkindes- oder Säuglingsalter, auftreten. Je nach Alter des Kindes ist die Symptomatik verschieden. Sie läßt sich aber, mit alterstypischen Varianten, auf die drei Grundsymptome zurückführen:

1. die traurige, depressive Grundstimmung,
2. die Denkhemmung und
3. die Hemmung der Handlungsfunktionen.

Vielfach klagen jüngere Kinder auch über körperliche Beschwerden, Appetitlosigkeit, Konzentrationsstörungen und vor allem Angst. Die Hemmung der Handlungsfunktionen äußert sich häufig in einem ausgeprägten Rückzug von allen alterstypischen Aktivitäten, die traurige Stimmung in Niedergeschlagenheit, Weinerlichkeit, mangelndem Zutrauen, Minderwertigkeitsgefühl und Hoffnungslosigkeit. Nicht selten klagen die Kinder auch über Schmerzen und Beschwerden in verschiedenen Organen, zuweilen sind sie ängstlich um ihre Körperlichkeit besorgt (Hypochondrie).

Da jüngere Kinder (z. B. Kleinkinder und Kinder im Vorschulalter) ihre Befindlichkeit sprachlich noch nicht gut ausdrücken können, fallen sie häufig

Tabelle 3.17. Depressive Syndrome im Kindes- und Jugendalter

Ätiologie	Symptomatologie
Reaktive Depression	Gehemmt-depressives Syndrom
Neurotische Depression	Agitiert-depressives Syndrom
Endogen-phasische Depression	(Getriebenheit und motorische Unruhe sind kennzeichnend)
Depression im Vorfeld der Schizophrenie	Hypochondrisch-depressives Syndrom
Symptomatische Depression	Ängstlich-depressives Syndrom (Mißmut und Reizbarkeit vereinigen sich mit der depressiven Verstimmung)
	Vegetatives-depressives Syndrom (vegetative Reaktionen bestimmen das Bild)

durch Appetitlosigkeit, Rückzug, Weinerlichkeit, Unfähigkeit zu spielen und Antriebsarmut auf. Diese Symptomatik führt dann oft zum Arzt.

Klassifikation. Depressive Syndrome kann man nach den Ursachen und nach ihrer Symptomatik einteilen. In Tab. 3.**17** sind die wichtigsten depressiven Syndrome einmal unter dem Gesichtspunkt der Ätiologie und einmal unter dem der Symptomatologie dargestellt. Die linke Seite des Schemas entspricht nicht der rechten Seite. D. h., es gibt keine feste Beziehung zwischen ätiologisch definierten Depressionsformen und der klinischen Symptomatik. Für letztere sind vielmehr das Lebensalter und der Entwicklungsstand entscheidender als die Ätiologie.

Untersuchungen aus den letzten Jahren haben gezeigt, daß sich die diagnostischen Kriterien für Depressionen im Erwachsenenalter auch auf depressive Zustandsbilder in der Präpubertät anwenden lassen.

Reaktive Depression

Die Ursache ist meist ein akutes Trauma (z.B. Tod eines nahen Angehörigen). Die depressive Symptomatik ist als erlebnisbedingte Reaktion auf seelische Erschütterungen, Traumatisierungen und belastende Erlebnisse aufzufassen. Mit zunehmender Bewältigung des psychischen Traumas bildet sich die Symptomatik wieder zurück.

Beispiel: Ein neunjähriges Mädchen entwickelt im Anschluß an einen Unfall, den es gesehen hat, ein massives depressives Syndrom mit niedergedrückter Stimmung, Einschlafstörungen und paroxysmalen Angstzuständen.

Neurotische Depression

Definition und klinisches Bild. Im multiaxialen Klassifikationsschema ist die neurotische Depression wie folgt beschrieben:

»Eine neurotische Störung mit unverhältnismäßig starker Depression, die gewöhnlich einer erkennbaren traumatisierenden Erfahrung folgt; Wahnideen oder Halluzinationen gehören nicht zu den Merkmalen, und der Patient beschäftigt sich meist ausschließlich mit dem vorangegangenen psychischen Trauma, z. B. dem Verlust einer geliebten Person oder eines Besitzes. Häufig ist auch Angst vorhanden; Mischzustände aus Angst und Depression sollten hier eingeordnet werden. Die Unterscheidung zwischen depressiven Neurosen und Psychosen sollte sich nicht nur auf den Grad der Depression stützen, sondern auch auf Vorhandensein oder Fehlen anderer neurotischer und psychotischer Züge und auf den Grad der Beeinträchtigung des Verhaltens des Patienten.«

Die Kernsymptomatik besteht, wie auch bei anderen depressiven Zustandsbildern, in einer traurigen Grundstimmung, einer Denkhemmung und einer Hemmung der Handlungsfunktionen (mangelnder Antrieb, Initiativelosigkeit). Diese Symptome sind vergesellschaftet mit Insuffizienzgefühlen, Selbstvorwürfen, Suizidgedanken und häufig auch mit körperlichen Beschwerden (Enge in der Brust, Herzbeschwerden) sowie Angst mit den zugehörigen vegetativen Begleiterscheinungen. Hinzu kommen gerade in der Adoleszenz hypochondrische Befürchtungen (z. B. an einer schwerwiegenden Erkrankung zu leiden – häufig Geschlechtskrankheit), Onanieskrupel und, als Folge dieser vielfältigen Symptomatik, Leistungsversagen in Schule und Beruf.

Diagnose und Differentialdiagnose. Die Diagnose erfolgt meist aufgrund der Anamnese und des klinischen Bildes. Zur Absicherung werden oft standardisierte Symptomlisten oder Depressionsfragebögen angewandt. Abzugrenzen ist die Störung vor allem von endogenen Depressionen (die unipolar oder bipolar auftreten können) und von depressiven Verstimmungen im Rahmen schizophrener Psychosen oder im Rahmen organischer Erkrankungen. Rund 20% der schizophrenen Psychosen im Jugendalter beginnen mit einer depressiven Verstimmung.

Ätiologie und Genese. Im Gegensatz zur endogenen Depression und zur depressiven Verstimmung im Rahmen einer Schizophrenie lassen sich neurotische Depressionen in der Regel auf traumatische Erfahrungen (meist Verlust- und Trennungserlebnisse) zurückführen. Im Gegensatz zu reaktiven Depressionen muß man bei neurotischen Depressionen einen chronifizierten und überdauernden Konflikt annehmen. Dieser ist in der Behandlung ausfindig zu machen und aufzuarbeiten.

Therapie und Prognose. Neurotische und reaktive Depressionen im Jugendalter werden im Rahmen von therapeutischen Gesprächen behandelt. Dabei kann man entweder tiefenpsychologisch fundiert vorgehen oder auch im Rahmen der nichtdirektiven Gesprächspsychotherapie.

Endogen-phasische Depression

Bei ihr handelt es sich um periodische Verstimmungen im Rahmen unipolarer oder bipolarer endogen-phasischer Psychosen. Sie sind im Kap. über Psychosen (S. 279) beschrieben.

Depressive Zustandsbilder im Vorfeld der Schizophrenie

Rund 20–25% der schizophrenen Psychosen im Kindes- und Jugendalter beginnen mit einer depressiven Verstimmung. Im Initialstadium der Erkrankung ist oft nicht entscheidbar, ob es sich primär um ein depressives Syndrom handelt oder ob sich aus der depressiven Symptomatik eine schizophrene Psychose entwickelt. An diese Möglichkeit muß immer gedacht werden. Treten zur depressiven Symptomatik Denkstörungen, Halluzinationen oder eine schizophrenieforme Wahnsymptomatik hinzu, so läßt sich die Diagnose einer Schizophrenie stellen.

Symptomatische somatogene Depression

Sie tritt im Zusammenhang mit anderen, meist körperlichen Erkrankungen auf und kommt vor:

- bei entzündlichen Erkrankungen des Kindesalters im akuten Stadium, z.B. bei der Polyarthritis rheumatica, Chorea minor oder auch bei Meningitiden. Es ist anzunehmen, daß es sich dabei um eine unspezifische Reaktionsweise auf verschiedene somatische Störungen bei entsprechender Disposition handelt;
- bei heredodegenerativen Erkrankungen als depressiv-dysphorische Stimmungen, z.B. bei der Chorea Huntington;
- bei Kindern mit Enzephalopathien und als episodische Verstimmungen im Rahmen einer Epilepsie.

Recht häufig findet man auch depressive Verstimmungen im Beginn und im Verlaufe der Anorexia nervosa.

Diagnose und Differentialdiagnose. Die Diagnose läßt sich meist aus der Anamnese und der klinischen Symptomatik stellen. Differentialdiagnostisch müssen die verschiedenen Formen der Depression gegeneinander abgegrenzt werden. Dies hat auch Bedeutung für die Therapie, denn reaktive und neurotische Depressionen werden schwerpunktmäßig psychotherapeutisch behandelt, während endogen-phasische Depressionen auf Antidepressiva gut ansprechen.

Therapie, Verlauf und Prognose. Die Therapie besteht in der Behandlung der Grundkrankheit und ist angesichts der vielen möglichen zugrundeliegenden Erkrankungen von Fall zu Fall sehr unterschiedlich. Eine antidepressive Zusatzmedikation ist angebracht, wenn keine Gegenindikationen seitens der somatischen Behandlungsmaßnahmen bestehen und die depressive Verstimmung ausgeprägt ist bzw. nur sehr langsam abklingt.

Verlauf und Prognose werden ebenfalls stark von der Grundkrankheit bestimmt. Sie sind ungünstig bei heredodegenerativen Erkrankungen, günstiger bei gut behandelbaren entzündlichen Erkrankungen und bei gut einstellbaren Epilepsien.

Hysterie und Konversionssyndrome

Definition und klinisches Bild. »Bei diesen psychischen Störungen erzeugen Motive, deren sich der Patient nicht bewußt zu sein scheint, entweder eine Einengung des Bewußtseinsfeldes oder motorische oder sensorische Funktionsstörungen, die einen psychologischen Vorteil (Krankheitsgewinn) oder eine symbolische Bedeutung zu haben scheinen. Diese Störung kann durch *Konversionssymptome* oder hysterische Dämmerzustände charakterisiert sein. In der konversionsneurotischen Form sind die Haupt- oder einzigen Symptome psychogene Körperfunktionsstörungen, z.B. Lähmungen, Tremor, Blindheit, Taubheit, Anfälle.

Bei den *Dämmerzuständen* ist der hervorstechendste Zug eine Einengung des Bewußtseinsfeldes, die einem unbewußten Zweck zu dienen scheint, im allgemeinen begleitet sie oder folgt ihr eine selektive Amnesie. Dramatische, aber im wesentlichen oberflächliche Persönlichkeitsveränderungen können auftreten, manchmal in Form eines dranghaften Weglaufens. Im Verhalten kann der Patient eine Psychose nachahmen oder, besser gesagt, seine Vorstellung von einer Psychose« (MAS).

In den Bereich dieser Störung gehören: die hysterische Astasie und Abasie, die Konversionshysterie und der hysterische Dämmerzustand.

In der Adoleszenz relativ häufig sind konversionsneurotische Lähmungen, Anfälle und Dämmerzustände. Bei diesen ist ein stets auffälliges Kennzeichen die bemerkenswerte Diskrepanz zwischen Schwere der Symptomatik und der Einstellung des Patienten zu seiner Störung. So kann z. B. ein Patient mit einer konversionsneurotischen »Lähmung« lächelnd über seine Erkrankung sprechen und nicht den geringsten Leidensdruck zeigen. Der Krankheitsgewinn in Form von Zuwendung und Aufmerksamkeit ist für die Patienten in der Regel erheblich. Kennzeichnend ist ferner, daß die Patienten in die Dynamik und den Mechanismus ihrer Symptomentscheidung keinen Einblick haben, obwohl für einen Außenstehenden der Zusammenhang oft deutlich zu erkennen ist.

Schließlich hat sich gezeigt, daß Jugendliche mit konversionsneurotischen Symptomen meist Störungsmuster aufgreifen, die ihnen aus ihrer Familie oder ihrer näheren Umgebung bekannt sind. Die Jugendlichen sind ferner noch meist durch eine hysterische Persönlichkeitsstruktur gekennzeichnet, die sich als geltungsbedürftig, stimmungslabil, suggestibel, unreif und ausgesprochen egozentrisch beschreiben läßt. Die Patienten haben oft einen Hang zu theatralischem Gebaren. In der Familie findet man meist Personen mit ähnlichen Charakterzügen.

Diagnose und Differentialdiagnose. Abgegrenzt werden müssen bei Konversionssyndromen natürlich andere Erkrankungen des jeweiligen Bereiches, z.B. epileptische Anfälle, neurologische Erkrankungen (bei psychogenen Lähmungen), Störungen der Sinnesorgane (bei psychogener Blindheit oder Taubheit).

Auch wenn die Symptomatik allem Anschein nach als psychogen zu betrachten ist, darf ein etwaiger organischer Hintergrund nicht außer acht gelassen werden. Leider werden psychogene Störungen im allgemeinen und konversionsneurotische im speziellen immer wieder fehldiagnostiziert. Schließlich muß aber auch erwähnt werden, daß konversionsneurotische Störungen und organische auch gleichzeitig vorkommen können. Dies ist z. B. bekannt von manchen Anfallskranken, bei denen epileptische Anfälle und psychogene Anfälle alternierend vorkommen können.

Ätiologie und Genese. Von ausschlaggebender Bedeutung für konversionsneurotische und hysterische Symptome ist eine entsprechende Persönlichkeitsstruktur, die bereits geschildert wurde. Darüber hinaus bringt die Symptomatik für die Patienten meist einen Krankheitsgewinn. In aller Regel führt eine konversionsneurotische Symptomatik auch zur Angstbindung und Angstreduktion, was sich auch an der sorglosen Einstellung der Patienten zu ihrer als sehr schwer imponierenden Störung zeigt.

In tiefenpsychologischer Sicht wird die Hysterie mit verdrängten sexuellen Impulsen in Verbindung gebracht, die sich im Rahmen der Konversion in ein körperliches Symptom umformen können, welches wiederum verhindert, daß die zugrundeliegende Angst oder der zugrundeliegende Konflikt bewußt wird. Die »Ableitung« der psychischen Energie in ein solches Symptom verhindert also die Auseinandersetzung.

Lerntheoretisch werden hysterische Symptome als »Angstbindungsmechanismen« aufgefaßt; sie haben dies gemeinsam mit den Zwängen, unterscheiden sich aber von ihnen dadurch, daß hier eine andere Persönlichkeitsstruktur vorliegt, die stärker affektbetont ist und diese Affekte oft in einer konversionsneurotischen Symptomatik »bindet«.

Therapie und Prognose. Die Behandlung kann tiefenpsychologisch oder lerntheoretisch orientiert erfolgen. Sie muß immer darauf abzielen, den zugrundeliegenden Mechanismus für den Patienten durchschaubar zu machen. Es muß ferner erreicht werden, daß der Krankheitsgewinn, den die Patienten durch ihre Symptomatik erreichen, geringer wird. Dies kann nur durch die Einbeziehung der unmittelbaren Umgebung erreicht werden. Gerade im Hinblick auf Familie, Schule oder berufliche Umwelt ist aber eine entsprechende Aufklärung erforderlich, die verhindert, daß die Symptomatik des Patienten als »Simulation« abgetan wird. Auch eine konversionsneurotische Symptomatik ist Ausdruck einer individuellen Hilf- und Ausweglosigkeit.

Adoleszentenkrisen

Definition. Der Terminus »Adoleszentenkrise« ist eine ungenaue Bezeichnung für eine ganze Reihe sehr unterschiedlicher Auffälligkeiten des Erlebens und Verhaltens in der kritischen Entwicklungsphase der Adoleszenz. Die Bezeichnung ist, wenn man sie überhaupt als Diagnose auffaßt, eine *Querschnittsdiagnose,* die zunächst nichts über eine nosologische Einheit und auch nichts über den Verlauf auszusagen vermag. Insofern ist sie allenfalls eine pragmatische Bezeichnung für sehr heterogene Störungsmuster, deren gemeinsame Merkmale der Zeitpunkt ihres Auftretens und ein in der Regel stürmischer und symptomreicher Verlauf sind. Letzterer bringt mit sich, daß Adoleszentenkrisen auch jederzeit zum Notfall werden können, wenn sie in Erlebnisse oder Handlungen einmünden, die zu Veränderungen der Realitätsbeziehungen sowie zur Selbst- und Fremdgefährdung führen.

Im folgenden werden einige Störungen abgehandelt, die meist unter dem Begriff der Adoleszentenkrise zusammengefaßt werden.

Störungen der Sexualentwicklung

Von Bedeutung sind die exzessive Onanie, homosexuelle Neigungen bei Jungen, sexuelle Verwahrlosung bei Mädchen sowie Formen sexueller Verhaltensabweichungen. Zu erwähnen ist ferner die Pubertätsaskese, die sich in einer Unterdrückung und Ablehnung sexueller Impulse äußert und sehr eng mit entsprechenden restriktiven Normen zusammenhängt. Unsicherheit und Skrupel über sexuelles Verhalten führen in der Adoleszenz häufig zu schweren Krisen, die nicht selten in Suizidversuche einmünden. Die meisten Störungen dieser Art sind von vorübergehender Natur. Andererseits werden aber gerade in der Phase der Adoleszenz auch die Grundlagen für Störungen in diesem Bereich gelegt, die im Erwachsenenalter persistieren können.

Identitätskrisen

Sie können unter sehr vielschichtigen Symptomen auftreten. Charakteristisch sind Insuffizienzgefühle, häufig auch depressive Verstimmungen und Suizidtendenzen; nicht selten sind sie mit Depersonalisationserlebnissen und hypochondrischen Befürchtungen (Pubertätshypochondrie) verbunden. Sie lassen sich erklären als Reaktion auf den Verlust des Kindheitsstatus, auf erhebliche Diskrepanzen zwischen biologischen und gesellschaftlichen Möglichkeiten, auf die Verunsicherung hinsichtlich des späteren Status und auf den massiven biologischen Umbruch. Die Jugendlichen haben häufig Angst, ihre körperliche und seelische Einheit zu verlieren, und entwickeln entsprechende Möglichkeiten, sich ihrer selbst immer wieder zu vergewissern (z. B. durch Betasten des Körpers oder Betrachten im Spiegel, durch schriftliche Formulierungen ihrer Gedanken, durch Zwangsmechanismen).

Hier zeigt sich, wie die verschiedenen Störungen der Adoleszenz zusammenhängen bzw. sich in ihrer Symptomatik überschneiden (Identitätskrisen, Depersonalisationssyndrome und Zwangssyndrome).

Autoritätskrisen

Die in der Adoleszenz häufig zu beobachtende Protesthaltung zeigt sich nicht selten als universeller Protest, als familiärer Protest, als Vaterprotest oder als Weglaufen. Die zuerst genannten Möglichkeiten haben eine Auseinandersetzung mit Autorität, Ordnung und Normengefüge zum Inhalt, die zuletzt genannte umschreibt den Rückzug aus dieser Auseinandersetzung durch Flucht. Autoritätskrisen zeigen sich im offenen oder versteckten Widerstand gegen die gültige Ordnung. Sie gehen nicht selten mit Reifungsanomalien einher und können auch zum psychiatrischen Notfall werden, wenn es zu delinquenten Handlungen (Gruppendelikten) oder zur Suizidalität kommt.

Depersonalisationssyndrome

Körperliche Entfremdungserlebnisse kommen in der Adoleszenz nicht selten vor. Sie werden oft sehr plastisch, z.T. in Form von Tagebüchern, beschrieben. Sie treten häufig attackenweise auf und werden von den Jugendlichen weniger als Ausnahmezustand erlebt, sondern als »Steigerungen oder krisenhafte Höhepunkte der Selbstreflexion« (J. E. MEYER 1972).

Die Depersonalisationserlebnisse sind eng verknüpft mit Identitätsproblemen und haben auch Beziehungen zur Pubertätshypochondrie.

Die Notwendigkeit einer Umorientierung der Vorstellungen vom eigenen Körper in der Adoleszenz liefert die Grundlage für ihr Auftreten. Das Syndrom ist mehrdeutig und kann im Vorfeld von Schizophrenien und Zyklothymien, aber auch im Rahmen von Neurosen sowie erlebnisreaktiv auftreten.

Körperliche Selbstwertkonflikte

Durch die Wahrnehmung der verschiedenen Wandlungen im somatischen Bereich wird die Vorstellung vom eigenen Körper erheblich verändert. Die vermehrte Beobachtung der eigenen Körperlichkeit und der Vergleich mit anderen führt häufig dazu, daß vorhandene oder vermeintliche körperliche Mängel überbewertet werden und zu schweren krisenhaften Entwicklungen (Selbstwertkrisen, Suizidversuche) oder gar zu kriminellen Handlungen führen. Derartige Entwicklungen hat STUTTE (1974) unter der Bezeichnung »Thersites-Komplex« beschrieben. Die Realisierung derartiger körperlicher Veränderungen disponiert aber auch zum Auftreten von Derealisations- und Depersonalisationserlebnissen, auf die bereits eingegangen wurde.

Therapie, Verlauf und Prognose. Die Zusammenfassung sehr heterogener Störungen unter der gemeinsamen Bezeichnung »Adoleszentenkrise« hat zur Folge, daß auch die Behandlung sehr unterschiedliche Wege gehen muß.

Ist die Störung, was ihre Symptomatik betrifft, psychosenahe oder liegt eine Selbst- oder Fremdgefährdung vor, so ist eine stationäre Aufnahme unumgänglich. Die Behandlung erfolgt dann nach der vermuteten Grundstörung. In jedem Fall sind ausführliche Beratungen des Adoleszenten und seiner Eltern notwendig. Diese sollten stets davon ausgehen, daß sehr viele Schwierigkeiten in der Adoleszenz Ausdruck von Individuationskrisen sind und nicht dauerhafte psychopathologische Probleme. Die Grundvoraussetzung für jegliche Beratung ist die absolute Offenheit, sowohl dem Jugendlichen als auch den Eltern gegenüber. Jede Art von Parteinahme muß vermieden werden. Gelingt es nicht, die Krise durch diese Vorgehensweise abzumildern oder unter Kontrolle zu halten, so ist (stationär oder ambulant – sofern eine schizophrene oder affektive Psychose ausgeschlossen ist –) eine individuelle Psychotherapie oder Gruppentherapie angezeigt. Dabei sind spezielle Gesichtspunkte zu beachten: Den Jugendlichen fehlt häufig der Leidensdruck und die Einsicht in die Therapiebedürftigkeit ihrer Störung. Aber selbst wenn diese gegeben ist, ist die Weiterführung der Behandlung manchmal außerordentlich schwer. Das Aussteigen aus der Therapie ist ein geläufiges Phänomen. Auch ist die Rolle des Therapeuten schwieriger zu definieren und auszufüllen als in der Therapie bei Erwachsenen oder bei Kindern. Denn der Therapeut muß einerseits aktiver sein als in der Erwachsenentherapie, er wird aber dadurch auch leichter zum Vater- oder Muttersubstitut.

Was die Inhalte der Therapie betrifft, so sollte man sich stets auf die aktuellen Probleme konzentrieren. Jugendliche sprechen vielfach nur sehr ungern über die Vergangenheit, weshalb das Hier und Jetzt in der Behandlung möglichst intensiv zur Sprache kommen muß.

Die Prognose der Adoleszentenkrisen ist im Akutstadium schwer abzuschätzen. Sie hängt letztlich davon ab, welche Grundstörung sich hinter der vielfach sehr dramatischen Symptomatik verbirgt. Im günstigsten Fall kann mit einer völligen Normalisierung des Erlebens und Verhaltens gerechnet werden. Dies trifft etwa für 40–50% der Adoleszentenkrisen zu. Bei den übrigen muß man mit einem Übergang entweder in eine Psychose, eine Persönlichkeitsstörung oder in eine längerfristige neurotische Entwicklung rechnen.

Psychosomatische (psychophysiologische) Erkrankungen

H. Remschmidt

Begriffsbestimmung und allgemeine Gesichtspunkte

Unter der Bezeichnung »psychosomatische Erkrankungen« faßt man eine Gruppe von Störungen zusammen, die mit einer körperlichen Symptomatik und einem faßbaren körperlichen Befund einhergehen, bei denen jedoch psychische Einflüsse als Ursache, Teilursache oder den Krankheitsprozeß aufrechterhaltende Faktoren diskutiert werden.

Im Glossar »Psychiatrische Erkrankungen« der WHO sind sie umschrieben als »Störungen mit Schädigung des Gewebes oder Anhalten der physiologischen Funktionsstörungen, von denen man glaubt, daß emotionale Faktoren in der Ätiologie eine erhebliche Rolle gespielt haben. Die krankhaften Veränderungen spielen sich im allgemeinen im vegetativen Nervensystem ab und wirken sich an einem Organsystem besonders aus«.

Ausgehend von dieser Umschreibung werden psychosomatische Störungen und Erkrankungen im multiaxialen Klassifikationsschema (MAS) unter der

Ziffer 306 als »körperliche Symptome psychischen Ursprunges« klassifiziert und den entsprechenden Organsystemen zugeordnet.

Man unterscheidet in diesem Sinne z. B. als Störungen der Atmungsorgane (306.1) die psychogene Atemnot, den psychogenen Singultus, das Hyperventilationssyndrom und psychogenen Husten, als Störungen des Herz-Kreislauf-Systems (306.2) die Herzneurose und psychogene Herz-Kreislauf-Störungen, als Störungen der Haut (306.3) den psychogenen Pruritus, als Störungen des Magen-Darm-Traktes (306.4) die Aerophagie und das periodische psychogene Erbrechen.

Im multiaxialen Klassifikationsschema existiert aber noch eine zweite Möglichkeit, die landläufig als psychosomatische Erkrankungen bezeichneten Störungen unterzubringen. Dies erfolgt unter der Ziffer 316 »psychische Störungen in Verbindung mit anderweitig klassifizierten Erkrankungen«. Unter dieser Rubrik wird eine Reihe von Störungen subsumiert, die im engeren Sinne als psychosomatische Erkrankungen bezeichnet werden wie das psychogene Asthma bronchiale, die psychogene Dermatitis, das psychogene Ekzem, das Magenulkus, die Colitis ulcerosa und auch der psychosoziale Minderwuchs.

Die Einordnung der psychosomatischen Erkrankungen trägt dem Umstand Rechnung, daß der *Anteil* seelischer Faktoren an der Verursachung dieser Störungen von unterschiedlicher Bedeutung sein kann und im Einzelfall keineswegs immer gesichert ist.

Dieser Erkenntnisstand hat Eingang in das MAS gefunden, wo es heißt: »Psychische Erkrankungen oder Symptome jeglicher Art, von denen angenommen wird, daß sie eine wesentliche Rolle bei der Entstehung anderweitig klassifizierter körperlicher Erkrankungen spielen, die gewöhnlich mit Gewebeschädigungen einhergehen.«

Im folgenden werden einige wichtige Krankheitsbilder abgehandelt, *ohne* Rücksicht auf die obengenannten klassifikatorischen Erörterungen. Damit wird der klinischen Praxis Rechnung getragen.

Die Diskussion über die Einordnung der psychosomatischen Störungen sollte aber wegen ihrer grundsätzlichen Bedeutung geführt werden, um den Lesern den derzeitigen wissenschaftlichen Diskussionsstand vor Augen zu führen.

Man hat versucht, die Organneurosen von den psychosomatischen Erkrankungen dadurch abzugrenzen, daß letztere mit einem faßbaren organischen Befund einhergehen, der im Prinzip sich an allen Organen oder Funktionssystemen manifestieren kann.

Der unterschiedliche Diskussionsstand im Hinblick auf psychosomatische Erkrankungen zeigt sich in Begriffsbildung und Klassifikation darüber hinaus noch in *zweifacher Weise:*

- Die Erkrankungen werden einerseits als *psychophysiologische* Erkrankungen bezeichnet. Damit will man zum Ausdruck bringen, daß dem psychophysischen Wechselspiel eine wichtige Rolle zukommt, die sowohl von der psychischen Seite her (Persönlichkeitsstruktur, Konflikte, biographische Belastungen) als auch von der physiologischen Seite (z.B. Bluthochdruck, erhöhte Adrenalinausscheidung, Histaminausscheidung, erhöhte Darmmotilität, verstärkte Magensekretion) faßbar ist.

Der psychophysiologische Ansatz ist in seinem Aussagewert relativ bescheiden und konzentriert sich bei den einzelnen Störungen auf die psychisch und physisch nachweisbaren Zusammenhänge, die er im Hinblick auf den einzelnen Patienten oder eine »Krankheitseinheit« zu systematisieren versucht.

- Demgegenüber geht die *psychosomatische* Betrachtungsweise von einem Ganzheitskonzept aus, das psychische, physische (physiologische) und psychosoziale Faktoren in eine einheitliche Betrachtungsweise einzuordnen versucht. Dieser Ganzheitsaspekt ist eigentlich überall in der Medizin angebracht, weil viele Erkrankungen, insbesondere chronische Erkrankungen, die Integration dieser drei Betrachtungsweisen erfordern. Damit geht aber die *Spezifität* des Ansatzes für psychosomatische Erkrankungen verloren.

  Im Hinblick auf die *Organwahl* bei psychosomatischen Erkrankungen wird heute ein Zusammenspiel zwischen Disposition (Organschwächen), Persönlichkeitsstruktur und früheren Lernerfahrungen diskutiert, wobei in vielen Fällen auch familiendynamische Gesichtspunkte eine Rolle spielen dürften.

  Psychosomatische (psychophysiologische) Erkrankungen müssen sorgfältig von Konversionssyndromen abgegrenzt werden. Beiden Erkrankungsgruppen liegen unterschiedliche pathogenetische Mechanismen zugrunde, die in Tab. 3.**18** wiedergegeben sind.

Tabelle 3.**18.** Differentialdiagnose zwischen psychophysiologischen Reaktionen (PPR) und (hysterischen) Konversionsreaktionen (KR) (nach *F. Alexander*: Psychosom. Med. 5, 205–210, 1943)

PPR	KR
1. Betroffen sind Organe, die vom autonomen Nervensystem kontrolliert werden.	1. Betroffen sind Körperteile, die vom willkürlichen Nervensystem gesteuert werden.
2. Symptomatik reduziert nicht Angst.	2. Symptomatik reduziert (bindet) Angst.
3. Symptome haben keine symbolische Bedeutung.	3. Symptome haben eine symbolische Bedeutung und sind Ausdruck des jeweiligen Konfliktes.
4. Gewebeschädigung kann lebensbedrohlich sein.	4. Keine Gewebeschädigung (allenfalls Atrophie), nie lebensbedrohlich.

Im folgenden kann nur auf die häufigsten psychosomatischen Erkrankungen im Kindes- und Jugendalter eingegangen werden.

Endogenes Ekzem

Definition und klinisches Bild. Das endogene Ekzem, vielfach auch als atopische Dermatitis bezeichnet, ist eine Hauterkrankung, die sich sehr früh (meist innerhalb der ersten beiden Lebensjahre) manifestiert und einen chronischen Verlauf nimmt. Sie ist gekennzeichnet durch Veränderungen der Haut, die sich an charakteristischen Stellen häufen, und durch einen starken Juckreiz. Ein gemeinsames Auftreten von Ekzem, Urtikaria und Asthma bronchiale kommt vor.

Ätiologie und Genese. Neben erblichen Faktoren werden allergische Prozesse sowie Störungen der Mutter-Kind-Beziehung diskutiert. Gesichert scheint zu sein, daß die davon betroffenen Kinder bereits vor Einsetzen der Erkrankung zu überempfindlichen Hautreaktionen neigen. Diese werden möglicherweise durch spärliche Hautkontakte und einen Mangel an emotionaler Zuwendung gefördert. Bekannt ist, daß Einsetzen und Wiederauftreten der Hautveränderungen mit emotionalen Belastungssituationen einhergehen.

Therapie und Prognose. Die Behandlung ist unterschiedlich, je nachdem, welche ursächlichen Komponenten man als vorherrschend ansieht. Liegt eine allergische Diathese vor, so wird eine medikamentöse Behandlung durchgeführt. Bei Vorherrschen psychischer Einflüsse kommen psychotherapeutische Verfahren verschiedenster Art, einschließlich Gruppentherapie, zur Anwendung.

Die Prognose ist, was eine vollständige Heilung betrifft, nicht günstig. Die davon betroffenen Kinder leiden auch als Jugendliche und Erwachsene noch unter der Symptomatik, jedoch meist in abgemilderter Form.

Asthma bronchiale

Definition und Epidemiologie. Unter Asthma bronchiale versteht man eine anfallsweise auftretende Atemnot mit verlängertem und erschwertem Exspirium, die auf einer Konstriktion der glatten Muskulatur der kleinen Bronchien und Bronchiolen beruht. Eine Häufung asthmatischer Anfälle kann lebensgefährlich sein. Im Intervall liegen häufig keinerlei Beschwerden vor.

Am häufigsten manifestiert sich die Erkrankung im ersten Lebensjahrzehnt. Rund 25% aller Fälle beginnen vor dem 5. Lebensjahr, wobei Jungen gegenüber Mädchen im Verhältnis von 2:1 überwiegen.

Epidemiologische Untersuchungen haben gezeigt, daß rund 2–4% einer größeren Kinderpopulation an Asthma bronchiale leiden. In 30–40% aller Fälle tritt die Erkrankung vor der Pubertät auf.

Klassifikation. Im multiaxialen Klassifikationsschema, das auf ICD-9 basiert, wird das Asthma bronchiale unter der Ziffer 316 (»psychische Störungen in Verbindung mit anderweitig klassifizierten Erkrankungen«) als »psychogenes Asthma« eingeordnet. Diese Klassifikation dürfte auch dem heutigen Kenntnisstand bezüglich Symptomatik und Genese entsprechen.

Klinisches Bild. Führendes Symptom ist der Asthmaanfall, d.h. die anfallsweise auftretende Verengung der peripheren Luftwege, die mit Atemnot und z.T. erheblichen Angstgefühlen bis zur Todesangst einhergeht. Der Symptomatik liegen Spasmen der glatten Bronchialmuskulatur, eine übermäßige Schleimsekretion und manchmal auch Ödeme zugrunde. Kennzeichnend ist das verlängerte Exspirium, deutliches Giemen, die Atemnot bis zur Nasenflügelatmung, die Zyanose, Erhöhung der Herz- und Atemfrequenz und im Gefolge psychomotorische Unruhe sowie vegetative Erscheinungen.

Viele Kinder leiden an einer allergischen Diathese.

Ätiologie und Genese. Im Hinblick auf die Verursachung des Asthma bronchiale werden vier Theorien diskutiert: die Infektionstheorie, die Allergietheorie, die Theorie der Psychogenese und die multifaktorielle Betrachtungsweise.

Die *Infektionstheorie* betont die Bedeutung entzündlicher Erkrankungen des Atmungstraktes für die spätere Ausbildung eines Asthma bronchiale. Sie läßt allerdings offen, weshalb manche Kinder, die an häufigen Ateminfekten leiden, nicht ein Asthma bronchiale entwickeln.

Die *Allergietheorie* führt das Asthma bronchiale im wesentlichen auf die Ausbildung allergischer Reaktionen zurück. Die Bedeutung dieser ist für einen Teil der Asthmakinder empirisch gut belegt. Möglicherweise wird die allergische Diathese auch durch psychische Faktoren ausgelöst.

Die Theorien zur *Psychogenese* machen seelische Einflüsse für die Entstehung des Asthma bronchiale verantwortlich. In diesem Sinne hat man versucht, spezifische von unspezifischen Einflüssen abzugrenzen. Unter den *spezifischen* wird eine bestimmte Persönlichkeitsstruktur hervorgehoben, die als ängstlich, abhängig und unfähig zu Äußerungen von Emotionen, speziell Aggressionen, angesehen wird oder auch spezifische Konflikte, die im Asthmaanfall einen symbolischen Ausdruck finden.

Sorgfältige empirische Untersuchungen zu dieser These haben ergeben, daß es eine derart spezifische Persönlichkeitsstruktur oder auch ganz typische und spezifische Konflikte bei asthmatischen Kindern nicht gibt. Es muß auch als fraglich angesehen werden, ob man den Asthmaanfall symbolisch deuten kann.

Die Theorien, die *nichtspezifische* Einflüsse in den Vordergrund stellen, machen allgemein bedeutsame Faktoren wie eine hohe Angstintensität, auffällige Familieninteraktionen oder die Kombination von Atemnot und psychischen Belastungssituationen für die Entstehung der Erkrankung verantwortlich. Dabei greifen sie vielfach auf die Lerntheorien zurück. Sowohl die psychoanalytischen als auch die lerntheoretischen Ansätze haben gemeinsam, daß sie die Angstentwicklung mit dem Asthmaanfall in Verbindung bringen. Alle hier angeführten Faktoren werden von manchen Autoren auch auf erbliche Einflüsse zurückgeführt.

Im Rahmen einer *multifaktoriellen Theorie* versucht man heute, die verschiedenen Einflußfaktoren im Hinblick auf Verursachung und Auslösung des Asthma bronchiale zu integrieren. In diesem Sinne wird eine *genetische* Disposition im Sinne einer Organvulnerabilität angenommen, die sich durch verschiedene Auslöserreize (Infektionen, immunologische Reaktionen, emotionale Belastungen) zur Manifestation bringen läßt. Bei diesem Prozeß spielen als *intervenierende* Variablen (Mediatoren) psychische und familiäre Belastungssituationen eine wichtige Rolle. Sie sind in dieser Betrachtungsweise aber nicht die einzigen oder die führenden Ursachen, tragen aber zur Auslösung oder Aufrechterhaltung der Erkrankung bzw. des asthmatischen Anfalls bei. Diese vorsichtige und bescheidene Hypothese zur Ätiologie und Genese des Asthma bronchiale trägt der Tatsache Rechnung, daß viele voreilig formulierten psychogenetischen Theorien (z.B. über eine spezifische Persönlichkeitsstruktur oder über spezifische Familienkonflikte) durch die empirische Forschung widerlegt wurden.

Therapie und Prognose. Unumstritten ist die medikamentöse Behandlung, die in schweren Fällen auch auf Kortikoide zurückgreifen muß.

Auf *psychotherapeutischem Gebiet* wurden fast alle Methoden, die man sich denken kann, angewandt.

Bewährt hat sich eine Reduktion der Angst mit verhaltenstherapeutischen Methoden (z.B. der systematischen Desensibilisierung). Auch operante Konditionierungsmethoden haben sich bewährt. Im Sinne des »Angstabbaus« wurden auch Entspannungsverfahren wie autogenes Training mit Erfolg eingesetzt. Kommt man nach sorgfältiger Analyse zu dem Schluß, daß bei einem Kind mit Asthma bronchiale ein familiärer Konflikt eine wesentliche Rolle spielt, so ist eine konfliktzentrierte Familientherapie angezeigt, deren Ziel darin besteht, die Bedeutung des asthmatischen Anfalls des Kindes als Symptomträger für die Familie deutlich zu machen.

Prognose. Die Prognose ist abhängig von der Genese des Asthma bronchiale und von der Möglichkeit, die einzelnen Faktoren zu beeinflussen. Im Langzeitverlauf tritt etwa bei 20% der Kinder eine Heilung ein, sofern Allergene vermieden werden, bei einem etwa gleichhohen Prozentsatz tritt eine Erweiterung oder Verschiebung der Symptomatik auf andere allergische Krankheitsbilder ein. Etwa bei 30% bleibt die Symptomatik mehr oder weniger erhalten. Die übrigen Kinder und Jugendlichen haben ab und zu Beschwerden, jedoch nicht ernsthafte asthmatische Anfälle.

Inwieweit psychogene Faktoren die Prognose beeinflussen, muß vorerst noch offengelassen werden.

Hyperventilationssyndrom

Definition und klinisches Bild. Bei dieser Störung kommt es in bestimmten, meist angstbesetzten Situationen zu einer forcierten Atmung, die im wesentlichen in einer Frequenzerhöhung der Atemzüge besteht. Durch die Verschiebung des pH-Wertes im Blut (im Sinne einer Alkalose) entsteht dann die sog. Hyperventilationstetanie.

Das Syndrom kommt sowohl im Rahmen der Angstneurose wie im Rahmen hysterischer Erkrankungen vor.

Ätiologie. Meist handelt es sich um eine Fehlhaltung auf dem Hintergrund hysterischer Persönlichkeitsanteile. Von vielen Kindern wird die Symptomatik auch eingesetzt, um Zuwendung zu erhalten oder aus einer unangenehmen Situation herauszukommen.

Durch die regelmäßig stattfindende erhebliche Zuwendung wird das Verhalten der Patienten verstärkt und tritt somit um so häufiger auf.

Therapie und Prognose. Im akuten Stadium läßt man die Kinder in einen Atmungsbeutel atmen, wodurch es zu einer CO_2-Anreicherung und einer Beseitigung der Alkalose kommt.

Die Behandlung der psychischen Faktoren kann durch autogenes Training, psychoanalytische Verfahren oder Verhaltenstherapie erfolgen. Hat man den zugrundeliegenden Mechanismus erkannt, so kann man in der Regel gezielt vorgehen, und die Prognose ist günstig.

Störungen des Eßverhaltens

Anorexia nervosa

Definition und Klassifikation. Unter Anorexia nervosa versteht man eine ganz überwiegend bei Mädchen in der Präpubertät und Pubertät auftretende und von psychischen Faktoren abhängige extreme Gewichtsabnahme bzw. Verweigerung der Nahrungsaufnahme, die von der Befürchtung, zu dick zu werden, begleitet ist (Tab. 3.**19** u. 3.**20**).

Das Krankheitsbild wird im multiaxialen Klassifikationsschema unter die »speziellen, nicht anderweitig klassifizierbaren Symptome oder Syndrome (307)« eingeordnet, was bereits zeigt, daß die Ätiologie nicht einheitlich gesehen wird.

Sie ist in diesem Klassifikationsschema unter der Ziffer 307.1 rubriziert.

Epidemiologie. Die Erkrankung nimmt in den westlichen Industrieländern zu. In den 70er Jahren kamen epidemiologische Studien zu einer Quote von 0,5–1,6 Erkrankungen auf 100000 Einwohner und Jahr. Neuere Untersuchungen ergaben eine Quote von 1 Patientin auf 150–200 weibliche Jugendliche.

Tabelle 3.**19**. Diagnostische Kriterien der Anorexia nervosa nach DSM III (aus *Koehler, K.* und *H. Saß*: Diagnostisches und Statistisches Manual Psychischer Störungen DSM III. Deutsche Bearbeitung und Einführung. Beltz, Weinheim 1984)

A) Starke Furcht davor, dick zu werden, die bei fortschreitendem Gewichtsverlust nicht nachläßt.

B) Störung des Körperschemas, z.B. die Angabe, sich »dick zu fühlen«, auch bei Gewichtsverlust.

C) Gewichtsverlust von mindestens 25% des ursprünglichen Körpergewichts; bei unter 18jährigen können der Gewichtsverlust und die zu erwartende Gewichtszunahme nach Wachstumstabellen kombiniert werden, um auf 25% zu kommen.

D) Die Weigerung, das Körpergewicht über dem nach Alter und Größe berechneten minimalen Normalgewicht zu halten.

E) Keine bekannte körperliche Störung, die für den Gewichtsverlust verantwortlich gemacht werden könnte.

Tabelle 3.**20**. Diagnostische Kriterien der Anorexia nervosa nach ICD (aus *Remschmidt, H., M. Schmidt*: Multiaxiales Klassifikationsschema für psychiatrische Erkrankungen im Kindes- und Jugendalter nach *Rutter, Shaffer* und *Sturge*. Huber, Bern, 1977)

Störung, deren Hauptmerkmale eine persistente aktive Essensverweigerung und ein markanter Gewichtsverlust sind. Das Aktivitätsniveau ist charakteristischerweise hoch im Verhältnis zum Grad des Gewichtsverlusts. Die Störung beginnt typischerweise bei pubertierenden Mädchen, gelegentlich auch vor der Pubertät, und tritt bei Jungen selten auf. Gewöhnlich besteht Amenorrhoe, verschiedene andere physiologische Veränderungen, wie verlangsamte Puls- und Atemfrequenz, erniedrigte Körpertemperatur und lageabhängige Ödeme, sind möglich. Ungewöhnliche Eßgewohnheiten und Einstellung zur Nahrung sind typisch, und manchmal folgt das Hungern Perioden übermäßiger Nahrungsaufnahme oder wechselt mit solchen. Die begleitenden psychiatrischen Symptome sind unterschiedlich.

Auszuschließen:
Nicht näher bezeichnete Eßstörungen (307.5)
Appetitverlust (784.0)
Appetitverlust nichtorganischen Ursprungs (307.5)

Die Erkrankung kommt auch bei Jungen vor, allerdings viel seltener. Auf 100 weibliche Patienten mit Anorexie kommen 4–5 Jungen.

Die Erkrankung tritt gehäuft in der sozialen Mittel- und Oberschicht auf. Die ganz überwiegende Anzahl der Patientinnen und Patienten verfügt über eine sehr gute bis gute Intelligenz. Bei intelligenzgeminderten Jugendlichen ist die Erkrankung außerordentlich selten.

Warum die Erkrankung in den Industrieländern der westlichen Welt zunimmt, was für den Fernen Osten nicht gilt, ist schwer zu sagen. An der Tatsache als solcher ist aber kein Zweifel. Dafür verantwortlich gemacht werden u.a. die starke Wandlung der herkömmlichen weiblichen Rolle, die Liberalisierung der Sexualität und der damit verbundene erhöhte »sexuelle Leistungsdruck« sowie das übertriebene westliche Schlankheitsideal.

Klinisches Bild. Im Vordergrund stehen der eklatante Gewichtsverlust und die Nahrungsverweigerung, ein abnormes Eßverhalten, Obstipation und Ausbleiben der Regel. Die Patientinnen versuchen unter allen Umständen, eine fortschreitende Gewichtsabnahme zu erreichen bzw. ein extrem niedriges Gewicht aufrechtzuerhalten.

Diesem Zweck dient nicht nur die Nahrungsverweigerung, häufig kommt es auch zum selbst herbeigeführten Erbrechen sowie zum Mißbrauch von Laxantien. Viele Patientinnen versuchen auch, durch übermäßigen Bewegungsdrang (ständiges Hin- und Herlaufen, extreme Gymnastik, übertriebene sportliche Betätigung) ein niedriges Gewicht beizubehalten.

Nicht selten findet man auch heimliches Naschen bei sonstiger Nahrungsverweigerung. Die Patientinnen sind sehr an ihre Symptomatik fixiert und überwachen die Nahrungsaufnahme zuweilen mit einem Kalorienplan.

Psychisch sind sie durch starke Sthenizität, Neigung zu depressiven Verstimmungen, ausgeprägten Leistungsehrgeiz, oft auch durch hysterische oder schizoide Persönlichkeitszüge sowie eine in der Regel gute Intelligenz gekennzeichnet.

Die körperliche Symptomatik ist insgesamt einheitlicher als die psychische.

Um zu einer möglichst einheitlichen Diagnostik zu kommen, wurden Kriterien zur Diagnostik der Anorexia nervosa entwickelt. Die bekanntesten stammen von Feighner (1972) und sind in Tab. 3.**21** wiedergegeben.

Tabelle 3.**21**. Kriterien zur Definition der Anorexia nervosa (nach *Feighner* u. Mitarb. 1972)

1. Krankheitsbeginn vor dem 25. Lebensjahr
2. Gewichtsverlust von mindestens 25% des früheren Körpergewichts
3. Verzerrte, nicht korrigierbare Einstellung zu Essen, Nahrung, Gewicht
   (1) Krankheitsverleugnung
   (2) Nahrungsverweigerung bzw. Fasten
   (3) Extrem ausgeprägtes Schlankheitsideal
   (4) Ungewöhnlicher Umgang mit Nahrungsmitteln
4. Keine organische Erkrankung
5. Keine andere psychiatrische Erkrankung
   (insbes. Ausschluß von endogener Depression, Schizophrenie)
6. Mindestens 2 der 6 Symptome
   (1) Amenorrhoe
   (2) Lanugobehaarung
   (3) Bradykardie
   (4) Hyperaktivität
   (5) Episoden von Bulimie (Freßattacken)
   (6) Selbstinduziertes Erbrechen

In den letzten Jahren hat sich gezeigt, daß im Stadium des extremen Gewichtsverlustes auch morphologische und neuropsychologische Befunde zu objektivieren sind. Die meisten Patientinnen zeigen eine sog. »Pseudoatrophie« des Gehirns, die sich im Computertomogramm als Hirnfurchenerweiterung, Erweiterung des Hemisphärenspaltes, seltener auch in Form einer Ventrikelerweiterung zeigt und nach Gewichtszunahme wieder reversibel ist. Man findet ferner ein extremes Nachlassen des Konzentrationsverhaltens, der Reaktionsfähigkeit und der Auffassungsgeschwindigkeit sowie verminderte Leistungen in der Gestaltwahrnehmung, der visuomotorischen Koordination und des Gedächtnisses für optisches Material. Dies sind ähnliche Zeichen, wie man sie beim hirnorganischen Psychosyndrom findet.

Mit der extremen Gewichtsabnahme ist ferner eine massive Einstellungsänderung und eine häufig ganz unrealistische Einschätzung des eigenen Körperbildes verbunden. Die Unkorrigierbarkeit dieser extrem unrealistischen Körpervorstellung (die Patientinnen schätzen sich als normalgewichtig oder gar als dick ein, obwohl sie extrem abgemagert sind) hat manche Autoren dazu geführt, die Erkrankung in die Nähe schizophrener Erkrankungen zu rücken.

Diagnose und Differentialdiagnose. Die Diagnose erfolgt aufgrund der klinischen Symptomatik, die meist sehr typisch ist, und aufgrund der obengenannten Kriterien.

Differentialdiagnostisch abgegrenzt werden müssen zunächst organische Erkrankungen, z. B. Tumoren im Bereich von Hypophyse und Hypothalamus. Unter den psychiatrischen Erkrankungen müssen Depressionen, die oft auch mit Nahrungsverweigerung einhergehen, und schizophrene Psychosen abgegrenzt werden.

Eine besondere Schwierigkeit besteht hier darin, daß es unter den Patientinnen mit Anorexia nervosa auch solche mit einer depressiven Verstimmung und mit ausgesprochen zwanghaftem Verhalten gibt. Hier ist also abzuwägen, ob diese Symptomatik im Rahmen einer originären Depression oder Schizophrenie sich entwickelt hat oder ob sie zur anorektischen Symptomatik gehört.

Ätiologie und Genese. Die *Konstitutionstheorie* führt die Erkrankung auf genetische Faktoren zurück. In diesem Sinne wird ins Feld geführt, daß man in Familien von Anorexiapatientinnen häufig Fettleibigkeit findet und einen früheren Eintritt der Menarche beobachtet.

Manche Autoren fassen Anorexien auch als Sonderformen endogener Depressionen auf und interpretieren den gelegentlich beobachteten Übergang in schizophrene Psychosen im Sinne der Konstitutionstheorie.

Aufgrund epidemiologischer Untersuchungen ist diesen Thesen jedoch mit Vorsicht zu begegnen.

Die *Theorien zur Psychogenese* betonen unterschiedliche Gesichtspunkte. Allgemein wird anerkannt, daß die Erkrankung bei Mädchen mit der sexuellen Reifungsproblematik und der damit verbundenen Übernahme der weiblichen Geschlechtsrolle zusammenhängt. Die Abwehr gegenüber der weiblichen Rolle wird in Verbindung gebracht mit einer dominierenden Stellung der Mutter in den Familien von Anorexiapatientinnen. Dadurch kommt es zu Identitätskrisen und zu Abwehrmechanismen, wobei die Nahrungsaufnahme mit der Sexualsphäre assoziiert wird und gewissermaßen stellvertretend für die Auseinandersetzung mit der Sexualität steht. Manche Autoren versuchen, das Krankheitsbild auch über Lernerfahrungen zu erklären. Sie machen familiäre Essensgewohnheiten, die große Bedeutung, die man ihnen beimißt, und gleichzeitig negative Erlebnisse während des Essens für die Entstehung der Erkrankungen verantwortlich.

Schließlich wurde in den letzten Jahren der *familiäre Hintergrund* näher betrachtet, der häufig verschiedene psychopathologische Züge bietet, ohne auf eine einheitliche Struktur hinzuweisen. Beschrieben wurden u. a. dominierende, überprotektive und in ihrer Persönlichkeit gestörte Mütter, passive, ängstliche und isolierte Väter und eine gestörte Partnerbeziehung der Eltern. Die Rolle derartiger Faktoren für die Verursachung oder Auslösung einer Anorexia nervosa muß im Einzelfall sorgfältig geprüft werden. Allgemeine Gesetzmäßigkeiten, die postuliert worden waren, haben einer Nachprüfung nicht standgehalten.

Therapie und Prognose. Bei extremer Abmagerung ist unbedingt eine stationäre Behandlung erforderlich, die meist mit einer Sondenernährung beginnt. Dieses Vorgehen resultiert aus der Erfahrung, daß extrem abgemagerte Patientinnen und Patienten für eine problemorientierte Psychotherapie nicht erreichbar sind.

Mit dem Ansteigen des Körpergewichts vollzieht sich aber in gesetzmäßiger Weise bei den meisten Patienten eine Veränderung der Einstellung: Sie nehmen von ihrer extremen »Magersuchtsideologie« Abstand, interessieren sich wieder mehr für ihre Umgebung und beginnen, in der Psychotherapie mitzuarbeiten.

Entscheidende Bedeutung kommt von Anfang an der Elternarbeit zu. In der Akutphase muß vermieden werden, daß die Eltern die Kinder gegen ärztlichen Rat wieder aus der Klinik nehmen. Denn die meisten Mädchen versuchen, die Eltern in dieser Phase durch Suiziddrohungen zu erpressen.

Deshalb empfiehlt es sich, von Anfang an mit den Eltern regelmäßige Gespräche zu führen, die zunächst aufklärenden Charakter haben und später die Familie regelrecht in die Behandlung einbeziehen.

In Tab. 3.**22** ist ein bewährtes Schema zur stationären Behandlung der Anorexia nervosa wiedergegeben. Es bezieht sich überwiegend auf sehr schwere Fälle, bei denen die Patientinnen oder Patienten oft in lebensbedrohlichem Zustand in die Klinik eingewiesen werden.

Tabelle 3.**22.** Stationäre Behandlung der Anorexia nervosa

1. Phase:
»Anhebung des Körpergewichtes«
- manchmal Sondierung erforderlich,
- manchmal »Ausschluß der Familie« erforderlich

2. Phase:
»Fremdsteuerung der Nahrungsaufnahme«
- Essensplan,
- stärkere Einbeziehung der Familie,
- intensive Einzeltherapie

3. Phase:
»Selbststeuerung der Nahrungsaufnahme«
- Familientherapie
- Fortsetzung der Einzeltherapie

4. Phase:
Schwerpunkt Familientherapie
- zunehmende Integration in allen Lebensbereichen,
- Vorbereitung auf die Entlassung

5. Phase:
Ambulante Nachbetreuung und Fortsetzung der Familientherapie

Was die theoretische Ausrichtung betrifft, so wurden verschiedene Behandlungsmethoden erprobt: Verhaltenstherapie, psychoanalytische Therapie und Familientherapie. *Allen* Therapieformen ist folgendes gemeinsam: Die therapeutische Verantwortung muß in einer Hand liegen, es ist wichtig, auf die individuellen und spezifischen Probleme jedes einzelnen Patienten einzugehen, das Behandlungsregime konzentriert sich auch intensiv auf die Gewichtszunahme, und die Familie muß von Anfang an einbezogen werden.

Bei Vorhandensein einer ausgeprägten depressiven Symptomatik ist die Anwendung von Antidepressiva angezeigt.

Von großer Bedeutung ist nach Abschluß der stationären Behandlung eine langfristige ambulante Nachbetreuung der Patientinnen und Patienten, die über mehrere Jahre erfolgen sollte.

Prognose. Bei aktiver Behandlung heilt ein Drittel bis zur Hälfte der Fälle aus; in einem Drittel bleibt die Symptomatik weiter erhalten, und es erfolgen immer wieder Rückfälle; einem weiteren Drittel gelingt eine Anpassung, wobei jedoch die Sphäre der Nahrungsaufnahme weiterhin problematisch und leicht störbar bleibt.

Berücksichtigt man bei den Erfolgskriterien psychopathologische Gesichtspunkte, so sind die Erfolge jedoch ungünstiger. Bis zu 70% der Patientinnen und Patienten zeigen noch nach Jahren erhebliche Sorgen um ihr Gewicht und zusätzliche psychiatrische Auffälligkeiten, insbesondere affektive Störungen, meist Depressionen.

Unter denjenigen Patienten, die ihre Symptomatik behalten, sind auch jene, die langfristig an der Erkrankung sterben. Die Mortalitätsrate liegt immer noch zwischen 4 und 15%, bezogen auf den gesamten Lebenslauf.

Ungünstige prognostische Faktoren sind: extreme Gewichtsabnahme, spätes Erkrankungsalter, häufiges Erbrechen, Bulimie und Laxantienabusus, zusätzliche psychopathologische Auffälligkeiten wie depressives und zwanghaftes Verhalten, eine problematische Familiensituation und eine ausgeprägte Störung des Körperschemas, die auch nach Gewichtszunahme erhalten bleibt.

Bulimie

Definition, Klassifikation und klinisches Bild. In den letzten Jahren hat man von der Anorexia nervosa die Bulimie abgegrenzt, eine Störung, die gekennzeichnet ist durch Heißhungerphasen, selbst herbeigeführtes Erbrechen, demzufolge starke Gewichtsschwankungen, durch Fasten im Wechsel mit der Aufnahme großer Nahrungsmengen sowie häufig auch durch impulsives und depressives Verhalten.

In der ICD 9 sowie im multiaxialen Klassifikationsschema ist diese Störung noch nicht eigens vorgesehen, sondern wird zum Krankheitsbild der Anorexia nervosa gerechnet. Eine Reihe von Untersuchungen in den letzten Jahren rechtfertigt jedoch die Abgrenzung dieses Störungsmusters von der Anorexie.

In der Tab. 3.**23** sind die diagnostischen Kriterien der Bulimie nach dem DSM-III wiedergegeben.

Tabelle 3.**23.** Diagnostische Kriterien der Bulimie (aus *Koehler, K.* und *H. Saß:* Diagnostisches und Statistisches Manual Psychischer Störungen DSM III. Deutsche Bearbeitung und Einführung. Beltz, Weinheim 1984)

A) Wiederkehrende Phasen von Heißhunger (schnelle Aufnahme einer großen Speisenmenge in bestimmter Zeit, gewöhnlich in weniger als zwei Stunden).

B) Mindestens drei der folgenden Merkmale:
1. Aufnahme hochkalorischer, leicht aufzunehmender Speisen in einer großen Menge;
2. unauffälliges Essen während der Episode;
3. Beendigung dieser Episoden durch Bauchschmerzen, Schlaf, Unterbrechung durch andere oder selbstinduziertes Erbrechen;
4. wiederholte Versuche zur Gewichtsabnahme durch strenge Diat oder selbstinduziertes Erbrechen oder die Einnahme von Abführmitteln oder Diuretika;
5. häufige Gewichtsschwankungen von mehr als 5 Kilogramm infolge von alternierendem hemmungslosem Essen und Fasten.

C) Bewußtsein, daß diese Eßgewohnheiten abnorm sind, und Furcht, das Essen nicht willentlich beenden zu können.

D) Depressive Verstimmung und Selbstvorwürfe nach den Episoden.

E) Die bulimischen Episoden sind nicht auf Anorexia nervosa oder irgendeine bekannte körperliche Störung zurückzuführen.

Bulimische Patienten zeigen noch eine Reihe weiterer Besonderheiten wie Neigung zu Ängstlichkeit und Depressionen, verschiedene neurotische Verhaltensweisen und Störungen des Körperschemas. In ihren Familien findet man gehäuft affektive Störungen, z. B. Neigung zu Verstimmungen oder auch affektive Psychosen.

Diagnose und Differentialdiagnose. Die Diagnose wird meist aufgrund der klinischen Symptomatik gestellt. Testpsychologische Untersuchungen (FPJ, MMPJ) tragen zur Objektivierung der Persönlichkeitsstruktur und weiterer psychopathologischer Auffälligkeiten bei. Differentialdiagnostisch muß die Störung von der Anorexia nervosa abgegrenzt werden. Bulimische Patientinnen haben in der Regel ein höheres Körpergewicht und meist nicht einen so starken Gewichtsverlust wie Patientinnen mit Anorexia nervosa. Natürlich müssen auch organische Erkrankungen, die mit Erbrechen einhergehen, ausgeschlossen werden. Schließlich ist auch auf süchtiges Verhalten auf anderen Gebieten (Alkohol, Drogen, Medikamente) zu achten.

Ätiologie und Genese. Die Annahmen zur Ätiologie und Genese sind ähnlich wie bei der Anorexia nervosa. Der Schwerpunkt wird jedoch stärker in der Persönlichkeit und in genetisch-konstitutionellen Einflüssen gesehen und weniger in der Familiendynamik. Dafür spricht auch die hohe Belastung der Familien mit affektiven Erkrankungen. Andererseits muß man aber auch die gemeinsame Wurzel der beiden Erkrankungen sehen. Nicht häufig entwickeln sich Bulimien nämlich im Verlaufe von Anorexien. Es scheint dabei verschiedene Verläufe zu geben, denn etwa die Hälfte der Patientinnen mit Bulimia nervosa entsprach nicht den Kriterien für die Anorexia nervosa. Natürlich müssen auch organische Erkrankungen, die mit Erbrechen einhergehen, ausgeschlossen werden.

Therapie, Verlauf und Prognose. Die Behandlung muß in jedem Einzelfall nach sorgfältiger Analyse der Symptomatik und der Genese erfolgen. Im wesentlichen werden dabei die gleichen Prinzipien beachtet wie bei der Anorexia nervosa. Man muß bei Patientinnen mit Bulimia nervosa noch stärker damit rechnen, daß sie die Behandlungsmaßnahmen unterlaufen (durch Laxantienabusus, unbeobachtetes Erbrechen usw.). Zu Beginn der Behandlung ist eine strikte Kontrolle des gesamten Verhaltens erforderlich. Nur so läßt sich der Behandlungsverlauf kontrollieren und mit der Zeit Einsicht in die Notwendigkeit der strengen Behandlungsmaßnahmen erzielen.

Die Prognose der Bulimia nervosa ist nicht sehr günstig. In vielen Fällen besteht die Symptomatik in mehr oder weniger ausgeprägter Form im späteren Leben weiter, oder die Patienten zeigen andere psychopathologische Auffälligkeiten.

Adipositas

Definition und Klassifikation. Unter Adipositas versteht man ein ausgeprägtes Übergewicht, das gleichzeitig durch eine ungewöhnliche Ansammlung von Fettgewebe gekennzeichnet ist.

In den allermeisten Fällen beruht die Störung auf der abnormen Gewohnheit, zuviel zu essen. Hierfür können sehr unterschiedliche Gründe verantwortlich sein.

Im multiaxialen Klassifikationsschema für psychiatrische Erkrankungen im Kindes- und Jugendalter wird die Adipositas als Eßstörung (307.5) eingeordnet. Dies erfolgt jedoch nur, wenn eine organische Ursache ausgeschlossen ist. Diese Klassifikation ist zwar nicht befriedigend, trägt aber dem derzeitigen Kenntnisstand Rechnung.

Epidemiologie. Während man früher die Adipositas ausschließlich nach dem Körpergewicht bestimmt hat, gewinnt heute die Messung des subkutanen Fettgewebes (Hautfaltendicke) mit Hilfe eines speziellen Meßinstrumentes, des Caliper, zunehmende Bedeutung.

Mehrere Studien in den westlichen Industrieländern haben gezeigt, daß rund 15–20% aller Kinder und Jugendlichen ab 6 Jahren als adipös zu klassifizieren sind, wobei der Prozentsatz mit zunehmendem Lebensalter ansteigt.

Ist ein oder sind beide Elternteile ebenfalls adipös, so steigt die Quote auf rund 40% an.

Klinisches Bild. Ins Auge springt zunächst das übermäßige Körpergewicht. Aber auch die Persönlichkeit adipöser Kinder und Jugendlicher ist auffällig. Es handelt sich meist um Patienten, die infantile Züge aufweisen, sehr abhängig von Bezugspersonen sind, in ihrer Autonomieentwicklung erhebliche Probleme haben und auch eine gestörte Appetitregulation aufweisen, insbesondere was die Wahrnehmung von Hungergefühl und Sättigung betrifft.

In den Familien finden wir häufig ein überprotektives Verhalten der Mütter, die häufig ebenfalls an Adipositas leiden, während die Väter eine eher passive und zurückgezogene Rolle spielen.

Schließlich kommen reaktive Momente hinzu: Adipöse Kinder machen auch mit ihrer Umgebung schlechte Erfahrungen, sie werden häufig gehänselt und nicht akzeptiert, was häufig dazu führt, daß sie sich durch viel essen »etwas Gutes antun wollen«.

Diagnose und Differentialdiagnose. Die Diagnose ergibt sich aus der Symptomatik und der Anamnese.

Differentialdiagnostisch muß die psychogene Adipositas von zahlreichen anderen Syndromen abgegrenzt werden, so vom Prader-Labhart-Willi-Syndrom, vom Cushing-Syndrom, von verschiedenen endokrinen Störungen. Auf diese Abgrenzungen wird hier nicht näher eingegangen.

Ätiologie und Genese. Diskutiert werden konstitutionell-genetische Faktoren und psychische Einflüsse.

Die Adipositas tritt familiär gehäuft auf, Zwillingsuntersuchungen zeigen, daß eineiige Zwillinge hinsichtlich der Hautfaltendicke eine deutlich höhere Konkordanz zeigen als zweieiige Zwillinge, auch wenn sie in einer unterschiedlichen Umgebung aufwachsen.

Von großer Bedeutung sind die psychischen Einflüsse. Unter ihnen spielt die Art der Nahrungsaufnahme eine wichtige Rolle. Adipöse Kinder und Jugendlichen leiden oft an einer früh erworbenen Störung der Nahrungsaufnahme, die sich in einer mangelnden Wahrnehmung von Hungergefühl und Sättigung zeigt, so daß eine angemessene Regulation in diesen Bereichen auch später nicht erfolgen kann. Es gibt Anhaltspunkte dafür, daß dieses »Defizit« auch mit fehlerhaften Erziehungsmethoden im Hinblick auf die Ernährung zusammenhängt, z. B. Überfütterung der Kinder, auch wenn sie bereits gesättigt sind. Andererseits kann auch der Vorgang der Nahrungsaufnahme primär gestört sein, z. B. im Sinne einer zu hastigen und unkontrollierten Aufnahme, wodurch das Sättigungsgefühl »übergangen« wird.

Darüber hinaus ist auch nachgewiesen, daß bei manchen Kindern und Jugendlichen emotionale Belastungen und Konflikte hyperphage Reaktionen auslösen können, die mit einer teilweisen Behebung des als unangenehm empfundenen Zustandes einhergehen und insofern als Verstärker wirken.

Therapie und Prognose. Die Therapie stützt sich auf diätetische Maßnahmen, Bewegung und psychotherapeutische Vorgehensweisen. Im Rahmen der diätetischen Behandlung muß versucht werden, das Kalorienangebot um etwa 30% zu reduzieren. Wichtig ist dabei die Einbeziehung des Kindes und der Eltern. Bei Jugendlichen sollten die Patienten das Regime selbst in die Hand nehmen. Dies gelingt natürlich nur bei entsprechender Therapiemotivation. Große Bedeutung kommt auch der Förderung von Motorik und Bewegung zu. Anfangs haben adipöse Kinder und Jugendliche meist eine große Scheu, sich an sportlichen Gruppenaktivitäten zu beteiligen, weil sie befürchten, ausgelacht zu werden. Daher empfiehlt es sich vielfach, zu Beginn der Behandlung Sport und Bewegung innerhalb der Familie oder in kleinen Gruppen durchzuführen. Hierzu eignet sich besonders das Radfahren, Schwimmen oder Tischtennisspielen.

Nach entsprechender Gewichtsreduktion, die in der Regel ja auch mit einer körperlichen Ertüchtigung verbunden ist, empfiehlt es sich, die Kinder und Jugendlichen in sportliche Gruppenaktivitäten zu vermitteln.

Unter den psychotherapeutischen Maßnahmen spielt die Verhaltenstherapie heute eine wichtige Rolle. Man versucht, den Kindern und Jugendlichen zunächst eine angemessene Empfindung für Hunger und Sättigung zu vermitteln, und übt anschließend die Beherrschung des Eßvorganges ein.

Bei langem Bestehen der Störung ist die Prognose im allgemeinen nicht günstig, d.h., die meisten adipösen Kinder (bis zu 80%) sind auch als Erwachsene übergewichtig.

Da Übergewicht aber später zu einer Reihe von weiteren Erkrankungen führt (z.B. Diabetes, Leber-, Nieren- und Gallenerkrankungen), muß frühzeitig auf eine Behandlung gedrängt werden. Sie ist absolut indiziert, wenn das Übergewicht mehr als 20% über der Altersnorm liegt. Für das Gelingen der Behandlung ist eine sehr konsequente und lange ärztliche Führung notwendig. Der Erfolg ist aber auch stark abhängig von der Persönlichkeit und Motivation des Patienten und seiner Familie.

Ist z.B. ein Elternteil adipös und unternimmt selbst keine Anstrengungen abzunehmen, so sind in der Regel auch die Kinder nur schwer für eine Behandlung zu motivieren.

Ulcus ventriculi et duodeni

Definition, Klassifikation und Epidemiologie. Beide Erkrankungen werden häufig unter dem Begriff des Ulcus pepticum zusammengefaßt und unter der Ziffer 316 im multiaxialen Klassifikationsschema eingeordnet. Diese Ziffer umfaßt »psychische Störungen in Verbindung mit anderweitig klassifizierten Erkrankungen«. Die Erkrankung ist selten und betrifft etwa 1–3 Fälle auf 100000 Kinder und Jugendliche unter 15 Jahren.

Klinisches Bild. Die Symptomatik ist durch Druckbeschwerden im Oberbauch, Nüchternschmerz, Sodbrennen sowie allgemeine Magenempfindlichkeit gekennzeichnet. Psychopathologisch sind die Kinder durch Ängstlichkeit, Sensibilität, Neigung zu Verstimmungen, emotionale Labilität, Leistungsehrgeiz, übermäßig starke Bindungen an Beziehungspersonen gekennzeichnet. Ein Teil der Kinder leidet an einer ausgesprochenen Trennungsangst.

Ätiologie und Genese. Als Ursache des Magen- und Zwölffingerdarmgeschwürs werden folgende Faktoren herausgestellt: genetische Einflüsse, Persönlichkeitsfaktoren und familiäre Faktoren. Für die Bedeutung *genetischer Einflüsse* wird die Tatsache angeführt, daß unter Verwandten von Patienten mit Ulkusleiden 2- bis 2,5mal häufiger Magengeschwüre auftreten. In gleicher Richtung wird die bei den meisten Patienten mit Zwölffingerdarmgeschwür beobachtete Übersekretion des Magens gedeutet.

Die *Persönlichkeit* der Kinder ist, nach übereinstimmenden Aussagen aus mehreren Untersuchungen, durch folgende Züge gekennzeichnet: Passivität, Hemmung besonders in der Äußerung von Affekten, übermäßig starke Abhängigkeit von der Mutter bei gleichzeitiger Ambivalenz und Unfähigkeit, negative Gefühle auszudrücken.

Als wesentliche *familiäre Einflüsse* werden eine belastende häusliche Situation sowie frühe negative Erfahrungen, insbesondere im Verhältnis zur Mutter, herausgestellt.

Therapie und Prognose. Die somatische Therapie besteht in Bettruhe bis zum Abklingen der Beschwerden, in der Gabe von Antazida sowie bei rezidivierenden Ulzera in der Gabe von Medikamenten, die die Säure- und Pepsinbildung im Magen hemmen. Bewährt hat sich hier das Cimetidin, das die Rezidivrate deutlich senkt.

Aus kinder- und jugendpsychiatrischer Sicht ist eine wesentliche Voraussetzung für eine effektive Behandlung immer die Abklärung der individuellen Konfliktlage, was nicht selten auf eine Einbeziehung der Familie hinausläuft. Da der Einfluß von Angst- und Spannungsreaktionen sowie emotionaler Erregung als erwiesen angesehen werden kann, bieten sich auch Entspannungsübungen (z. B. autogenes Training) an. Darüber hinaus wird häufig eine analytisch orientierte Behandlungsform durchgeführt.

Colitis ulcerosa und andere psychosomatische Darmkrankheiten

Definition, klinisches Bild und Epidemiologie. Bei der Colitis ulcerosa handelt es sich um eine häufig akut einsetzende, rezidivierende, unspezifisch-entzündliche Erkrankung des Dickdarmes, die durch heftige Leibschmerzen, blutige, schleimige Stühle, Appetit- und Gewichtsverlust gekennzeichnet ist. Von der Erkrankung können alle Altersstufen betroffen sein. Kinder und Jugendliche machen etwa 10% aller stationären Aufnahmen mit dieser Erkrankung aus. Die Krankheit ist unabhängig von der sozioökonomischen Situation, hingegen scheint es eine kulturspezifische Abhängigkeit zu geben.

Ätiologie und Genese. Heute werden im wesentlichen zwei Theorien diskutiert, die Autoimmunhypothese und die psychosomatische Hypothese.

Autoimmunhypothese. Sie geht von der Beobachtung aus, daß bei Kolitispatienten wiederholt Antikörper gegen die Kolonschleimhaut gefunden worden sind. Es ist jedoch noch nicht geklärt, ob derartige Autoimmunreaktionen allein für die Entstehung einer Kolitis verantwortlich gemacht werden können.

Psychosomatische Hypothese. Diese kann sich auf eine Reihe von Faktoren stützen, von denen jedoch keiner für die Verursachung der Erkrankung als hinreichend angesehen werden kann. Unter ihnen sind hervorzuheben:

- relativ unspezifische auslösende Situationen (z. B. schmerzvolle Verlusterlebnisse, familiäre Konfliktsituation);
- eine charakteristische Persönlichkeitsstruktur. Nach Ansicht mancher Autoren sollen Kolitispatienten gekennzeichnet sein durch Infantilität, depressive Reaktionsbereitschaft und Aggressionshemmung. Von psychiatrischer Seite wird ein relativ häufiges Zusammentreffen von Kolitis mit depressiven und schizophrenen Psychosen berichtet, was für ein internistisches Krankengut allerdings nicht gilt.
- Mutter-Kind-Beziehung und familiäre Situation. Für die von der Erkran-

kung betroffenen Kinder und Jugendlichen wurde häufig die auch bei anderen psychosomatischen Erkrankungen bekannte symbiotische Mutterbindung beschrieben. Die Mütter von Kolitispatienten werden als perfektionistisch, kontrollierend und dominierend gekennzeichnet. Es gibt jedoch auch Untersuchungsergebnisse, die damit nicht übereinstimmen.

Unter den Kolitispatienten findet man auffällig viele Erstlingskinder, deren Entfaltung in der Phase des frühkindlichen und kindlichen Trotzes behindert worden sein soll. Ob diese Ansicht zutrifft, ist noch nicht erwiesen.

Therapie. Man kann zwischen einer Therapie im akuten und im chronischen Stadium unterscheiden. Im akuten Stadium überwiegt die somatische Behandlung, jedoch müssen bereits detaillierte Explorationen zur Klärung der möglicherweise psychogen wirksamen Faktoren durchgeführt werden.

Sofern sich eine Psychotherapie als notwendig erweist, zielt diese auf die Lösung zugrundeliegender Konflikte ab, aber ebenso auf eine schrittweise Verselbständigung der Kinder und Jugendlichen, die meist extrem in ihrer Durchsetzungsfähigkeit und Selbstentfaltung gehemmt sind.

Weitere Darmerkrankungen, für deren Entstehung psychische Faktoren als Teilursache diskutiert werden, sind die *Ileitis terminalis,* das *Reizkolon* sowie die *psychogen bedingte Diarrhoe und Obstipation.*

Auf sie kann hier nicht näher eingegangen werden.

Hospitalismus (psychische Deprivation)

G. Krüse

Historisches. Welchen Einfluß eine psychische Deprivation (lat.: deprivare = berauben, der Mutter oder einer anderen Bezugsperson entbehren lassen) auf Kinder hat, geht aus einer Chronik über den Hohenstaufen-Kaiser Friedrich II. hervor. Es wird erzählt, er habe Säuglingswaisen von Pflegerinnen aufziehen lassen, die sich lediglich um deren leibliches Wohl kümmerten, ohne mit ihnen zu sprechen, geschweige denn Zuwendung zu geben. Er wollte dadurch die heilige bzw. Ursprache (hebräisch, griechisch oder lateinisch) herausfinden, wenn die Kinder zu sprechen begännen. Durch die psychosozialen Entbehrungen starben angeblich alle Kinder.

Um 1800 ist noch in Berichten über ein Waisenhaus (in Wien) zu lesen, daß in guten Zeiten 70%, in schlechten 100% der Säuglinge starben.

Um 1900 beschrieb der Münchener Pädiater von Pfaundler die Folgeerscheinungen psychischer Deprivation »in den Säuglingskasernen und Pflegefabriken« der damaligen Zeit äußerst prägnant.

René Spitz befaßte sich Jahrzehnte eingehend mit dem Problem des Hospitalismus und stellte die These auf, das Fehlen der Mutter oder ihres Ersatzes sei als einzige Ursache hierfür anzusehen.

Die Forschung des Hospitalismus ist eng mit JOHN BOWLBY, dem Direktor der Erziehungsberatungsstelle der berühmten Tavistock-Klinik in London, verknüpft.

Derzeit kommen in der Bundesrepublik etwa 25000 Säuglinge pro Jahr in Säuglingsheime, deren Hauptaufgabe nach wie vor das »Ernähren und Behüten« ist. Die Säuglingssterblichkeit im 1. Lebensjahr liegt etwa zwischen 2 und 6%.

Definition. Der Begriff Hospitalismus wurde anfänglich für die Störungen bei Kindern verwendet, die als Folge von *Heim- und Klinikaufenthalten* anzusehen waren, später aber auch auf die Folge pathologischer *Familienkonstellationen* (interesselose, steril pflegende Eltern; »Privation« nach BOWLBY) ausgeweitet.

Die eingehende wissenschaftliche Beschäftigung mit dem Problem brachte eine Vielzahl neuer Begriffe und Definitionen.

Am brauchbarsten erscheint folgende:

»Die psychische Deprivation ist ein Zustand des Organismus, der als Folge solcher Lebenssituationen entsteht, in denen dem Subjekt (Kind) nicht in ausreichendem Maße und für genügend lange Zeit die Möglichkeit zur Befriedigung seiner grundlegenden psychischen Bedürfnisse (nach ausreichenden und variablen Reizen, nach Lernerfahrungen und Interaktionen) gegeben ist.«

Symptomatik. Die Symptomatik hängt vom Zeitpunkt und Ausmaß der Deprivation ab. Einen »reinen« Hospitalismus wird man nur noch selten zu sehen bekommen, die abgeschwächten Formen herrschen vor.

Schwer hospitalisierte Kinder wirken passiv, initiativ- und teilnahmslos, kontaktgestört, zurückgezogen, neigen zu stereotypen Bewegungen (Jaktationen), vermögen keine Gefühle auszudrücken und zeigen insgesamt einen intellektuellen, emotionalen, motorischen und Sprachentwicklungsrückstand.

Diagnostik. Die Diagnose Hospitalismus läßt sich erst aus der Zusammenschau verschiedener Faktoren stellen (worauf zu achten ist, ist in Klammern angeführt):

Anamnese (Trennungen von Mutter, Familie, Heimaufenthalte, soziokulturelle Stufe der Eltern), körperliche Untersuchung (Dystrophien, statomotorische Entwicklung, Feinmotorik und Sprachentwicklung), psychologische Tests (Entwicklungs- und Intelligenztests, projektive Verfahren), psychiatrische Untersuchung (Neurosen, Charakter, Verhaltensstörungen).

Es ist immer Rechnung zu tragen, daß jedes Kind *anders* auf individuelle Deprivationen reagiert. Es ist bekannt, daß bei Geschwistern, die im gleichen Mangelmilieu aufgewachsen sind, der eine Teil mit Hospitalismus reagiert, der andere nicht. Auch nicht bei allen Heimkindern kommt es zur Ausbildung eines Hospitalismus, sondern es gibt welche, die nur sehr wenig psychisch auffällig sind. D.h. also, es gibt individuelle Unterschiede in den

Reaktionen auf dieselben Deprivationssituationen, abhängig von Alter, Geschlecht und konstitutionellen Eigenschaften des Kindes.

Ursachen

Psychoanalytische Sicht. Die ersten Theorien über die Ursachen des Hospitalismus stammen aus psychoanalytischer Sicht von René Spitz, der den Hospitalismus unter dem Aspekt früher Objektbeziehungen untersuchte.

Bis zum 3. Lebensmonat ist der Säugling *»objektlos«*, also unfähig, zwischen sich selbst und seiner Mutter zu unterscheiden. Im nächsten Trimenon vermag der Säugling *»Objektvorstufen«* wahrzunehmen, auf einfache Signale zu reagieren, z. B. lächelt er einem zu. Ab dem 6. Lebensmonat beginnt er deutlicher zwischen nichtfremd und fremd zu unterscheiden (Achtmonatsangst), also eine *echte Objektbeziehung* zur Mutter zu entwickeln, sich an sie als den Repräsentanten oraler Bedürfnisbefriedigung zu binden.

Durch einen *qualitativen* Mangel an emotionaler Zuwendung kommt es zu *»psychotoxischen Störungen«*. Ein *quantitativer* Mangel hingegen, etwa durch das Fehlen der Mutter (durch Krankheit oder Tod, Heimeinweisungen wegen außerehelicher Geburt, Berufstätigkeit der Mutter, Scheidung der Kindseltern) führt je nachdem, ob es sich um ein teilweises oder vollständiges Fehlen der Mutter und mütterlicher Affektivität handelt, zur *»anaklitischen Depression«*, die der depressiven Symptomatik Erwachsener ähnelt. Körperlich und seelisch normal entwickelte Kinder wurden aus verschiedenen Gründen zwischen dem 6. und 8. Lebensmonat von den Müttern getrennt, zu denen eine gute Beziehung bestand. Es zeigte sich nach Spitz, daß während einer *dreimonatigen* Trennungszeit die Kinder weinerlich, in sich zurückgezogen und weltabgewandt wurden, an Gewicht verloren und zu Schlaflosigkeit und Infekten neigten. War die Mutter-Kind-Beziehung »schlecht«, entstand nur eine »leichte« Depression, d. h., der Ersatz der Kindsmutter war in etwa so befriedigend wie die Mutter selbst.

Dauerte dieser Deprivationszustand *über 5 Monate* an – egal ob die Beziehung zur Mutter »gut oder schlecht« war –, führte er zu einem psychophysischen Verfall bzw. zum *Hospitalismus*.

Anstelle zu weinen, lagen die Kinder nunmehr völlig schlaff und passiv mit starrem und leerem Gesichtsausdruck in ihren Betten. Sie zeigten Entwicklungsrückstände im motorischen, intellektuellen und emotionalen Bereich. Viele Kinder starben, *»verhungerten psychisch«*.

René Spitz folgerte aus diesen Untersuchungen, daß Kinder erst ab dem 6. Lebensmonat, nach Ausbildung einer tragfähigen Objektbeziehung, vulnerabel sind. Andere Autoren kamen jedoch zu dem Ergebnis, daß auch bereits davor Deprivationen zu offenbar sehr nachhaltigen psychischen Störungen führen können.

Verhaltenstheoretische Sicht. John Bowlby verwarf später die psychoanalytische Theorie und postulierte ganz unter dem Einfluß der *Verhaltensforschung*, daß »angeborene, instinktive Reaktionssysteme (Schreien, Anklammern)« die Bindung zur Mutter ausmachen, die durch diese ständig in Gang gehalten werden. Fehlt die Mutter, entstehen massive Ängste, das Kind schreit und tobt *(Protestphase)*. Dauert die Trennung von der Mutter länger, folgt eine *Trauer-*, *Verzweiflungs-* bzw. *Erschöpfungsphase*. Schließlich nehmen die Kinder nur noch scheinbar Kontakt zur Umwelt auf.

Lernpsychologischer Ansatz. Die angeführten Entwicklungsrückstände der Kinder werden entwicklungspsychologisch auf *mangelnde Lernerfahrungen* zurückgeführt bzw. auf das Fehlen operanter Konditionierungen. Beim Heimkind wird Spontanverhalten (z. B. Lächeln) nicht »verstärkt«, es versiegt daher *(kognitive Deprivation)*.

Weitere Ansätze. Andere Forscher meinen, daß die Inaktivität der Kinder in der *mangelnden sensorischen Stimulierung* durch die Mutter (oder den Muttersatz) zu suchen ist *(sensorische Deprivation)*.

Tierexperimentell konnte nachgewiesen werden, daß es durch sensorische Deprivation zu biochemisch-metabolischen und sogar strukturellen Veränderungen des Zentralnervensystems kommen kann.

Experimentelle *Isolierung* Erwachsener führt innerhalb kurzer Zeit zu Konzentrationsstörungen, Desorientierung, Unruhezuständen, Angst, lebhafter Phantasietätigkeit bis hin zu Halluzinationen.

Aus *soziologischer* Sicht wird das deprivierte Kind aus den interaktionellen Prozessen isoliert. Es vermag durch das Fehlen geeigneter Bezugspersonen keine Rollen zu erlernen, woraus sich das gestörte Sozialverhalten hospitalisierter Kinder erklärt *(soziale Deprivation)*.

Keine der angeführten Theorien kann allein ausreichend die Ursachen der Deprivation erklären. Es ist auch anzunehmen, daß sie *mehrschichtig* sind.

Differentialdiagnostisch auszuschließen sind: Schwachsinn, kindlicher Autismus und zerebralorganische Schäden.

Therapie. Die Behandlung des Hospitalismus läuft im Prinzip darauf hinaus, die schädigenden Einflüsse zu beseitigen. Die Kinder sollten daher in geordneten Familien untergebracht werden, in denen die Zuwendung durch eine Person, die an die Stelle der Mutter tritt, möglich ist.

Die *Prognose* ist um so günstiger, je früher eine solche positive Milieugestaltung erfolgt.

Die Therapie solcher Kinder ist langwierig und kompliziert. Das Hauptgewicht ist daher von vornherein auf die **Prävention** zu legen.

Persönlichkeitsstörungen (abnorme Persönlichkeiten/Psychopathien)

G. Krüse

Historisches. 1891 führte der deutsche Psychiater J. L. Koch den Begriff der »psychopathischen Minderwertigkeit« in die Psychiatrie ein, und zwar für solche Personen, »die für sich selber oder anderen eine Last und Beschwer sind«. Als Ursache nahm er eine angeborene degenerative Störung des Zentralnervensystems an.

Dem folgte eine Flut von Einteilungsversuchen, theoretischen Auseinandersetzungen und Spekulationen zu diesem Thema – ging es doch dabei auch um so wesentliche Begriffe wie Norm und Krankheit, Persönlichkeit und Charakter.

Definition. Bezüglich des Begriffes der »Norm-Krankheit« wird auf S. 88 verwiesen.

Unter *Persönlichkeit* versteht man das Zusammenspiel der seelischen Abläufe, die subjektiv als Kräfte erlebt werden: Bedürfnisse, Triebe, Antriebe, Interessen, Willen und Affekte.

Charakter umfaßt die Gesamtheit aller für einen Menschen typischen Eigenschaften, Gewohnheiten und Verhaltensweisen.

Beide Begriffe decken sich weitgehend. Beim Charakter (der Begriff wird meist wertend verwendet) überwiegt eine »relative Konstanz der Person, bei der Persönlichkeit relative Wandelbarkeit«.

Vielleicht könnte man bildhaft auch sagen, der Charakter ist das Gewebe, der Stoff, die Persönlichkeit die Webart eines Individuums.

Psychopathiebegriff nach Kurt Schneider (deutscher Psychiater, 1887–1967):

»Aus den abnormen Persönlichkeiten (das sind Abweichungen von der statistischen, also Durchschnittsnorm) scheiden wir als Psychopathische Persönlichkeiten diejenigen heraus, die an ihrer Abnormität *leiden* oder unter deren Abnormität die Gesellschaft *leidet.*« (Psychopathisch heißt ja nichts anderes als psychisch leidend!)

Kurt Schneider unterschied bekanntlich *10 Typen* von Psychopathen im Erwachsenenalter. Seine Definition ist im deutschen Sprachraum die gängigste. Die Besprechung der Weiterentwicklung des Begriffes Psychopathie würde den Rahmen dieses Buches sprengen.

Der Nachteil dieser Typologie – wie jeder anderen auch – ist, daß sie von einer »Idealnorm« ausgeht und sich an einem dünnen Bündel qualitativer Eigenschaften eines Menschen orientiert. Sie trifft also nie »das Ganze einer Person«, sondern nur Schwerpunkte.

Die 10 Psychopathentypen nach K. Schneider und ihre Charakteristika sollen nur schlagwortartig angeführt werden:

Hyperthymer Psychopath: Fröhliche Grundstimmung, Betriebsamkeit, gehobenes Selbstbewußtsein, Distanzlosigkeit, Kritiklosigkeit. Man findet diesen Typus häufig bei verwahrlosten Jugendlichen.

Depressiver Psychopath: Pessimismus, Welt- und Lebensangst, hypochondrische Selbstbeobachtungen, Grübeleien, Introversion, Kontaktarmut.

Selbstunsicherer Psychopath: Mangelndes Selbstvertrauen, Skrupel, gefühlte Unzulänglichkeit, Gewissensbisse und Gewissensangst.

Fanatiker (Querulant): Er ist beherrscht von überwertigen Ideen, es geht ihm ums Prinzip, Rechts-, Religionsfanatismus, Sektierertum.

Geltungsbedürftiger Psychopath: Geltungssucht, Hochstapelei, phantastische Lügenreien (Pseudologia phantastica), »will mehr scheinen, als er ist«.

Stimmungslabiler Psychopath: Reizbarkeit, Mißmut, depressive Verstimmungen.

Explosiver Psychopath: Jähzorn, Kurzschlußhandlungen.

Gemütsloser Psychopath: Mitleidlosigkeit, Gewissenlosigkeit, Amoral, Gefühlskälte, Triebhaftigkeit.

Willenloser Psychopath: Apathie, Antriebslosigkeit.

Asthenischer Psychopath: Ermüdbarkeit, geringe Leistungsfähigkeit, Gedächtnis- und Konzentrationsstörungen, fühlt sich seelisch und körperlich leicht unzulänglich.

Von **kinder- und jugendpsychiatrischer** Seite wird folgende Typologie bei Kindern hervorgehoben:

- die *zaghaft Ängstlichen,*
- *die unstet Trägen* und
- die *reizbar-quengelig Übellaunigen.*

Nach dem **ICD-Schema** werden die Persönlichkeitsstörungen (Psychopathien, Charakterneurosen) folgendermaßen definiert (ICD 301):

Die Psychopathen sind Personen mit tief eingewurzeltem Fehlverhalten, das im allgemeinen zur Zeit der Adoleszenz oder früher erkennbar wird und die meiste Zeit während des Erwachsenenalters besteht, obwohl es häufig im mittleren und höheren Lebensalter weniger deutlich wird. Die Persönlichkeit ist abnorm, entweder hinsichtlich der Ausgeglichenheit ihrer Komponenten, deren Qualität und Ausdrucksform oder hinsichtlich des Gesamtbildes. Unter dieser Abnormität oder Psychopathie leidet der Patient oder andere haben darunter zu leiden, und es ergeben sich nachteilige Folgen für das Individuum oder die Gesellschaft.

Dabei wird folgende *Unterteilung* getroffen in:

Paranoide, zyklothyme, schizoide, erregbare, anankastische, hysterische, asthenische und soziopathisch-asoziale Persönlichkeitsstörung.

Wir möchten noch darauf hinweisen, daß es sich bei der Psychopathie um *keine Krankheit* handelt. Es gibt aber Erscheinungsformen, die durchaus Krankheitswert haben. Von Psychopathie kann man übrigens erst dann sprechen, wenn die Persönlichkeitszüge im Extrem auftreten und dauerhaft sind.

Weil eine Psychopathie im Kindesalter nur schwer diagnostisch faßbar ist, sollte dieser Begriff erst *ab der Adoleszenz* Anwendung finden.

Gemeinsamkeiten der abnormen Persönlichkeiten. Abnorme Persönlichkeiten sind im Vergleich zu »Neurotikern« oder auch »Normalen« derart gestört,

- daß sie keine Angst entwickeln im Sinne einer »antizipatorischen Reaktion« (das ist eine noch nicht eingetretene Handlung, die aber vorwegnehmend das gegenwärtige Verhalten objektiv beeinflußt),
- daß ihnen Emotionalität in entsprechenden Situationen fehlt und
- daß sie impulsiv reagieren, d.h., sie neigen zu »Durchbruchshandlungen, gewaltsamen Alles-oder-Nichts-Reaktionen, die sinnblind, fremd, zerstörerisch und selbstzerstörerisch hervorbrechen«.
- Psychopathen sind meist extravertiert, starr, uneinsichtig und situationsangepaßt; die Intelligenz ist meist intakt.

Ursachen. Diese sind in

- Anlage,
- Umwelt und
- hirnorganischen Vorschädigungen

zu suchen, sicherlich wirken mehrere Faktoren zusammen. Im folgenden werden die z. Z. gängigen Theorien der Psychopathieentstehung angeführt:

Dem *entwicklungspsychologischen* Ansatz nach wird die Psychopathie auf das Ausbleiben von Strukturierungs- und Differenzierungsvorgänge zurückgeführt.

Der *Lernpsychologie* nach auf verzögerte Lernprozesse (dem Psychopathen mangelte es an der Fähigkeit, »konditionierte Angstreflexe aufzubauen«).

Der *experimentellen klinischen Psychologie* nach herrscht eine zu niedrige Aktivierung vor, was zu einem erregungssuchenden Verhalten führt.

Tiefenpsychologischer Ansatz. Der »Psychopath« ist bezüglich seines Trieblebens auf einer *kleinkindlichen Stufe* geblieben. Er kann – eben wie ein Kind – nicht eine sofortige Triebbefriedigung (die Libido handelt nach dem Lustprinzip) aufschieben.

Das Lustprinzip ist also einem Realitätsprinzip, das einen Kompromiß darstellt zwischen Erfordernissen der Realität und dem Lustprinzip, nicht gewichen. Der Psychopath will nicht nur seine sexuellen, sondern auch aggressiven Triebregungen »ausleben«, was sich in Wutausbrüchen äußert. (FREUD nahm neben dem Sexualtrieb einen Aggressionstrieb an.)

Das *Ich* des »Psychopathen« ist »schwach«, es fühlt sich ständig von Trieb- und Realitätsforderungen überlastet und kann dem ohne impulsives Agieren nicht standhalten.

Das *Über-Ich* ist ebenfalls unterentwickelt. Libidinöse und sexuelle Triebstrebungen aus dem Es gelangen ungefiltert durch das schwache Ich und ohne Zensur des unterentwickelten Über-Ichs in die Umwelt.

Auch die Abwehrmechanismen sind entsprechend unreif (etwa wie bei Schizophrenen). Typisch ist etwa die sog. *introjektive Identifikation* als Abwehrmechanismus, die der Abwehr eigener Minderwertigkeit dient: »Nicht ich bin minderwertig, denn ich bin ja so klug wie das Idealbild, das ich in mir aufgenommen habe und mit dem ich mich identifiziere.« Der »Psychopath« ist auch nicht fähig, dauerhafte Gefühlsbeziehungen zu anderen Menschen herzustellen. Diese Objektbeziehungen entsprechen den *»primitiven Objektbeziehungen«* der frühen Kindheit, die mehr oder minder bedürfnisbefriedigend waren.

Auch *Angst* (und *Schuldgefühle*) zu entwickeln, ist dem Psychopathen aufgrund seiner Ich-Unreife nicht möglich.

Da ihm sein Ich bedrohlich erscheint, verstößt er gegen die Gesellschaft und die Rechte der Gesellschaft, wird also oft asozial.

Viele Autoren ersetzen den Begriff der »Psychopathie« durch den der *»Charakterneurose«*, die sie auf schwere Milieuschäden zurückführen. Charakterneurosen sind *Neurosen ohne Symptome*, d. h. das Symptom ist eigentlich die Persönlichkeitseigenschaft. Patienten mit Persönlichkeitsstörungen leiden im Gegensatz zu Neurosepatienten nicht, sie versuchen ihr Verhalten auch immer zu rationalisieren und setzen der Therapie großen Widerstand entgegen.

Therapie. Als Vorbemerkung muß vorausgeschickt werden, daß die analytische Psychotherapie – wie so oft – viel zum dynamischen Verständnis dieser Störung beigetragen hat, die von der klassischen Psychiatrie überwiegend als statisch betrachtet wurde. Pionierarbeit zum Verständnis von abnormen Persönlichkeiten leistete ein Schüler FREUDS, AUGUST AICHHORN, dessen Buch »Verwahrloste Jugend« bahnbrechend war.

Analytische Psychotherapie. Da die abnormen Persönlichkeiten *keinen* Leidensdruck haben, setzen sie der Therapie meist erheblichen Widerstand entgegen. Ihr Ich ist bindungs- und belastungsschwach, man wird also keine klassische Analyse durchführen können, für die es eines relativ bindungs- und belastungsstarken Ichs bedarf, sondern diese entsprechend modifizieren müssen.

Der Therapeut muß versuchen, das Vertrauen des Patienten zu gewinnen – eine schwierige Aufgabe – zumal dem Patienten (Ur-)Vertrauen meist völlig fehlt. Der Therapeut wird sich auch nicht scheuen dürfen, pädagogisch – oft in stützender Weise – vorzugehen und vorsichtig Triebverzicht, Frustrationstoleranz, neue Vorbilder und Identitäten aufbauen. Ich-syntones Verhalten (Psychopathen erleben sich eins mit sich selbst, d. h. nicht abweisend von der Norm) wird ich-dyston gemacht, wodurch z. B. die Impulsivität nicht mehr als normal erlebt wird und zu einer Einstellungsänderung (Überlegung und Besonnenheit) führt.

Verhaltenstherapie. Durch die verhaltenstherapeutischen Techniken werden ausgebliebene Lernvorgänge nachgeholt.

Prognose. Die Prognose erscheint nicht ungünstig, abnorme Persönlichkeiten finden im Laufe ihres Lebens meist eine Möglichkeit zur Anpassung, die natürlich von der Toleranz der Umgebung abhängig ist.

Autistische Syndrome

DORIS WEBER

Historisches. Die Erstbeschreibungen der beiden autistischen Syndrome – frühkindlicher Autismus (durch den amerikanischen Kinderpsychiater KANNER) und autistische Psychopathie (durch den österreichischen Pädiater ASPERGER) – erfolgten erstaunlicherweise fast gleichzeitig (1943/44), obwohl die Autoren durch Krieg und Ozean voneinander getrennt waren. Nach BLEULER ist der »Autismus« ein Grundsymptom der Schizophrenie, und er versteht darunter einen Rückzug von der Wirklichkeit auf ein Binnenleben eigener Willkür, eine Verhaltensweise, die auch beim Gesunden vorkommt, und zwar beim (Tag-)Träumer, beim spielenden Kind und beim Künstler. Da autistische Kinder sich aber, zumindest primär, nicht aktiv und auch nicht in eine Phantasiewelt zurückziehen, sondern von Anfang an unfähig bzw. begrenzt fähig sind, soziale Kontakte aufzunehmen, trifft die Bezeichnung »autistisch« für diese Kinder im Grunde nicht zu, wird aber beibehalten, weil sie weltweit gebräuchlich wurde.

Epidemiologie. Beide Syndrome kommen relativ selten vor. In bezug auf den frühkindlichen Autismus finden sich 4–5 Kinder (5–15 Jahre) mit typischen und etwas weniger typischen klinischen Bildern auf 10000 sowie etwa die Hälfte mit dem Kernsyndrom allein. Für die autistische Psychopathie gibt es keine Häufigkeitsangaben.

Frühkindlicher Autismus (Kanner) (Synonym: Kannersches Syndrom)

Der frühkindliche Autismus ist ein vom Verhalten her definiertes, d.h. ein psychopathologisches Syndrom, dessen Umgrenzung allerdings nicht sicher geklärt ist. Es gibt auch Kinder, die nicht alle charakteristischen Symptome zeigen, oder Kinder mit dem Kernsyndrom, aber einem späteren Erkrankungsalter.

Symptomatik. Die *Hauptsymptome* (sie müssen für die Diagnosestellung vorhanden sein) des frühkindlichen Autismus nach dem DSM III (Diagnostisches und statistisches Manual psychischer Störungen der American Psychiatric Association):

1. Beginn vor dem Alter von 30 Monaten.
2. Grundlegender Mangel an Reaktionen auf andere Menschen (Autismus).
3. Große Defizite in der Sprachentwicklung.
4. Wenn die Sprache vorhanden ist, sind eigentümliche Sprachmuster wie etwa prompte oder verzögerte Echolalie, metaphorische Sprache und Pronomen-Umkehr zu beobachten.
5. Bizarre Reaktionen auf verschiedene Aspekte der Umgebung, z.B. Widerstand gegen Veränderungen, eigentümliche Interessiertheit an bzw. Beziehung zu belebten oder unbelebten Objekten.
6. Fehlen von Wahnphänomenen, Halluzinationen, Lockerung der Assoziationen und Zerfahrenheit wie bei Schizophrenie.

Manche Forscher rechnen außerdem die gestörten Reaktionen auf Sinnesreize zu den Hauptsymptomen, da sie einen direkten Zusammenhang zwischen den Auffälligkeiten der Wahrnehmung und den Krankheitsursachen vermuten. Neben den Hauptsymptomen finden sich vielfältige *Nebensymptome,* die zwar auch charakteristisch sind, aber nicht bei allen Kindern vorkommen (Abb. 3.**20**).

Frühe Auffälligkeiten (Säuglingsalter): Der Blickkontakt fehlt; die Lächelreaktion bleibt aus; das Kind streckt die Arme nicht aus, um aufgenommen zu werden; die Kinder sind meist ruhige, bequeme und unbeteiligte Säuglinge; Zärtlichkeiten gegenüber sind sie oft gleichgültig, oder sie wehren sie auch ab.

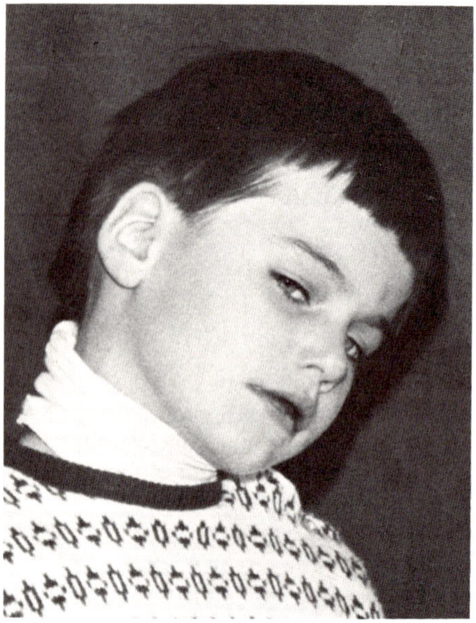

Abb. 3.**20**. Kleinkind mit frühkindlichem Autismus. Der Blick ist häufig nicht auf die Außenwelt gerichtet

Spätere Auffälligkeiten (vom Kleinkindalter an): *Hauptsymptome*:

Zu 1.: Der Blickkontakt kann weiterhin fehlen, oder es wird ihm jetzt auch aktiv ausgewichen; autistische Kinder vermissen einerseits häufig die Eltern nicht bei Abwesenheit und freuen sich nicht beim Wiedersehen, andererseits zeigen sie aber vielfältige symbiotische Verhaltensweisen (sie essen z. B. nur, wenn sie gefüttert werden, und geben auf ihre Weise zu verstehen, daß sie umsorgt sein wollen); sie finden im Laufe der Entwicklung besser Kontakt zu Erwachsenen als zu Kindern, die uneinfühlsamer, lauter und bedrängender sind.

Zu 2.: Es fehlen bei autistischen Kindern Gesten mit symbolischem Gehalt und vor Sprechbeginn das Lallen im Tonfall von Sprache; sie entwickeln keine (etwa 50% der Kinder) oder verspätet eine zunächst nicht kommunikative Sprache (Echolalie), später mit intendierter Kommunikation; aus der Echolalie ist die pronominale Umkehr zu erklären: meist Ich-Du; die Kinder haben eine auffällige Sprechstimme, vor allem Besonderheiten der Stimmlage, der Melodie, der Betonung, der Stimmstärke und des Sprechrhythmus.

Zu 3.: Autistische Kinder zeigen ein ängstlich-zwanghaftes Bedürfnis nach Gleicherhaltung der dinglichen Umwelt, diese Veränderungsängste sind auf die für das jeweilige Kind subjektiv wichtigen Gegebenheiten ausgerichtet,

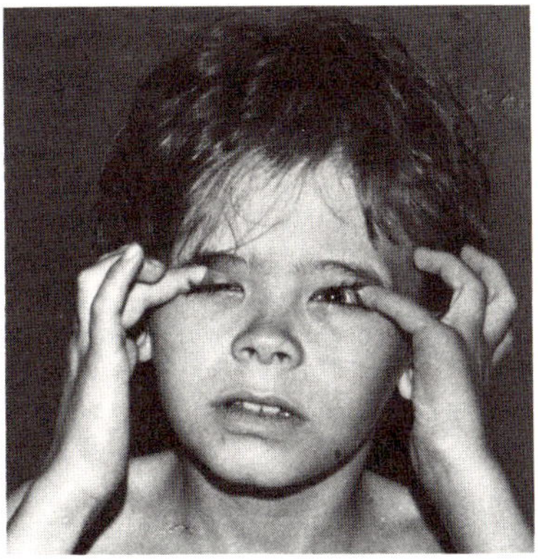

Abb. 3.**21**. Augenbohren (digitookuläres Phänomen) eines Schulkindes mit frühkindlichem Autismus. Ophthalmologischer Befund o.B. (aus *D. Weber:* Autistische Syndrome. In: Kinder- und Jugendpsychiatrie in Klinik und Praxis, Bd. II, hrsg. von *H. Remschmidt* und *M. Schmidt.* Thieme, Stuttgart 1985)

z.B. Ängste vor fremden Räumen, neuen Spazierwegen, neuen Speisen, neuen Kleidern, Umstellungen in der Wohnung, Änderungen des Tagesablaufs. Zu Wahrnehmungsstörungen: In bestimmten Entwicklungsphasen zeigen autistische Kinder Störungen bei der Reaktion auf Sinnesreize, z.B. reagieren sie zunächst auf Sprache und viele Geräusche nicht, etwas später kann daneben eine selektive oder totale Geräuschüberempfindlichkeit bestehen; die Eltern autistischer Kinder vermuten daher anfänglich häufig eine Hör- und Sehstörung bei ihren Kindern; es fallen bei autistischen Kindern vielerlei Stereotypien auf, die als Selbststimulation von Sinnesbereichen zu deuten sind: z.B. Augenbohren (Abb. 3.**21**), Fächerbewegungen der Hände vor den Augen, rasches Herumpendeln mit dem Kopf, Schlagen mit den Händen auf die Ohren; sie lehnen Berührung und Zärtlichkeiten ab, können aber gleichzeitig unempfindlich sein gegenüber Kälte und Schmerzreizen; Spielzeug wird oft zweckentfremdet benutzt, z.B. werden alle möglichen Gegenstände ausdauernd zum Rotieren gebracht und fasziniert beobachtet; es besteht wohl immer eine panische Angst vor Hunden; intensive Schlafrhythmusstörungen sind häufig.

Nebensymptome. Die Intelligenz autistischer Kinder ist meist beeinträchtigt (charakteristische Intelligenzstruktur, Inseln besserer Leistungen), ca. 60% sind geistig behindert, ca. 20% lernbehindert, bei ca. 17% liegt der IQ im Grenzbereich und bei ca. 3% im durchschnittlichen Bereich oder darüber. Die Mehrzahl der Forscher vermutet heute, daß es sich um Oligophrenien bzw. Demenzprozesse handelt, frühe Deprivation kann eine zusätzliche Beeinträchtigung bedeuten; bei autistischen Kindern fallen vielerlei Stereotypien auf: stereotype Fragen, stereotype Äußerungen, motorische Stereotypien (z.B. Wirbeln mit Bindfäden, Schaukelbewegungen und stereotype

Bewegungen, wie sie bei blinden und hochgradig sehschwachen Kindern zu beobachten sind, auch ein so charakteristisches Symptom wie das Augenbohren); sie haben Aufmerksamkeitsstörungen infolge ihrer Selbstversunkenheit und sind schwer zu motivieren, weil es Mühe macht, sie von ihren eigenen Bestrebungen zu lösen; es sind bei ihnen häufig aggressive und autoaggressive Handlungen festzustellen, sie reißen z. B. plötzlich andere Kinder an den Haaren, beißen sich in den Handballen, schlagen den Kopf auf den Fußboden, kratzen sich Körperstellen blutig; selten fehlt eine Neigung zu ausgesprochener Schadenfreude und ein Vergnügen am Schaurigen; sie bekommen Verzweiflungsstürme z. B. bei Veränderungen in ihrer Umwelt, bei lauten Geräuschen, wenn sie ihre Bestrebungen nicht durchsetzen können und auch ohne ersichtlichen Grund.

Die Stellung der Diagnose wird erschwert 1. dadurch, daß auch Kinder zu finden sind, die einzelne, aber nicht alle Symptome zeigen, 2. dadurch, daß sich das psychopathologische Bild des frühkindlichen Autismus ständig unter den Entwicklungsprozessen wandelt (z.B. treten die Veränderungsängste erst im Lauf des 2. Lebensjahres auf, wenn Beziehungen zur dinglichen Umwelt geknüpft werden; nach dem 6. Lebensjahr lassen, vor allem bei den weniger gestörten Kindern, viele Besonderheiten nach oder verschwinden auch ganz und normale Entwicklungsprozesse setzen vermehrt ein); 3. dadurch, daß der Ausprägungsgrad der Störung sehr unterschiedlich sein kann und 4. durch vielfältige, nicht bei allen Kindern vorkommende Symptome.

Viele Symptome des frühkindlichen Autismus lassen sich aus normalen Entwicklungsvorgängen ableiten, verändert in bezug auf den Zeitpunkt des Auftretens, die Intensität und die Dauer des Bestehens; z. B. die Sprachauffälligkeiten, die Veränderungsängste, der häufig über Jahre zu beobachtende Zehengang (Abb. 3.**22** u. Abb. 3.**23**), die symbiotischen Verhaltensweisen.

Im Gegensatz zu früher kommen in letzter Zeit immer häufiger Wissenschaftler bei ihren Untersuchungen zu dem Ergebnis, daß die Eltern der Kinder mit frühkindlichem Autismus nicht zu den höheren sozialen Schichten gehören und nicht nahezu durchgängig eine verhältnismäßig hohe Intelligenz besitzen, außerdem wird häufig eine spezifische Familienpathologie verneint.

Ätiologie und Genese. Aufgrund der umfangreichen Forschungsergebnisse aus vielen Ländern der Erde, kann heute nicht mehr angezweifelt werden, daß der frühkindliche Autismus hirnorganisch verursacht ist, Umwelteinflüsse aber für den Verlauf von Bedeutung sind. Für die Annahme einer hirnorganischen Ursache beim frühkindlichen Autismus sprechen 1. der sehr hohe Prozentsatz sicher nachgewiesener (polyätiologischer) Hirnschäden (Mittelwert nach den Angaben in der Literatur etwa 50%), 2. die Art der Wahrnehmungs-, Sprach- und Intelligenzprobleme und 3. die Häufigkeit von epileptischen Anfällen im Jugendalter (nach Angaben in der Literatur bis zu 29%). Mit den sich laufend verbessernden Untersuchungsmethoden wurde festge-

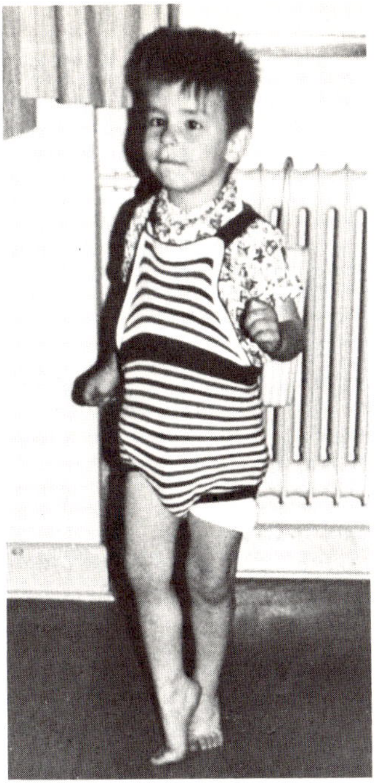

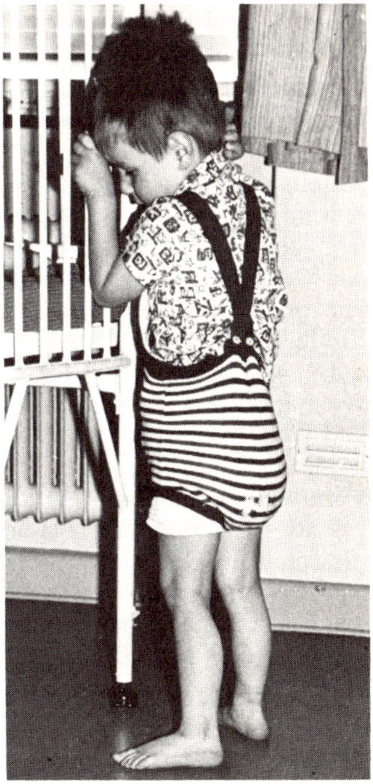

Abb. 3.**22**. Vorderfußgang oder »Zehenspitzengang« bei einem Kleinkind mit frühkindlichem Autismus (aus *D. Weber:* Der frühkindliche Autismus unter dem Aspekt der Entwicklung. Huber, Stuttgart 1970)

Abb. 3.**23**. Es bestehen kein Strecktonus und keine Kontraktur, die Füße können mit ganzer Sohle aufgesetzt werden

stellt, daß das Kannersche Syndrom zusammen mit vielerlei ätiologisch unterschiedlichen Hirnschäden vorkommt, ein überzufällig häufiges Zusammentreffen ist für die Rötelnembryopathie, die tuberöse Sklerose, die Epilepsie mit BNS-Krämpfen, die Phenylketonurie und das Marker-X-Syndrom anzunehmen. Nach den Ergebnissen von Zwillingsuntersuchungen, vor allem der letzten Zeit, besteht außerdem der Verdacht auf einen erblichen (Teil-)Faktor bei der Entstehung des frühkindlichen Autismus. Noch ist man jedoch – auch bei der Frage, was vererbt wird – nicht über die Hypothesenbildung hinausgekommen.

Das Spezifische des psychopathologischen Bildes könnte erklärt werden aus Art, Ausmaß und Lokalisation der Schädigung des Gehirns, dem frühen Zeitpunkt der Schädigung, dem anlagemäßigen Potential der Primärpersönlichkeit und der Auseinandersetzung des geschädigten Kindes mit der Umwelt. Die Genese des Kannerschen Syndroms wird noch lebhaft diskutiert, vielfältig sind die aus klinischen Befunden und subtilen psychologischen Untersuchungsergebnissen abgeleiteten Hypothesen.

Es fehlen jedoch bedauerlicherweise systematische Untersuchungen und Beobachtungen autistischer Kinder aus den ersten beiden Lebensjahren, und zwar, weil die Diagnose (aus vielerlei Gründen) meist nicht so früh gestellt wird. Diese Entwicklungsspanne ist aber für Erkenntnisse zur Genese wahrscheinlich die wichtigste. Von den Entwicklungsstufen des Blickkontakts bei schwerer gestörten autistischen Kindern und den bei ihnen – ohne Nachweis eines pathologisch-ophthalmologischen Befundes – zu beobachtenden motorischen Besonderheiten blinder und hochgradig sehschwacher Kinder lassen sich frühe visuell-perzeptuelle Störungen vermuten. Ref. hat u. a. eine Entwicklungsstörung des Physiognomie-Erkennens diskutiert. Wenn die Verarbeitung der aufgenommenen Sinnesreize in irgendeiner Art und Weise beeinträchtigt ist, wird das Umwelterleben des betroffenen Kindes und seine Beziehung zu sich selbst schwerwiegend gestört sein. Zentrale Verarbeitungsstörungen wirken sich vermutlich intensiver (verzerrender) aus als ein peripherer Totalausfall eines Sinnesbereiches. Insgesamt sind verschiedene Defekte zentraler Art zu vermuten. In letzter Zeit wurden mehrere neuropsychologische Hypothesen zur Entstehung des Kannerschen Syndroms besprochen. Die aus interessanten biochemischen Befunden abgeleiteten medikamentösen Therapien stehen noch in der Erprobung.

Differentialdiagnose. Das Kannersche Syndrom ist abzugrenzen u. a. von folgenden Krankheitsbildern:

1. Schizophrenie des Kindesalters (Psychosebeginn vor dem 10. Lebensjahr), die vordergründig ebenfalls durch eine schwere Beziehungsstörung geprägt ist: Der frühkindliche Autismus besteht jedoch meist von Geburt an, während die kindliche Schizophrenie akut oder schleichend im Entwicklungsverlauf einsetzt. Außerdem sprechen gegen die Zuordnung des frühkindlichen Autismus zur Schizophrenie gewichtige Befunde wie Unterschiede in der familiären Belastung, der Geschlechtsverteilung, der Prognose und der Häufigkeit von zerebralorganischen Schäden sowie die Tatsache, daß nach Angaben der meisten Autoren keine Übergänge in eine Schizophrenie des Erwachsenenalters vorkommen.
2. Schwachsinn: Im allgemeinen zeigen schwachsinnige Kinder nicht das charakteristische Syndrom des frühkindlichen Autismus.
3. Hospitalismus: In der frühen Kindheit schwerwiegend emotional frustrierte Kinder können hochgradig kontaktgestört sein, es findet sich bei ihnen aber ebenfalls nicht das charakteristische psychopathologische Bild.
4. Sinnesdefekte: Blinde und/oder taube Kinder sind im allgemeinen nicht autistisch.
5. Autistische Psychopathie: Der wichtigste Unterschied ist die Sprachentwicklung (s. Tab. 3.**23**).

Therapie. Die Annahme einer hirnorganischen Ursache beim Kannerschen Syndrom schließt nicht die Möglichkeit einer erfolgreichen Therapie auch mit anderen als medizinischen Methoden aus, denn die Adaption des geschädigten Kindes an seine Umwelt spielt ebenfalls für die Ausgestaltung des psychopathologischen Bildes und mithin auch für den Verlauf eine Rolle. Allgemein anerkannt ist die Bedeutung einer Frühtherapie. Ein frühes sensomotorisches Training ist anzuraten. Bewährt haben sich auch verhaltensmodifikatorische Techniken. Vergleichsuntersuchungen von Behandlungsformen machten deutlich, daß eher eine strukturierte Ausrichtung der Umgebung des autistischen Kindes als eine gewährende von Vorteil ist. Immer muß die Förderung der Eigenaktivität – der nicht selten antriebsschwachen Kinder mit einer starren Binnenwelt – im Auge behalten werden. Jede Therapie, jede Förderung, muß eingebettet sein in ein Akzeptieren des behinderten Kindes als einmalige Persönlichkeit, ein Wissen um die entwicklungspsychologischen und -pathologischen Zusammenhänge sowie in ein therapeutisches und pädagogisches Gesamtkonzept.

Die Eltern sind möglichst in das therapeutische Geschehen miteinzubeziehen. Sie werden nicht nur durch die vielen Widersprüche irritiert, die sich aus Berichten über den frühkindlichen Autismus in der wissenschaftlichen Literatur und in der Laienpresse ergeben, sondern auch durch immer wieder einmal erscheinende Berichte von beachtlichen Besserungs- oder auch Heilungserfolgen durch eine bestimmte Therapie. Daß man mit der heute zum Teil heftig propagierten Haltetherapie Kinder mit frühkindlichem Autismus heilen kann, wird von den meisten namhaften Forschern nicht für möglich gehalten. Hier können nur kontrollierte vergleichende Untersuchungen Klarheit schaffen.

Prognose. Kinder, die bis zum 6. Lebensjahr eine kommunikative Sprache entwickeln, haben im allgemeinen eine relativ günstige Prognose. Alle autistischen Kinder zeigen zwar Entwicklungsfortschritte, der größte Teil besucht jedoch Schulen für praktisch Bildbare und arbeitet später in Werkstätten für Behinderte. Ungefähr die Hälfte der Erwachsenen ist ohne Sprache. Nach Ergebnissen verschiedener Nachuntersuchungen waren etwa 17% fähig, selbständig einen Beruf auszuüben, vielfach jedoch als ungelernte Arbeiter. Auch die etwa 3% Erwachsenen mit IQ-Werten im Durchschnittsbereich oder darüber zeigen noch eine Schwäche im Beachten sozialer Regeln und ein begrenztes Einfühlungsvermögen in Menschen und soziale Situationen. Für sie ergeben sich nicht selten schwerwiegende Probleme in der Auseinandersetzung mit ihren partiellen Schwächen, z. B. ihrer nur begrenzten Fähigkeit zur Partnerschaft.

Autistische Psychopathie (Asperger) (Synonym: Aspergersches Syndrom)

Bei der autistischen Psychopathie handelt es sich um eine Extremvariante der schizoiden Persönlichkeitsstruktur. Sie ist hauptsächlich beim männlichen Geschlecht zu finden.

Symptomatik. Die Kinder mit autistischer Psychopathie haben eine weniger hochgradige Beziehungsstörung als die Kinder mit frühkindlichem Autismus, und sie besitzen nicht selten eine gute bis überdurchschnittliche Intelligenz. Sie werden später auffällig als die Kinder mit Kannerschem Syndrom, und zwar dann, wenn besondere Anforderungen an ihre soziale Eingliederungsfähigkeit gestellt werden, also mit dem Besuch des Kindergartens oder spätestens dem der Schule. Der Ausprägungsgrad der Störung ist sehr unterschiedlich.

Die Sprachentwicklung erfolgt frühzeitig, die Kinder beginnen häufig noch vor dem freien Laufen zu sprechen und gewinnen eine wandlungsfähige Sprache mit großem Wortschatz und originellen Wortschöpfungen. Ihre Sprache ist in einer anderen Weise in der kommunikativen Funktion gestört als bei den Kannerschen Autisten, sie reden, wann sie wollen, ohne Anpassung an die Zuhörer (Spontanrede), und sie führen häufig Selbstgespräche. Niemals zeigen sie die charakteristischen Abweichungen der präverbalen und verbalen Kommunikation frühkindlicher Autisten, dagegen sind bei ihnen aber ähnliche Auffälligkeiten der Sprechstimme zu finden wie bei diesen Kindern. Sie denken originell und verfügen über Fähigkeiten der Logik und Abstraktion. Häufig haben sie übermäßig intensive, eng umgrenzte und praxisferne Sonderinteressen. Manchmal besteht auf bestimmten Wissensgebieten ein lexikales Wissen, es dominiert jedoch die reine Wissensspeicherung, und es unterbleibt oft die Einordnung des Wissens in größere Zusammenhänge. Trotz ihrer guten Intelligenz sind sie oft schlechte Schüler, weil sie ähnlich wie die frühkindlichen Autisten eine ausgeprägte Aufmerksamkeitsstörung haben, die dadurch entsteht, daß sie nicht von außen, sondern von innen abgelenkt werden, d.h. sie sind mit sich selbst beschäftigt. Von klein auf zeigen sie eine motorische Ungeschicklichkeit, man beobachtet bei ihnen auch häufig dyspraktische Störungen. Die autistischen Psychopathen können sich nur begrenzt auf Mitmenschen oder auf soziale Situationen einstellen, sie sind rücksichtslos bei der Durchsetzung ihrer Wünsche, freuen sich am Ärger anderer, haben kein Gefühl für persönliche Distanz und keinen Sinn für Humor. Sie sind in ihrer Emotionalität qualitativ anders: dysharmonisch im Gemüt, oft voll überraschender Widersprüche (z.B. sind sie sowohl negativistisch als auch hochgradig suggestibel), aber sehr wohl tiefer Gefühlsbindungen fähig. Diese Kinder werden leicht zum Gespött der Klasse, auf das sie wieder unangepaßt reagieren, gelegentlich mit überschießenden aggressiven Handlungen. Sie wünschen sich sozialen Kontakt, sind aber in Gefahr – wie auch die Kannerschen Autisten –, in einen Teufelskreis zu geraten: Durch das absonderliche Verhalten kommt es zu sozialer Selbstisolation und damit zu immer unwirksameren Bemühungen um Kommunikation.

Ätiologie und Genese. Der viel diskutierte Begriff Psychopathie ist mit dem epochal unterschiedlich gewichteten Anlage-Umwelt-Problem eng verknüpft. Es werden unter den Psychopathien Persönlichkeitsstörungen verstanden, bei deren Entstehung erbliche Faktoren wesentlich beteiligt sind.

Tabelle 3.**23**. Differentialdiagnose der autistischen Syndrome

	Frühkindlicher Autismus	Autistische Psychopathie
erste Auffälligkeiten:	meist in den ersten Lebensmonaten	markante Auffälligkeiten etwa vom 3. Lebensjahr an
Sprache:	später Sprechbeginn, häufig sogar Ausbleiben einer Sprachentwicklung (etwa bei 50%)	früher Sprechbeginn
	stark verzögerte Sprachentwicklung	rasche Entwicklung einer grammatisch und stilistisch hochstehenden Sprache
	die Sprache hat anfänglich keine kommunikative Funktion (Echolalie)	die Sprache hat immer eine kommunikative Funktion, die allerdings gestört ist (Spontanrede)
Intelligenz:	meist erheblich eingeschränkte intellektuelle Leistungen, charakteristische Intelligenzstruktur	gute bis überdurchschnittliche intellektuelle Leistungen, Intelligenzschwäche selten
Blickkontakt:	zunächst oft fehlend, später selten, flüchtig, ausweichend	selten, flüchtig,

Umweltnoxen und frühe hirnorganische Schädigungen spielen als (Mit-)Ursachen jedoch ebenfalls eine Rolle. Im weiteren Erbumkreis autistischer Psychopathen wurden von verschiedenen Untersuchern vermehrt ähnliche oder gleiche abnorme Persönlichkeiten gefunden und daher als Ursache für die autistische Psychopathie ein erblicher Faktor angenommen. Die autistische Persönlichkeitsstörung wird aus einer Desintegration der intellektuellen und emotionalen Bereiche der Persönlichkeit oder einer Störung der intuitiven Fähigkeiten erklärt.

Differentialdiagnose. Abgrenzungsprobleme ergeben sich gegenüber den folgenden Störungen: Frühkindlicher Autismus (s. Tab. 3.**23**), Persönlichkeitsstörungen im Zusammenhang mit hirnorganischen Schädigungen, neurotische Entwicklungen (Charakterneurosen).

Von der späten Kindheit an können die intellektuell nur wenig oder gar nicht behinderten frühkindlichen Autisten im Verhalten den autistischen Psychopathen (einschließlich Sonderinteressen) so ähnlich sein, daß nicht selten falsche Zuordnungen erfolgen, wenn anamnestische Angaben nicht verläßlich zu erheben sind. Die Aspergerschen Autisten haben jedoch keine sprachbezogene kognitive Störung, wie sie die Kannerschen Autisten zumindest in der frühen Kindheit zeigen.

Therapie. Die Annahme einer genetischen Disposition bei der autistischen Psychopathie schließt nicht die Therapierbarkeit der Störung aus. Die genetische Disposition kann nicht statisch gesehen werden, und außerdem finden sich immer Wechselwirkungen von Anlage und Umwelt. Aus präventiven

Gründen sollte die Beratung der wichtigsten Beziehungspersonen dieser Kinder möglichst frühzeitig einsetzen. Dazu ist eine subtile Kenntnis der Eigenart der Kinder allgemein und des jeweiligen Kindes im besonderen, einschließlich seines gesamten Reifungszustandes, erforderlich. Bei sekundären Neurotisierungen kann eine Psychotherapie unter Einbeziehung der Eltern notwendig werden. Eine frühzeitige sensomotorische Übungsbehandlung sollte wegen der motorischen Störungen erfolgen.

Prognose. Beim Aspergerschen Syndrom ist die Prognose meist günstig. Die soziale Eingliederung gelingt den autistischen Psychopathen um so besser, je älter sie werden, und zwar wegen der zunehmenden Reife ihres Intellekts, den Lernerfolgen bei der verstandesmäßigen Einstellung auf Menschen und Situationen und der Tatsache, daß eine Verständigung auf rationaler Ebene unter Erwachsenen leichter gelingt, aber bei einigen doch auch wegen einer gewissen sozialen Nachreife. Die meisten Erwachsenen mit dieser Persönlichkeitsstörung finden zu einer guten beruflichen Eingliederung, nicht selten sogar in anspruchsvolle Berufe, in denen sie Überdurchschnittliches leisten können. In den menschlichen Beziehungen sind sie jedoch weiterhin schwierig, besonders für ihre nächsten Angehörigen. Manche Erwachsene mit ausgeprägter Störung bleiben einzelgängerische Sonderlinge, kommen in Außenseiterberufe, die sie öfter wechseln.

Psychosen

H. Remschmidt

Allgemeine Gesichtspunkte

Als Psychosen oder psychotische Störungen werden im folgenden, unabhängig von der Ätiologie, psychopathologische Syndrome bezeichnet, die durch folgende Merkmale gekennzeichnet sind: 1. eine tiefgreifende Störung der Realitätsbeziehung, 2. Auftreten produktiver Symptome wie Wahn und Halluzinationen, 3. einen zeitlich intermittierenden Verlauf, der die Krankheit als Einbruch in die Kontinuität der Entwicklung des Erlebens und des Verhaltens erscheinen läßt.

Diese Begriffsbestimmung enthält zweifellos gewisse Unschärfen, andererseits ist es aber heute kaum möglich, den Psychosebegriff, der doch zahlreiche, sehr heterogene Krankheitsbilder umfaßt, allgemeingültig zu definieren. Dies zeigt sich auch in der internationalen Klassifikation der Krankheiten (ICD), wo Psychosen wie folgt definiert werden:

»Psychiatrische Erkrankungen, in denen die Beeinträchtigung der psychischen Funktionen ein so großes Ausmaß erreicht hat, daß dadurch Einsicht und Fähigkeit, einigen der üblichen Lebensanforderungen zu entsprechen, oder der Realitätsbezug erheblich gestört sind. Es handelt sich um keinen exakten oder genau definierten Begriff. Die Oligophrenien gehören nicht dazu.«

Die Diagnostik psychotischer Störungen im Kindesalter ist mit ungleich größeren Schwierigkeiten belastet als im Erwachsenenalter. Denn bei Kindern können phasenspezifische Entwicklungseinflüsse und Umweltereignisse Erleben und Verhalten so färben, daß die Symptomatik entweder ungeheuer vielschichtig oder auch extrem arm ist, wodurch die Diagnose und Differentialdiagnose sehr erschwert werden. Im Jugendalter nähert sich die Symptomatik der Psychosen derjenigen von Erwachsenen an.

Kriterien für eine Klassifikation psychotischer Störungen im Kindes- und Jugendalter sind: 1. Alter und Entwicklungsstand. In diesem Sinne unterscheidet man frühkindliche Psychosen (bis zum 3. und 4. Lebensjahr) von Psychosen in der mittleren Kindheit (4.–10. Lebensjahr), präpuberale Psychosen (10.–12. Lebensjahr) und Psychosen in der Pubertät und Adoleszenz (13.–20. Lebensjahr); 2. Symptomatik. Ausgehend von der Symptomatik kann man affektive Syndrome, halluzinatorische Syndrome, Verwirrtheitssyndrome, oneiroide Syndrome, Wahnsyndrome und schizophrene Syndrome unterscheiden. Schließlich kann man 3. eine ätiologische Klassifikation wählen und die Psychosen in körperlich begründbare (somatogene), in endogene (schizophrene) oder endogen-phasische und (nicht unumstritten) in psychogene einteilen.

Wegen der großen klinischen Bedeutung sei auf die Symptomatologie psychotischer Zustandsbilder im Kindes- und Jugendalter noch etwas näher eingegangen. Entsprechend dem Schwerpunkt der klinischen Symptomatik kann man die nachfolgenden, oben bereits erwähnten Syndrome unterscheiden, die sich jedoch nicht gesetzmäßig einer bestimmten Ätiologie zuordnen lassen.

1. *Affektive Syndrome.* Unter dieser Bezeichnung werden »zeitlich begrenzte, vor allem Affektivität, Antrieb, Anregbarkeit und Vegetativum alterierende, episodische und ohne Defekt abheilende Psychosen rubriziert« (STUTTE). Hierzu zählen die endogen-phasischen Psychosen, die unter manischer, depressiver oder manisch-depressiver Symptomatik verlaufen können und die im Kindesalter, insbesondere vor dem 10. Lebensjahr, selten sind und in der Adoleszenz häufiger werden.

2. *Halluzinatorische Syndrome.* Sie sind durch das Auftreten von produktiven Symptomen, insbesondere von Halluzinationen, gekennzeichnet. Im Kindesalter ist es besonders wichtig, zwischen echten Halluzinationen und den nichtpathologischen Pseudohalluzinationen zu unterscheiden. Zu den letzteren gehören z. B. Phantasiegefährten, ausgeprägte eidetische Vorstellungen, eine besonders ausgeprägte Phantasietätigkeit und auch Erlebnisse während des Schlafes (Nachtwandeln, Alpträume), die manchmal mit »visuellen Eindrücken« einhergehen können, welche u. U. als Halluzinationen imponieren können, in Wirklichkeit aber keine sind.

Halluzinationen von pathologischer Valenz kommen vor, im Zusammenhang mit erhaltener oder veränderter Bewußtseinslage, bei zahlreichen körperlichen oder psychischen Erkrankungen. Insbesondere bei Intoxikationen findet man sehr häufig optische Halluzinationen. Im Rahmen körperlich begründbarer Psychosen treten auf allen Altersstufen vorwiegend optische Halluzinationen, bei jüngeren Kindern auch haptische, auf.

3. *Oneiroide Syndrome.* Unter einem oneiroiden Syndrom versteht man einen traumartigen Zustand bei alteriertem Bewußtsein, in dem phantastische Innenerlebnisse dominieren, die z.T. mit Sinnestäuschungen oder traumhaften Wahngebilden durchsetzt sind. Oneiroide Syndrome können im Rahmen sehr unterschiedlicher psychotischer Störungen auftreten (z.B. bei Manie, Depression, Schizophrenie). Sie sind besonders stark von der Persönlichkeit des Erkrankten und seiner Phantasiebegabung abhängig. Sie sind insgesamt selten und treten am häufigsten in der späteren Kindheit bzw. um die Pubertät auf. Differentialdiagnostisch sind auch Dämmerzustände im Rahmen einer Epilepsie abzugrenzen.

4. *Verwirrtheitssyndrome.* Sie sind durch örtliche, räumliche und zeitliche Desorientierung gekennzeichnet und kommen vor nach Hirntraumen, Intoxikationen und bei fieberhaften entzündlichen Erkrankungen.

5. *Wahnsyndrome.* Der Wahn ist eine inhaltliche Denkstörung und kommt am häufigsten bei der Schizophrenie vor. Man unterscheidet systematisierte und nichtsystematisierte Wahnerlebnisse. Ein systematisierter Wahn ist vor der Pubertät selten. Wahnsyndrome können aber auch bei organischen Erkrankungen (z.B. bei der Meningitis tuberculosa oder Epilepsie) auftreten.

6. *Schizophrene Syndrome.* Sie sind gekennzeichnet durch eine tiefgreifende Realitätsstörung, Symptome im kognitiven Bereich (Denkstörungen), massive Auffälligkeiten im emotionalen Bereich, häufig auch durch Störungen der Sprache, der Motorik und durch Antriebsstörungen. Schizophrene Psychosen können alle bislang erwähnten Symptome aufweisen. Entscheidend für ihre Diagnose sind die jeweilige Symptomkombination, das Fehlen einer akuten körperlichen Erkrankung (Abgrenzung gegenüber den körperlich begründbaren Psychosen) und das Vorherrschen der Affektstörung sowie der produktiven Symptome.

Körperlich begründbare Psychosen (exogene Psychosen)

Definition, Klassifikation und Epidemiologie. Es handelt sich meist um akut bzw. subakut verlaufende Psychosen in engem Zusammenhang mit einer klinisch faßbaren körperlichen Erkrankung. Im akuten Stadium ist das Leitsymptom die Bewußtseinsveränderung. Zu den körperlich begründbaren Psychosen rechnet man psychotische Zustandsbilder bei Demenzprozessen, heredodegenerativen Erkrankungen, entzündlichen Erkrankungen und Intoxikationen, psychotische Zustandsbilder bei Oligophrenien und bei Epilepsien.

Tabelle 3.**24.** Symptomatologie akut auftretender, körperlich begründbarer Psychosen im Kindesalter (nach *Bollea* 1969)

I. Störungen des Bewußtseins	Bewußtseinstrübungen, Schlaflosigkeit Verwirrtheitszustand Oneiroides Syndrom Akutes febriles Delir Stuporöses Bild
II. Störungen der Ich-Identität	Depersonalisation (episodisch auftretend)
III. Psychosensorische Störungen	Illusionen und Halluzinationen
IV. Denkstörungen	Akutes Wahnsyndrom Formale Denkstörungen
V. Affektive Störungen	Akuter Angstzustand Reaktive Depression Hypomanie, Zwangsaffekte, Dysphorie
VI. Störungen der Psychomotorik	Agitierte Delirien u. U. auch Katalepsie
VII. Multiple Verhaltensauffälligkeiten	Aggressive und destruktive Impulse Drangzustände Monomanien

Epidemiologische Angaben über Inzidenz und Prävalenz dieser Erkrankungen im Kindesalter existieren nicht. Erwähnt werden muß, daß es eine individuelle Disposition zum Auftreten körperlich begründbarer Psychosen gibt, die der Psychiater Bonhoeffer unter dem Begriff des »akuten exogenen Reaktionstyps« zusammengefaßt hat.

Symptomatik, Diagnose und Differentialdiagnose. Neben dem Leitsymptom der Bewußtseinsstörung sind körperlich begründbare Psychosen gekennzeichnet durch Störungen der Wahrnehmung, des Denkablaufs, der Stimmung und des Antriebsverhaltens. Im Akutstadium findet man häufig regressive Verhaltensweisen (z.B. Einnässen, Einkoten, Entdifferenzierung der Sprache und der Motorik). Je nach Ätiologie und deren Auswirkungen auf die Hirnfunktionen stellen sich manchmal auch hirnlokale Psychosyndrome (z.B. frontale Antriebsstörungen, Teilausfälle der Intelligenz, Aphasien, extrapyramidale Symptome) ein. Schließlich ist darauf hinzuweisen, daß sich in derartigen psychotischen Zustandsbildern aber auch vielfach die Primärpersönlichkeit widerspiegelt und dadurch der Symptomatik ein für den einzelnen Patienten typisches und oft unverwechselbares Bild verleiht.

In Tab. 3.**24** ist die Symptomatologie akut auftretender, körperlich begründbarer Psychosen im Kindes- und Jugendalter wiedergegeben.

Diagnose. Die Diagnose erfolgt aufgrund der Anamnese, des klinischen Bildes und des Nachweises der organischen Ursache. Dadurch wird auch eine Abgrenzung von schizophrenen Psychosen möglich.

Folgende Kriterien müssen erfüllt sein:

- eindeutige körperliche Befunde (z.B. hohe Temperatur, Hirntrauma, plötzliches Auftreten neurologischer Ausfälle, interne Erkrankungen);
- eindeutiger zeitlicher Zusammenhang zwischen körperlichem Befund und Psychose (z.B. hohes Fieber und in zeitlichem Zusammenhang damit Auftreten eines deliranten Syndroms);
- ungefähr paralleler Verlauf zwischen körperlichem Befund und psychotischen Erscheinungen (z.B. Abklingen der psychotischen Symptomatik nach Rückgang des zunächst bestehenden hohen Fiebers);
- typische Symptomatik mit Bewußtseinstrübung, Halluzinationen, psychomotorischer Unruhe, Störungen des Denkens, der Stimmung und des Antriebs.

Nicht selten hinterlassen körperlich begründbare Psychosen auch psychische Dauerveränderungen in Form eines hirnorganischen Psychosyndroms (STUTTE).

Verschiedene Formen und Vorkommen

Psychotische Zustandsbilder bei Demenzprozessen

Kindliche Demenzprozesse werden meist durch metabolische Störungen oder heredodegenerative Erkrankungen hervorgerufen. Auf die Vielzahl der Ursachen kann hier nicht eingegangen werden. In den meisten Fällen ist der Intelligenzabbau führendes Symptom. Es gibt auch frühkindliche Demenzprozesse, deren Ursache noch nicht bekannt ist und die häufig mit episodischen Verhaltensauffälligkeiten psychotischer Valenz einhergehen.

Zu diesen gehört die Dementia infantilis Heller.
Bei ihr handelt es sich um ein nach ungestörter Kindheitsentwicklung im Alter von 3–4 Jahren auftretendes, zu massivem Intelligenzabbau (bis zur Imbezillität bzw. Idiotie) fortschreitendes Demenzleiden, wobei charakteristisch ist, daß bis in die Endstadien ein differenzierter, intelligenter Gesichtsausdruck (»Prinzengesicht«) erhalten bleibt.

Der geistige Abbauprozeß durchläuft nach STUTTE folgende Etappen: Abnahme des Spiel- und allgemeinen Umweltinteresses bis zum völligen Autismus, progressiver Sprachzerfall, der u. U. bis zur Aphasie geht, gelegentlich aber auch Erhaltenbleiben einer unverständlichen »Kauderwelsch-Sprache«, die nicht mehr als Kommunikationsmittel dient. Über die Ätiologie des Syndroms ist bislang nichts Gesichertes bekannt.

Eine kausale Therapie ist nicht möglich. Die Kinder müssen in der Regel in Langzeiteinrichtungen untergebracht werden.

Psychotische Bilder bei heredodegenerativen Erkrankungen

Zu erwähnen ist hier die Chorea Huntington, die sich in etwa 3% aller Fälle bereits vor der Pubertät manifestiert. Der Beginn der Erkrankung ist häufig markiert durch schulisches Leistungsversagen und Verhaltensauffälligkeiten, die auch des öfteren psychotische Valenz haben können.

Der psychotische Charakter zeigt sich dabei in Form von Wahn- und Verfolgungsideen, oft kommen auch Suizidversuche vor.

Auch die Wilsonsche Erkrankung (hepatozerebrale Degeneration), die sich im ersten oder zweiten Jahrzehnt manifestiert, und bei der es sich um eine rezessiv erbliche Störung des Kupferstoffwechsels handelt, führt nicht selten zu psychotischen Zustandsbildern, die nach STUTTE durch Bradyphrenie, Charakterveränderungen mit Verlust der Affektbeherrschung, psychische Regressionsphänomene, dissoziale Neigungen, Enthemmungs- und Drangzustände, Zwangserscheinungen und intellektuellen Abbau gekennzeichnet sind.

Auch zirkuläre Verstimmungen und ängstliche Erregungszustände mit Vergiftungsideen und wahnhaften Beziehungserlebnissen werden beschrieben.

Psychotische Zustandsbilder sind auch bei der tuberösen Sklerose, der amaurotischen Idiotie sowie bei der Phenylketonurie beschrieben worden. Im Prinzip können sie bei allen degenerativen Erkrankungen, die die Hirnfunktionen beeinträchtigen, vorkommen.

Psychotische Zustandsbilder bei entzündlichen Erkrankungen und Intoxikationen

Relativ häufig sind bei Infektionskrankheiten oder Intoxikationen (z.B. durch Kohlenmonoxid, Quecksilber, Blei, Thallium) psychotische Zustandsbilder, die sich in Form von Halluzinationen, einer deliranten Unruhe und einer mehr oder weniger ausgeprägten Eintrübung des Bewußtseins zeigen. Die Halluzinationen sind dabei oft sehr bildhaft, bewegt und kindgemäß. Vielfach konzentrieren sie sich auf den optischen Bereich. Die Kinder halluzinieren z.B. Tiere, die hin- und herlaufen, die sie bedrohen oder auch gar keine Beziehung zu ihnen haben.

Die Therapie richtet sich nach der Grundkrankheit, mit deren Besserung oder Heilung in der Regel auch das psychotische Zustandsbild rückläufig wird. Allerdings können, z.B. bei Virusinfekten (Enzephalitis), auch dauerhafte Spätfolgen in Form eines hirnorganischen Psychosyndroms oder einer Demenz zurückbleiben.

Psychotische Zustandsbilder bei Oligophrenien

Bei einer Vielzahl von Oligophrenien kann es im Verlauf zu psychotischen Episoden kommen. Meist stehen sie in Zusammenhang mit einer zugrundeliegenden Stoffwechselstörung. Es ist aber auch beobachtet worden, daß Umweltereignisse bei oligophrenen Kindern vorübergehende psychotische Episoden, die sich in Form von Angst, Unruhe und Erregungszuständen mit Halluzinationen und gelegentlich wahnhaften Gedanken zeigen, hervorrufen können. Diese sind stets reversibel. Auch hier gilt für die Therapie, daß sie der Grundstörung gilt.

Bei Auftreten einer akuten Psychose ist eine neuroleptische Medikation erforderlich.

Psychotische Episoden bei Epilepsien

Psychosen im Rahmen kindlicher Epilepsien sind ausgesprochen selten, im Jugendalter nehmen sie jedoch an Häufigkeit zu. Das Intervall zwischen Manifestation der Epilepsie und der Psychose beträgt in der Regel mehrere Jahre.

Im Hinblick auf die Relation zum Anfallsgeschehen kann man die »Psychosen bei Epilepsie« in *iktale* (in unmittelbarem Zusammenhang mit den Anfällen stehend), *interiktale* (zwischen Anfallsereignissen auftretende) und *alternative* (als »Ersatz« für einen Anfall auftretende) einteilen.

Hinsichtlich der *Symptomatik* überwiegen bei jüngeren Kindern delirante Bilder, bei älteren treten paranoid-halluzinatorische Reaktionen hinzu.

Die Symptomatik ist aber auch abhängig von der *Genese* der Psychose.

Es ist unklar, ob es sich bei diesen Psychosen um körperlich begründbare handelt oder ob durch bestimmte Faktoren die Neigung zu einer schizophrenen Psychose ausgelöst wird.

Auch Antiepileptika können psychotische Episoden auslösen, am häufigsten Ethosuximid.

Therapie. Je nach der vermuteten Genese der Psychose unterscheiden sich auch die Behandlungsmaßnahmen. Bei Verdacht auf eine medikamentöse Verursachung oder Auslösung muß die antiepileptische Medikation umgestellt werden. In anderen Fällen ist eine neuroleptische Zusatzmedikation (z.B. durch Butyrophenon-Präparate) angezeigt. Immer ist natürlich auch die psychosoziale Situation in Betracht zu ziehen und ggf. zu ändern.

Therapie, Verlauf und Prognose. Die Therapie der körperlich begründbaren Psychosen richtet sich zunächst nach der Grundkrankheit und deren Ursache.

Bei akuten Zustandsbildern mit deliranter Unruhe kommt man allerdings nicht ohne eine neuroleptische Medikation aus. Wenn nicht, wie z.B. bei enzephalitischen Erkrankungen, die Hirnfunktion massiv in Mitleidenschaft gezogen ist, heilen körperlich begründbare Psychosen häufig folgenlos aus. Man spricht dann von reversiblen Funktionspsychosen.

In manchen Fällen bleibt jedoch ein hirnorganisches Defektsyndrom zurück. Diese irreversible Folge der Grundkrankheit ist bei Vorliegen struktureller Hirnschädigungen am häufigsten.

Insofern ist die Prognose abhängig von der Ursache der Grundkrankheit und dem Vorkommen oder Fehlen einer strukturellen Hirnschädigung.

Endogene Psychosen

Unter »endogenen Psychosen« versteht man einige psychiatrische Krankheitsbilder (Manie, endogene Depression, Schizophrenie), denen sich eine körperliche Ursache nicht zuordnen läßt. Endogene Psychosen sind aber auch nicht durch äußere Ereignisse verursacht und lassen sich demzufolge nicht wie die Neurosen aus einem erlebnisreaktiven Geschehen ableiten. Deshalb hat man für diese Erkrankungen eine eigene Kategorie reserviert, die vorwiegend von psychopathologischen Symptomen ausgeht.

Schizophrene Psychosen

Im folgenden werden unter der Bezeichnung »Schizophrenie« psychische Erkrankungen verstanden, die zu einer Desintegration der Persönlichkeit führen, die teils akut, teils schleichend unter Auftreten produktiver Symptome wie Wahnbildung und Halluzinationen verlaufen und die sich von psychoreaktiven Störungen und neurotischen Entwicklungen durch den Verlust des Realitätsbezuges unterscheiden lassen.

Schizophrene Psychosen sind im Kindesalter schwer zu diagnostizieren, weil die Symptomatik von der Schizophrenie Erwachsener abweichen kann. Im Jugendalter nähert sich die Symptomatik derjenigen erwachsener Patienten an.

Nach LUTZ kann man aber auch im Kindesalter zwei Verlaufstypen unterscheiden: einen schleichenden, hebephrenieähnlichen Verlauf und eine akut einsetzende, schubartig verlaufende Form mit katatonen Zustandsbildern.

Klassifikation. Im multiaxialen Klassifikationsschema und in der ICD-9 werden schizophrene Psychosen unter der Ziffer 295 klassifiziert, wobei folgende Unterformen unterschieden werden: Schizophrenia simplex (295.0), Hebephrenie (295.1), katatone Schizophrenie (295.2), paranoide Schizophrenie (295.3).

Daneben werden noch typische Psychosen des Kindesalters unterschieden (299). Zu ihnen werden der frühkindliche Autismus gerechnet (299.0) und die desintegrative Psychose (299.1).

Bei letzterer handelt es sich um eine nach nahezu normaler Entwicklung eintretende Störung, die durch einen Verlust an sozialen und sprachlichen Fähigkeiten mit einer schweren emotionalen und Verhaltensstörung gekennzeichnet ist. Häufig findet auch ein Verlust der Sprache statt, der durch Auftreten von Hyperaktivität und Stereotypien gekennzeichnet ist.

Im Kindesalter sind die typischen Psychosen des Erwachsenenalters (die unter der Ziffer 295 subsumiert sind) selten, im Jugendalter werden sie häufiger.

Epidemiologie. Etwa 4% aller Schizophrenien treten vor dem 15. Lebensjahr auf, etwa 1% vor dem 10. Lebensjahr. Im Krankengut kinder- und jugendpsychiatrischer Kliniken liegt die Quote schizophrener Erkrankungen bei Kindern etwa bei 1–2%, bei Jugendlichen bei 2–3%. Es besteht ein leichtes Überwiegen der Jungen.

Klinisches Bild. Wie erwähnt, kommen die klassischen Formen des Erwachsenenalters (also paranoide Schizophrenie, katatone Schizophrenie und auch die Schizophrenia simplex) im Kindesalter seltener vor. Im Jugendalter werden diese Formen häufiger.

Hinsichtlich des klinischen Bildes kann man Symptome im kognitiven und im Wahrnehmungsbereich von solchen im emotionalen Bereich, von Störungen der Sprache und der Motorik voneinander unterscheiden.

1. *Schizophrene Symptome im kognitiven und im Wahrnehmungsbereich.* Störungen dieser Art sind besonders bei Kindern vor dem 6. Lebensjahr weitaus seltener als im Erwachsenenalter. Wahnideen, Halluzinationen und faßbare Denkstörungen sind in der Regel erst jenseits des 6. Lebensjahres zu beobachten. Hingegen kommen Symptome, die auf eine »Wahnstimmung« hinweisen, schon bei jüngeren Kindern vor, ebenso Negativismus und katatone Symptome.

Eine systematisierte Wahnbildung tritt vor dem 10. Lebensjahr außerordentlich selten auf. Nicht so selten sind aber leibhypochondrische Erlebnisse wie Verfolgungs-, Beziehungs-, Beeinflussungs- und Vergiftungsideen.

Auffällig ist die Neigung jüngerer Kinder zu optischen, weniger zu akustischen Halluzinationen, was möglicherweise mit der altersspezifischen Bedeutung eidetischer Phänomene zusammenhängt.

2. *Störungen im emotionalen Bereich, im Kontakt- und Sozialverhalten.* Charakteristisch für die kindlichen Schizophrenien sind Beziehungsstörungen zur Umgebung sowie Rückzug und Isolation. Nicht selten werden die Beziehungen zur Umwelt qualitativ umstrukturiert oder Ersatzbeziehungen aufgebaut, die auch mit Personifizierungen von Gegenständen einhergehen können.

Affektstörungen, insbesondere mißtrauisch-ängstliche Grundstimmung, Affektlabilität, Negativismus und Regressionen auf infantile Verhaltensformen sind häufig.

3. *Störungen der Sprache.* Diese können sich in Veränderungen der Sprechweise, im gesteigerten Rededrang, in Perseverationsneigung, Sprachstereotypien, Echolalie oder Phonographismus (Wiederholung der an das Kind gerichteten Fragen) äußern.

Bei früh manifest werdenden kindlichen Schizophrenien kann eine Abgrenzung der Sprachauffälligkeiten gegenüber der Autistensprache schwer sein.

4. *Störungen der Motorik.* In der Spontanmotorik wird häufig eine allgemeine Disharmonisierung (Steifheit, Eckigkeit) sowie eine Reduktion der Spontanbewegungen beobachtet. Gelegentlich kommen auch katatone Bilder und kataleptische Erscheinungen vor.

Relativ häufig sind motorische Stereotypien (z. B. eine stereotype Körperhaltung oder bizarre Fingerspiele). Auch die häufig als Prodrome einer Schizophrenie auftretenden Zwangsphänomene äußern sich vielfach zunächst im motorischen Bereich.

5. *Antriebsstörungen.* Ein wichtiges Charakteristikum ist häufig die Antriebslosigkeit: Manche Kinder haben jegliche Spontaneität und Initiative verloren. Sie sitzen stundenlang teilnahmslos im Zimmer und haben keinerlei Interesse, einer Unterhaltung zu folgen, zu lesen oder sich zu beschäftigen. Die Antriebslosigkeit kann so ausgeprägt sein, daß die Kinder völlig regungslos dasitzen, weder sprechen noch essen und auch ihre Ausscheidungsfunktionen nicht mehr willentlich regulieren.

Einen solchen Zustand bezeichnet man als *Stupor*.

Formen der Schizophrenie. 1. *Hebephrenie.* Diese Form beginnt meist nach der Pubertät unter dem Zeichen der Antriebsverarmung, Denkzerfahrenheit, affektiven Verflachung und einer heiteren, läppischen Grundstimmung. Die Erkrankung schreitet fort und mündet meist im Defekt. Die jugendlichen, sehr oft intelligenten und gewissenhaften Patienten versagen plötzlich in der Schule, ziehen sich von Freunden und aus der Familie zurück, verlieren alle Interessen und werden häufig zu Langzeitpatienten, die in Landeskrankenhäusern untergebracht werden müssen.

2. *Katatone Schizophrenie.* Bei dieser Form stehen die motorischen Erscheinungen, akute Erregungen und Sperrungszustände (Stupor) im Vordergrund. Daneben kommen aber auch viele andere der beschriebenen Symptome vor, am häufigsten Wahnideen und Halluzinationen. Eine besondere Variante ist die periodische Katatonie, die wir auch schon im Kindesalter beobachtet haben.

3. *Paranoide (wahnbildende) Schizophrenie.* Sie tritt im Jugendalter bereits auf, hat aber ihren Häufigkeitsgipfel im Erwachsenenalter. Vorherrschend sind die Wahnideen. Daneben finden wir Störungen des Denkens und der Affektivität. Diese Form der Erkrankung führt meist nicht zu einer Persönlichkeitsveränderung, auch die Intelligenz bleibt oft unberührt.

4. *Schizophrenia simplex.* Diese Form führt langsam und schleichend, ohne besonders auffällige Symptome, zum Defektzustand. Die Erkrankung beginnt meist im jugendlichen Alter. Die Patienten sind antriebsarm, abgestumpft, ohne Initiative und Energie, depressiv oder verstimmt und versagen in der Schule oder im Beruf. Schließlich geben sie ihre gewohnte Tätigkeit auf oder wechseln häufig die Stelle, lassen sich treiben und verwahrlosen häufig.

Das Erkennen solcher schizophrener Verläufe kann sehr schwierig sein, weil die üblichen diagnostischen Kategorien bei der insgesamt farblosen Symptomatik meist nicht zutreffen.

Ätiologie und Genese. Die eigentliche Ursache der Schizophrenien ist immer noch ungeklärt. Es steht aber fest, daß der Vererbung eine entscheidende Rolle zukommt. Dies haben Untersuchungen an Familien Schizophrener und an eineiigen Zwillingen ergeben. Die Erkrankungswahrscheinlichkeit für Verwandte Schizophrener beträgt für Eltern 5–10%, für Geschwister 8–14%, unter zweieiigen Zwillingen 5–16% und unter eineiigen 40–75%.

Die in den meisten Untersuchungen gefundene relativ hohe Konkordanz eineiiger Zwillinge weist auf die Bedeutung des Erbeinflusses hin, zeigt aber zugleich, daß erbliche Faktoren *allein nicht* für die Entstehung der Erkrankung verantwortlich gemacht werden können. Inwieweit chemische Prozesse oder äußere Einflüsse an der Verursachung der Krankheit beteiligt sind, läßt sich bis jetzt nicht sagen. Vielfach wird als Hypothese angenommen, daß es sich bei der Schizophrenie um eine Stoffwechselstörung handelt. Gestützt wird diese Ansicht durch das häufige Auftreten schizophrener Erkrankungen in Zeiten biologischer Umstellungen (Pubertät, Schwangerschaft, Wochenbett, Klimakterium).

Die These von einer psychogenen (erlebnisreaktiven) Verursachung der Schizophrenie darf vorerst als unwahrscheinlich gelten.

Therapie, Verlauf und Prognose. Da die eigentliche Ursache der Schizophrenie bisher nicht bekannt ist, ist auch eine kausale Behandlung nicht möglich. Es gibt aber eine Reihe von Maßnahmen, die nachgewiesenermaßen in der Behandlung der Schizophrenie wirksam sind.

1. *Medikamentöse Behandlung.* In der Akutphase liegt der Schwerpunkt der Therapie in der medikamentösen Behandlung mit Neuroleptika. Neuroleptika sind Medikamente, die unterschiedlichen chemischen Gruppen angehören und nach Verabreichung eine allgemeine Beruhigung ohne wesentliche Beeinträchtigung des Wachbewußtseins bewirken.

Bei der Wirkungsweise der Neuroleptika lassen sich vier Komponenten unterscheiden:

- eine gedämpfte Wirkung: Allgemeine Beruhigung, Dämpfung von Erregungs- und Spannungszuständen. Dadurch wirken sie auch indirekt auf produktive Symptome wie Wahngedanken und Halluzinationen ein;
- eine extrapyramidal-motorische Wirkung: Sie zeigt sich vor allem im Auftreten eines symptomatischen Parkinson-Syndroms mit Tremor, Speichelfluß und Amimie. Treten diese Erscheinungen im Extrem auf, so müssen sie als Nebenwirkungen angesehen werden. Es kann zu sog. Dyskinesien (Verkrampfungen) der Gesichts-, Hals- und Zungenmuskulatur kommen;
- antischizophrene Wirkung: Hierunter versteht man die gezielte Einwirkung gegenüber der schizophrenen Symptomatik. Diese Wirkung ist belegt; allerdings ist ihr Mechanismus im einzelnen noch nicht geklärt;
- vegetative Wirkung: Ein Großteil der Neuroleptika führt zu einer Senkung des Blutdrucks, zu Pulsveränderungen, Schwitzen, Schwindel, Gewichtszunahmen und Magen-Darm-Störungen. Auch diese Erscheinungen kann man z. T. als Nebenwirkungen auffassen, die u. U. durch entsprechende Kreislaufmittel abgefangen werden können.

2. *Psychotherapeutische Maßnahmen.* Auch psychotherapeutische Maßnahmen gehören zur Behandlung der Schizophrenie. Bei ihnen geht man jedoch nicht im Sinne der aufdeckenden Therapie, sondern im Sinne einer stützenden und den einzelnen Patienten aufwertenden Psychotherapie vor. Es ist

insbesondere wichtig, die Belastungen, die auf einen Patienten zukommen, zu dosieren bzw. seine Fähigkeit, mit Belastungen umzugehen, in den psychotherapeutischen Prozeß einzubeziehen.

3. *Beschäftigungs- und Arbeitstherapie.* Ziel der Beschäftigungstherapie ist es, den häufig in sich gekehrten und verschlossenen Patienten psychisch aufzulockern und wieder gemeinschaftsfähig zu machen. Durch musische Betätigungen (Malen, Zeichnen, Arbeiten mit Ton) gelingt es jedoch, viele Patienten aus ihrer Reserve herauszuführen und über die manchmal überraschend guten Ergebnisse ihrer Gestaltungskraft ein optimistischeres Selbstbild zu erreichen.

Bei der *Arbeitstherapie* will man die Jugendlichen durch stufenweise Steigerung von körperlichen Anforderungen an ihre Umwelt anpassen. Sie ist damit ein Teil der bei allen psychiatrisch Kranken angestrebten Rehabilitation.

Prognose. Die Prognose der Schizophrenie im Kindes- und Jugendalter ist günstiger als man früher angenommen hat. Man kann davon ausgehen, daß etwa 40% folgenlos ausheilen; bei etwa 20–30% bleiben gewisse Restsymptome zurück, die aber dennoch eine relativ gute Anpassung ermöglichen. Bei den übrigen kommt es jedoch immer wieder zu Rezidiven, so daß sie über längere Zeiträume in stationärer psychiatrischer Behandlung bleiben müssen.

Affektive Psychosen

Definition, Klassifikation und Epidemiologie. Zu den affektiven oder endogen-phasischen Psychosen werden zeitlich abgrenzbare Affektivität, Antrieb und Vegetativum beeinträchtigende Erkrankungen gerechnet, die ohne Defekte abheilen und periodisch auftreten. Dazu gehören vor allem die unipolar verlaufenden endogen-phasischen Psychosen oder die bipolar verlaufenden manisch-depressiven Psychosen.

Diese Störungen werden im multiaxialen Klassifikationsschema für psyschiatrische Erkrankungen im Kindes- und Jugendalter unter der Ziffer 296.0–296.6 rubriziert.

Über die Häufigkeit dieser Erkrankungen im Kindes- und Jugendalter existieren kaum epidemiologisch verläßliche Daten. Im Kindesalter gibt es zwar auch depressive Zustandsbilder, endogen-phasische Psychosen mit depressiver oder manischer Symptomatik sind auf dieser Altersstufe jedoch außerordentlich selten. Hingegen nehmen sie im Jugendalter zu.

Bei 14jährigen findet man etwa 4 Patienten mit endogen-phasischen Psychosen auf 1000 Kinder.

In der Literatur existieren zwar Beschreibungen endogen-depressiver Psychosen und manisch-depressiver Psychosen bei Kindern vor dem 5. bzw.

6. Lebensjahr. Viele dieser Fälle sind aber nicht durch katamnestische Beurteilungen gestützt.

Bei der Unsicherheit der Diagnose muß man fordern, daß diese, sofern sie im Kindesalter, insbesondere vor dem 8.–10. Lebensjahr auftritt, durch eine Katamnese überprüft wird.

Klinisches Bild, Diagnose und Differentialdiagnose. Zur Vereinheitlichung der Diagnostik manisch-depressiver Psychosen bei Kindern und Jugendlichen haben Anthony u. Scott 10 Kriterien erarbeitet, die eine gute Richtschnur für die Diagnose darstellen:

1. Symptombild, das den klassischen Beschreibungen der manisch-depressiven Psychosen entspricht,
2. homologe familiäre Belastung,
3. frühzeitige Neigung zu manisch-depressiven Reaktionsformen,
4. mindestens einmaliges Rezidivieren der Phasen,
5. zweiphasiger (manisch-depressiver) Verlauf,
6. Unwahrscheinlichkeit exogener Einflüsse,
7. erhebliche Erkrankung im Sinne einer klinischen Behandlungsbedürftigkeit,
8. abnorme, extravertierte Persönlichkeit,
9. Ausschluß einer organischen Unruhe oder einer Schizophrenie und
10. Absicherung der Diagnose durch den Verlauf.

Ein Teil dieser Kriterien ist natürlich bei der Erstdiagnose nicht erfüllt.

Depressive Phase. Vor der Pubertät fallen die Kinder meist durch eine extreme Hemmung, durch Grübeln, Angst- und Schuldgefühle, Antriebsmangel, Suizidgedanken, Entscheidungsunfähigkeit und Apathie auf. Die Verstimmungszustände sind meist kurzphasig: Absolute Antriebslosigkeit und Antriebsüberschuß bzw. Aggressivität können innerhalb von Stunden einander ablösen. Bei einer eingehenden Exploration zeigt sich dann auch, daß der Denkablauf verlangsamt ist und daß viele Kinder zu Zwangsphänomenen (z.B. Grübelzwang) neigen und Schuld- und Versündigungsideen äußern.

Häufig sind auch vegetative Funktionsstörungen wie Schlaflosigkeit, Appetitlosigkeit, Kopfschmerzen, Herzsensationen, Obstipation. Bei Mädchen bleibt häufig die Periode aus, oft klagen sie auch über ein Globusgefühl.

Manische Phase. Die manischen Phasen sind gekennzeichnet durch erhöhten Antriebsüberschuß, Distanzlosigkeit, planlose Umtriebigkeit und Hyperaktivität, ein gesteigertes Selbstwertgefühl und eine überhöhte Selbsteinschätzung, ferner durch Größenideen oder absolut unrealistische Zukunftspläne. In diesen Phasen benötigen die Kinder und Jugendlichen kaum Schlaf und sind ständig in Bewegung.

Das manische Zustandsbild kann innerhalb von wenigen Stunden in ein depressives »umkippen«.

Je jünger die Kinder sind, um so weniger ähnelt die Symptomatik der klassischen Form der Erkrankung im Erwachsenenalter. Nach STUTTE unterscheiden sich endogen-phasische Psychosen im Kindesalter von denen des Erwachsenenalters durch folgende Merkmale:

- Sie sind kurzphasiger und zeigen keine so deutliche Wesensalteration. Es kommt viel rascher zum Phasenwechsel von der manischen zur depressiven Phase und umgekehrt.
- Sie richten sich in der Symptomatologie nach alterstypischen Ausdrucksformen.
- Sie zeigen häufig vegetative Funktionsstörungen, erst um die Pubertät erfolgt ein Feldwechsel in Richtung der Symptomatik bei Erwachsenen.
- Sie sind ferner gekennzeichnet durch ein häufiges Nebeneinandervorkommen von manischen und depressiven Phasen.
- Inhaltlich werden sie von Interessen, Konflikten und Triebzielen der jeweiligen Altersstufe mitgeprägt, wobei phobisch-anankastische und hypochondrische Syndrome häufig sind.
- Sie münden des öfteren in einen schizoformen Zerfallsprozeß ein.

Diagnose und Differentialdiagnose. Für die Diagnose ist zunächst neben der Symptomatik auch eine erbliche Belastung wichtig sowie zur Absicherung eine (wenn auch kurze) Verlaufsbeobachtung.

Differentialdiagnostisch sind vor allem organische Zustandsbilder abzugrenzen. Katamnesen haben gezeigt, daß manische Zustandsbilder bei sehr jungen Kindern (unter dem 8. Lebensjahr) häufig auf einer nicht erkannten organischen Ursache beruhen.

Abzugrenzen sind ferner neurotische Depressionen und reaktive Verstimmungen, Pubertäts- und Adoleszentenkrisen, die unter ähnlichem Bilde verlaufen können, die Pubertätshypochondrie, aber auch heredodegenerative Erkrankungen, die manchmal in Form manischer oder depressiver Episoden beginnen, wobei erst später dann der organische Hintergrund sichtbar wird.

Ätiologie und Genese. Eine wichtige Rolle spielen genetische Faktoren. Ist ein Elternteil manisch-depressiv erkrankt, so erkranken bis zu 24% der Kinder, etwa 12% der Geschwister, 3,4% der Enkel und rund 2,4% der Nichten und Neffen. Es gibt Anhaltspunkte dafür, daß exogene Faktoren die Krankheit zwar auslösen können, jedoch nicht die Ursache darstellen.

Es ist sicher, daß sowohl Anlage- als auch Umweltfaktoren zusammenspielen. Über den Anteil dieser beiden Faktoren sind aber keine verläßlichen Aussagen möglich.

Therapie und Verlauf. Bei der Therapie endogen-phasischer Psychosen können wir allgemeine Maßnahmen von der medikamentösen Behandlung und psychotherapeutischen Behandlungsmaßnahmen unterscheiden.

1. *Allgemeine Maßnahmen.* Depressive Kinder und Jugendliche müssen

wegen der Suizidneigung frühzeitig auf einer Station aufgenommen werden, auf der die Durchführung eines Suizidversuches nicht möglich ist. Die Behandlung suizidaler Kinder und Jugendlicher ist stets eine Gratwanderung zwischen Einschränkung und Freizügigkeit. Eine sorgfältige Beobachtung auf Station ist erforderlich. Jeder Suizidversuch muß stets ernst genommen werden, auch wenn es immer wieder Kinder oder Jugendliche gibt, die Suizidversuche aus demonstrativen Gründen unternehmen. Aber auch sie befinden sich in einer Notsituation.

Die Suizidneigung läßt sich auch häufig bereits vor Ausbruch der depressiven Erkrankung am sog. »präsuizidalen Syndrom« feststellen. Darunter verstehen wir einen auffälligen Rückzug, ein Nachlassen der Interessen und Suizidgedanken.

2. *Medikamentöse Behandlung. Antidepressiva.* Antidepressive Medikamente werden eingesetzt, um gezielt die depressive Symptomatik zu beeinflussen, die Schlaflosigkeit abzumildern und auch die vielfach vorhandenen körperlichen Begleitsymptome zu behandeln. Im Schwerpunkt ihrer Wirkung unterscheiden wir drei charakteristische Wirkungskomponenten:

- vorwiegend stimmungsaufhellende Wirkung.
  In diese Gruppe gehören z. B. die meisten trizyklischen Antidepressiva wie Tofranil, Noveril, Laroxyl, Tryptizol;
- vorwiegend hemmungslösende Wirkung.
  Sie wird vor allem von den sog. Monoaminooxidasehemmern (MAO-Hemmer) verkörpert;
- unruhedämpfende Wirkung.
  Sie ist insbesondere bei agitierten Depressionen wichtig.
  Thymoleptika werden vielfach, je nach der individuellen Symptomatik, mit Tranquilizern kombiniert, wobei allerdings Vorsicht geboten ist, da Tranquilizer, im Gegensatz zu den Antidepressiva, abhängig machen können.

Langzeitprophylaxe durch Lithiumpräparate. In den letzten Jahren hat man sowohl bei Manien als auch bei manisch-depressiven Psychosen gute Erfolge durch die Verabreichung von Lithiumsalzen erzielt. Diese Präparate haben sich vor allem zur Langzeitprophylaxe dieser Erkrankung bewährt.

Bekannte Lithiumpräparate sind Quilonum und Quilonum retard.

Patienten unter Lithiummedikation müssen fortlaufend überwacht werden. Der Blutlithiumspiegel muß in regelmäßigen Abständen kontrolliert werden (wirksamer Bereich: 0,8–1,3 mVal/l).

3. *Psychotherapeutische Behandlung.* Bei schwerwiegenden, endogen-phasischen Psychosen ist eine psychotherapeutische Behandlung als alleinige Behandlungsmaßnahme nicht wirksam. Wohl aber ist es wichtig, die Patienten psychotherapeutisch zu begleiten und sich um das Verständnis ihrer Störung mit psychotherapeutischen Mitteln zu bemühen.

Nach Abschluß der akuten Phase der Erkrankung ist eine stützende Psychotherapie wichtig und auch wirksam.

Die **Prognose** endogen-phasischer Psychosen im Kindes- und Jugendalter ist uneinheitlich. Viele Kinder und Jugendliche mit primär maniformen Krankheitsbildern entwickeln später schizophrene Prozeßpsychosen.

Sofern das Krankheitsbild sich auch in der Katamnese als endogen-depressiv oder manisch-depressiv erweist, ist die Prognose nicht ungünstig, weil es zu keinem Persönlichkeitsabbau kommt. Jedoch muß mit einer Wiederholung der Phasen gerechnet werden, was sich in vielen Fällen durch eine Lithiummedikation vermeiden oder abmildern läßt.

Suizid, Suizidversuch, Automutilation

M. Martin

Suizid und Suizidversuch

Suizid (Selbstmord) steht bei Kindern statistisch an 10. Stelle aller Todesursachen. In der Adoleszenz stellt er zahlenmäßig ein sehr viel größeres Problem dar:

Bei Jugendlichen über 15 Jahre steht er an *zweiter* Stelle der Todesursachen! Die Zahl der mißglückten Suizide (Suizidversuche) liegt wesentlich höher als die Zahl der geglückten Selbstmorde. Man rechnet etwa, daß die Zahl das Acht- bis Zehnfache der geglückten Selbstmorde umfaßt. Geglückte Selbstmordhandlungen finden wir gehäuft bei Jungen, Suizidversuche werden von Mädchen etwa zwei- bis dreimal häufiger als von Jungen ausgeführt.

Unter der Bezeichnung »parasuizidale Handlung« faßt man alle sog. demonstrativen und auch ernsthaften Selbstmordhandlungen zusammen und stellt sie den geglückten Selbstmorden gegenüber. Die Unterscheidung sog. demonstrativer von ernstgemeinten Selbstmordhandlungen ist sehr schwierig. Man muß sich unter allen Umständen davor hüten, letztere als demonstrativ abzutun; in jedem mißglückten Selbstmordversuch – so demonstrativ er sich auch darstellen mag – können ernstgemeinte suizidale Tendenzen stecken. Der Appell an die Umwelt darf keinesfalls übersehen werden.

Um bessere Kriterien zur Einschätzung eines evtl. Suizidrisikos hat sich die Selbstmordforschung (Suizidologie) lange bemüht. Von Ringel wurde ein sog. *»präsuizidales Syndrom«* beschrieben, das als Vorläufer eines ernsthaften Selbstmordversuches angesehen werden kann. Dieses Syndrom ist gekennzeichnet durch situative und dynamische Einengung, durch Einengung der zwischenmenschlichen Beziehungen und der Wertwelt sowie durch gehemmte und gegen die eigene Person gerichtete Aktionen und Selbstmordphantasien mit Todeswünschen.

Suizid und Suizidversuch in der Latenzphase

Gewisse Vorstellungen von der Endgültigkeit des Todes stellen sich bei Kindern erst in der Latenzphase, also zwischen dem 7. und 9. Lebensjahr ein. Im späten Kleinkindesalter verfügen Kinder noch nicht über ein gesichertes Wissen über die Endgültigkeit des Sterbens: Kinder dieser Altersstufe können, selbst wenn sie das Sterben naher Angehöriger erlebt haben, eine solche Form der Endgültigkeit nicht verstehen. Selbsttötungen in dieser Lebensperiode sind deswegen auch nicht als Suizide zu verstehen, sondern es handelt sich hier fast regelmäßig um Unglücksfälle.

In der Bundesrepublik Deutschland kommen jährlich etwa zwischen 60 und 70 Kinder durch Suizide zu Tode. Die Ursachen dafür sind uneinheitlich und reichen von zerrütteten familiären Verhältnissen, schweren Kindesmißhandlungen, dem Wunsch, mit der verstorbenen Mutter wieder vereint zu sein, bis hin zu ausweglos scheinenden Situationen in der Schule.

Fallbeispiel. B., ein 8,6jähriger Junge, vergiftete sich am Sonntagnachmittag während des gemeinsamen Fernsehens mit den Geschwistern durch Einnahme mehrerer Tabletten (Librium) und ritzte sich beim Transport mit dem Krankenwagen in die Klinik mit dem Angelmesser des Vaters die Haut. B. ist ein leicht minderbegabter, frühkindlich hirngeschädigter Junge, der seit 3 Jahren durch die ehrgeizigen Eltern in eine schulische Überforderungssituation gebracht wurde. Bei der Aufnahme wirkte der Junge noch stark depressiv verstimmt, z. T. stuporös, unter der Entlastungssituation in der Klinik wechselte der Junge »schlagartig« sein Verhalten und entwickelte sich zu einer Art Spaßmacher.

Suizid und Suizidversuch in der Adoleszenz

In diesem Lebensabschnitt stellt der Suizidversuch ein wesentlich größeres Problem dar als in der Kindheit. Man muß damit rechnen, daß etwa ⅓ aller Jungen und Mädchen in der Pubertät sich zumindest einmal ernsthaft mit Selbstmordideen trägt. Etwa 7,5% der Jungen und 13% der Mädchen unternehmen in dieser Lebensphase einen Selbstmordversuch, die Pubertät stellt den lebenszeitlichen Gipfel des Suizidversuchs dar.

Typisch für das Reifungsalter ist, daß häufig zunächst ein nichtig erscheinender Anlaß Auslöser der Suizidhandlung zu sein scheint.

Ursachen. Häufig hört man nach der Klinikeinweisung, daß ein anscheinend banaler Konflikt mit den Eltern auslösend gewesen sei, z. B. ein Streit mit den Eltern um den Zeitpunkt des Nachhausekommens, unerfreuliche Auseinandersetzungen über die Länge der Haare, von den Eltern nicht erwünschte Freunde oder Freundinnen oder auch das Verbot, eine Tanzveranstaltung zu besuchen oder sich ein Moped zu kaufen. Nur die ausführliche Exploration und die genaue Erhebung der Vorgeschichte lassen dann erkennen, daß die Ursachen der Selbstmordhandlung eine sehr viel längere Vorgeschichte haben. Die häufigsten Konfliktbereiche sind Auseinandersetzungen mit den Eltern (Autoritätskonflikte) sowie Partnerkonflikte. Ein dritter, nicht seltener Bereich betrifft das soziale Umfeld der Jugendlichen, insbesondere Schule und Beruf.

Im einzelnen finden sich bei Kindern und Jugendlichen gehäuft folgende *Selbstmordursachen:*

Nach dem Tode geliebter Erziehungspersonen, etwa Vater oder Mutter, kann es zu einer Suizidhandlung kommen. Solche Suizidhandlungen kommen insbesondere bei jüngeren Kindern oft vor, weil keine Vorstellungen von der Endgültigkeit des Todes bestehen.

Ein weiteres häufiges Selbstmordmotiv ist die sog. Appellfunktion. Häufig handelt es sich hierbei um Kinder, die sich in einer verzweifelten, lieblosen Lebenssituation befinden und durch die Suizidhandlung eine Änderung ihrer Lebenssituation herbeiführen wollen.

Schließlich können Selbstmorden aggressive Motive zugrunde liegen, um eine geliebte, aber das Kind ablehnende Erziehungsperson zu treffen.

Oft finden sich insbesondere bei Jugendlichen schwere Minderwertigkeitsgefühle, die einhergehen mit dem Gefühl, nichts wert zu sein, nichts zu können, und schließlich in eine Suizidhandlung einmünden.

Bei der Untersuchung des sozialen Hintergrundes lassen sich bei sehr vielen Kindern und Jugendlichen schwerwiegende Mängel in der Eltern-Kind-Beziehung aufzeigen. Ein sehr großer Anteil der Kinder stammt aus einer sog. »Broken-home«-Situation. Aus diesem Grund ist es auch verständlich, daß insbesondere Heimkinder ein erhöhtes Suizidrisiko tragen. In der Verursachung des Selbstmordes sind neben diesen sozialen und familiären Gesichtspunkten natürlich auch die jeweils individuellen (individual-psychologischen) disponierenden Persönlichkeitsmerkmale zu beachten. Dabei ist insbesondere auf depressive Verstimmungen neurotischer, endogener und phasentypischer Genese zu achten.

Die sich oft in der Pubertät erstmals manifestierenden endogenen Psychosen aus dem schizophrenen bzw. zyklothymen Formenkreis können selbstverständlich auch Anlaß zu Selbstmorden sein. Der Verdacht auf eine juvenile Psychose bedingt selbstverständlich sofortige Klinikeinweisung, da das Suizidrisiko nie sicher abgeschätzt werden kann.

Therapie. Zur Therapie rechnet man sowohl medizinische Maßnahmen, die nach einem mißglückten Selbstmordversuch eingeleitet werden, wie auch alle psychotherapeutischen und familientherapeutischen Maßnahmen, die sich daran anschließen. Die medizinischen Maßnahmen werden nach einem Selbstmordversuch mit Schlaftabletten oft auf einer medizinischen Intensivstation durchgeführt. Hier erfolgt z. B. die Entgiftung mittels Infusionsbehandlung und forcierter Diurese. Die Aufnahme in eine kinder- und jugendpsychiatrische Klinik geschieht meist erst nach dieser organmedizinischen Erstversorgung. Patienten, die sich selber nicht schwerer geschädigt haben, kommen hingegen sofort in die Behandlung einer entsprechenden kinder- und jugendpsychiatrischen Klinik.

Bei der Aufnahme solcher Patienten ist vom Pflegepersonal darauf zu achten, daß evtl. Suizidmittel (Gürtel, Rasierklingen, Messer, Tabletten) verwahrt werden. Dies erfordert großes Taktgefühl, muß aber konsequent durchgeführt werden. Die Patienten bedürfen insbesondere während der ersten Tage ihres stationären Aufenthaltes einer besonderen Überwachung, bis sie die ersten tragfähigen Beziehungen zum Stationsteam entwickelt haben. Je nach Ursache, Motivation und Konfliktfeld wird sich dann die weitere Betreuung des Patienten gestalten. Bei ausgeprägten endogenen Verstimmungen ist selbstverständlich eine entsprechende psychopharmakologische Behandlung indiziert. In vielen Fällen wird es aber darauf ankommen, die dem Patienten unlösbar erscheinenden Konflikte mit ihm in einer psychotherapeutischen Behandlung aufzuarbeiten. Meist ist es erst nach einer Beruhigung der Krisensituation möglich, in Einzel- oder Familiengesprächen neue Lösungsstrategien für den Konflikt zu erarbeiten. Insbesondere das ausführliche Familiengespräch mit den Angehörigen, die den Patienten nach der Klinikbehandlung wieder aufnehmen sollen, ist von Wichtigkeit. Auch bei den Angehörigen sind immer Schuldgefühle dem Patienten gegenüber aufzuarbeiten. Besteht ein Wiederholungsrisiko, so ist nach Klinikentlassung eine weitere Betreuung des Patienten indiziert, etwa in einer ambulanten psychotherapeutischen Behandlung.

Die Phase der ambulanten Nachbehandlung darf aber erst begonnen werden, wenn der Patient ausreichend stabilisiert erscheint. Der Übergang von der stationären zur ambulanten Therapiephase birgt immer ein Risiko in sich, das am besten durch eine enge therapeutische Beziehung zum Patienten aufgefangen werden kann.

Prognose. Die Prognose nach Klinikentlassung ist von verschiedenen Faktoren abhängig:

Stammt der Patient aus einem nicht veränderbaren pathologischen Familienmilieu und gelingt es nicht, ihn aus diesem herauszulösen, so ist das Wiederholungsrisiko groß. Ebenso ist die Prognose zurückhaltend zu stellen bei schwer gestörten (neurotischen) Jugendlichen, die sich einer Therapie entziehen. Andererseits kann der Suizidversuch Eltern und Umgebung so aufrütteln, daß eine Änderung in den Familienbeziehungen möglich wird, insbesondere wenn Patient und Eltern die entsprechenden Hilfen gegeben werden konnten (individuelle Psychotherapie, Familientherapie).

Suizidprophylaxe. Wichtigste Aufgabe in der Prophylaxe von Suizidversuchen und Suizidideen ist die Einschätzung der vitalen Gefährdung des Patienten. Nach dieser richten sich alle weiteren einzuleitenden therapeutischen Maßnahmen. Für eine gesteigerte Selbstmordgefährdung spricht

- eine gezielte und ungezielte Suiziddrohung durch den Patienten,
- das gehäufte Vorkommen von Suizidhandlungen in der Familie,
- eigene frühere Selbstmordversuche,
- konkrete Vorstellungen von der Durchführung des Suizides, über die Wahl und die Beschaffung des Suizidmittels,
- eine negativistische mutistische Periode, die häufig unmittelbar vor der Durchführung des Suizids beobachtet wurde,
- das Bekanntsein von schweren Konflikten, etwa in Schule, Beruf, mit den Eltern oder dem Partner,
- eine depressive Verstimmung oder psychosomatische Symptome, wie Schlafstörungen, Appetitmangel u. a.

Lassen sich mehrere solcher Hinweise finden, so ist ein Suizidrisiko gegeben und entsprechende Maßnahmen sind einzuleiten. Am sichersten ist immer eine Einweisung in die Klinik, weil hier der Patient zuverlässig am Suizid gehindert werden kann und weil von hier aus ihm neue Wege der Lebensbewältigung aufgezeigt werden können. Bereits das Herausnehmen aus der aktuellen belastenden Situation ist der erste Schritt für eine Neuorientierung.

Automutilation

Autoaggression, Automutilation, Autodestruktion und habituelle Hantierungen sind zum Teil synonym gebrauchte Begriffe, um den Tatbestand der »Selbstverletzung« zu kennzeichnen. Automutilation kann man definieren als ein bewußtes oder unbewußtes Verhalten, das darin besteht, daß dem eigenen Körper schmerzhaft empfundene Beschädigungen oder Verletzungen zugefügt werden.

Ursachen. Es werden verschiedene Hypothesen – zum Teil kontrovers – diskutiert. Die »Selbststimulationshypothese« erklärt Automutilation damit, daß ein Organismus, dem von der Umwelt zu wenig Reize entgegengebracht werden, versucht, dieses Ungleichgewicht durch das selbständige Setzen von Reizen aufzuheben. Diese Hypothese stützt sich zum Teil auf Ergebnisse der Tierforschung, aber auch auf Beobachtungen an schwer geistig behinderten Kindern.

Tiefenpsychologische Erklärungsversuche zielen darauf, Selbstbeschädigung bei Kindern damit zu erklären, daß Aggressionen gegen die Objektwelt nicht abreagiert werden konnten und sich deshalb gegen den eigenen Körper wenden müssen. Es werden Zusammenhänge gesehen mit einer gestörten Mutter-Kind-Beziehung einerseits und autoerotischer Tätigkeit andererseits (z. B. Schaukeln, Kopfrollen oder Kopfschlagen). Psychoanalytische Interpretationen gehen schließlich dahin, daß Autoaggressionen auch als symbolische Attacken gegen die Mutter oder als Versuche erklärt werden, die dazu dienen, Körperrealität zu finden.

Die lernpsychologisch fundierten Hypothesen zur Genese autoaggressiven Verhaltens stellen mehrere Aspekte in den Vordergrund: Selbstverletzung wird als reaktives Verhalten auf unangenehme Reize interpretiert, andererseits wird angenommen, daß über Lernvorgänge selbstverletzendes Verhalten selbstverstärkend wirken kann im Sinne des operanten Lernens. Schließlich wird auch das Lernen durch Nachahmung für möglich gehalten.

Vorkommen. Automutilation findet sich nicht selten bei geistig behinderten Kindern, auch bei Kindern mit einem frühkindlichen Autismus. Bei einigen speziellen Behinderungssyndromen kommt es obligat vor: Lesch-Nyhan-Syndrom, eine x-chromosomal, rezessiv erbliche Störung der Purinkörperbildung, bei der es zum »Sich-selbst-Beißen« kommt, was zu schweren Zerstörungen an den Lippen und an den Fingerkuppen führt; Cornelia-de-Lange-Syndrom, bei dem autoaggressives Verhalten in unterschiedlicher Form beobachtet wird.

Typisch für die Automutilation von Jugendlichen mit psychoneurotischen Erkrankungen ist das Ritzen der Haut mit Rasierklingen, bei jüngeren Kindern sieht man oft tiefschürfende Kratzdefekte. Insgesamt kann die Symptomatik sehr vielgestaltig sein, vom Schlagen des Kopfes gegen die Wand bis zu tiefen Kratzdefekten, Schnittwunden usw. Häufig vergesellschaftet mit der Automutilation ist das ständige Zerreißen der Kleider, Zerschlagen der Brille bei entsprechenden Affektzuständen.

Diagnose. Bei der Diagnostik sind somatische, entwicklungspsychologische, tiefenpsychologische, aber auch lernpsychologische Faktoren zu berücksichtigen. Nur so wird man für den jeweiligen Einzelfall zu einer zutreffenden Betrachtungsweise kommen können, die die Genese des selbstverletzenden Verhaltens erklärt.

Therapie. Medikamentös wird man – insbesondere bei akuten autoaggressiven Erregungszuständen – Neuroleptika einsetzen. Insgesamt können Medikamente aber nur unterstützenden Charakter bei der Durchführung der Therapie haben. Vornehmlich wird sich die Therapie auf verhaltensmodifizierende Maßnahmen stützen, insbesondere bei der Gruppe der geistig behinderten Patienten, bei denen gehäuft selbstverletzendes Verhalten auftritt. Kinder und Jugendliche, bei denen dem Symptom Automutilation ein neurotischer Konflikt zugrunde liegt, müssen einer altersstufengemäßen psychotherapeutischen Behandlung (z. B. Spieltherapie, tiefenpsychologisch orientierte Gesprächstherapie) zugeführt werden.

Drogenmißbrauch und Sucht

I. Dauner

Gewöhnung. Als Gewöhnung bezeichnet man »die graduelle Verminderung einer Reaktion, wenn der zugehörige Reiz wiederholt oder fortgesetzt wird«. Mit Hilfe der Gewöhnung ist der Organismus in der Lage, aufgrund einer gespeicherten Information über frühere Reize die Reaktion auf später erfolgte Reize zu modifizieren. Gerade dieser Sachverhalt dürfte bei der Drogenabhängigkeit von besonderer Bedeutung sein.

Mißbrauch. Unter Mißbrauch verstehen wir die über das sachgerechte Maß hinausgehende Anwendung von Arznei- und Genußmitteln.

Drogenabhängigkeit. Drogenabhängigkeit bezeichnet im Gegensatz zum Mißbrauch, der sich auch auf kurzfristige Intoxikationen beziehen kann, einen Zustand dauerhaften Gebrauchs von chemischen Substanzen, der mit einer nachweisbaren Bedürfnishaltung gegenüber der Droge einhergeht, ohne daß sich alle zur Sucht gehörigen Merkmale auffinden lassen.

Sucht. Nach der Weltgesundheitsorganisation (WHO) bezeichnen wir als Sucht einen Zustand periodischer oder chronischer Vergiftung, die durch den wiederholten Genuß eines natürlichen oder synthetischen Arzneimittels hervorgerufen wird und schädigend für den einzelnen und/oder die Gesellschaft ist. Zur Sucht gehört ferner ein übermäßiges Verlangen nach dem Suchtmittel, die Tendenz zur Erhöhung der Dosis, die psychische und körperliche Abhängigkeit vom Mittel und Entzugserscheinungen nach Absetzen des Mittels.

Alle vier definierten Kriterien der Sucht sind jedoch nicht mehr als grobe Orientierungshilfen; sie versuchen dort Abgrenzungen zu schaffen, wo in Wirklichkeit ein Kontinuum existiert.

Für die folgenden Abschnitte bevorzugen wir den neutralen Terminus »Drogenabhängigkeit«, weil er uns den zu behandelnden Sachverhalt des Konsums von chemischen Substanzen unter Jugendlichen am besten wiederzugeben scheint. Er vermeidet den mit negativem Akzent versehenen Ausdruck »Sucht«, dessen voreilige Anwendung auf Jugendliche wegen des häufigen Fehlens von Entziehungserscheinungen nach Gebrauch moderner »Suchtmittel« oftmals – insbesondere von medizinischen Laien – kritisiert wurde, und er drückt dennoch in angemessener Weise die subjektive Bedürfnishaltung aus, durch welche das Verhältnis des Konsumenten zur Droge gekennzeichnet ist.

Ursachen. Untersuchungen zur Persönlichkeit des Süchtigen und Drogenabhängigen wurden unter verschiedenen Aspekten durchgeführt. Wesentlich erscheinen folgende Ansätze:

In **tiefenpsychologischer** Sicht ist der Ursprung der Sucht in der frühesten Kindheit zu suchen. Ein Schweizer Psychotherapeut hat in einer gründlichen Analyse die pathologische Mutter-Kind-Beziehung (übermäßige Mutterbindung) der Süchtigen untersucht. Er zieht Parallelen zwischen dem drogenabhängigen Menschen, der stets infantile Züge aufweist, und dem Säugling, der ebenfalls in passiver Weise mühelos genießen wolle. Auf diese Weise wird Drogenabhängigkeit als »seelisches Hängenbleiben an der Mutter« interpretiert. Zu einem ähnlichen Ergebnis kam man in einer Fragebogenuntersuchung über die Mutter-Kind-Beziehung bei süchtigen, schizophrenen und gesunden Jugendlichen. Während die Mutter-Kind-Beziehung bei schizophrenen und gesunden Jugendlichen nicht auffällig war, ist zwischen den süchtigen Jugendlichen und ihren Müttern eine deutlich vertieftere Bindung auf allen drei in den Fragebogen erfaßten Stufen der psychosexuellen Entwicklung zu konstatieren.

Die **testpsychologischen** Untersuchungen versuchen einmal, bestimmte Persönlichkeitszüge drogenabhängiger Jugendlicher zu objektivieren und zum anderen zwischen verschiedenen Arten der Drogenabhängigkeit zu differenzieren, was bisher in statistisch signifikanter Weise nicht gelungen ist. Als typische Persönlichkeitszüge drogenabhängiger Jugendlicher werden herausgestellt: psychopathische Züge, depressive Grundstimmung, Unsicherheit, psychoneurotische Symptome sowie Unfähigkeit zur Aufnahme dauerhafter interpersonaler Kontakte.

Lebensgeschichtliche Faktoren. Während die gesellschaftlichen Einflüsse den kollektiven Rahmen, die Persönlichkeitsfaktoren die charakterologische Ebene für die Genese der Drogenabhängigkeit abstecken, verstehen wir unter lebensgeschichtlichen Faktoren ganz verschiedenartige Einflüsse, die sich zum individuellen Schicksal des einzelnen verdichten. Zu erwähnen wären pathologische Familienverhältnisse und die daraus entspringenden Konflikte, inkonsequenter Erziehungsstil, körperliche Erkrankungen, Verführung durch Gleichaltrige und Ältere, Frustrationserlebnisse und Enttäuschungen, Überforderungssituationen und nicht selten das familiäre Vorbild des Abusus (insbesondere Alkoholismus).

Phasenspezifische Faktoren sind entwicklungsbedingte Einflüsse, die sich bei der Genese der Drogenabhängigkeit als phasengesteigerte Labilität und Beeinflußbarkeit äußern. So geraten die Jugendlichen häufig zur Zeit der Pubertät an das verhängnisvolle Mittel. Ihr Suchen nach Identität, die Selbstwertproblematik, das Streben nach dem Status des Erwachsenen, das Flüchten in eine Phantasiewelt, in der die Realität nicht zu bewältigen ist – all dies sind Momente, die zu einer Labilisierung der Gesamtpersönlichkeit führen können. Der Protest gegen die Gesellschaft und das Verbindende der Droge im Kreise Gleichgesinnter gehört ebenfalls hierher. Aus diesem Sachverhalt wird zugleich ersichtlich, wie zum Zeitpunkt einer phasenspezifischen Labilität und Offenheit der Persönlichkeit des Jugendlichen verschiedenartige Einflüsse zusammenspielen und wie sehr jede Abgrenzung einzelner Momente in der Genese der Drogenabhängigkeit fragmentarisch bleiben muß. Dennoch besteht inzwischen Übereinstimmung darüber, daß es spezielle »Versuchungssituationen« gibt, die nicht zuletzt auch auf einer primär gesunden Neugierde und einem Wissensdrang Jugendlicher beruhen.

Typen der Drogenabhängigkeit

Nach einer Klassifikation der Weltgesundheitsorganisation (WHO) unterscheidet man die folgenden *8 Typen* von Drogenabhängigkeit:

1. Drogenabhängigkeit vom Morphin-Typ,
2. Drogenabhängigkeit vom Barbiturat-Alkohol-Typ,
3. Drogenabhängigkeit vom Cocain-Typ,
4. Drogenabhängigkeit vom Cannabis (Marihuana)-Typ,
5. Drogenabhängigkeit vom Amphetamin-Typ,
6. Drogenabhängigkeit vom Khat-Typ,

7. Drogenabhängigkeit vom Halluzinogen (LSD)-Typ,
8. Drogenabhängigkeit vom spezifischen Opiat-Antagonist-Typ.

Individuell muß jeweils die die Abhängigkeit erzeugende Drogenklasse benannt werden. Die Auflistung hat jedoch keinen Anspruch auf Vollständigkeit, sie kann jederzeit durch weitere Drogenabhängigkeit erweitert werden. Jeder Gruppe der obengenannten Typen können bestimmte charakteristische psychopathologische und körperliche Symptome zugeordnet werden, unabhängig von der chemischen Zusammensetzung der Droge. So zählen z.B. bromhaltige Schlafmittel, Tranquilizer (Valium) zum sog. »Barbiturattyp« (z.B. Luminal), obgleich zwischen den Medikamentengruppen chemisch keine Verwandtschaft besteht.

Der von den Jugendlichen oft benutzte Begriff »high–sein« entspricht klinisch dem »Rausch«, d.h., es handelt sich um einen vorübergehenden Zustand der Bewußtseinsänderung, der durch alle Drogen verursacht werden kann. Dieser Zustand ist gekennzeichnet durch die Einschränkung der Kritikfähigkeit und des Bewußtseins, in Abhängigkeit von der verwendeten Droge. Verschiedene Faktoren wie benutzte Droge, Menge, Anwendungsart, individuelle Reaktionsbereitschaft und Umwelteinflüsse charakterisieren das klinische und psychopathologische Bild.

Im folgenden sollen einige klinisch relevante Drogenabhängigkeitstypen dargestellt werden.

Drogenabhängigkeit vom Morphin-Typ (ICD 304.0)

WHO-Charakteristik. a) Starke psychische Abhängigkeit, die sich manifestiert als ein übermächtiger Zug oder Zwang, die Drogeneinnahme zur Erlangung eines Glücksgefühls oder zur Vermeidung von Unbehagen fortzuführen und die Droge unter allen Umständen zu bekommen.

b) Schnelle Entwicklung körperlicher Abhängigkeit, die an Stärke parallel der Dosissteigerung zunimmt. Dies erfordert die Fortführung der Einnahme derselben oder einer ähnlichen Droge, um den Anschein des inneren Gleichgewichtes aufrechtzuerhalten und um das Auftreten von Entzugserscheinungen zu verhindern. Entzug der Droge oder Verabreichung eines spezifischen Antagonisten führt schnell ein deutliches, charakteristisches, selbstbegrenztes Abstinenzsyndrom herbei.

c) Entwicklung von Toleranz, was Dosissteigerung zur Folge hat, um die ursprünglichen pharmakodynamischen Effekte zu erzeugen.

Für den Süchtigen vom Morphintyp ist die permanente Beschäftigung mit dem Drogenmißbrauch bezeichnend. Häufige Folgen sind körperliche Verwahrlosung, Mangelernährung und Infektionen. Der Kontakt zur Umwelt wird mehr und mehr eingeschränkt; wirtschaftliche Verluste und Eigentumsdelikte treten häufig als Konsequenz auf.

Dem Morphin-Typ werden *folgende Drogen zugeordnet:*

- Opium (Rohopium und Rauchopium) und Opiumalkaloide, wie Morphium, Codein, Pantopon usw.
- Halbsynthetische Opiumabkömmlinge wie Acedicon, Dicodid, Dilaudid, Eucodal, Heroin.
- Synthetische Analgetika mit morphinähnlicher Wirkung wie Dolantin, Jetrium, Polamidon und Valoron.

Anwendungsweise und Wirkung bei Mißbrauch. Morphium und seine Derivate können subkutan, intramuskulär und intravenös injiziert werden. In den letzten Jahren wird zunehmend Mißbrauch mit diesem Drogentyp getrieben, so werden z. B. Rohopium, Tropfen und Tabletten in Wasser aufgelöst und i. v. verabreicht. Heroin ist darüber hinaus schleimhautdurchgängig und wird aus diesem Grunde gelegentlich »gesnifft«. Ersatzweise – vor allen Dingen in Zeiten, in denen auch über den illegalen Markt (Dealer) keine Morphiumpräparate erhältlich sind, greift der »erfahrene« Süchtige auf hochdosierte Mengen von Fortral oder Valoron zurück.

Pharmakologisch steht im Mittelpunkt die mehr oder minder ausgeprägte Schmerzstillung und verlangsamte vegetative Funktion (früher gab man Tinctura opii bei Diarrhoe). Im psychischen Erleben tritt eine Distanzierung gegenüber Umwelteinflüssen, verbunden mit einer gewissen Gleichgültigkeit bis hin zum »Gefühl des Entrücktseins« ein. Die Wahrnehmungsfähigkeit ist eingeschränkt. Angenehme Träume sowie das Gefühl der Geborgenheit und Euphorie kennzeichnen die Befindlichkeit.

Nach Abklingen dieser Symptome erlebt der Süchtige die Realität besonders schmerzlich, so daß eine erneute Drogenzufuhr zum Ziel aller seiner Wünsche wird. Dies wird zudem durch die körperlichen Entzugserscheinungen gefördert (Circulus vitiosus).

Bei chronischen Morphinisten stellt sich in der Regel eine Erwartungsangst vor den möglichen Abstinenzerscheinungen ein, so daß sie im Rahmen der Vorratssicherung auch kriminelle Handlungen begehen (z. B. Apothekeneinbrüche).

Bei längerfristigem Gebrauch kommt es durch die Mangelernährung zu erhöhter Infektionsbereitschaft, körperlicher Auszehrung und schließlich zu psychischem und physischem Siechtum.

Durch die ständige gedankliche Auseinandersetzung mit der Droge kommt es zu zunehmenden Störungen im sozialen Bereich. Die Kranken gehen keiner geregelten Arbeit mehr nach und drohen zu verwahrlosen.

Auf dem schwarzen Markt werden Morphine relativ teuer gehandelt, so daß der Abhängige zwangsläufig in die Kriminalität getrieben wird.

Besondere Gefahren für Fixer sind neben möglichen paravenösen Injektionen z. B. Abszeßbildung, Thrombophlebitis, Sepsis und Endokarditis durch unsterile Spritztechnik. Besondere Bedeutung hat hierbei die Übertragung der virusbedingten Serumhepatitis (Hippie-Hepatitis). Aber auch die Übertragung von Lueserregern ist durch die von Hand zu Hand gegebene unsterilen Spritzen möglich, wobei es dann gleich zur Lues im Stadium II kommt. Inzwischen sind auch Tetanustodesfälle, die auf unsterile Spritztechniken zurückgeführt wurden, beobachtet worden. Neuerdings ist als zusätzliche Gefahr die erworbene Immunschwäche (AIDS) hinzugekommen.

Drogenzwischenfall. Es muß streng unterschieden werden zwischen Intoxikation und Entzugssymptomatik.

Intoxikation. Es findet sich hier ein sog. »passives« Krankheitsbild, welches gekennzeichnet ist durch

- Bewußtlosigkeit,
- Atemdepression,
- stecknadelkopfgroße Pupillen auch bei schwacher Beleuchtung.

Entzugssymptomatik. Hier werden 5 Abstinenzphasen unterschieden, die als sog. »aktives« Krankheitsbild bezeichnet werden, solange keine Bewußtlosigkeit eintritt:

1. Phase (Grad 0): Verlangen nach Drogen, Ängstlichkeit, Nervosität, Rastlosigkeit.

2. Phase (Grad 1): Gähnen, Schwitzen, sehr feuchte Haut, Tränenfluß, laufende Nase, Persönlichkeitsveränderung.

3. Phase (Grad 2): Verstärkung obengenannter Symptome, dazu Pupillenerweiterung, »Gänsehaut«, Muskelkrämpfe, Schüttelfrost und Hitzewallungen, Knochen- und Muskelschmerzen, Appetitlosigkeit.

4. Phase (Grad 3): Verstärkung obengenannter Symptome, dazu Schlaflosigkeit, Blutdruckanstieg, Temperaturanstieg, beschleunigte und tiefe Atmung, Zunahme der Pulsfrequenz, Rastlosigkeit, Übelkeit.

5. Phase (Grad 4): Verstärkung obengenannter Symptome, hinzu gerötetes Gesicht mit typischem Gesichtsausdruck, Erbrechen, Durchfall und Gewichtsverlust.

Die Sofortmaßnahmen werden im Abschnitt »Therapie«, S. 298, beschrieben.

Drogenabhängigkeit vom Barbiturat-Alkohol-Typ (ICD 304.1 und 303.2)

Da die Symptome der Barbiturat- und der Alkoholvergiftung einschließlich ihrer Abstinenzerscheinungen nach Mißbrauch klinisch ein ähnliches Bild aufweisen, faßt man sie unter einem Typus zusammen.

Barbiturate und Alkohol zeigen kombiniert eine additive Wirkung, lassen sich jedoch bei Vergiftungszuständen austauschen. So können Barbiturate Alkoholabstinenzerscheinungen teilweise positiv beeinflussen, das gleiche gilt für den umgekehrten Mechanismus.

WHO-Charakteristik. a) Psychische Abhängigkeit unterschiedlicher Stärke, die besonders beim Alkohol mehr zu periodischem als zu dauerhaftem Mißbrauch führen kann.

b) Eindeutiges Entstehen einer körperlichen Abhängigkeit, wenn diese auch gewöhnlich erst festgestellt werden kann, wenn der Verbrauch erheblich über den therapeutischen Bedarf oder gesellschaftlich akzeptierten Mengen liegt. Liegt die aufgenommene Menge unterhalb eines kritischen Punktes, tritt ein charakteristisches selbstbegrenztes Abstinenzsyndrom auf. Bei den Barbituraten können die Abstinenzerscheinungen nicht nur durch barbituratähnliche Stoffe, sondern auch, zumindest teilweise, durch Alkohol unterdrückt werden. Die umgekehrte Situation liegt bei Alkohol vor.

c) Das Auftreten von Toleranz ist unregelmäßig und unvollständig, so daß, abhängig vom pharmakodynamischen Effekt der Drogen, Verhaltensstörungen bemerkenswert lange anhalten. Es gibt eine gewisse, aber unvollständige Kreuztoleranz zwischen Alkohol und den Barbituraten.

d) Häufige Folge des Alkoholismus sind offenkundige krankhafte Gewebsveränderungen, während eine ähnliche Entwicklung bei den Barbituraten nicht nachgewiesen wurde.

Barbituratabhängigkeit. Hier werden vorwiegend Beruhigungs-, Schlaf- und Schmerzmittel in Tablettenform eingenommen, sie können aber auch mißbräuchlich injiziert werden. In kleinen Mengen dämpfend, schlaffördernd, bewirken sie in größeren Dosen eine starke Sedierung mit verminderter Reaktionsfähigkeit oder rauschartige Heiterkeit. Verwaschene Sprache, unsicherer Gang, Müdigkeit, Nystagmus, Lidflattern und schließlich schwere Vergiftungserscheinungen mit Herz-Kreislauf-Schwäche, Atemstörung und Bewußtlosigkeit kennzeichnen das Bild. An Spät- und Dauerschäden können Leber-, Herz-Kreislauf-, Magen-Darm-Schädigungen sowie Störungen im Bereich des Urogenitalsystems auftreten.

Besondere Gefahren sind eine Unfallneigung, die soziale Desintegration sowie die Intoxikationserscheinungen. Mittel dieser Gruppen können Kontrazeptiva (sog. Anti-Baby-Pille) unwirksam machen.

Drogenzwischenfall. Wir unterscheiden hier Intoxikation, Umkehrwirkung und Entzugssymptome. Beim Barbiturat-Alkohol-Abstinenzsyndrom wird eingeteilt in:

1. *Frühzeichen:* unwillkürliche Zuckungen an Händen und Fingern, Schlaflosigkeit, fortschreitende Schwäche, Nervosität.
2. *Spätere Zeichen* mit zwei Verlaufsformen: Zittern, Bewußtseinsverlust, Grand-mal-Anfälle und/oder: Nervosität und Spannungszustand, Verwirrung, Halluzinationen und illusionäre Verkennungen.

Alkoholabhängigkeit. Zweifellos sind Alkoholika in unserem Kulturkreis die am meisten verbreiteten Genußmittel. In den letzten Jahren ist besonders die Zahl der Frauen und der Jugendlichen unter den Alkoholkonsumenten stark angestiegen. In der BRD gibt es rund 400000 Alkoholkranke, davon etwa 10% Jugendliche. Die zahlreichen gefährdenden Faktoren, die den Jugendlichen zum Alkoholgenuß verleiten, können nicht im einzelnen dargestellt werden. Erinnert sei nur an den Alkohol als Statussymbol des Erwachsenseins, an die »Alkoholtradition« unserer Gesellschaft, sowie an die Auswirkungen der Reklame für alkoholische Getränke. Besondere Aktualität gewinnt der Alkohol im Zusammenhang mit der Jugendkriminalität. Es soll sich rund ⅓ aller Vergehen Jugendlicher unter Alkoholeinfluß ereignen.

Wirkung bei Mißbrauch. Die bekanntesten körperlichen Folgen des Alkoholmißbrauches sind:

- Leberschädigung,
- Schädigung des Gastrointestinaltraktes,
- Herz-Kreislauf-Schäden (und als Folge davon möglicherweise Hirnabbau, wenn dieser nicht auf den unmittelbaren toxischen Einfluß des Alkohols zurückzuführen ist),
- andere Schädigungen des ZNS,
- Nierenschädigungen,
- periphere Nervenschädigungen,
- Impotenz, evtl. psychogen überlagert,
- embryofetales Alkoholsyndrom (= Alkoholembryopathie: Schädigung des Feten in charakteristischer Weise: Frühgeburt, Mißbildungen, Minderwuchs, Mikrozephalus, Retardierung in allen Entwicklungsbereichen).

Verschiedene **Typen von Alkoholkranken** werden unterschieden:

- Alpha-Trinker: Konflikt-, Erleichterungstrinker ohne Kontrollverlust, aber mit gewisser psychischer Abhängigkeit.
- Beta-Trinker: Gelegenheitstrinker (Trinksitten!), keine psychische oder physische Abhängigkeit.
- Gamma-Trinker: Sog. süchtige Trinker mit psychischer Abhängigkeit und Kontrollverlust, evtl. auch körperlich abhängig. Dies ist der in den Alkoholikerbehandlungsstätten vorwiegend anzutreffende Trinkertyp.
- Delta-Trinker: Gewohnheitstrinker mit ausgeprägter körperlicher Abhängigkeit, verbunden mit der Unfähigkeit, mit dem Trinken aufzuhören, aber kein Kontrollverlust.
- Epsilon-Trinker: Episodische Trinker mit episodischem Kontrollverlust.

Drogenzwischenfall. Es ist zu unterscheiden zwischen Intoxikation und Abstinenzerscheinungen bis hin zum Delirium tremens.

Drogenabhängigkeit vom Halluzinogen (LSD)-Typ (ICD 304.5)

Zunehmende Verbreitung findet auch das LSD. Dieses gehört bekanntlich zu den wirkungsvollsten Halluzinogenen. Schon in einer Dosis von 0,5–1,0 µg/kg kann es ein psychotisches Zustandsbild erzeugen. Unter LSD-Einnahme findet man Veränderungen des Bewußtseins, der Affektivität, des Denkens, Halluzinationen sowie Veränderungen des Raum- und Zeiterlebens. Außerdem empfinden viele, die diese Droge einnehmen, ein Gefühl des Leistungsgewinns bei objektivem Nachlassen der Leistungsfähigkeit. Über die Verbreitung von LSD unter Jugendlichen liegen keine genauen Zahlenangaben vor.

Hauptwirkstoff ist das LSD-25, welches Lysergsäurediäthylamid enthält, das stärkste der bisher bekannten Halluzinogene. Im übrigen werden nur in Deutschland Mescalin und chemische Verbindungen mit einem Mescalin- und Amphetaminanteil (STP/DOM) verwendet. Halluzinogene werden in Form von Tabletten, Kapseln oder auf Zuckerstückchen oder Fließpapier (Filz) aufgeträufelt genommen, können aber auch injiziert werden.

Drogenabhängigkeit vom Cannabis (Marihuana)-Typ (ICD 304.3)

In den letzten beiden Jahrzehnten hat sich diese in ganz Asien, Afrika und Lateinamerika heimische Droge auch in Europa weit verbreitet. Insbesondere Jugendliche traten Ende der sechziger Jahre im Zusammenhang mit epochalen Bestrebungen für die Freigabe dieser Droge ein, und sie wurden in diesen Wünschen durch zahlreiche ideologisch untermauerte Veröffentlichungen unterstützt. Inzwischen hat sich die Einstellung erheblich gewandelt, es besteht kein Zweifel mehr daran, daß Haschisch zu den sog. »Einstiegsdrogen« gehört, sehr oft der Wegbereiter für eine spätere Abhängigkeit von sog. »harten Drogen« ist. Oftmals stellen die neugierigen Jugendlichen hohe Erwartungen an die Wirkung der Drogen vom Cannabis-Typ. Tritt sie nicht in der erhofften Form ein, so steigen sie auf andere Drogen um. Gelegentlich kommt es vor, daß im Schwarzhandel Drogen vom Cannabis-Typ mit anderen Drogen vom Verkäufer unbemerkt vermischt werden, so daß hier sekundär eine Süchtigkeit entsteht. Dies sind jedoch vergleichsweise seltene Fälle. Andererseits gibt es zweifellos auch eine isolierte Drogenabhängigkeit von Haschisch.

WHO-Charakteristik. a) Mäßige bis starke psychische Abhängigkeit wegen der erwünschten subjektiven Effekte. b) Fehlen körperlicher Abhängigkeit, so daß es beim Absetzen der Droge kein charakteristisches Abstinenzsyndrom gibt. c) Geringe Tendenz, die Dosis zu steigern, und kein Beweis für Toleranzentwicklung.

Für den einzelnen können die durch Cannabis-Mißbrauch hervorgerufenen Schäden in Untätigkeit, Teilnahmslosigkeit, Vernachlässigung der einzelnen

Person, Gefühl gesteigerter Tätigkeiten bei gleichzeitigem Versagen und in der Auslösung psychotischer Episoden liegen.

Cannabis-Mißbrauch erleichtert insbesondere Jugendlichen den Anschluß an gesellschaftliche Gruppen und Subkulturen, die von gefährlicheren Drogen wie Opiaten und Barbituraten Gebrauch machen. Das Umsteigen auf diese Droge wäre eher eine Folge dieses Anschlusses als ein dem Cannabis eigener Effekt. Für die Gesellschaft liegt der Schaden in den wirtschaftlichen Folgen, die durch die Störung der sozialen Funktionen des Individuums entstehen, und in der Förderung seiner Neigung zu asozialem und antisozialem Verhalten.

Herkunft und Anwendungsweise. Die Droge stammt aus der weiblichen Pflanze des indischen Hanfes (Cannabis sativa), welcher vorwiegend in orientalischen Ländern wächst. Chemisch handelt es sich um Tetrahydrocannabinol (THC). Synthetisches THC ist noch nicht auf dem illegalen Markt aufgetaucht. Gebräuchlicherweise wird die Droge mit oder ohne Tabak vermischt in Pfeifen oder Gemeinschaftszigaretten (Joint) bei tiefer Inhalation geraucht, selten gegessen oder Getränken beigemischt, vereinzelt trotz Wasserunlöslichkeit i.v. gespritzt. Der Rauschzustand hängt nicht nur vom THC-Gehalt, sondern auch von der Erwartungshaltung (Set) des Jugendlichen sowie den Umweltfaktoren (Setting) ab, wobei Persönlichkeitsfaktoren eine wesentliche Rolle spielen und autosuggestive Einflüsse manchmal deutlich hervortreten.

Wirkung bei Mißbrauch. Die im folgenden aufgeführten Symptome können, aber müssen nicht immer zwangsläufig auftreten.

Körperliche Symptome. Pulsanstieg, gerötete und geschwollene Augen, chronisch entzündliche Veränderungen der oberen Luftwege, Asthma bronchiale, Kältegefühl der Extremitäten, Hyperakusis (Feinhörigkeit) und psychomotorische Unruhe.

Psychische Symptome. Grundlose oder aus nichtigem Anlaß entstehende Heiterkeit, Sorglosigkeit, Euphorie, verzerrte Wahrnehmung von Zeit und Raum, vermindertes Urteilsvermögen, Gedächtnisstörungen bei gleichzeitiger Steigerung des Selbstwertgefühls, Mitgefühls und Wohlwollens, aber auch Reizbarkeit und Verwirrung.

Vorwiegend bei häufigem Gebrauch oder höherer THC-Dosis verstärken sich die obengenannten Symptome, wobei folgendes hinzukommen kann:

- Herabsetzung der Reizschwelle für optische und akustische Eindrücke, die als »Bewußtseinserweiterung« erlebt werden, objektiv jedoch eine Einschränkung der Bewußtseinslage darstellen.
- Synästhesien, wobei Farben als Töne und umgekehrt empfunden werden.
- Halluzinationen und Illusionen (Trugwahrnehmungen und Verkennungen der Umwelt), die zu antisozialem Verhalten prädisponieren können.
- Möglicherweise als Folge intellektueller und psychischer Desintegration

können Ängstlichkeit und Aggression und vereinzelt auch einmal Selbstmordgedanken auftreten, die meisten Jugendlichen werden aber beim Gebrauch der genannten Drogen eher passiv.

Dauerschäden bei langanhaltendem, häufigen Mißbrauch sind in körperlicher Hinsicht nicht bewiesen worden, doch besteht der Verdacht auf Entwicklung eines organischen Psychosyndroms. Im Vordergrund stehen die psychosozialen Auswirkungen wie Anschluß an Subkulturen, Umsteigen auf andere und gefährlichere Drogen, Vernachlässigung und schließlich Abbruch von Schul- oder Berufsausbildung, Reifungshemmung mit der Auswirkung, daß die Betroffenen Gleichaltrigen gegenüber um Jahre zurück sind, was seinerseits neue Probleme aufwirft.

Besondere Gefahren liegen also im Problem der späteren Resozialisierung. Ferner kann ein sog. *Flash-back (Nachrausch)* auftreten, der zu unvorhergesehenem Zeitpunkt etwa das Unfallrisiko wesentlich erhöht. Dieser ist bei Cannabis-Mißbrauch wohl wesentlich seltener als etwa beim Gebrauch von LSD. Erbschäden werden vermutet. Bei Vorhandensein einer latenten Schizophrenie kann es zur Auslösung echter Psychosen kommen, ebenso kann Cannabis (allerdings häufiger Halluzinogene) zu sog. Horror-Trips führen.

Bei **Drogenzwischenfällen** sollte man auch jeweils an andere Drogenwirkungen denken. Gerade hier ist es schwierig, zwischen einer Intoxikation durch die Drogen und psychogenen Mechanismen allein oder in Kombinationen beider zu unterscheiden. Es empfiehlt sich, Ruhe zu verbreiten, beruhigend auf den Kranken einzureden (»herunterreden = talking down«) und notfalls Valium zwischen 5 und 20 mg oral oder i. m. zu verabreichen. Der Kranke sollte keinesfalls allein gelassen werden.

In diesem Rahmen ist es nicht möglich, alle Drogenabhängigkeitstypen genauer zu beschreiben, die wesentlichsten wurden hier aufgeführt, Einzelheiten müssen in speziellen Büchern nachgelesen werden.

Vorgehen bei Drogenmißbrauch

Therapie

Fern- und Idealziel einer jeden Therapie Drogenabhängiger müssen Drogenfreiheit, Deliktfreiheit und berufliche bzw. soziale Anpassung sein. Es bedarf jedoch keiner weiteren Erläuterung, daß diese Ziele in der Praxis kaum realisierbar sind. Deshalb sind eine Reihe bescheidener Ziele in den letzten Jahren formuliert worden. Sie müssen jeweils individuell für jeden Drogenabhängigen bzw. für kleine Gruppen solcher festgelegt werden. Auf welche Weise die verschiedenen Therapieziele angestrebt werden, hängt jedoch in hohem Maße davon ab, welches Modell der Drogenabhängigkeit bzw. des Drogenmißbrauchs man für angemessen hält.

– *Das epidemiologische Modell* des Drogenmißbrauchs und der Drogenabhängigkeit geht von dem epidemiologischen Begriff der Kontagiosität (Ansteckung) aus, d.h. die Droge wird zum Erreger, der Drogenabhängige zu demjenigen, der ihn weiterträgt. Die Eindämmung der Epidemie kann nur durch Vernichtung der Droge bzw. durch Verhinderung ihrer Weitergabe (über gesetzliche Bestimmungen) erreicht werden.

- *Das soziokulturelle Modell* sieht in gesellschaftlichen und sozialpsychologischen Faktoren die Ursachen und versucht, über eine Veränderung von Einstellungen, Gewohnheiten, Sitten und Gebräuchen Drogenmißbrauch und Drogenabhängigkeit einzudämmen.
- *Das psychiatrisch-psychodynamische Modell* sieht die Ursache vorwiegend in der Persönlichkeit oder in psychopathologischen Phänomenen, Konflikten, neurotischen Entwicklungen usw. und versteht Drogenabhängigkeit und -mißbrauch als einen frustranen Versuch der Problemlösung.

Unabhängig von diesen verschiedenen Wegen zum Therapieziel gibt es jedoch viele Therapieziele, die als weitgehend anerkannt angesehen werden können. Solche sind:

- Drogenfreiheit,
- soziale und berufliche Rehabilitation,
- Deliktfreiheit,
- Selbstentfaltung und Selbstverwirklichung,
- Entwicklung sozialer Fähigkeiten und sozialer Selbständigkeit,
- Schutz des Drogenabhängigen vor der Umgebung,
- Schutz der Umgebung vor dem Drogenabhängigen,
- Bewahrung der Drogenabhängigen vor Rückfälligkeit,
- Verzicht auf Drogenfreiheit zugunsten einer gewissen beruflichen und sozialen Anpassung.

Derartige Therapieziele versucht man mit den im folgenden angegebenen Methoden zu erreichen, wobei die Methoden jeweils unter übergeordneten Gesichtspunkten in ein einheitliches Konzept einbezogen werden müssen. Dabei ist zu unterscheiden zwischen den

- Sofortmaßnahmen und den
- Maßnahmen innerhalb einer sog. »therapeutischen Kette«.

Sofortmaßnahmen. Wegen der Verschiedenartigkeit der Mittel lassen sich an dieser Stelle allgemeinverbindliche Richtlinien bei Intoxikationen nicht aufstellen, jedoch seien folgende Hinweise gegeben. Als allgemeine Regeln gelten: Atemwege freihalten, ggf. künstliche Beatmung, je nach Situation Herz-Kreislauf-Unterstützung, Infusion eines Plasmaexpanders, Magenspülung, Antidot – wenn die vorhandene und genommene Droge bekannt ist, dringender Transport ins Krankenhaus. In einigen Fällen muß mit Auftreten epileptiformer Anfälle gerechnet werden.

Bei Entzugssymptomen Drogenabhängiger vom Morphin-Typ gibt man in leichten bis mäßigen Fällen evtl. 10 mg Valium oral oder rektal, in schweren Distraneurin (nach Schema). Die Verabreichung von Morphinen, Valoron und ähnlichem sollte vermieden werden. Die Patienten neigen zur Übertreibung der Entzugserscheinungen, man sollte möglichst nicht Injektionen verabreichen, um den Wunsch nach weiteren Injektionen zu vermeiden. Problematisch sowohl bei Intoxikationen als auch bei Abstinenzerscheinungen ist eine ungenaue Vorinformation, man sollte daher vor allen Dingen bei Alkoholintoxikationen auch an Schlafmittelüberdosierung denken (und umgekehrt) und insbesondere an gleichzeitigen Opiat-Mißbrauch und Halluzinogene. Für die gesamte Phase der Sofortmaßnahmen gilt: den Kranken nicht allein zu lassen!

Therapeutische Kette. Die therapeutischen und Rehabilitationsmaßnahmen können nur effizient sein, wenn sie dem Rahmen eines umfassenden therapeutischen Konzeptes zugeordnet sind, und zwar in einer adäquaten zeitlichen Folge. Dieses Nacheinander verschiedener Maßnahmen wird als therapeutische Kette bezeichnet. Man kann dieses Programm nur in einer Richtung durchlaufen (Rückfällige ausgenommen), wobei kein Glied der Kette ausgelassen werden darf. Viele Mißerfolge von Therapieversuchen hängen unter anderem damit zusammen, daß keine derartige therapeutische Kette vorhanden war oder daß sie zu früh abgebrochen wurde. Damit ist allerdings nicht ausgesagt, daß ein Durchlaufen einer solchen bereits die Wirksamkeit der Therapie garantiert.

Zeitliche Abfolge verschiedener therapeutischer Maßnahmen:

1. *Kontaktaufnahme:* Beratungsstelle, Kontaktzentrum, Aufnahmeheim (Tag–Nacht).
2. *Entziehung und Entgiftung:* Therapie somatischer Komplikationen.
3. *Intensive Entwöhnungsbehandlung:* Psychotherapie, Gruppentherapie, therapeutische Gemeinschaft, medikamentöse Therapie, Verhaltenstherapie.
4. *Nachbehandlung und Wiedereingliederung, Rehabilitation:* Gruppentherapie, Arbeitstherapie, therapeutische Wohngemeinschaft, Half-way-house.
5. *Prophylaxe und Prävention.* Informationen, Erziehung, Aufklärung, Attitude-Training, gesetzliche Maßnahmen.

In jeder Therapiephase sind auch detaillierte Untersuchungen (z. B. Laboruntersuchungen, psychologische Untersuchungen) notwendig. Der professionelle Standpunkt in der Durchführung variiert in den verschiedenen Phasen. Während in den Phasen 2 und 3 die medizinisch-psychiatrisch-psychotherapeutische Behandlung im Vordergrund steht, überwiegen in den Phasen 1, 4 und 5 pädagogische, sozialpädagogische und psychologische Aufgaben.

Phase 1: Kontaktaufnahme und Einführung des Patienten in das Therapieprogramm.

Dieser Schritt kann z.B. durch Beratungsstellen, Kontaktzentren, Aufnahmeheime usw. realisiert werden. Ziel der ersten Phase ist es, den Drogenkonsumenten möglichst freiwillig soweit zu bringen, daß er seine Therapiebedürftigkeit erkennt und sich zur Behandlung bereiterklärt. Oftmals bietet ein Gespräch mit Nichtärzten eine bessere Voraussetzung zur Motivation.

Phase 2: Entziehung und Entgiftung

In dieser Phase dominiert die medizinische Behandlung, die in der Regel stationär durchgeführt wird, da ambulante Versuche der Entgiftung und Entziehung nur sehr widersprüchliche Ergebnisse erbrachten. Entscheidend ist, daß bereits während dieser Behandlungsphase mit weitergehenden psychologischen und psychotherapeutischen Behandlungsansätzen begonnen wird und daß ein Vertrauensverhältnis zu den therapeutisch tätigen Mitarbeitern entsteht. In der Phase der Entgiftung sind verschiedene medikamentöse Maßnahmen angezeigt, denn hier bzw. in unmittelbarem Anschluß an sie erfolgt auch die Behandlung somatischer Komplikationen (Hepatitis, Abszesse, Thrombosen, Sepsis usw.).

Phase 3: Entwöhnungsbehandlung

In lückenlosem Übergang an Entziehung und Entgiftung beginnt eine über mehrere Monate durchgeführte Entwöhnungsbehandlung. Diese soll in entsprechend ausgestatteten Entwöhnungsstationen stattfinden. In dieser Phase geht man von dem Ziel aus, den Drogenkonsumenten dabei zu helfen, wieder Halt, Sinn und Aufgaben zu finden. In dieser Phase setzt eine intensive Psychotherapie – vor allem Gruppentherapie – ein, die am zweckmäßigsten in eine therapeutische Gemeinschaft eingegliedert ist. Es finden ferner parallel dazu ggf. medikamentöse Behandlung, Verhaltenstherapie und Trainingsmethoden statt. Die Behandlung in dieser Phase ist nicht mehr ausschließlich ärztlich, psychologische und sozialpädagogische Aspekte werden immer wichtiger.

Phase 4: Nachbehandlung und Wiedereingliederung/Rehabilitation

In dieser 4. Phase erfolgt die eigentliche Eingliederung in einen geordneten Tagesablauf mit regelmäßiger Arbeit, Sport, Spiel, kreativen Tätigkeiten bei Weiterführung der psychotherapeutischen Behandlungen. Der Schwerpunkt in der Behandlung und Betreuung liegt nun im Bereich der Sozialpädagogik und Sozialtherapie.

Phase 5: Prophylaxe, Erziehung und Prävention

Auch diese hier zuletzt genannte Phase stellt eine therapeutische Aktivität dar, die ebenfalls in ein Gesamtkonzept eingegliedert werden muß. Ihre Bedeutung liegt eigentlich im Vorfeld der Drogenabhängigkeit, in der Prävention. Jedoch hat es sich als zweckmäßig erwiesen, ehemalige Drogenabhängige (Ex-User) für diese Aufgabe miteinzusetzen.

Das Krankenpflegepersonal spielt bei der Durchführung der Behandlung Drogenabhängiger eine entscheidende Rolle. Es geht darum, daß gerade dieser Mitarbeiterkreis ganz besonders zuverlässig ist, dem permanenten Drängen der Süchtigen nach ihren Drogen nicht nachgibt, »hart« und konsequent bleibt und dabei ständig eine sorgfältige Überwachung des Drogenabhängigen – zumindest in den Anfangsphasen – durchführt. Der Phantasie Drogenabhängiger, an ihre Gifte zu kommen, sind kaum Grenzen gesetzt. Abgesehen von den üblichen Verstecken (einschließlich Vagina und Darm) genügt es z. B., eine Briefmarke mit LSD anzufeuchten und sie auf einer normalen Ansichtspostkarte an den Patienten zu schicken. Dieser braucht dann nur noch das »Klebemittel« zu sich zu nehmen. Haschisch kann z. B. in Kuchen eingebacken werden, als Tee zubereitet oder als schmackhaftes Kleingebäck serviert werden. Für fast alle Drogen gibt es derartige Tarnungsmöglichkeiten, so daß man zum Schutz der Patienten stets wachsam sein muß. Gleichzeitig darf es aber nicht vorkommen, daß Schwestern oder Pfleger, ebenso wie andere Mitarbeiter, moralisieren und mit Beschuldigungen auf die Patienten einwirken. Damit wären von vorneherein alle therapeutischen Bemühungen zum Scheitern verurteilt. Schließlich sind die Drogenabhängigen schwerkranke Patienten, die an ihrer Krankheit auch sterben können, wofür die zunehmende Zahl Jugendlicher, die an einer Überdosierung z. B. von Heroin gestorben sind, einen traurigen Beweis liefert.

Die hier nur stichpunktartig aufgeführte inhaltliche Gestaltung der sog. therapeutischen Kette bedarf eines gut funktionierenden Mitarbeiterstabes und geeigneter Räumlichkeiten. Sie fordert aber auch ein hohes Maß an persönlichem Einsatz und Engagement sowie ein fundiertes Fachwissen, wobei die nüchtern-sachliche Erkenntnis, daß auch bei dem geschilderten hohen therapeutischen Aufwand Erfolgsquoten relativ niedrig liegen dürften, miteinbezogen werden muß.

1977 wurde eine umfassende Studie veröffentlicht. In über 10 Jahren wurden rund 30000 Schweizer Jugendliche verschiedenen Alters und verschiedener Berufsgruppen über ihre Gewohnheiten und Ansichten in bezug auf den Drogenkonsum, sei es Tabak, Alkohol oder die sog. weichen und harten Drogen, befragt. Dabei wurde festgestellt, daß zu den hauptsächlichen Betroffenen Jugendliche zählten, die schon in der Adoleszenz oder in der Spätadoleszenz waren. Auch bestimmte Berufe waren bevorzugt, so z. B. medizinisches Personal, Servierpersonal und Künstler. Nach dieser Studie ist eine Verbesserung der Präventivmaßnahmen, vor allem durch langfristige gesundheitserzieherische Beeinflussung und durch gezielte Aufklärung von Eltern und Lehrern, dringend anzustreben. Zusätzlich sollte eine übertriebene Publizität der Vorgänge auf der Drogenszene eingeschränkt werden. Gerade eine sensationelle Berichterstattung weckt häufig erst die Neugier.

Jugenddissozialität, Delinquenz und Verwahrlosung

I. DAUNER

Unter **Dissozialität** versteht man eine gestörte Gemeinschaftsfähigkeit bis hin zur Gemeinschaftsunfähigkeit (Asozialität) infolge innerer Beziehungslosigkeit zur menschlichen Gesellschaft und fehlenden Verständnisses für deren Belange – ohne aktive oder auch nur bewußte Gegeneinstellung. Dissozialität ist demnach ein sozialwidriges Verhalten, wobei unberücksichtigt bleibt, ob damit seltene oder häufige nichtkriminelle oder kriminelle Handlungen gekoppelt sind.

Liegen hingegen eine gemeinschaftsfeindliche Einstellung bzw. gemeinschaftsschädigende Strebungen vor, so spricht man von Antisozialität.

Jugenddissozialität hat ein phasenspezifisches Gepräge, d. h., sie wird gekennzeichnet durch den alterstypischen Wunsch nach Eigenständigkeit, »Freiheit« unter Ablehnung von Höflichkeit und Rücksichtnahme auf die Belange der Mitmenschen, was als »Lüge und Unehrlichkeit« erlebt wird, sowie momentane Bedürfnisbefriedigung und unbesonnenes Handeln. Aus einem derartigen Verhalten resultiert häufig die

Delinquenz. In der angelsächsischen Literatur wird der Terminus Delinquenz verwendet, welcher Dissozialität und Verwahrlosung umschließt, aber nicht gleichsinnig mit Kriminalität gebraucht wird. Er beschreibt Verhaltensweisen, durch die die gesellschaftliche Ordnung gestört wird. Wir verwenden diesen weiten Begriff bevorzugt bei noch strafunmündigen Kindern (unter 14 Jahren), wenn diese an und für sich strafbare Handlungen, z. B. Stehlen, Sachbeschädigung, Brandstiftung im Rahmen einer Dissozialität oder Verwahrlosungssymptomatik begehen.

Verwahrlosung setzt dagegen eine psychopathologische Veränderung der Persönlichkeitsstruktur voraus, die speziell ätiologisch und pathogenetisch geklärt werden kann.

1. Es handelt sich dabei um einen Zustand mangelnden Bewahrtseins (»wahrlossein«) in der familiären, sozialen oder epochalen Situation des Kindes.
2. Es erwächst aus diesem Zustand bei entsprechender Disposition ein Versagen des Kindes gegenüber den Anforderungen in Schule, Beruf und Gemeinschaftsleben, woraus sich eine besondere erzieherische Hilfsbedürftigkeit ergibt.
3. Der Verwahrlosung liegt oft eine Mannigfaltigkeit objektiver Bedingungen (z. B. nichteheliche Geburt, unvollständige Familie, ungeordnete Häuslichkeit, Fehlerziehung, zivilisatorische und epochale Noxen) und subjektiver Gefährdungsfaktoren (z. B. körperliche Mängel, geistige Unzulänglichkeit, Charakterabnormität sowie enzephalopathische und präpsychotische Zustände) zugrunde.

Aus dieser terminologischen Zuordnung ergibt sich, daß ein Kind sich dissozial verhalten kann, ohne verwahrlost zu sein, während eine Verwahrlosung regelmäßig mit Dissozialität einhergeht. Kinder oder Jugendliche, die kriminelle Handlungen begehen, verhalten sich regelmäßig dissozial, sie sind jedoch keinesfalls immer verwahrlost (Abb. 3.**24**).

Abb. 3.**24** zeigt die Beziehung zwischen Dissozialität, Kriminalität und Abnormität. Hiernach wird die Verwahrlosung als eine Subkategorie der Dissozialität verstanden und kann mit oder ohne Kriminalität sowie mit oder ohne psychische Abnormität einhergehen.

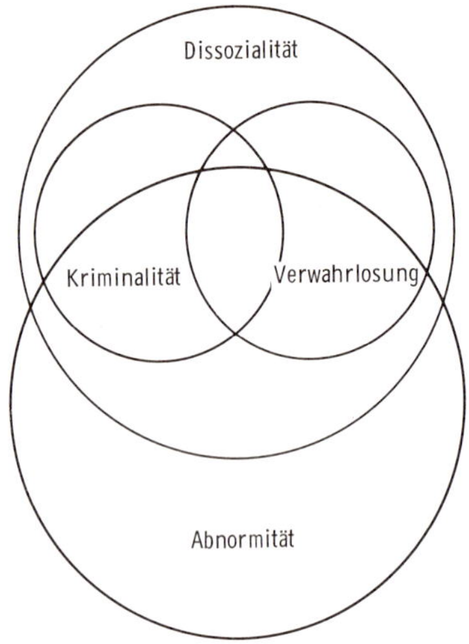

Abb. 3.**24**. Interaktionsschema von Verwahrlosung, Dissozialität, Kriminalität und Abnormität (nach *Hartmann,* aus *Ch. Müller:* Lexikon der Psychiatrie. Springer, Berlin 1973)

Symptomatik. Die Erscheinungsformen der Dissozialität und Verwahrlosung unterscheiden sich bei Jungen und Mädchen sowohl was das Manifestationsalter angeht als auch bezüglich der Symptomatik.

Bei einer statistischen Aufgliederung des ersten Auftretens von Verwahrlosungssymptomen zeigte sich bei *Jungen* ein

- Anstieg um das 6. Lebensjahr (Einschulung),
- Anstieg um das 9. Lebensjahr,
- Anstieg um das 11. Lebensjahr (1. puberale Phase) und
- Anstieg um das 14. Lebensjahr (Pubertät).

Bei *Mädchen* liegt der erste

- Gipfel um das 11. Lebensjahr (1. puberale Phase), ein weiterer
- Gipfel um das 13. Lebensjahr (»negative« puberale Phase) und
- um das 15. Lebensjahr (Adoleszenz).

Insgesamt lassen sich die ersten dissozialen Auffälligkeiten bei männlichen Verwahrlosten in der zweiten Hälfte der Schulzeit und im Jugendalter und nur bei 20% bereits in der Grundschulzeit feststellen, während bei den weiblichen Verwahrlosten es überwiegend im Jugendalter zur ersten Symptommanifestation, nur bei 30% bereits in der späteren Schulzeit kam; Angaben aus der früheren Kinderzeit fehlen.

Natürlich stehen die Erscheinungsformen der Verwahrlosung insbesondere bei Jugendlichen in einem engen Zusammenhang mit den gerade »modernen« Erziehungsstilen einerseits und mit soziologischen Umwandlungsprozessen andererseits. Unter den in den letzten Jahrzehnten sich phasenhaft einander ablösenden pubertären bzw. spätpubertären oppositionell-protestierenden Gruppen von Jugendlichen (der »skeptischen« und der »zornigen« jungen Generation, den Rockern, Gammlern, Hippies und Progressiven) finden sich auch dissoziale bzw. verwahrloste Jugendliche, die unter modischen bzw. ideologischen Verbrämungen ihren latenten oder manifesten dissozialen Tendenzen nachgehen. Dabei ist die Geschichte der Verwahrlosung so alt wie die Geschichte der Menschheit und stellt eine grundsätzliche existentielle Möglicheitsform des Menschen dar.

Wissenschaftliche Erforschungen sozialer Abweichungen beginnen etwa um die Mitte des 18. Jahrhunderts. Permanente Verstöße gegen die sozialen Normen weisen sehr häufig auf eine zugrundeliegende Verwahrlosung hin, wobei die Persönlichkeitsstruktur der Jugendlichen eine wesentliche Rolle spielt. So fanden amerikanische Wissenschaftler folgende »typische Symptome« (im Vergleich zu einer Gruppe sorgfältig ausgewählter, nichtdelinquenter Jugendlicher) bei verwahrlosten Minderjährigen:

1. Labilität (Depressivität, mangelhafte Entmutigungs- und Versuchungstoleranz, mangelhafte Kontakt- und Arbeitsbindung).
2. Impulsivität (Bummeln, Weglaufen, Schulschwänzen, Abenteuer- und Sensationslust).
3. Aggressivität (jähzorniges und oppositionelles Verhalten, Aggressionen gegen Objekte und Personen).
4. Kriminalität (Eigentums-, Früh- und Wiederholungskriminalität).

Bei vergleichbaren Untersuchungen an deutschen Jugendlichen (Hartmann 1977) konnten drei ähnlich strukturierte *Verwahrlosungssyndrome* herausgestellt werden, die besonders durch ihr unterschiedliches passives bzw. aktives Sozialverhalten charakterisiert sind:

1. Instabilitätssyndrom (Depressivität, vorzeitige Entmutigung, Kontaktschwäche, Ratlosigkeit, Weglaufen) mit geringer Sozialgefährlichkeit.
2. Asozialitätssyndrom (mangelhafte Arbeitsbindung, Schwänzen von der Arbeit und von der Schule, Bummeln, Alkoholmißbrauch, schlechter Umgang) mit mittlerer sozialer Gefährlichkeit, überwiegend passive Verwahrlosung.
3. Kriminalitätssyndrom (Bedrohung und Mißhandlung von Personen, Beschädigung und Zerstörung von Objekten, verhandelte Verkehrs- und andere Delikte, Delinquenz vor dem 14. Lebensjahr, nicht verhandelte Rechtsverletzungen) mit erheblicher Sozialgefährlichkeit, überwiegend aggressiver Verwahrlosung.

Tabelle 3.**25.** Erscheinungsformen der Verwahrlosung, geordnet nach ihrer Häufigkeit

Jungen	Mädchen
1. Eigentumsvergehen (Diebstähle, Einbrüche)	1. Sexuelle Verwahrlosung, frühsexuelle Betätigung, Prostitution
2. Herumtreiben, Schulschwänzen, Betteln, Vagabundieren	2. Eigentumsvergehen
3. Unfug, Frechheit, Verlogenheit	3. Herumtreiben, Schulschwänzen, Betteln, Vagabundieren
4. Faulheit in der Schule, Arbeitsscheu, Lehrflucht	4. Faulheit in der Schule, Arbeitsscheu, Lehrflucht
5. Vorzeitige und abartige sexuelle Betätigung (Homosexualität, Exhibitionismus, Unzucht mit Kindern und dgl.)	5. Unfug, Frechheit, Verlogenheit
6. Trinkexzesse, häufiger Wirtshaus- und Diskothekenbesuch, Genußsucht	6. Wirtshaus- und Diskothekenbesuch, Genußsucht

Ehe auf die Ursachen des multifaktoriellen Problems der Dissozialität, delinquenten Verhaltens und Verwahrlosung eingegangen wird, sind deren Erscheinungsformen genau zu analysieren, was nach der Häufigkeit ihres Vorkommens geordnet Tab. 3.**25** zeigt.

Ein pathognostisches Merkmal ist auch der sog. schlechte Umgang, d.h. die Assoziation mit dissozialen Kameraden oder dissozialen Kameradengruppen. Der »schlechte Umgang« wird oft als eine Ursache von Verwahrlosung angesehen, ist aber häufig eher die Folge davon. Es scheint, daß die Phänomenologie der Verwahrlosung in Europa und Amerika weitgehend übereinstimmt, wenngleich sich auch nationale Unterschiede (z.B. bezüglich des Bandenanschlusses) sowie epochale Modifikationen (z.B. hinsichtlich des Rauschmittelmißbrauchs) feststellen lassen.

Diagnose. Dissozialität, Delinquenz und Verwahrlosung sind nicht primär psychiatrische, sondern soziologische Begriffe. Kinder und Jugendliche werden dem Arzt nicht vorgestellt, weil sie sich krank oder behandlungsbedürftig fühlen, sondern weil sie mit ihren Eltern und der Gesellschaft in Konflikt geraten sind.

Eine Krankheit liegt auch nicht im medizinisch-biologischen oder herkömmlich psychiatrischen (körperliche Störungen als Krankheitsbegriff) Sinne vor. Nach anderen Definitionen, z.B. der der Weltgesundheitsorganisation, die den Krankheitsbegriff nicht auf körperliche Störungen beschränken, kann Verwahrlosung möglicherweise als Krankheit gelten. Dementsprechend wird sie unter den »Persönlichkeitsstörungen« (ICD 301.1–9) rubriziert.

Die Frage der Zuordnung hängt eng mit dem ätiologischen Problem zusammen: Beziehungen zur Psychopathie (anlagebedingt) und zur Neurose (umweltbedingt) beziehungsweise das Zusammenspiel von anlage- und milieureaktiven Faktoren muß in jedem Einzelfall genau analysiert werden, um Ansatzpunkte für die weitere Therapie zu finden. Schließlich müssen auch andere psychiatrische Krankheiten, wie schizophrene Psychosen, Dämmerzustände im Rahmen zerebraler Anfallsleiden, hirnorganische Psychosyndrome oder Blutzuckermangelsyndrome mit unbezwingbarem Drang nach Flüssigkeiten, ausgeschlossen werden, ehe die Diagnose gestellt wird.

Ursachen. Aus empirischer Sicht des Kinder- und Jugendpsychiaters ist das polyätiologische Konzept (welches psychiatrische, psychoanalytische, psychologische und soziologische Theorien und Erfahrungen berücksichtigt) allen monokausalen Erklärungsversuchen überlegen. Daß Verwahrlosung überwiegend als eine *psychosoziale Störung* zu verstehen ist, belegen beispielsweise die Untersuchungen über Kinder, die in Heimen aufwuchsen, sowie über Affenkinder, die ohne Mutter oder nur mit Mutterattrappen aufgezogen wurden. Sie zeigen, daß Fürsorgemängel in früher Kindheit zu Fehlentwicklungen im Sinne von Verwahrlosung zu führen pflegen.

Wenn gesagt wird, Verwahrlosung sei überwiegend als psychosoziale Störung zu verstehen, wird damit eingeräumt, daß es auch eine primär hirnorganische oder primär prozeßpsychotische Verwahrlosung geben kann und daß selbst bei einer primär psychogenen Verwahrlosung somatische Faktoren eine Rolle spielen können. In diesem Zusammenhang sind auch besonders konstitutionelle Faktoren zu bedenken. Eine Reihe von Familienbedingungen wirkt sich in unterschiedlicher Schwere auf Jungen mit unterschiedlicher physischer Konstitution aus, bzw. weisen Jungen unterschiedlicher konstitutioneller Anlage gegenüber gleichen Belastungen eine unterschiedliche Toleranz auf.

Auf die Bedeutung der Legasthenie (Lese-Rechtschreib-Schwäche) für die Entwicklung von Dissozialität und Delinquenz wurde immer wieder nachdrücklich hingewiesen. Es konnte bei Strafgefangenen eine Legastheniehäufigkeit von 33% festgestellt werden, während sie bei Kindern des 2. Schuljahres auf etwa 4–7% geschätzt wird. Legasthene Kinder und Jugendliche scheinen infolge ihrer Außenseiterposition Straftaten zur Kompensation ihrer Minderwertigkeitsgefühle auszuüben.

Daneben wird dem »Broken-home«-Faktor ein wesentlicher Anteil an der Entstehung der Verwahrlosung zugesprochen. Die überwiegende Mehrzahl dissozialer und verwahrloster Kinder und Jugendlicher stammt aus »gestörten Familien«, wobei für die Entwicklung des einzelnen letztlich allein das »innere Milieu« der familiären Gruppe, unabhängig von ihrer Zusammensetzung, entscheidend ist.

Therapie. Da Verwahrlosung meistens aus Fürsorgemängeln der frühen Kindheit entsteht und hauptsächlich als ein Erziehungsrückstand in Erscheinung tritt, ist ihre Behandlung vorzugsweise präventiv (Verhütung frühkindlicher Pflegeschäden) und erzieherisch (Nacherziehung). Die Maßnahmen richten sich nach dem Schweregrad der Störung. In leichteren Fällen kann eine ambulante Erziehungsberatung ausreichen, in schweren sind stationäre Hilfen in Form von Heimunterbringungen notwendig. Es ist wünschenswert, daß, ehe über die Heimunterbringung entschieden wird, eine jugendpsychiatrische Begutachtung durchgeführt wird. Diese sollte möglichst stationär erfolgen, da nur so eine ausreichende Verhaltensbeobachtung und eine differenzierte Diagnostik möglich sind. Für die Station stellen sich hierbei besondere Probleme:

- Es muß berücksichtigt werden, daß sich die Patienten plötzlich ihrer »Freiheit« beraubt sehen, daß sie stets unfreiwillig in die Klinik kommen und sich deshalb nur ungern dem Reglement fügen.
- Es ist daher notwendig, bereits ein Minimum an Anpassung, z. B. regelmäßiges morgendliches Aufstehen ebenso wie anschließendes Waschen und Teilnahme an den Mahlzeiten, als Leistung zu honorieren, weil gerade diese »Selbstverständlichkeiten« den Verwahrlosten sehr schwerfallen.
- Andererseits gibt es eine relativ große Gruppe verwahrloster Jugendlicher, die unter dem Aspekt, ein »gutes Gutachten« zu erhalten, um bestmögliche Anpassung bemüht sind. Die Erfahrung lehrt, daß die Patienten dieses Verhalten meist nicht länger als etwa 3 Wochen durchhalten, dann fallen sie in ihre ursprünglichen Verhaltensmuster zurück.
- Um die Verhaltensweisen verwahrloster Patienten richtig einzuschätzen, ist daher eine mehrwöchige (3–6 Wochen) Beobachtung notwendig, wobei zweckmäßigerweise die medizinische und psychologische Diagnostik an den Anfang des stationären Aufenthaltes gestellt wird, damit die verbleibende Zeit der Beobachtung von Anpassung, Interaktion, Gruppenfähigkeit, Leistungsbereitschaft, Eigenverantwortlichkeit usw. offen bleibt.
- Bei jugendlichen Verwahrlosten ist die Weglaufgefahr besonders groß. Die Tendenz, sich der unlustbetonten Regelmäßigkeit des Klinikalltags (bzw. Schul- oder Arbeitsalltags) zu entziehen, überwinden sie nur schwer. Hiervon hängt aber die Entscheidung ab, ob die weitere pädagogisch-therapeutische Führung im Rahmen einer offenen Einrichtung erfolgen kann oder ob die Unterbringung – zumindest anfänglich – in einer geschlossenen Abteilung eines geeigneten Heimes notwendig ist. Man sollte sich vor Augen halten, daß die besten Erzieher nichts ausrichten können, wenn der Jugendliche nicht anwesend ist. Von außen gesetzte Schranken können auch als Hilfe in den pädagogischen Plan eingebaut werden, sie sollten nicht permanent als unzumutbarer Eingriff in die Freiheit des Minderjährigen verteufelt werden. Selbstverständlich muß die innere Struktur einer derartigen Abteilung den hohen Anforderungen, welche der Umgang mit schwer Verwahrlosten stellt, sowohl bezüglich der personellen als auch der räumlichen Ausstattung entsprechen.

Wie **Verlauf und Prognose** der Verwahrlosung beurteilt werden, hängt von den Bewertungsmaßstäben ab. Bei großzügigen Wertungsmaßstäben läßt sich eine legale Bewährung bei etwa ⅔ der Untersuchten feststellen. Werden nur die unbeanstandeten Fälle als Bewährungserfolge registriert, so reduziert sich die Bewährungsquote auf ⅓ des Kollektivs. Noch zweifelhafter erscheint der Verlauf, wenn die gesamte Entwicklung untersucht wird. Dann zeigt sich, daß die Lebensschwierigkeiten des Verwahrlosten eher anhalten, wobei zwar mit der Abnahme seiner Vitalität auch eine Abnahme seiner Kriminalität und Aggressivität einhergehen kann, jedoch bleiben seine Labilität und Impulsivität häufig bestehen. Die Kombination von Antriebsreichtum, Charakterlabilität und Minderbegabung scheint besonders ungünstig für eine positive Entwicklung zu sein.

Störungen der Sexualität und der Sexualentwicklung

M. Martin

Sexualität entwickelt sich nicht erst in der Pubertät. Bereits im frühen Kindesalter kommt es im Rahmen der Selbsterforschung des Körpers zu genitalen Spielereien. Sie sind als normales Stadium in der kindlichen Entwicklung zu werten. In der Kleinkindphase haben die Ausscheidungsorgane für das Kind ein besonderes Interesse. Alle genitalen Spielereien des Kleinkindalters zählen aber nicht zur Onanie. Die Psychoanalyse beschreibt die psychosexuelle Entwicklung des Kindes in verschiedenen Organisationsstufen, die aufeinander folgen (orale Phase, anale Phase, genitale Phase).

In der Vorschulzeit kommt es oft, gespeist durch kindliche Forschungslust, zu sog. »Doktorspielen«. Auch die Imitation dessen, was die Kinder sich in ihrer Phantasie über sexuelle Beziehungen Erwachsener ausmalen, gehört in diesen Rahmen. Diese Phänomene dürfen keinesfalls Anlaß zur Beunruhigung der Eltern sein, die Beruhigung der Eltern ist in diesem Falle die wichtigste Therapie. Insbesondere müssen Befürchtungen ausgeräumt werden, das Kind sei »frühreif«, hypersexuell und seelisch geschädigt.

Im frühen Vorschulalter kommt es oft zu einer Beruhigung des kindlichen sexuellen Interesses, weswegen man diese Phase auch als »Latenzphase« bezeichnet hat. Die Kinder bleiben aber auch in dieser Phase an sexuellen Dingen interessiert. Mit der beginnenden Pubertät verstärkt sich dann das sexuelle Interesse, und im Laufe mehrerer Jahre entwickelt sich dann die Sexualität des Erwachsenenalters mit stabiler heterosexueller Ausrichtung.

Bei der Beurteilung sexueller Auffälligkeiten von Kindern und Jugendlichen sind vier Aspekte besonders zu berücksichtigen:

1. der phasenspezifisch-reifungsbiologische Entwicklungsstand des Kindes,
2. der Verlauf und Inhalt seiner Sexualerziehung,
3. die aktuelle psychische Situation des Kindes unter besonderer Berücksichtigung evtl. »Auslöser« sowie
4. die spezielle psychosexuelle Situation unter Berücksichtigung psychischer und körperlicher Krankheiten.

Nur die Berücksichtigung aller 4 Faktoren ermöglicht eine genaue Einschätzung des Schweregrades der Störung und ermöglicht einen differenzierten therapeutischen Zugang.

Onanie

Unter Onanie (Masturbation) versteht man eine durch genitale Manipulationen erfolgte Selbsterregung und Selbstbefriedigung, wobei während des Onanierens in unterschiedlich starkem Ausmaße auch Vorstellungen sexueller Art eine Rolle spielen. Die Onanie stellt im Rahmen der menschlichen Sexualität ein außerordentlich häufiges Phänomen dar.

Erst mit dem Eintritt in die Präpubertät und Pubertät sollte von Onanie im eigentlichen Sinne gesprochen werden. Bei Knaben ist in diesem Lebensalter das Onanieren bereits oft mit heterosexuellen Phantasien verbunden, bei Mädchen spielen diese eine geringere Rolle. Das Onanieren ist als normales Durchgangsstadium zur Entwicklung einer reifen Sexualität anzusehen. Nach den Untersuchungen von KINSEY haben bis zum 20. Lebensjahr 92% der Jungen und 33% der Mädchen Erfahrungen mit dem Onanieren.

Pubertätsspezifisch ist die sog. mutuelle Onanie, worunter eine gegenseitige Stimulation mit einem gleichgeschlechtlichen Partner verstanden wird. Auch die mutuelle Onanie ist als normales Durchgangsstadium anzusehen, keinesfalls als Vorstufe einer homosexuellen Entwicklung.

Das Onanieren bedarf zunächst keiner jugendpsychiatrischen Intervention. Diese wird aber notwendig, wenn das Onanieren mit schweren Schuldgefühlen verbunden und so zur Quelle starker hypochondrischer Ängste wird. Die Entwicklung solcher Schuldgefühle hängt eng mit der Einstellung der Eltern zusammen, deswegen ist sowohl eine Korrektur der Erziehungshaltung wie eine Entängstigung des Jugendlichen notwendig.

Von exzessiver Onanie spricht man, wenn ein Jugendlicher mehrmals am Tage masturbiert. Meist handelt es sich um Jugendliche, bei denen eine Störung der heterosexuellen Kontaktfähigkeit besteht. Diese oft primär kontaktschwachen Jugendlichen ziehen sich so auf sich in eine Phantasiewelt zurück. Es besteht die Gefahr einer dauerhaften Störung der heterosexuellen Kontaktfähigkeit. Psychotherapeutische Maßnahmen sind indiziert.

Homosexualität

Während der Pubertät neigen sowohl Jungen wie Mädchen zu schwärmerischen, gleichgeschlechtlichen Freundschaften, auch zu homoerotischen Wunschvorstellungen. Beides gehört zur normalen Entwicklung innerhalb der Pubertät. Homosexuelle Episoden in diesem Rahmen sind als nicht gravierend zu betrachten, da die sexuelle Identitätsfindung in der Pubertät sich über einen längeren Zeitraum hin erstreckt. Auch sind homosexuelle Kontakte in der Pubertät durchaus als Ersatz für heterosexuelle, bisher nicht mögliche Aktivitäten anzusehen.

So kann es während der Pubertät durchaus zu einer längerfristigen homosexuellen Beziehung kommen, die aber später durch eine heterosexuelle ersetzt wird. Bei diesen homosexuellen Durchgangsphasen handelt es sich um Störungen der sexuellen Identitätsfindung während einer krisenhaft verlaufenden Pubertät (»homosexuelle Durchgangsphase«, »Entwicklungshomosexualität«). Gegenüber diesen relativ häufigen homosexuellen Ersatzbefriedigungen und homosexuellen Durchgangsphasen ist der Prozentsatz der echten homosexuellen Entwicklung relativ niedrig.

Über die Ursachen der echten Neigungshomosexualität wird nach wie vor kontrovers diskutiert, wobei sich genetische, konstitutionelle und tiefenpsychologische Betrachtungsweisen gegenüberstehen. Es scheint sowohl überwiegend erblich fixierte als auch überwiegend umweltabhängige homosexuelle Entwicklungen zu geben. Die tiefenpsychologische Forschung stellt die Erlebnisse des Kindes mit den Eltern, insbesondere mit der Mutter, in den Vordergrund der Betrachtung.

Die soziale Bedeutung der Homosexualität für die Betroffenen liegt insbesondere in der negativen Sanktionierung dieser sexuellen Abweichung durch die Gesellschaft. Oft wird Homosexualität schuldhaft verarbeitet, es kommt zu depressiven Reaktionen bis hin zum Suizid.

Die Therapie der homosexuellen Episoden sowie der homosexuellen Durchgangsphasen in der Pubertät besteht vorwiegend in der Beseitigung von Schuldgefühlen und in Hilfen bei der sexuellen Identitätsfindung.

Außerordentlich schwierig ist die Therapie der echten Homosexualität. Die heutige Meinung ist überwiegend, daß nicht der Versuch gemacht werden sollte, echte Neigungshomosexuelle von ihrer Homosexualität abzubringen. Die ärztlichen Bemühungen erstrecken sich auf Hilfen bei der Bewältigung der speziellen Lebenssituation.

Exhibitionismus

Das dranghafte Zeigen des Penis vor unbekannten Frauen bezeichnet man als Exhibitionismus. Exhibierende Jungen erschrecken Frauen, was deutlich als lustvoll erlebt wird.

Ursachen. Exhibitionismus bei Jugendlichen ist nicht selten. Meistens handelt es sich um kontaktschwache Jugendliche, die starke Hemmungen in heterosexuellen Kontakten haben. Ihre Persönlichkeit ist durch ungewöhnliche Schüchternheit und auch – erstaunlicherweise – gelegentlich durch ausgeprägte Schamhaftigkeit gekennzeichnet. In der Regel bestehen starke Minderwertigkeitsgefühle. Bezüglich der psychosexuellen Entwicklung sind jugendliche Exhibitionisten vielfach ausgesprochen reifungsverzögert. In den Herkunftsfamilien findet sich häufig eine Sexualität ablehnende Einstellung, gelegentlich ein regelrecht sexualrepressives Erziehungsklima. Die sexuelle Aufklärung ist oft nur unzureichend erfolgt.

Von echten exhibitionistischen Akten spricht man erst ab der Pubertät. Frühere Entblößungen des Genitales sind in Zusammenhang mit der kindlichen Schau- und Zeigelust zu sehen. Gelegentlich kommen sie auch als provokatorische Akte vor, insbesondere bei Kindern, die einer extrem repressiven Erziehung ausgesetzt sind.

Neben den beschriebenen kontaktschwachen Jugendlichen, bei denen der Exhibitionismus eine neurotische Genese hat, finden wir auch solche mit einem exogen-organischen Psychosyndrom als Ursache. Schwach begabte Jugendliche glauben oft, auf diesem Wege sexuelle Kontakte anknüpfen zu können. Gelegentlich kommt es auch zu kriminellen Handlungen.

Differentialdiagnostisch ist an eine beginnende Psychose zu denken.

Therapie. Psychiatrisch-psychotherapeutische und sozialpädagogische Hilfen sind indiziert. Die Prognose ist nicht ungünstig, wenn es gelingt, sexualspezifische Ängste und Hemmungen ausreichend zu bearbeiten.

Fetischismus

Unter Fetischismus versteht man eine bisher nur beim männlichen Geschlecht beobachtete sexuelle Deviation, wobei die sexuelle Erregbarkeit und Potenz an die Berührung oder Anwesenheit bestimmter Gegenstände – des Fetischs – gebunden ist.

Unter bestimmten Bedingungen können bereits bei kleinen Kindern ähnliche Phänomene beobachtet werden: z.B. können bestimmte Spielsachen fetischähnliche Bedeutung erlangen.

Über die Häufigkeit fetischistischen Verhaltens liegen keine objektiven Zahlen vor.

Ursachen. Unter bestimmten pathologischen Milieubedingungen kann sich ein Fetischismus entwickeln, d.h., daß sich mangels anderer Liebesobjekte die Liebe der Kinder einem solchen Fetisch zuwendet. Es handelt sich hierbei immer um langfristige psychische Fehlentwicklungen.

Von einem echten Fetischismus spricht man erst in der Pubertät. Die Behandlung ist psychotherapeutisch.

Störungen der sexuellen Identität
(atypisches Geschlechtsrollenverhalten)

Sie können bereits in der frühen Kindheit auftreten. Die betroffenen Kinder zeigen ein Verhalten, das sich auszeichnet durch eine gegengeschlechtliche Rollenübernahme in Spielgewohnheiten, Kleidung, Beziehungen zum anderen Geschlecht wie in der psychischen Struktur. Häufigkeit: Es handelt sich um eine eher seltene Störung.

Das abweichende Verhalten wird bereits im Vorschulalter deutlich. Bei Jungen fällt auf, daß sie bei Verkleidungs- und Rollenspielen immer eine weibliche Rolle spielen und daß sie überhaupt dazu neigen, weibliche Kleidungsstücke anzuziehen. Bevorzugtes Spielzeug sind Puppen oder andere für Mädchen typische Spieldinge. Jungentypische Spiele und Spielzeuge werden als zu rauh und als nicht interessant zurückgewiesen. Der Kontakt mit gleichaltrigen Jungen wird abgelehnt, weil der Umgang mit ihnen ebenfalls als zu rauh und zu aggressiv erlebt wird. Bevorzugte Spielkameraden sind für diese Jungen gleichaltrige Mädchen. Das hartnäckige Festhalten an der gegengeschlechtlichen Rolle führt zum Zeitpunkt der Einschulung und auch später zu ernsthaften Schwierigkeiten. Gegengeschlechtliches Rollenverhalten bei Mädchen ist weniger gut bekannt.

Ursachen. Als Ursachen wurden folgende Umgebungsfaktoren gefunden: zum einen die elterliche Ermutigung oder Gleichgültigkeit gegenüber dem femininen Verhalten von Jungen während der ersten fünf Lebensjahre, sodann die Tendenz der Mutter, einen Jungen sehr eng an sich zu binden, getragen von dem mütterlichen Wunsch, das Kind in der Kleinkindrolle zu fixieren. Weiterhin findet sich mütterliche Überbesorgtheit, die die Mutter veranlaßt, das Kind nicht an rauhen Jungenspielen teilhaben zu lassen. Eine Rolle scheint auch zu spielen, daß gleichgeschlechtliche (männliche) Spielkameraden fehlen bei gleichzeitig bestehender Möglichkeit, mit Mädchen zu spielen. Auch das Fehlen einer älteren männlichen Identifikationsfigur in den ersten fünf Lebensjahren scheint ätiologisch wirksam zu sein, ebenso wie eine schwerwiegende Ablehnung des Jungen durch den Vater. Schließlich scheint mädchenhaftes Aussehen von Jungen eine Rolle zu spielen, die Erwachsene dazu veranlassen, ihn wie ein Mädchen zu behandeln.

Es ist aber zu vermuten, daß neben diesen familiären Konstellationen konstitutionelle Faktoren eine Rolle spielen. Schon im 1. Lebensjahr werden im Vergleich zu den Geschwistern von den Müttern Temperamentsunterschiede, Unterschiede im Aktivitätspegel oder im aggressiven Verhalten im Vergleich mit den Geschwistern beobachtet.

Therapie. Diese tiefgehende psychosexuelle Identitätsstörung des Kindes bedarf der frühzeitigen Behandlung. Eine abwartende Haltung etwa bis zur Pubertät erscheint nicht gerechtfertigt. Vielmehr sollten frühzeitig durch Beratung der Eltern, aber auch durch einzeltherapeutische Betreuung des Kindes das Verhalten und die psychosexuelle Identität so geändert werden, daß sie den anatomischen Geschlechtern entsprechen. Es empfiehlt sich die Kombination von Elternberatung, spieltherapeutischen Methoden und sozialtherapeutischen Ansätzen, die es dem Kind ermöglichen, Zugang zu gleichgeschlechtlichen Spielkameraden zu finden.

Transvestitismus

Unter Transvestitismus versteht man einen erotischen Verkleidungstrieb, verbunden mit dem Wunsch, die Kleidung des anderen Geschlechts zu tragen und in dieser anderen Geschlechtsrolle öffentlich anerkannt zu werden.

Der Transvestitismus zeigt sich oftmals erstmalig in der Zeit der Pubertät, in der normalerweise die sexuelle Identitätsfindung stattfindet.

Häufigkeit. Der Transvestitismus ist bei Männern häufiger (1:100000) als bei Frauen (1:400000), wobei mehr als die Hälfte der männlichen Transvestiten homosexuell sein dürfte, während weibliche Transvestiten eine durchweg entschieden homosexuelle Ausrichtung haben.

An **Ursachen** werden diskutiert: Störungen der psychosexuellen Identitätsentwicklung, aber auch Chromosomenanomalien (2 bis 8% Chromosomenstörung, meist mit XXY-Sätzen) sowie auch konstitutionell disponierende Faktoren.

In der Rückerinnerung erwachsener Transvestiten findet sich häufig eine frühe Neigung und Vorliebe zum Tragen von Kleidern des anderen Geschlechts bereits in der Kindheit, Neigung zu mädchenhaftem Spielen mit Puppen usw. Auch der mehr oder weniger unausgesprochene Wunsch der Eltern nach einem Kind des anderen Geschlechts kann einen anamnestischen Hinweis geben.

Der Kern der transvestitischen Abweichung betrifft die Geschlechtsrollenidentität. Etwa die Hälfte der Transvestiten ist homosexuell. Gelegentlich ist die Störung auch kombiniert mit fetischistischen Neigungen.

Differentialdiagnostisch ist zu bedenken, daß transvestitische Verhaltensauffälligkeiten nicht ganz selten am Beginn einer endogenen Psychose stehen. Therapeutisch werden sowohl psychoanalytische wie verhaltenstherapeutische Ansätze empfohlen.

Transsexualität

Transsexualität ist die weitgehendste Störung der Geschlechtsrollenidentität. Sie bedeutet, daß ein biologisch-somatisch (chromosomal) eindeutig männlich differenzierter Mensch sich psychisch komplett und dauerhaft mit dem weiblichen Geschlecht identifiziert, während chromosomal weibliche Transsexuelle sich mit dem männlichen Geschlecht gleichartig fühlen. Es handelt sich um eine insgesamt seltene Störung, die sowohl Männer wie Frauen betreffen kann (Verhältnis 2:3), die im eigentlichen Sinne nicht den sexuellen Deviationen entspricht; sie ist überhaupt kein primäres Problem der Sexualität, sondern vielmehr ein »tiefgreifendes Problem der Geschlechtsrolle und der Geschlechtsidentität«.

Rein äußerlich entsprechen die Transsexuellen in ihrer körperlichen Entwicklung dem chromosomalen Geschlecht. Das Wesentliche ist die vollständige psychische Identifizierung mit dem anderen Geschlecht, wodurch die Transsexuellen in einer permanenten psychischen Konfliktsituation leben.

Das Gefühl, in einem falschen Körper zu leben, läßt sich bei den meisten Transsexuellen bis in die frühe Kindheit zurückverfolgen. Das Tragen weiblicher Kleidung, der Versuch, in Sprache, Gestik und sozialem Erlebnis »als

Frau« zu leben, wird von den Transsexuellen nicht als Lösung ihres Problems gesehen. Vielmehr besteht ein dringender Wunsch nach hormoneller und operativer Geschlechtsumwandlung.

Die **Ätiologie** des Transsexualismus kann noch nicht als hinreichend geklärt betrachtet werden. Forschungen über hormonabhängige geschlechtsdifferente Differenzierungen bestimmter Hirnareale legen aber die Vermutung nahe, daß androgene Hormone bei weiblichen Feten bzw. das Fehlen von androgenen Hormonen bei männlichen Feten eine gegengeschlechtliche Entwicklung entsprechender Zentren des Hypothalamus induzieren.

Für einen Defekt in der zentral-nervösen Sexualsteuerung sprechen auch temporale Veränderungen im EEG.

Zum familiären Hintergrund gibt es verschiedene, zum Teil nicht in Übereinstimmung zu bringende Ergebnisse: Symbiotische Beziehungen vom Knaben zur Mutter, Abwesenheit des Vaters in der Familie, Störungen der Geschlechtsrollenidentität bei Vater und Mutter, gravierende Störungen der Mutter-Kind-Beziehung.

Therapie. Eine Möglichkeit der Hilfestellung ist es, nach entsprechender Diagnostik und sozialtherapeutischer Vorbereitung dem Wunsch nach Geschlechtsumwandlung nachzugeben einschließlich einer juristischen Personenstandsänderung. Die Operation sollte auf keinen Fall vor Abschluß der psychosexuellen Entwicklung durchgeführt werden, in der Regel erst nach dem 20. Lebensjahr. Es ist anzustreben, daß die Patienten ein oder zwei Jahre vor dem chirurgischen Geschlechtswandel bereits in der erwünschten neuen Geschlechtsrolle gelebt haben. Während dieser Zeit sollte die hormonelle Substitutionstherapie beginnen.

Die **Prognose** nichtbehandelter bzw. nichtoperierter Patienten ist schlecht, da sie sich in einer chronifizierten psychischen Extremsituation befinden.

Aber auch die Nachuntersuchung operierter Patienten hat gezeigt, daß die langfristigen Ergebnisse – was den weiteren psychischen Verlauf betrifft – nicht sehr günstig sind. Dies hängt mit den funktionell und kosmetisch unbefriedigenden Operationsergebnissen zusammen, insbesondere bei der Frau-zu-Mann-Operation. Die Indikation zur Operation wird heute zurückhaltender gestellt.

Sexuelle Verwahrlosung

Vorzeitige, häufig wechselnde, ohne tiefere emotionale Beteiligung ausgeübte sexuelle Kontakte zu älteren Partnern, aber auch zu Gleichaltrigen von Mädchen in der Pubertät kennzeichnen den Zustand der sexuellen Verwahrlosung. Bei den betroffenen Mädchen findet sich gewöhnlich eine sog. Verwahrlosungsstruktur, gekennzeichnet durch Ich- oder Über-Ich-Schwäche vor dem Hintergrund einer entsprechenden Familienstruktur. Gehäuft finden sich Reifungsasynchronien, oft kombiniert mit Kontakt- und Bindungsschwäche, gelegentlich Minderbegabung.

Ursachen. In der Genese dieser Störung bei Mädchen finden sich anamnestisch gleiche Entwicklungsdaten wie bei den männlichen Jugendlichen mit einer dissozial-aggressiven Verwahrlosungsform. Insbesondere das ungünstige familiäre Milieu in der frühen Kindheit, z. B. in Form eines familiären Hospitalismus, spielt eine Rolle. Gelegentlich handelt es sich auch um eine sog. Luxusverwahrlosung bei maßloser Verwöhnung durch die Eltern. Eine Auflehnungs- und Protestreaktion gegen ein überstrenges Erziehungsmilieu wird ebenfalls gelegentlich beobachtet. Auch ein Inzest kann eine auslösende Rolle spielen.

Durch die Aufnahme sexueller Kontakte gelingt es den Mädchen, mit einem Schritt in die Erwachsenenwelt überzusteigen und hier ihre Bedürfnisse nach Abwechslung, materieller Zuwendung und Unabhängigkeit zu befriedigen.

Therapie. Sehr häufig ist die Herausnahme aus dem verwahrlosungsinduzierenden Milieu und die Erziehung in einem entsprechenden Heim oder in einer Wohngruppe indiziert. Die Erziehung muß ausgerichtet sein auf eine Entwicklung der Beziehungsfähigkeit und des Bindungsverhaltens, gesprächstherapeutisch ist eine Klärung der »Rolle als Frau« angezeigt.

Die **Prognose** ist getrübt, wenn die sexuelle Verwahrlosung bereits sehr früh eingetreten ist. Sie ist abhängig vom Grad der Persönlichkeitsstörung einerseits und vom Zeitpunkt der Herausnahme aus dem Milieu andererseits. Insgesamt sind die Erfolge der Erziehungsinstitution durchaus als ermutigend zu bezeichnen.

Kindesmißhandlung

M. Martin

Definition. Unter Kindesmißhandlung versteht man die nicht unfallbedingte körperliche oder seelische Verletzung eines Kindes oder Jugendlichen durch ein Elternteil oder eine Betreuungsperson.

Kindesvernachlässigung beschreibt den Mangel eines Minimums an Pflege oder Beaufsichtigung eines Kindes. Auch der sexuelle Mißbrauch von Kindern gehört in diesen Zusammenhang.

Häufigkeit. Über die Häufigkeit von Kindesmißhandlungen können keine genauen Zahlen angegeben werden, da bei der Kindesmißhandlung eine sehr hohe Dunkelziffer besteht. Nur rund 5% aller Mißhandlungsfälle werden strafrechtlich belangt. Für die Bundesrepublik Deutschland ergibt sich daraus die Annahme von 150000 bis 200000 mißhandelter bzw. schwer vernachlässigter Kinder.

Eine ähnlich hohe Dunkelziffer muß für den Tatbestand des sexuellen Mißbrauchs von Kindern angenommen werden.

Die Kindesmißhandlung hat einen Schwerpunkt bei Kindern, die jünger als zwei Jahre sind.

Symptomatik. Das klinische Bild der körperlichen Kindesmißhandlung ist geprägt durch sichtbare Verletzungen als Folge der direkten körperlichen Mißhandlung wie Frakturen der Extremitäten, Kopfverletzungen, Prellmarken an der Haut, großflächige Hämatome, Prügelmarken und Striemen. Nicht selten findet man auch Verbrennungen und Verbrühungen, aber auch Verletzungen der inneren Organe mit entsprechenden Blutungen (Leber-, Nieren-Milzverletzungen) bis hin zu irreversiblen Schädigungen der Sinnesorgane mit Beeinträchtigung des Visus, Verletzungen des Gehörs oder dauerhaften Hirnverletzungen mit neurologischen Spätschäden.

Bei chronisch mißhandelten Kindern kommt es insgesamt zu Gedeih- und Wachstumsstörungen und einer Reihe von Verhaltensauffälligkeiten wie unmotiviertes Schreien, hypermotorische Unruhe, Störungen des Schlaf-Wach-Rhythmus. Bei manchen Kindern kommt es bei längerem Bestehenbleiben der Mißhandlungssituation zu intellektuellen Schäden, die durch mehrfache Faktoren bedingt sein können: Mangel- und Fehlernährung, emotionale Deprivation, aber auch direkte hirntraumatische Folgen.

Bei fast allen mißhandelten Kindern finden sich schwerwiegende emotionale Störungen bzw. Verhaltensauffälligkeiten. Diese zeigen sich in einer allgemeinen Beeinträchtigung der natürlichen Lebensfreude, im gestörten spontanen Spielverhalten, die Kinder wirken oft freudlos und antriebsarm. Viele zeigen Verhaltensauffälligkeiten wie Einnässen und Einkoten sowie aggressive Verhaltensauffälligkeiten, aber auch Schlafstörungen, Hyperaktivität sowie dissoziales und delinquentes Verhalten kommen vor.

Viele Kinder zeigen Lern- und Leistungsprobleme sowie ein oft schwerwiegend gestörtes Selbstwertgefühl. Auf dem Boden dieser emotionalen Störungen kommt es in nicht seltenen Fällen zu einer langfristigen Beeinträchtigung der Persönlichkeitsentwicklung (negatives Selbstkonzept, Kontaktprobleme sowie die Neigung, später selber körperliche Gewalt anzuwenden).

Diagnose. An eine Kindesmißhandlung muß man denken, wenn beim Kind nichterklärbare körperliche Befunde vorliegen, insbesondere wenn es auch Hinweise gibt auf frühere Verletzungsfolgen. Auch Zeichen physischer oder psychischer Vernachlässigung, Ernährungsstörungen, ausgeprägte Ängstlichkeit des Kindes, Besonderheiten der Interaktion zwischen Eltern und Kind oder eine ins Auge fallende Verschlossenheit des Kindes können Hinweise sein.

Auf seiten der Eltern kann eine Diskrepanz zwischen dem klinischen Befund und den Schilderungen der Eltern auffallen, allgemein ein nichtkooperatives bis feindseliges Verhalten, eine Verzögerung der ärztlichen Untersuchung oder auch eine inadäquate Reaktion gegenüber der Verletzung des Kindes.

Ursachen. Der Kindesmißhandlung liegt ein multifaktorielles Geschehen zugrunde, an dem verschiedene Faktoren beteiligt sind, die im Einzelfall unterschiedlich gewichtet sein können.

An determinierenden Faktoren für das Zustandekommen einer Kindesmißhandlung sind Eigenschaften zu berücksichtigen, die erstens auf das Kind, zweitens auf die Eltern und drittens auf bestimmte Familienmerkmale hinweisen.

Risikofaktoren, mißhandelt zu werden, sind für ein *Kind* niedriges Geburtsgewicht und Unreife, Mißbildungen und Deformationen, Unerwünschtheit, Entwicklungsstörungen sowie allgemein normabweichendes und unerwartetes Verhalten des Kindes.

Bei den *Eltern* finden sich als Ursachen gehäuft folgende Befunde:

Mißhandlungen in der eigenen Vorgeschichte, die Meinung, daß körperliche Züchtigung ein Erziehungsmittel sei, allgemein ein Mangel an erzieherischer Kompetenz, eine erhöhte Rate an aggressivem Verhalten seitens der Eltern, ein relativ niedriger Ausbildungsstand, psychiatrische Erkrankungen wie Alkoholismus, Psychosen, Persönlichkeitsstörungen sowie Persönlichkeitszüge wie mangelnde Impulssteuerung, Sensitivität, Isolationstendenz, hoher Angstpegel.

Bestimmte *Familienmerkmale* lassen ebenfalls das Risiko für das Vorkommen von Kindesmißhandlungen ansteigen: niedriges Einkommen, Arbeitslosigkeit des Vaters, Kinderreichtum, Isolation von der Gemeinschaft sowie Streit und eheliche Auseinandersetzungen.

Aus den genannten Faktoren, die zur Kindesmißhandlung beitragen, ergibt sich ein *interaktionelles Modell* zur Erklärung der Kindesmißhandlung:

1. Den Eltern fehlt – aus unterschiedlichen Gründen – ein adäquates erzieherisches Verhalten.
2. Das mißhandelte Kind wird aufgrund bestimmter Merkmale leichter zum Opfer.
3. Aus den beiden genannten Faktoren kommt es zu einer besonderen Form der Interaktion, die durch die Neigung zur Gewaltanwendung seitens der Eltern bestimmt ist.
4. In diese besondere Art der Interaktion gehen auch Einflüsse seitens der Umgebung ein wie Belastungen durch niedriges Einkommen, Isolation, Arbeitslosigkeit usw.

Insgesamt kommt man dann zu einem mehrdimensionalen Verständnis, das psychologische, soziologische und psychosoziale Einflüsse der Kindesmißhandlung berücksichtigt.

Therapie. Grundsätzlich ist zunächst die Frage zu klären, ob das Kind in der Familie verbleiben kann oder ob eine sofortige Herausnahme des Kindes – etwa durch stationäre Aufnahme – notwendig erscheint. Gradmesser dieser

Entscheidung ist immer die Beziehung zwischen Eltern und Kind, wobei eine Herausnahme immer dann erforderlich erscheint, wenn die Mißhandlung

1. so schwerwiegend ist, daß sie lebensbedrohend erscheint, und
2. wenn die Mißhandlung deutlich sadistische Motive trägt.

Weiterhin ist zu überprüfen, ob eine Wiederholungsgefahr besteht und ob bei einem Elternteil eine schwerwiegende psychiatrische Erkrankung vorliegt.

Inhaltlich erstreckt sich die Therapie sowohl auf die Konflikte und Probleme der Eltern als auch auf die Eltern-Kind-Beziehung. Dabei kommen in der Regel folgende Probleme zur Sprache:

Selbsterlebte Mißhandlungen der Eltern in ihrer Kindheit, die Eheprobleme einschließlich der sozialen Situation der Eltern, die Eltern-Kind-Beziehung, die Erwünschtheit oder Unerwünschtheit des Kindes sowie nicht akzeptierte körperliche oder seelische Eigenschaften des Kindes.

Ziel der Therapie ist eine Rekonstruktion der Eltern-Kind-Beziehung unter starker Berücksichtigung der eigenen Biographie der Eltern, ihrer Persönlichkeit und ihres Erziehungsverhaltens.

Gesetzliche Regelungen. Die Eingriffsmöglichkeiten ergeben sich zunächst aus dem Bürgerlichen Gesetzbuch (BGB) § 1666, Absatz 1.

Psychiatrische und psychologische Gesichtspunkte bei chronischen Krankheiten und Behinderungen

H.-Ch. Steinhausen

Viele kinderpsychiatrische Krankheiten nehmen einen mehrjährigen chronischen Verlauf. Dies gilt beispielsweise für die geistige Behinderung, für Folgezustände von Hirnschäden oder auch für psychosomatische Krankheitsbilder. Die Aufgaben der Kinder- und Jugendpsychiatrie reichen jedoch auch in den Bereich von Krankheiten, die schwerpunktmäßig in anderen medizinischen Fachgebieten behandelt werden. So stellen beispielsweise Sinnesbehinderungen nicht nur für die Augenheilkunde bzw. die Hals-Nasen-Ohren-Heilkunde und Körperbehinderungen für die Orthopädie, die Kinderheilkunde und die Neurologie Tätigkeitsschwerpunkte dar, sondern erfordern vielfach auch die Beteiligung des Kinderpsychiaters bzw. Psychologen. Diese Notwendigkeit ergibt sich aus der Tatsache, daß eine anhaltende chronische Krankheit oder Behinderung mit einschneidenden Veränderungen der Persönlichkeit, des Erlebens und Verhaltens der betroffenen Kinder und Jugendlichen einhergehen kann, die im folgenden zunächst unter allgemeinen Gesichtspunkten erörtert und anschließend an einigen Krankheitsbildern verdeutlicht werden sollen.

Zuvor sollen jedoch noch einige Zahlen angeführt werden, die das Ausmaß chronischer Krankheiten und Behinderungen im Kindes- und Jugendalter kennzeichnen. Nach internationalen Statistiken muß man in den Industrieländern derzeit mit durchschnittlich etwa 10% chronisch kranken oder behinderten Kindern rechnen, wobei die Angaben zwischen 6 und 18% schwanken. Dabei stellt das Asthma bronchiale mit Angaben zwischen 2 und 5% die häufigste Krankheit, gefolgt von Körperbehinderungen (1,7–3,2%) und Epilepsie (0,4–0,9%) dar. In der Bundesrepublik Deutschland leben derzeit schätzungsweise 6000 Kinder mit Diabetes mellitus, 4000 Kinder mit Krebserkrankungen, 3000 Jungen mit Hämophilie (Bluterkrankheit), und es werden jährlich etwa 6000 Kinder mit Herzfehlern geboren.

Diese beispielhaft angeführten Zahlen müssen vor dem Hintergrund der Tatsache gesehen werden, daß die Medizin in zunehmendem Maße in der Lage ist, auch für schwerste Krankheitsbilder Behandlungsmöglichkeiten anzubieten. Vielfach ist damit an die Stelle des tödlichen Verlaufs die chronische Krankheit oder zumindest die chronische Abhängigkeit von medizinischen Maßnahmen getreten.

Allgemeine Gesichtspunkte

Das chronisch kranke und behinderte Kind erlebt nicht nur Einschränkungen im Bereich gewöhnlicher Lebenserfahrungen, die für gesunde Kinder selbstverständlich sind, sondern wird sich im Verlauf der medizinischen Behandlung immer wieder mit *krankheitsbedingten Einschränkungen bzw. Erfahrungen* auseinandersetzen müssen.

So erfordert eine Reihe von Krankheiten eine regelmäßige *medikamentöse Behandlung,* wie z. B. Insulin-Injektionen beim Diabetes mellitus oder Antikonvulsiva bei der Epilepsie. Diese Maßnahmen werden bisweilen nicht nur als belastend, sondern vielfach auch als schmerzhaft oder gar entstellend – wie beispielsweise die Behandlung bestimmter Nierenerkrankungen mit Kortikoiden, die zum Morbus Cushing führen – erlebt und können daher das Selbstwertgefühl des Kindes oder Jugendlichen z. T. erheblich beeinträchtigen. Ebenso können diagnostische oder therapeutische Maßnahmen mit körperlichen Eingriffen einhergehen und nicht nur wiederkehrende Schmerzen verursachen, sondern zugleich die Angst nähren, Schaden an der körperlichen Unversehrtheit zu erleiden.

Diätetische Einschränkungen, die bei einer Reihe von Stoffwechselstörungen erforderlich sind, stellen eine ständige Anforderung an das Kind und den Jugendlichen dar, krankheitsbedingte Grenzen nicht zu überschreiten und Versagungen zu ertragen. Auch in jenen Fällen, wo keine weiteren Behandlungsmaßnahmen erforderlich sind, führen sie die oft bedrückend erlebte Tatsache vor Augen, bestenfalls als bedingt gesund gelten zu können. Schließlich wird das chronisch kranke bzw. behinderte Kind durch wiederkehrende, notwendige *Krankenhausaufenthalte* immer wieder mit seiner besonderen Lebenssituation konfrontiert, in der es teilweise lang anhaltende

Trennungen von Eltern, Geschwistern und Freunden ertragen muß. Aus dieser Bedingung können sich besonders bei jungen Kindern Entfremdungen zu den wichtigsten Bezugspersonen in der Familie und zur näheren sozialen Umgebung ergeben, die im Extremfall das Bild eines psychischen Hospitalismusschadens annehmen können. Zugleich wird eine Reihe *gewöhnlicher Lebenserfahrungen* als Folge besonderer Krankheitsbedingungen *eingeengt.* Sozialer Kontakt und Mitteilungsmöglichkeiten werden beispielsweise als Folge von Sinnesbehinderung wie Taubheit oder Blindheit begrenzt. Bei körperbehinderten Kindern sind der Bereich des körperlichen Ausdrucks und zugleich die motorische Aktivität eingeschränkt. Langwierige wiederkehrende Behandlungen, wie z. B. Hämodialyse, erfordern ebenfalls eine Ruhigstellung und damit Einschränkung von körperlicher Bewegung und Spiel. Schließlich können aus Krankheit bzw. Behinderung ein unregelmäßiger Schulbesuch und damit die Gefahr von Leistungsschwächen, Klassenwiederholungen oder begrenzten Schulabschlüssen mit der Folge schlechterer Berufschancen resultieren. Mit dieser Entwicklung ist immer eine Beschränkung sozialer Kontaktmöglichkeiten einschließlich der Gefahr von Abkapselung und Isolation verbunden.

Auf diese Weise können chronische Krankheit und Behinderung das Leben des Kindes und Jugendlichen schon frühzeitig prägen, so daß *psychische Störungen und Beeinträchtigungen* vielfach die Folge sind. Derartige Störungen stellen jedoch keineswegs ein unentrinnbares Schicksal, sondern das Ergebnis vielfältiger *Einflüsse* dar, die im folgenden kurz dargestellt werden sollen.

Dem heranwachsenden Kind stehen je nach Altersstufe und *Entwicklungsstand* ganz unterschiedliche Möglichkeiten zur Verfügung, die von seiner Krankheit ausgehenden seelischen Belastungen zu verarbeiten. Das kleine Kind wird leichter von Ängsten überwältigt, die von diagnostischen und therapeutischen Eingriffen ausgehen, und es kann weniger Verständnis für die Notwendigkeit derartiger Maßnahmen aufbringen, zumal sein seelischer Entwicklungsstand kaum rationale Verarbeitungsmechanismen bereitstellt. In diesem Alter herrschen vielmehr noch emotionale und z. T. auch irrationale Einstellungen gegenüber der eigenen Krankheit vor. Ähnlich kann das mit dem Heranwachsen in Pubertät und Jugendalter ansteigende allgemeine Ausmaß an Ängstlichkeit und Irritation zu einem konflikthaften Erleben einer ausbrechenden oder schon länger bestehenden chronischen Krankheit führen.

Mit dem seelischen Entwicklungsstand ist zugleich auch ein weiterer Bedingungsfaktor für die Entwicklung seelischer Störungen bei diesen Patienten angesprochen, nämlich der *Erkrankungszeitpunkt* innerhalb des Lebens des betroffenen Kindes. So nimmt die psychische Entwicklung eines Kindes, das seit seiner Geburt mit einer inneren Krankheit oder sichtbaren Behinderung aufwächst, eine andere Entwicklung als beispielsweise die eines Jugendlichen, in dessen Leben plötzlich und unerwartet eine Krankheit einbricht.

Wenngleich die Anpassung an eine lebenslang bestehende Krankheit nicht unproblematisch verlaufen muß, so entbehrt sie doch der vielfach dramatisch ablaufenden seelischen Krise, die man bei dem späten Ausbruch einer chronischen oder behindernden Krankheit beobachten kann. Das ursprünglich gesunde Kind soll plötzlich die Tatsache verkraften lernen, regelmäßig von medizinischen Maßnahmen abhängig zu sein, die oben aufgeführten Einschränkungen des sozialen Kontaktes zu tolerieren und zugleich den Erwartungen seiner Umwelt in Familie, Freundeskreis und Schule noch gerecht zu werden. Führt man sich diese psychologische Belastungsprobe vor Augen, so nimmt es nicht wunder, daß vielfach auch mißlungene Anpassungen in Form von ängstlichem Rückzug oder aggressivem Ausbruch resultieren können.

Teilweise in Wechselwirkung mit dem Lebensalter bei Krankheitsbeginn spielen der *Verlauf und die Art der Erkrankung* im weiteren eine bedeutsame Rolle für das Risiko einer seelischen Beeinträchtigung. Ein seit Geburt bestehender Herzfehler geringeren Ausmaßes geht in der Regel nur mit einer leichten oder gar fehlenden Einschränkung der körperlichen Leistungsfähigkeit des Kindes einher und braucht daher das Kind nicht seelisch zu beeinträchtigen. Andererseits stellen voranschreitende und tödlich ausgehende Krankheiten eine massive Bedrohung der kindlichen Persönlichkeit und seelischen Anpassungsfähigkeit dar. Derartig bedrohliche Krankheiten gehen häufig zugleich mit einem großen medizinischen Aufwand einher, der als Abhängigkeit von klinisch-therapeutischen Maßnahmen zum Zwecke eines bisweilen auch nur zeitlich begrenzten Überlebens erfahren wird und damit Verzweiflung, Angst und Resignation nähren kann. Ein weiterer Bedingungsfaktor für die Entwicklung psychischer Störungen ergibt sich aus der Tatsache, daß sich einige Krankheiten und Behinderungen direkt im *Erscheinungsbild* manifestieren, während andere mit einem unauffälligen Äußeren einhergehen. Während das körperlich mißgebildete Kind seine Erscheinung in seinem Selbstwertgefühl verarbeiten und die Reaktion der Umwelt auf seine offensichtliche Behinderung erleben muß, kann sich ein Kind mit einer Stoffwechselstörung nach außen als unauffällig und gesund wirkend darstellen. Für dieses Kind ist dementsprechend das Risiko, eine seelische Beeinträchtigung zu erleiden, vergleichsweise geringer.

Neben diesen vielfachen, von den besonderen Merkmalen einzelner Krankheiten ausgehenden Bedingungsfaktoren sowie dem altersabhängigen seelischen Entwicklungsstand kommt schließlich einem letzten Einflußbereich, nämlich dem der *Reaktionen der Familie* und dabei besonders der Eltern, große Bedeutung zu. Eltern gehen unabhängig vom Zeitpunkt der Manifestation einer Krankheit oder Behinderung ihres Kindes durch verschiedene Stadien seelischer Reaktionen und Verarbeitungsprozesse, die häufig einen übereinstimmenden charakteristischen Verlauf nehmen:

– Am *Anfang* steht beinahe regelhaft ein *emotionales Schockerleben,* in dem Verwirrung und auch Verleugnung der Krankheit bzw. Behinderung des Kindes vorherrschen. Die Eltern können nicht glauben, daß ihr Kind dieses

Schicksal getroffen hat, und beschreiben später, daß sie sich zu diesem Zeitpunkt streckenweise wie gelähmt gefühlt haben.

– Auf diese Anfangsreaktion folgt eine *Zwischenphase* von unterschiedlich langer Dauer, in der die emotionalen Reaktionen gewissermaßen zurückkehren und in vielfältiger Form zum Ausdruck kommen. Bei dem einen Elternteil kann sich beispielsweise eine tiefe *Verstimmung mit Schuldgefühl oder Angst* entwickeln, während der andere Elternteil sich in eine rastlose Aktivität stürzt, um sämtliche Details über das Krankheitsbild aus Büchern, Zeitschriften oder von Ärzten zu erfahren. Neben einer derartigen, als *Intellektualisierung* bezeichneten Verarbeitung, die der Abwehr von Gefühlen dient, können ebenso verdeckte oder auch offene *Verärgerung und Ablehnung* vorliegen, die sich vorwurfsvoll gegen das kranke Kind richten. Schließlich läßt sich auch beobachten, daß bestimmte Eltern die Krankheit zu *verleugnen* oder aus ihrem Erleben zu verdrängen suchen.

Jeder dieser in der Zwischenphase auftretenden Verarbeitungsmechanismen hat für die *seelische Anpassung des Kindes* weitreichende *Folgen.* Verstimmung und Schuldgefühle trüben die Einstellung und ein vorurteilsfreies, offenes und ehrliches Verhalten gegenüber dem Kind. In Verbindung mit Angstgefühlen ziehen derartige Reaktionen häufig ein *übermäßig beschützendes Verhalten* gegenüber dem Kind nach sich. In ein derartig überprotektives Verhalten mischen sich vielfach auch ärgerlich ablehnende Gefühle. Das Kind sieht sich damit nicht nur einer meist unangemessenen Einschränkung seiner Aktivität und Wünsche ausgesetzt, sondern wird auch zunehmend sensibel für die widersprüchlichen emotionalen Anteile von wechselndem Wunsch nach persönlicher Nähe und Abstand auf der Seite des Elternteiles. In diesen grundsätzlichen Ansprüchen, emotionalen Reaktionen und Verhaltensweisen ist daher eine wesentliche Quelle der seelischen Verunsicherung und daraus folgender seelischer Störung und Krankheit zu sehen.

Andererseits können ablehnende Affekte, Gefühle der Verärgerung und Verdrängungsprozesse von seiten der Eltern gleichermaßen direkt wie auch über den Umweg einer mangelnden Betreuung des Kindes und damit einer Verschlechterung des Krankheitsbildes ebenfalls zur *Entwicklung von Verhaltensstörungen und seelischer Beeinträchtigung* führen, zumal das Kind sich nunmehr in der psychischen Bewältigung seiner Krankheit alleingelassen fühlen muß. Ebenso stellen die intellektualisierenden Eltern, die sich vielfach für besser informiert als das Fachpersonal halten, andererseits jedoch keine angemessene emotionale Bearbeitung erreichen, keine Stütze für das in einer Selbstwertkrise gefangene chronisch kranke Kind dar.

Eine positive Aufarbeitung der geschilderten psychischen Verarbeitungs- und Abwehrprozesse kann also dahingehend mißlingen, daß die Familie in einer *chronifizierten Krise* lebt, die durch weitere Probleme der Partnerbeziehung mit der Gefahr von Trennung und Scheidung oder der Verhaltensstörung von Geschwistern zusätzlich erschwert werden kann. Derartigen Endphasen eines fortschreitenden Familienzerfalls stehen andererseits die glücklicherweise nicht selten zu beobachtenden Krisenlösungen gegenüber, die sich durch eine positive Verarbeitung seitens der Eltern, Geschwister und des kranken bzw. behinderten Kindes auszeichnen.

Die bisher unter allgemeinen Gesichtspunkten erörterten psychiatrischen und psychologischen Probleme sollen nunmehr im folgenden an einigen Krankheitsbildern verdeutlicht werden.

Spezielle Probleme bei einzelnen Krankheitsbildern

Die große Zahl von Krankheiten bzw. Behinderungen mit chronischem Verlauf bedürfte einer ausführlicheren Darstellung, als sie an dieser Stelle geleistet werden kann. Es sollen daher im folgenden jeweils nur einige Krankheiten beispielhaft herausgegriffen und hinsichtlich der mit ihnen verbundenen psychiatrisch-psychologischen Probleme skizzenhaft erörtert werden. Zu diesem Zweck erscheinen Probleme bei Kindern und Jugendlichen mit einer *Körperbehinderung,* mit *Herzfehlern,* mit *Diabetes mellitus* als Beispiel für eine Stoffwechselstörung, mit *Hämophilie* als Beispiel für eine Blutkrankheit sowie mit *Krebserkrankungen* als Grenzsituationen des Lebens besonders darstellenswert.

Körperbehinderungen

Unter den aufgeführten Krankheitsbildern ist das der Körperbehinderung sicherlich das vielfältigste, zumal unter diesem Sammelbegriff unterschiedlichste Behinderungsausmaße von der isolierten Gliedmaßenfehlbildung (z. B. Klumpfuß) bis zur schweren Zerebralparese mit Spastik sowie von der ausschließlich körperlichen Beeinträchtigung bis zur gleichzeitigen geistigen Behinderung zusammengefaßt werden. Dementsprechend variiert auch das Ausmaß psychischer Probleme zwischen den Polen eines depressiven Rückzugs und einer aggressiv getönten Verhaltensstörung beträchtlich. Während Kinder, die in der Folge eines Traumas (z. B. durch einen Unfall) behindert werden, zu unmittelbaren psychischen Reaktionen in Form von Verstimmung, Angst oder auch aggressiv-unangepaßtem Verhalten neigen, lernt das von Geburt an körperlich behinderte Kind vielfach erst im Vorschulalter oder mit beginnendem Schulalter in der zunehmenden sozialen Auseinandersetzung seine äußerliche Andersartigkeit. Gleichwohl ist seine Entwicklung schon vorher in besonderer Weise gekennzeichnet, zumal sich aus der Behinderung bestimmter Bewegungsimpulse zugleich Beeinträchtigungen der Intelligenzentwicklung im Sinne partieller Ausfälle ergeben können, da die spätere kognitive Entwicklung mit abstrakten Denkleistungen auf der ganz frühen sensomotorischen Phase aufbaut. Diese Ausfälle sind besonders typisch für Kinder mit einer Zerebralparese, die durch Störungen im Bereich von Wahrnehmungsleistungen auffallen.

Sämtlichen Formen der Körperbehinderung ist wegen ihrer äußerlichen Sichtbarkeit die Tatsache gemeinsam, daß die soziale Umwelt auf sie mit Reserve, Hemmungen und Vorurteilen reagiert. Schon aufgrund dieser Tatsache fällt körperbehinderten Kindern und Jugendlichen vielfach die Integration in die Welt der Gesunden nicht leicht, und es besteht ein erhöhtes Risiko der sozialen Isolation einschließlich der Entwicklung einer scheuen, gehemmten Persönlichkeit. Kinder und Jugendliche mit einer nur geringen Behinderung – z. B. einer einzelnen Gließmaßenfehlbildung – haben dabei besondere Schwierigkeiten, ihre persönliche Position zwischen den Welten der Behinderten und der Gesunden zu finden.

Insbesondere bei den Formen der Körperbehinderung, die sich bereits zum Zeitpunkt der Geburt manifestieren, sind die Eltern dieser Kinder mit der Aufgabe konfrontiert, sowohl das Gefühl der Kränkung, ein mißgestaltetes Kind zu haben, wie auch die vorurteilsbesetzten distanzierten Reaktionen der Umwelt zu überwinden und zugleich ein realistisches Erziehungsverhalten zu verwirklichen. Problematische Verhaltensweisen, die sich in aktiver Isolation des Kindes von seiner Umwelt, unangemessener Aktivitätseinschränkung und übermäßiger Beschützung äußern, sind als Ausdruck unangemessenen Erziehungsverhaltens bei Eltern körperbehinderter Kinder und Jugendlicher nicht selten zu beobachten.

Herzfehler

Auch bei Kindern mit Herzfehlern kann sich ein entsprechendes Fehlverhalten mit Verwöhnung und Inkonsequenz der Eltern entwickeln. Jene Herzfehler, die mit einer erheblichen Zyanose einhergehen, führen von sich aus zu einer erheblichen Einschränkung der körperlichen Leistungsfähigkeit. Eltern derartiger Kinder leben daher in ständiger Sorge, das kranke Kind könne sich zu sehr belasten, und neigen daher zu übermäßiger Überwachung und Beobachtung des Kindes. Dieses wiederum kann sich in seiner Angst verstärkt fühlen oder durch ein rebellisch-widerständiges Verhalten den Zwang ständiger Einschränkungen durchbrechen oder zumindest zu unterlaufen suchen. Erschwerend für die Lage dieser Kinder wirkt sich die Tatsache aus, daß schwere Herzfehler mit Zyanose aufgrund der mangelnden Sauerstoffsättigung des Gehirns mit einer Intelligenzminderung einhergehen, die im Extremfall das Bild der geistigen Behinderung einnehmen kann. Die Neigung zu gereizt-aggressiven Reaktionen ist in diesen Fällen auch als Anteil eines hirnorganischen Psychosyndroms in Wechselwirkung zu dem Erziehungsverhalten und dem Selbsterleben zu betrachten.

Aber auch kleinere Herzfehler, die ohne Auswirkung auf die Leistungsfähigkeit sind, geben zu elterlicher Sorge und Angst Anlaß, die vielfach unrealistisch sind und damit unangemessene Einstellungen und Verhaltensweisen gegenüber dem Kind im Sinne einer übermäßigen Behütung fördern. Unabhängig von dem Ausmaß der Behinderung tendieren die betroffenen Kinder dazu, ihren Defekt zu ignorieren oder zumindest zu verschweigen, um nicht in eine Außenseiterposition zu geraten. Die operative Beseitigung des Herzfehlers bedeutet daher nie auch die gleichzeitige Beseitigung psychischer Probleme, zumal zu diesem Zweck meist eine Umorientierung der Eltern und auch des Kindes erforderlich ist.

Diabetes mellitus

Das Kind mit Diabetes mellitus, der in diesem Altersabschnitt immer durch einen absoluten Insulinmangel gekennzeichnet ist, hat äußerlich für den Uneingeweihten keinerlei Krankheitsmerkmale. In sein Erleben tritt die Krankheit lediglich durch die erforderlichen Behandlungsmaßnahmen, d. h. diätetische Einschränkungen, Insulin-Injektionen und die Notwendigkeit angemessener körperlicher Aktivität. Gleichwohl kann es nach dem krisenhaften Krankheitsausbruch auch im Verlauf zu unausgeglichenen Stoffwechsellagen kommen, wobei der psychischen Situation des Kindes wie auch Verhaltensweisen seiner Familie eine große Bedeutung zukommen. Ein niedriges Selbstwertgefühl, mangelnde soziale Anpassung bei ausgeprägt extravertierter Persönlichkeit mit mangelnd ausgebildeter Selbstkontrolle auf der Seite des Kindes einerseits und unzureichender Kooperation oder fehlende psychische Stabilität auf der Seite der Eltern andererseits tragen direkt zu einer ungenügenden Krankheitskontrolle bei. Diese führt unmittelbar zu hypoglykämischen Stoffwechselschwankungen, die wiederum zu emotionalen Fehlreaktionen Anlaß geben und somit einen Teufelskreis entstehen lassen können, der bisweilen erst durch psychotherapeutische Maßnahmen aufgelöst werden kann.

Das diabetische Kind ist somit frühzeitig mit der Notwendigkeit einer vielfach altersunangemessenen Selbstdisziplin und hohen Frustrationstoleranz konfrontiert. Es soll dabei trotz krankheitsbedingter Einschränkungen und Versagungen zu einer psychisch stabilen und belastbaren Persönlichkeit heranwachsen. Inwieweit ihm diese Aufgaben gelingen, hängt u. a. wesentlich von der psychischen Belastbarkeit und Anpassungsfähigkeit seiner Familie ab. Seine Eltern gehen nach Krankheitsausbruch häufig durch die bereits beschriebene Phase der Verunsicherung mit Angst- und Schuldgefühlen oder auch Ablehnung und Verärgerung. Es kommt daher sehr wesentlich darauf an, daß diese Anfangsphase schnell überwunden wird, zumal sie mit der erforderlichen aktiven Krankheitsbewältigung nicht vereinbar ist. Von den Eltern diabetischer Kinder ist hier gerade zu fordern, daß sie die therapeutischen Maßnahmen nicht nur dem Kind gegenüber vertreten, sondern sie anfänglich zugleich auch durchführen, d.h. Urinzuckerbestimmungen vornehmen, Insulin-Injektionen durchführen, Mahlzeiten nach diätetischen Gesichtspunkten zusammenstellen und anderes mehr. Zur angemessenen Übernahme dieser Rolle ist daher ein hohes Ausmaß an seelischer Ausgeglichenheit wünschenwsert, um zugleich die Zuversicht des Kindes zu stärken, seine Krankheit aktiv meistern zu können.

Hämophilie

Von der Hämophilie, einer genetisch bedingten Blutgerinnungsstörung, sind ausschließlich Knaben betroffen. Die Krankheit manifestiert sich bereits im frühen Kindesalter in Form von Blutungen bei teilweise geringfügigen körperlichen Verletzungen, die insbesondere im Gelenkbereich schmerzhaft erlebt werden und bei verspäteter und unsachgemäßer Behandlung zu einer bleibenden Körperbehinderung führen. Insofern sind viele psychologische Probleme von Jungen mit Hämophilie denen bei Körperbehinderung vergleichbar. Krankheitsspezifisch hingegen ist die allgegenwärtige Gefahr, auch schon bei leichten Verletzungen bedeutsame Beeinträchtigungen zu erfahren. Gerade das kleine Kind kann die für den Körperschutz erforderliche Einsicht noch nicht aufbringen und sieht sich den Folgen einer Blutung mit oft langwierigen Krankenhausaufenthalten, getrennt von seinen Eltern und zur Bettruhe gezwungen, hoffnungslos ausgeliefert. In dieser Entwicklungsphase kann daher das Vertrauen in die Eltern ernsten Schaden nehmen, zumal diese auch ständig aus Furcht vor Verletzungen eine Einschränkung körperlicher Aktivitäten des Kindes vornehmen. Darüber hinaus fühlen sich die Mütter wegen der genetischen Übertragung der Krankheit durch sie erheblich schuldbeladen.

Das kleine Kind erlebt nicht nur diese Einschränkung, sondern auch die Krankenhausaufenthalte als Strafe und reagiert bei längerer Trennung mit depressiver Trauer oder heftiger Wut. Andererseits hängt von einer verständnisvollen, einfühlenden Haltung der Eltern die weitere psychologische Entwicklung des Kindes zu Selbstvertrauen und Zuversicht in die Möglichkeit der Bewältigung von Krankheitskrisen bedeutsam ab. Elterliches Verhalten und Erziehung tragen ebenso wesentlich dazu bei, ob der Junge mit Hämophilie eine Entwicklung zu Gehemmtheit und Ängstlichkeit oder gar zu unkontrolliertem, risikoreichem Verhalten nimmt. Schließlich tragen Eltern dazu bei, ob der heranwachsende Hämophile eine Entwicklung zur Selbständigkeit und Aktivität mit sozialer Anteilnahme nimmt oder schon frühzeitig ungenügend auf seine Aufgabe im Erwachsenenleben vorbereitet ist.

Zu dieser Vorbereitung gehört auch eine angemessene schulische Ausbildung. Der Hämophile läuft aufgrund seiner besonderen Krankheitssituation mit vielfach nicht vermeidbaren langen Krankenhausaufenthalten Gefahr, erhebliche Fehlzeiten in der Schule zu haben und damit bestimmte Bildungs- und Leistungsziele nicht zu erreichen. Andererseits ist er hinsichtlich seiner Berufsmöglichkeiten auf nichtkörperliche Tätigkeiten und Verrichtungen eingeschränkt. Diese Eingrenzung unterstreicht zugleich die Notwendigkeit einer möglichst hohen schulischen Qualifikation unter Ausschöpfung aller Begabungsschwerpunkte, um eine angemessene soziale Eingliederung als Erwachsener zu ermöglichen und der Gefahr einer Frühinvalidisierung zu begegnen.

Krebserkrankungen

Wird der Hämophile angesichts seiner Gefährdung mit der Allgegenwart seiner Krankheit nahezu ständig konfrontiert, so gerät das Kind mit Krebs oder einer anderen bösartigen Erkrankung (Leukämie, Tumoren) in einen Grenzbereich des Lebens, der nicht zuletzt durch eine Reihe schwerer psychologischer Probleme gekennzeichnet ist. Zu ihnen zählt das Todeserleben dieser Kinder, das sich im frühen Kindesalter als Angst vor Trennung von den Eltern, später als Verletzungsangst und erst ab dem Pubertätsalter als Todesangst manifestiert, wobei sich diese auch in den Symptomen von Depression, Aggression oder psychosomatischen Funktionsstörungen verschlüsseln kann. Zu den nicht seltenen Erfahrungen im Umgang mit diesen Kindern gehört die Feststellung, daß schon kleine Kinder und besonders Heranwachsende das Ausmaß ihrer Krankheit und die von ihr ausgehende tödliche Bedrohung einschätzen und bisweilen den herannahenden Tod sehr präzise wahrnehmen können. Schon aus diesem Grund ist eine einfühlende und wahrheitsgemäße Beantwortung von Fragen des Kindes vielfach unerläßlich.

Von dieser psychologischen Extremsituation sind die teilnehmenden Beobachter, also Pflegepersonal und Ärzte gleichermaßen wie die Eltern, nicht ausgeschlossen. Eigene Ängste können aktiviert werden und den Umgang mit den vom Tod bedrohten Patienten beeinflussen. Eltern durchlaufen nicht nur den oben beschriebenen dreiphasigen Verarbeitungsprozeß einschließlich einer erheblichen erzieherischen Verunsicherung, sondern müssen sich bei Fehlschlagen der therapeutischen Maßnahmen schließlich in der Krankheitsendphase auf den Verlust des Kindes einstellen. Die dabei zu beobachtende vorgezogene Trauerreaktion setzt sich nach dem Tode des Kindes bisweilen mit anhaltenden Schuldgefühlen und lang hingezogenen Depressionen fort, die im Extremfall auch zum Selbstmord eines Elternteils führen können.

Aber auch die in die Behandlung des krebskranken Kindes einbezogenen Schwestern, Pfleger und Ärzte erleben vielfach ängstlich und hoffnungslos den unaufhaltsamen Verfall des Kindes. Sie sind mit der Notwendigkeit konfrontiert, einerseits eine wünschenswerte, durch Einfühlung und Aufrichtigkeit gekennzeichnete emotionale Nähe ohne übermäßige Identifikation und andererseits die erforderliche Distanz zum Patienten einzuhalten, die sowohl sachgemäßes therapeutisches Handeln wie auch einen ausreichenden Schutz der eigenen Persönlichkeit gewährleistet, um der Gefahr einer Überflutung durch Ängste zu entgehen. Sie sollen schließlich den Eltern in der Bearbeitung ihrer eigenen Gefühle angesichts einer oft aussichtslos wirkenden psychologischen Situation behilflich sein.

Schlußfolgerungen

Aus den dargelegten psychiatrischen und psychologischen Aspekten chronischer Krankheiten und Behinderungen sollte ersichtlich geworden sein, daß die betroffenen Kinder und Jugendlichen nicht nur vorübergehenden seelischen Belastungen, sondern dem Risiko einer bleibenden seelischen Störung ausgesetzt sind. Faktisch ist dieses Risiko im Vergleich zu gesunden Kindern um das zwei- bis dreifache erhöht. Um so notwendiger ist eine frühzeitige Vorbeugung seelischer Beeinträchtigung, die mit allen der Psychologie und Kinderpsychiatrie zur Verfügung stehenden Möglichkeiten der Beratung und Therapie betrieben werden sollte. Wenngleich für diese Aufgaben Information, Erfahrung und Ausbildung eine wichtige Voraussetzung darstellen, so sind Einführung, Bereitschaft zum Gespräch und Sensibilität für seelische Belastungen und Nöte noch stärker zu bewertende Bedingungen. Diese allgemein für den zwischenmenschlichen Kontakt wünschenswerten Persönlichkeitsmerkmale sollten zugleich auch die Leitlinie für das Verhalten des Pflegepersonals gegenüber chronisch kranken oder behinderten Kindern und ihren Familien darstellen, um eine wechselseitig vertrauensvolle Beziehung aufbauen zu können.

Psychische Störungen und Schule

H. Remschmidt

Neben der Familie ist die Schule in unserer Gesellschaft die wichtigste Sozialisationsinstanz. In der Schule machen sich einerseits psychische Störungen von Kindern als Hindernisse bemerkbar, andererseits tragen aber auch nicht selten die besonderen Bedingungen in der Schule dazu bei, daß ein Kind psychische Störungen entwickelt. Keinesfalls ist es aber so, daß die Schule generell »die Kinder krank macht«, wie ein vielgebrauchter Slogan glauben machen möchte. In der Regel kommen verschiedene Bedingungen zusammen, die letztlich dazu führen, daß psychische Erkrankungen oder Verhaltensstörungen die schulische Entwicklung eines Kindes gefährden. In den letzten Jahren haben psychische Störungen, die im Zusammenhang mit der Schule auftreten, in den kinder- und jugendpsychiatrischen Ambulanzen erheblich zugenommen. Eltern klagen immer mehr über die schulische Belastung ihrer Kinder, die Schulen berichten über zunehmende Disziplinschwierigkeiten und Konzentrationsstörungen der Kinder.

Ursachen. Für diese Entwicklung sind sehr verschiedene Ursachen angeschuldigt worden:

- *Im gesamtgesellschaftlichen Bereich:* Reizüberflutung der Kinder durch Massenmedien, übertriebener Freizeitkonsum, zu wenig Rücksichtnahme auf kindliche Bedürfnisse.

- *Im familiären Bereich:* Berufstätigkeit beider Eltern, Tendenz zur leistungsbezogenen Kleinfamilie, Verarmung der intrafamiliären Bindungen.
- *Im schulischen Bereich:* Zunehmende Anonymisierung durch Auflösung der Klassenverbände, Zusammenfassung der Schüler in Mammutschulen, Einführung wenig erprobter neuer Lehrmethoden, zu starkes Experimentieren mit didaktischen Konzepten usw.

Ein Großteil dieser Gesichtspunkte mag eine wichtige Bedeutung haben, erwiesen ist ihre Wirksamkeit jedoch nicht. Bestehen bleibt aber die Tatsache, daß psychisch auffällige Kinder in der Schule ein großes Problem darstellen und daß in verschiedenen Untersuchungen nachgewiesen wurde, daß die Quote derartig gestörter Kinder in den ersten Schuljahren bis zu 20% beträgt.

Angesichts der großen Bedeutung solcher Auffälligkeiten wird den Zusammenhängen zwischen psychischen Störungen und Schule im Rahmen dieser Abhandlung ein eigener kurzer Abschnitt gewidmet, worin auf die wichtigsten dieser Störungen hingewiesen werden soll. Viele von ihnen sind an anderer Stelle dieses Buches bereits ausführlich dargestellt, so daß es bei knappen Hinweisen bleiben kann.

Klassifikation. Psychische Störungen, die bei Kindern im Zusammenhang mit der Schule auftauchen, lassen sich nach unterschiedlichen Gesichtspunkten einteilen: nach der *Ursache,* nach den betroffenen psychischen *Funktionen* oder nach den globalen *psychischen Bereichen,* in denen sie sich zeigen. Die Formulierung »psychische Störungen im Zusammenhang mit der Schule« läßt bewußt eine ursächliche Betrachtung außer acht, da die Frage nach den Ursachen vielfach nicht geklärt werden kann.

Abb. 3.**25** zeigt ein einfaches Schema, das die Einteilung psychischer Störungen, die in der Schule bedeutsam sind, verdeutlichen kann.

Das Schema vereinigt eine ursächliche Betrachtungsweise mit einer anderen, die danach fragt, wie sich die Störung im Rahmen der seelischen Funktionen eines Kindes äußert. Unter dem Gesichtspunkt der *Ursache* unterscheiden wir organische bzw. funktionell bedingte psychische Störungen von psychogenen Störungen. Im Hinblick

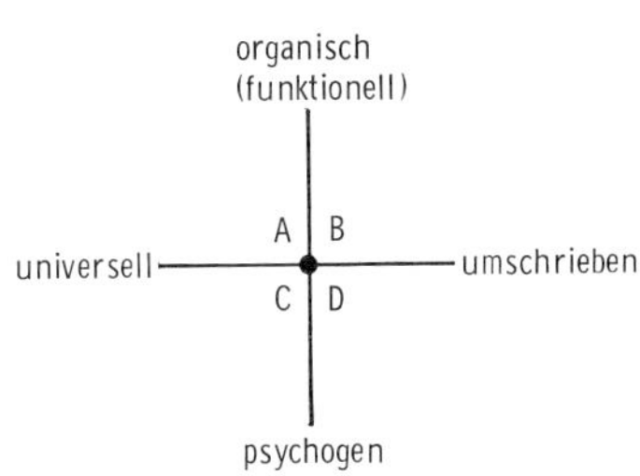

Abb. 3.**25**. Zur Klassifikation psychischer Störungen im Zusammenhang mit der Schule

auf die betroffenen *Funktionen* unterscheiden wir universelle von umschriebenen Störungen. Nun ist es in der Praxis so, daß verschiedene Kombinationen auftreten können. So können sich z. B. organisch bedingte Störungen als eine *universelle* Beeinträchtigung der seelischen Funktionen auswirken. In diesem Fall hätten wir eine Störung vor uns, die in unserem Schema dem Quadranten A zuzuordnen wäre. Eine solche Störung liegt bei Minderbegabung bzw. bei den Oligophrenien vor, sofern sich eine organische Ursache nachweisen läßt. Organisch bedingte Syndrome, die sich in einer *umschriebenen* Störung seelischer Funktionen äußern, sind z. B. bestimmte neuropsychologische Ausfälle wie Aphasien, Dysphasien oder Dyspraxien, die sich auf eingrenzbare Ausfälle der Sprachfunktionen oder des Handelns beziehen. Sie wären dem Quadranten B zuzuordnen. Es kommen aber auch *universelle psychogene* Leistungshemmungen aufgrund von schweren seelischen Konflikten vor. Meist handelt es sich dabei um gut begabte Kinder, die aufgrund solcher Konflikte (z. B. Trennung der Eltern) allgemein in der Schule versagen. Derartige Störungen wären dem Quadranten C des Schemas in Abb. 3.**25** zuzuordnen. Schließlich kennen wir auch *umschriebene psychogene* Leistungsausfälle, die sich auf eine bestimmte Schulleistung beziehen. Ein Beispiel hierfür wäre eine isolierte Rechenstörung bei einem ansonsten begabten Kind. Derartige Störungen kommen durch spezifische Erlebnisse, die mit der betroffenen Funktion (hier dem Rechnen) zusammenhängen, zustande. Sie wären dem Quadranten D zuzuordnen.

Bei vielen psychischen Störungen, die in der Schule sehr bedeutsam sind, spielen sehr unterschiedliche Faktoren zusammen, so daß die Einordnung schwer ist. So kennen wir eine Reihe umschriebener Leistungsausfälle (sog. Teilleistungsschwächen), für die eine einheitliche Ursache nicht angenommen werden kann. Als Beispiel wären zu erwähnen die Legasthenie, spezifische Rechenstörungen, Wahrnehmungsstörungen und Konzentrationsstörungen. Diese in der Schule hochbedeutsamen Auffälligkeiten, die nicht selten z. T. schwerwiegende neurotische Fehlentwicklungen nach sich ziehen, werden sehr wahrscheinlich sowohl durch genetische bzw. organische und funktionelle Ausfälle *und* psychogene Einflüsse hervorgerufen. Nach Manifestation der Störung lassen sich die einzelnen Bedingungen vielfach nicht mehr scharf voneinander trennen. Letztlich zeigen aber die meisten Kinder sowohl Lern- und Leistungsstörungen als auch emotionale Störungen, auf die im folgenden näher eingegangen wird.

Lern- und Leistungsstörungen

Bevor die wichtigsten Lern- und Leistungsstörungen erwähnt werden, erfolgen einige allgemeine Ausführungen über das Lern- und Leistungsverhalten von Kindern:

1. Jedes gesunde Kind hat ein natürliches Bedürfnis zu lernen und ist auch motiviert, ein gewisses Quantum an Leistung zu erbringen. Dies gilt bereits für Säuglinge und läßt sich von dieser Altersstufe bis zum Schulalter verfolgen.

2. Mit zunehmender Entwicklung des Kindes verändert sich auch sein Lern- und Leistungsvermögen. Dieses hat auf jeder Altersstufe seine individuellen und generellen Grenzen. Die *individuellen* Grenzen erstrecken sich auf die intellektuelle Ausstattung sowie auf die von Kind zu Kind jeweils unterschiedliche Stimulation, Lernerfahrung und Motivation seitens der Umgebung. *Generelle* Grenzen des Lern- und Leistungsverhaltens sind dort festzustellen, wo die Lernanforderungen mit dem Entwicklungsstand nicht im Einklang stehen und damit zu einer Überforderung des Kindes

führen. Ein typisches Beispiel hierfür wäre die Überforderung sehr junger Kinder durch Frühlesemethoden. Umfangreiche Untersuchungen haben gezeigt, daß 4- bis 5jährige Kinder mit dem Lesenlernen in der Regel überfordert sind, während sie den gleichen Vorgang später (sofern nicht spezifische Ausfälle vorliegen) spielend bewältigen.

3. Lernprozesse entwickeln sich zunächst aus dem Spiel heraus. Kinder, die nicht gelernt haben, ausdauernd und phantasievoll zu spielen, haben später vielfach Schwierigkeiten beim Lernen. Eine Unterdrückung des Spieles führt bereits beim Kleinkind zu Unzufriedenheit und u. U. zu verschiedenen Verhaltensauffälligkeiten.

4. Lernen und Leistungen sind geknüpft an neurophysiologische und entwicklungspsychologische Grundlagen. Zu erwähnen wären: die intellektuelle Grundausstattung des Kindes, sein Aufmerksamkeits- und Aktivierungsverhalten, seine Motivation und jeweilige Bedürfnislage sowie seine Persönlichkeit. Alle hier genannten Faktoren sind von Kind zu Kind verschieden. Es lassen sich bereits im Säuglings- und frühen Kleinkindesalter erhebliche Unterschiede zwischen den Kindern nachweisen. Die These, wonach alle gesund geborenen Säuglinge und Kleinkinder über die gleichen körperlichen und psychischen Voraussetzungen verfügen, läßt sich mit den Ergebnissen der wissenschaftlichen Forschung nicht aufrechterhalten.

Diese wenigen und hier nur sehr knapp wiedergegebenen Erkenntnisse sind für jeden wichtig, der Lern- und Leistungsverhalten sowie seine Störungen beurteilen will. Die wichtigsten Lern- und Leistungsstörungen sind die Legasthenie, die spezifische Rechenstörung und Konzentrationsstörungen sowie Auffälligkeiten im Sozialverhalten im Rahmen einer »minimalen zerebralen Dysfunktion«. Da alle diese Störungen bereits an anderer Stelle abgehandelt wurden, sollen nur einige knappe Hinweise erfolgen.

Legasthenie

Man versteht darunter eine besondere Schwierigkeit beim Erlernen des Lesens und Rechtschreibens bei ausreichender Intelligenz und normalen Sinnesfunktionen. Die Störung kommt bei 6–7% aller Schüler im 2. Grundschuljahr vor. Sie ist bei Jungen doppelt so häufig wie bei Mädchen. Als *Leseschwäche* zeigt sie sich in Form einer besonderen Schwierigkeit zur Synthese der einzelnen Buchstaben zum Wort. Als *Rechtschreibschwäche* äußert sie sich in Form besonderer Schwierigkeiten bei der Analyse der Worte in einzelne Buchstaben. Charakteristisch ist, daß das Zahlenschreiben nicht gestört ist. Neben diesen *primären* Symptomen kommen als *sekundäre* Auffälligkeiten seelische Fehlentwicklungen bzw. massive neurotische Störungen vor. Wenn die Störung durch eine ausführliche Übungsbehandlung nicht abgemildert oder beseitigt wird, so sind Persönlichkeitsauffälligkeiten erheblichen Ausmaßes die Folge. Größere Untersuchungen haben gezeigt, daß von den Kindern mit einer länger bestehenden Legasthenie nur rund 20% psychisch unauffällig sind. Rund 65% zeigen erhebliche Angstzustände, ein Großteil Neigungen zu kleinkindhaften Verhaltensweisen, alle schließlich sind gekennzeichnet durch eine sehr geringe Lernbereitschaft. Bei einem Großteil der Kinder mit einer Legasthenie wurden auch andere umschriebene Begabungsmängel festgestellt: Z. B. eine Unfähigkeit, Lauteinheiten präzise zu unterscheiden (phonematische Differenzierungsschwäche), ferner bestimmte Sprachschwierigkeiten, eine herabgesetzte sprachliche Intelligenz sowie Artikulationsstörungen.

Therapie. Bewährt haben sich verschiedene Formen der Übungsbehandlung. Diese müssen jedoch stets durch einen Gesamtbehandlungsplan eingeordnet werden, der neben der Leistungssituation auch die emotionale Situation des Kindes und vor allem die Familie mit einbezieht. Nähere Ausführungen hierzu S. 117.

Rechenschwäche

Unter einer umschriebenen Rechenschwäche verstehen wir eine Störung, deren Hauptmerkmal eine ausgeprägte Beeinträchtigung der Entwicklung der Rechenfähigkeit ist, die nicht durch eine allgemeine intellektuelle Behinderung oder inadäquate schulische Betreuung erklärt werden kann. Die Kinder haben meist Schwierigkeiten im räumlichen Vorstellen und Denken sowie im abstrakten Denken. Bei Rechenaufgaben nehmen sie stets die Finger zur Hand, was sie häufig (aus Schamgefühl) zu verbergen suchen. Nicht selten ist diese Störung mit einer Lese-Rechtschreib-Schwäche kombiniert. Eine umschriebene gestörte Hirnfunktion wurde bei der Rechenschwäche bisher nicht nachgewiesen. Die Kinder zeigen ebenso wie die Legastheniker keine neurologischen Auffälligkeiten. Es gibt aber auch eine Unfähigkeit zu rechnen aus hirnorganischer Ursache, man spricht dann von einer *Akalkulie.*

Therapie. Die Behandlung der Rechenschwäche erfolgt im Rahmen einer Übungsbehandlung, die zugleich räumliches Denken und Vorstellungsvermögen schulen soll. Wichtig ist, daß diese Therapie kindgemäß und unter Berücksichtigung lerntheoretischer Gesichtspunkte durchgeführt wird. Eine Beratung der Lehrer und der Eltern muß darauf hinwirken, daß die Kinder nicht als dumm oder faul angesehen werden, sondern verdeutlichen, daß es sich um einen umschriebenen Leistungsausfall handelt, der im allgemeinen behoben werden kann.

Lern- und Leistungsstörungen bei Kindern mit »minimaler zerebraler Dysfunktion«

Eine »minimale zerebrale Dysfunktion« (MCD) kann sich in der Schule durch verschiedene Verhaltensweisen der Kinder störend bemerkbar machen. Viele dieser Kinder leiden an Hyperaktivität, Impulsivität, Störungen der Motorik bzw. der Wahrnehmung, Aufmerksamkeitsstörungen, Denk- und Gedächtnisstörungen sowie Störungen des Sprechens und der Sprache. Ein Teil dieser Kinder weist darüber hinaus noch spezifische Lernstörungen, z. B. im Lesen, Rechnen oder Schreiben auf. Alle erwähnten Auffälligkeiten können das Lern- und Leistungsverhalten mehr oder weniger beeinträchtigen. Für den Unterricht derartiger Kinder wird ein spezielles didaktisches Konzept benötigt. Erwünscht sind kleine Klassen mit der Möglichkeit, individuell auf das einzelne Kind einzugehen. Der Lehrstoff muß schrittweise und z.T. spielerisch dem Kind nahegracht werden, infolge der reduzierten Konzentrationsfähigkeit müssen kürzere Arbeitsetappen als bei gesunden und unauffälligen Kindern gewählt werden usw. Da auch diese Störung an anderer Stelle bereits beschrieben wurde, wird hier nicht näher darauf eingegangen.

Emotionale Störungen

Die wichtigsten emotionalen Störungen bei Kindern im Zusammenhang mit der Schule sind die *Schulphobie,* die *Schulangst* und das *Schulschwänzen.* Alle drei Störungen werden unter der Sammelbezeichnung *Schulverweigerung* zusammengefaßt, da diese bei oberflächlicher Betrachtung einen gemeinsamen Nenner aller drei Syndrome darstellt. In Wirklichkeit sind sie jedoch aufgrund sehr unterschiedlicher Mechanismen deutlich voneinander zu unterscheiden.

Schulphobie

Kinder mit einer Schulphobie weigern sich nicht etwa deshalb, in die Schule zu gehen, weil sie eine panische Angst vor dem Schulbesuch haben. Die Bezeichnung »Schulphobie« ist daher etwas irreführend. Vielmehr ist es die Trennungsangst, die bei den Kindern für die Schulverweigerung verantwortlich ist. In der Regel besteht eine sehr enge, z.T. symbiotische Bindung an die Mutter. Die Kinder sind gut angepaßt, vielfach überangepaßt, bieten keinerlei Disziplinprobleme und zeigen häufig eine Maskierung ihrer Angst durch körperliche Beschwerden (Bauchschmerzen, Erbrechen usw.). Die häusliche Situation ist vielfach durch eine überprotektive Haltung gekennzeichnet, die Kinder sind häufig furchtsam und sensitiv. Von ihrer intellektuellen Voraussetzung her sind sie den schulischen Anforderungen in der Regel gut gewachsen, oft ist die Intelligenz besonders gut. Eine nähere Analyse der Entstehungsbedingung dieser Störung zeigt, daß nicht eigentlich die Schulsituation gefürchtet wird, sondern daß sich die Befürchtungen der Kinder darauf beziehen, ihrer Mutter könnte etwas zustoßen, während sie in der Schule sind. Kernsymptom ist also die *Trennungsangst.* Aus ihr lassen sich viele Verhaltensweisen der Kinder ableiten.

Schulangst

Bei der Schulangst liegen in aller Regel Schulversagen bzw. kränkende oder demütigende Erlebnisse im Zusammenhang mit der Schule allgemein oder mit bestimmten Personen speziell vor. Die Angst bezieht sich auf die Schulsituation und ist eine Art Erwartungsangst vor dem Schulversagen oder vor Demütigungen oder Herabsetzungen des Kindes. Die Schule wird gemieden, weil das Kind sich derartige Erlebnisse ersparen möchte. Es kommt zu allerlei Ausweichhandlungen, u. U. auch zu psychosomatischen Beschwerden. Die Analyse einzelner Fälle zeigt, daß die Bedingungen, die zu dieser Störung führen, sehr unterschiedlich sind. Bei manchen Kindern liegen Begabungsmängel vor, die letztlich für das Schulversagen verantwortlich sind. Viele Kinder sind jedoch begabt, und ihre Angst vor der Schule hat in Erlebnissen ihre Wurzel, die nicht mit ihren intellektuellen Voraussetzungen zusammenhängen. Nicht selten liegen aber auch umschriebene Ausfälle wie z.B. eine Legasthenie oder eine Rechenstörung vor, die ängstliches bzw. Rückzugsverhalten zur Folge haben. Hinsichtlich der familiären Situation liegt keine Trennungsangst vor. Die Kinder zeigen auch keine speziellen Persönlichkeitszüge, die für dieses Syndrom charakteristisch wären.

Schulschwänzen

Kinder, die die Schule schwänzen, tun dies in aller Regel nicht aus Angst vor der Schule. Sie zeigen in der Schulsituation keinerlei Angstzustände. Der Schulbesuch ist für sie aber ebenso wie bei den Kindern mit Schulangst negativ besetzt. Die Kinder weisen aber auch außerhalb der Schule eine Reihe von Auffälligkeiten auf. Sie neigen auch sonst zu dissozialem Verhalten, bieten zu Hause Disziplinprobleme, verheimlichen ihre Abwesenheit von der Schule und zeigen nur selten psychosomatische Symptome. Die häusliche Situation ist vielfach durch Vernachlässigung bzw. mangelnde pädagogische Führung gekennzeichnet. In früher Kindheit wurden die Kinder nicht selten vernachlässigt. Hinsichtlich ihrer intellektuellen Leistungsfähigkeiten liegt eher eine durchschnittliche bzw. unterdurchschnittliche Begabung vor. Hinsichtlich ihrer Persönlichkeit fallen die Kinder durch aggressives und dissoziales Verhalten, durch Identitätsprobleme sowie durch eine mangelhafte Ausbildung ihrer Über-Ich-Struktur auf.

Therapie. Bei allen psychischen Störungen, die im Zusammenhang mit der Schule auftreten, muß zunächst die Genese geklärt werden. Wenn auch nicht immer die Ursachen restlos aufgehellt werden können, so ergeben sich aus einer detaillierten Bedingungsanalyse doch stets sehr wichtige Hinweise für die Behandlung.

Bei den *Lern- und Leistungsstörungen* wird in der Regel eine Übungsbehandlung, für die es verschiedene Methoden gibt, mit einer Beratung der Familie kombiniert. Wichtig ist dabei aber auch, daß eine enge Kooperation mit der Schule stattfindet. Kommt es sekundär zu Verhaltensauffälligkeiten oder neurotischen Störungen, so kann eine individuelle Psychotherapie des Kindes als zusätzliche Maßnahme angezeigt sein.

Unter den *emotionalen Störungen* ist bei der *Schulphobie* fast immer ein psychotherapeutisches Vorgehen indiziert. Schulphobien können sehr hartnäckig sein. Es gibt nicht selten Kinder, die ein oder zwei Jahre nicht mehr die Schule besucht haben. In das psychotherapeutische Vorgehen sind stets auch die Eltern einzubeziehen. Bei der *Schulangst* steht eine Klärung der individuellen Voraussetzungen für Leistungsanforderungen des Kindes zunächst im Vordergrund. Es muß aber auch stets geklärt werden, welche Erlebnisse in der Schule oder im Elternhaus zu der Reaktion des Kindes geführt haben können. Liegen spezifische Ausfälle (z. B. Legasthenie oder Rechenschwäche) vor, so ist eine Übungsbehandlung angezeigt. Ist die Schulangst durch eine klar feststellbare Überforderung verursacht, so muß ein Schulwechsel ins Auge gefaßt werden. Beim *Schulschwänzen* steht eine straffe pädagogische Führung im Vordergrund. Diese Kinder werden ähnlich wie verwahrloste Kinder und Jugendliche behandelt.

4. Therapie und Rehabilitation

Allgemeine Gesichtspunkte

E. Kammerer

Hier soll vor allem auf Probleme der stationären kinder- und jugendpsychiatrischen Krankenversorgung eingegangen werden. Sicherlich lassen sich aber einige Gesichtspunkte auch auf den ambulanten sowie teilstationären Bereich übertragen.

Allgemeine Überlegungen zu Therapie und Rehabilitation

Therapie meint ganz allgemein die Erzielung von Symptomfreiheit durch Einsatz einer Reihe als wirksam anerkannter Verfahrensweisen (s. u.). Unter *Rehabilitation* versteht man den Einsatz aller Maßnahmen, die z. B. bei Defektsyndromen die Anpassung an Anforderungen in Schule, Beruf und Gesellschaft erleichtern. Während Therapie immer auf ein spezifisches Krankheitsbild bezogen bleibt, zielt Rehabilitation auf die Beseitigung oder Verminderung krankheitsbedingter sozialer Folgen. Selbstverständlich überlappen sich beide Begriffe. Rehabilitation setzt nicht in jedem Falle Heilung, immer aber die Ausschöpfung möglicher Therapie voraus. Ohne Berücksichtigung nötiger Rehabilitationsmaßnahmen können auch erfolgreiche Therapien scheitern. Dieser Grundsatz gilt sowohl in der Kinder- und Jugendpsychiatrie als auch der Erwachsenenpsychiatrie.

Die notwendige Verklammerung von Therapie und Rehabilitation soll an einigen Beispielen aus dem Bereich der Kinder- und Jugendpsychiatrie verdeutlicht werden. Die bloße Beseitigung neurotischer Symptome (z. B. Einnässen, Einkoten, Stottern) kann für sich genommen eine erhebliche psychische Entlastung bringen, die aber oft nicht hinreicht, um eine blockierte soziale oder schulische Entwicklung eines Kindes oder Adoleszenten in Gang zu bringen. Ein unbestreitbarer medikamentöser Behandlungserfolg bei einem hyperkinetischen Kind wird diesem ohne flankierende Maßnahmen, die z. B. festgefahrene problematische Einstellungen der Umgebung diesem Kinde gegenüber beeinflussen müssen, weniger weiterhelfen. Die rein medikamentöse Behandlung einer Psychose im Jugendalter bleibt ohne sorgfältige Planung der weiteren Schullaufbahn bzw. Berufsanbahnung Stückwerk. *Schulische* oder *soziale* Rehabilitation ist also eine unerläßliche Ergänzung der Therapie verschiedenartigster kinder- und jugendpsychiatrischer Erkrankungen. Gelungene Rehabilitation dient immer auch der Verhütung, Prävention von Krankheitsrückfällen. Auch in der psychiatrischen Versorgung von Kindern und Jugendlichen müssen sich also die Effekte von Therapie- und Rehabilitationsmaßnahmen im Sinne einer wirksamen Prävention ergänzen.

Aufgabenbereiche im Rahmen der stationären Krankenversorgung

Der medizinisch-therapeutische Sektor umfaßt folgende Aufgaben:

- Festlegung der Indikation zur stationären Aufnahme,
- gründliche Diagnostik,
- therapeutische Gesamtplanung im Beginn eines stationären Aufenthaltes,
- Festsetzung und Überwachung medikamentöser Behandlungen,
- Absteckung realistischer psychotherapeutischer und/oder Beratungsmaßnahmen,
- Festsetzung zusätzlicher, spezifischer therapeutischer Maßnahmen (physikalische Methoden, übende Verfahren, Beschäftigungstherapie, Krankengymnastik),
- Abstimmung aller Einzelmaßnahmen zu einem individuellen Therapieplan,
- ständige kritische Revision dieses Plans,
- vorausschauende Planung der nachstationären Versorgung,
- Information des Stationspersonals über pädagogisch relevante Inhalte aus dem Therapieverlauf,
- therapiekonforme Absprache und Krisenintervention im pädagogischen Sektor.

Der pädagogisch-pflegerische Sektor umfaßt die verantwortliche Beaufsichtigung der Patienten, Fürsorge und Pflege, Verabreichung verordneter Medikamente, Kontrolle der Durchführung therapeutischer Maßnahmen, Steuerung des stationären Gruppenlebens mit dem Ziel, daß sich die Patienten mehrheitlich wohlfühlen können und im Erreichen ihrer individuellen Therapieziele möglichst nicht behindert werden, Planung und Durchführung gemeinsamer Aktivitäten, Verhaltensbeobachtung und -registrierung, Übernahme kotherapeutischer Aufgaben im Rahmen von Therapieplänen, evtl. die Regulierung des Kontakts mit den wichtigsten Bezugspersonen des Patienten.

Der soziale Sektor umfaßt alle Aktivitäten, die schon während des stationären Aufenthaltes darauf abzielen, durch anschließende flankierende Maßnahmen (direkte soziale Unterstützung einer Familie, Organisierung eines individuellen psychotherapeutischen Beistandes, Einsatz eines Familienhelfers, Umschulung, Hilfe bei der Berufsfindung, Heimunterbringung usw.) einen erzielten Therapieerfolg abzusichern.

Probleme der Zusammenarbeit

Als allgemeine Leitlinie für die Zusammenarbeit aller Berufsgruppen im stationären kinder- und jugendpsychiatrischen Bereich muß gelten, daß diese immer patientenbezogen bleibt. Das mag selbstverständlich, ja trivial klingen. Dieses Prinzip kann jedoch nur durchgehalten werden, wenn sich alle Beteiligten möglicher Störfaktoren bewußt sind.

Probleme der Zusammenarbeit innerhalb der einzelnen Sektoren

Ärzte und Psychologen müssen kooperieren, um einen stationären Aufenthalt diagnostisch möglichst ergiebig und therapeutisch möglichst effizient zu gestalten. Ihre Berufsrollen sind auf dem Felde der Diagnostik klarer getrennt als auf dem der Therapie, abgesehen von traditionell ärztlichen Therapieformen, wie z. B. die medikamentöse Behandlung. Im psychotherapeutischen Bereich können sich je nach therapeutischer Vorbildung und Ausrichtung von Ärzten bzw. Psychologen Kompetenzüberschneidungen ergeben. Aufgrund der historischen Entwicklung kinder- und jugendpsychiatrischer Institutionen dürften klinische Psychologen als Träger der jüngeren Berufsrolle gegenüber Ärzten die größeren Status- und Rollenabgrenzungsprobleme haben.

Probleme der Zusammenarbeit im pädagogisch-pflegerischen Sektor

Hier müssen im wesentlichen zwei Berufsgruppen miteinander kooperieren: Krankenschwestern/-pfleger und Erzieher bzw. Heilpädagogen. Objektiv wie auch im subjektiven Erleben erfährt dabei die Schwesternrolle in diesem Berufsfeld die stärker einschneidende Änderung im Sinne einer pädagogischen Betonung. Der Schwesternnachwuchs rekrutiert sich im wesentlichen aus der Krankenpflege und Kinderkrankenpflege. Während frisch examinierte oder kürzer berufstätige Krankenschwestern die genannte Rollenverschiebung als weniger verunsichernd erleben dürften, können ältere Schwestern den teilweisen Verlust ihrer bisherigen Rolle verbunden mit neuartigen, schwierigen pädagogischen Anforderungen als frustrierend erleben.

Das pädagogisch geschulte Fachpersonal ist in der Regel vielfältiger beruflicher Herkunft. Die Mehrzahl der im Bereich der Kinder- und Jugendpsychiatrie tätig werdenden Erzieher und Heilpädagogen bringt Berufserfahrung aus den Bereichen Behindertenarbeit, Heimerziehung, Tagesstätten und/ oder Kindergärten mit. Es handelte sich dabei in der Regel um eng, aber klar umrissene, z. T. selbständige Tätigkeiten. In der Klinik hingegen stoßen sie auf ein vom Krankheitsspektrum her deutlich weitergespanntes, vom pädagogischen Handlungsspektrum her weniger klar umrissenes und auch weniger selbständiges Tätigkeitsfeld.

Zwischen beiden Berufsgruppen können sich angesichts der geschilderten Rollenwandlungen Kompetenzprobleme ergeben. Die ausgleichende Funktion einer pädagogischen wie psychiatrisch versierten Stationsschwester hat hierbei besondere Bedeutung. Sie kann durch ihren Überblick über alle Bereiche in Zusammenarbeit mit der ärztlichen Stationsleitung allen Mitarbeitern zu einer befriedigenden Rollenklärung und Zuweisung innerhalb einer stationären Arbeitsgruppe verhelfen. Hierfür erforderliche Aussprachen sollten stets nur funktions- oder rollenbezogen im Hinblick auf eine optimale Krankenversorgung erfolgen. In diesem Rahmen können sicherlich auch individuelle Probleme, die einzelne Mitarbeiter im Umgang miteinander haben, angesprochen werden.

Probleme der Zusammenarbeit zwischen den Sektoren

Es soll exemplarisch auf Probleme der Zusammenarbeit zwischen dem medizinisch-therapeutischen und pädagogisch-pflegerischen Sektor eingegangen werden. Sieht man von den konkreten Berufsrollenträgern ab, so könnte man auch von einem Problem der Integration von Therapie und Pädagogik sprechen. Das Ziel, welches ein Therapeut verfolgt, ist stets durch eine Abweichung von einer physischen, psychischen und sozialen Norm (s. S. 88) definiert. Therapie bedeutet also immer einen umschriebenen Korrektureingriff mittels einer als wirksam angesehenen beschreibbaren Technik. Diese Technik stützt sich auf eine bestimmte, meist nur für die Erklärung eines bestimmten Symptoms taugliche Theorie. Der Einsatz dieser Techniken setzt den Erwerb spezifischer Sachkompetenz in bestimmten Ausbildungsgängen voraus.

Gegenstand der Erziehung hingegen ist die Persönlichkeit in ihrer Gesamtheit, d. h. »alle Erziehung bezweckt, das in den Anlagen des Kindes Vorbereitete zu erhalten, zu entwickeln und weiterzubilden (notfalls umzubilden)«. Es gibt keine einheitliche Theorie der Erziehung, daher auch keine einheitliche Methodik. Der Grund hierfür liegt sicherlich in der ungeheuren Komplexität ihres Gegenstandes. Der Therapeut, welcher sich in seinem Vorgehen auf eine bestimmte Theorie stützen kann, hat es insofern leichter. Er kann seine Interventionsmaßnahmen unmittelbar aus ihr ableiten.

Man kann also zu dem Schluß gelangen, daß Therapie und Pädagogik in weiten Bereichen des dargestellten Krankheitsspektrums zwar dasselbe Ziel verfolgen, jedoch auf verschiedenen, sich ergänzenden Wegen. Dabei können unklare Kompetenzvorstellungen zum Überschreiten der Verantwortungsbereiche führen, wodurch Spannungen entstehen. Ein Erzieher, der sich z. B. auf die Therapie eines bestimmten Problemverhaltens konzentriert, kann seine vielfältigen alltäglichen Erziehungsaufgaben aus dem Blick verlieren. Versucht ein Therapeut, sein psychotherapeutisches Erklärungsmodell für ein bestimmtes Symptom dem gesamten pädagogischen Umgang mit demselben Patienten zu unterlegen, wird er rasch an die Grenzen seines Erklärungsmodells stoßen bzw. erzieherische Interaktionsmöglichkeiten stark einengen.

Trotz der aufgezeigten grundsätzlichen Unterschiede gibt es selbstverständlich einen breiten Überlappungsbereich zwischen Therapie und Pädagogik. Pädagogische Probleme bedürfen vor allem, wenn sie sich krisenhaft zuspitzen, stets der Interpretation und Lösungsvorschläge aus der Sicht des Therapeuten. Pädagogisches Handeln muß immer auf die therapeutische Situation und deren Veränderungen abgestimmt werden. Bestimmte therapeutische Interventionsmethoden können bei klar definierter Problemstellung unter kontrollierten Bedingungen auch für den Pädagogen eine Hilfe darstellen. Werden so Interventionen des Therapeuten im pädagogischen Sektor bzw. die Übernahme kotherapeutischer Rollen durch Pädagogen genau abgesprochen, resultiert aus wechselseitiger Abstimmung und Anregung eine allseits befriedigende Zusammenarbeit. Unabgesprochene, unkontrollierte Übergriffe vom einen in den anderen Bereich hingegen bewirken Verstimmungen, verunsichern den Patienten und führen schlimmstenfalls zu einer nivellierenden Rollendiffusion.

Elektrokonvulsivtherapie (EKT)

H. Remschmidt

Elektrokonvulsivbehandlung in der Kinder- und Jugendpsychiatrie

Diese Behandlungsform wurde zuerst von Meduna mit Hilfe von Kampfer-Cardiazol-Injektionen eingeführt und später von Cerletti (1938) als Elektrokrampftherapie weitergeführt. Sie ging von der Vorstellung aus, daß ein zerebraler Anfall bei verschiedenen psychiatrischen Erkrankungen eine heilende Wirkung auslösen kann. Ursprünglich lag dieser Annahme die Hypothese zugrunde, wonach Patienten mit zerebralen Anfallsleiden extrem selten psychotische Zustandsbilder entwickeln und umgekehrt schizophrene Patienten sehr selten ein Anfallsleiden. Daraus wurde der Schluß gezogen, daß ein künstlich herbeigeführter zerebraler Anfall bei schizophrenen Erkrankungen eine heilende Wirkung auslösen könnte.

In der Erwachsenenpsychiatrie wird die Elektrokonvulsivtherapie noch häufiger angewandt, in der Kinder- und Jugendpsychiatrie selten. Sie kann aber, zumindest im Jugendalter, bei verschiedenen Störungen wirkungsvoll eingesetzt werden. Dies geschieht heute natürlich in Narkose. Neuere Untersuchungen zur Wirkung der EKT zeigen zweierlei:

- Auch in Narkose durchgeführte Elektrokonvulsivbehandlungen sind wirksam, und
- die Wirksamkeit der EKT ist auf den elektrisch herbeigeführten Anfall zurückzuführen.

Die Nebenwirkungen und Komplikationen sind bei der heute praktizierten Durchführung gering.

Indikationen und Kontraindikationen

Die Indikationen für eine EKT bei Kindern und Jugendlichen unterscheiden sich im Prinzip nicht von jenen in der Erwachsenenpsychiatrie. Allerdings wird die EKT bei Kindern vor der Pubertät in der Regel nicht angewandt.

Folgende *Indikationen* existieren:

1. schwere endogene Depressionen mit hohem Suizidrisiko, die sich gegen eine Psychopharmakatherapie als refraktär erwiesen haben;
2. akut schizophrene Psychosen nach mehrmonatiger korrekt durchgeführter Neuroleptikabehandlung ohne jede Besserung;
3. ausgeprägte manische Zustandsbilder, die medikamentös kaum beherrschbar sind, und
4. die perniziöse Katatonie.

Die zuletzt genannte Störung stellt eine klassische Indikation für die EKT dar und kann lebensrettend sein. Bei der perniziösen Katatonie (hohes Fieber, Erregung oder Stupor, Exsikkose) ist eine neuroleptische Behandlung oft nicht hinreichend, und das Fieber steigt bedrohlich an. In solchen Fällen sollte man nicht zögern, eine EKT durchzuführen.

Es liegen auch Berichte über gelegentliche Anwendungen der EKT bei folgenden Störungen vor: Anorexia nervosa, schweren Zwangsneurosen, unbeeinflußbaren psychogenen Schmerzzuständen. Dies sind allerdings keine Indikationen, sondern lediglich Gelegenheitserfahrungen mit sehr unterschiedlichen Erfolgen.

Kontraindikationen sind: körperlich begründbare Psychosen, Zustände mit erhöhter Anfallsbereitschaft, chronische Schizophrenien, neurotische und andere psychogene Störungen sowie Herz-Kreislauf-Erkrankungen in der Vorgeschichte. In der Kinder- und Jugendpsychiatrie hat es sich ferner eingebürgert, die EKT nicht bei Kindern unterhalb des 12. Lebensjahres durchzuführen.

Durchführung und Wirkmechanismus

Durchführung. Die EKT wird heute in einer Barbituratnarkose mit Muskelrelaxation durchgeführt. Es wird auch Atropin angewandt, um die Bronchialsekretion zu reduzieren und um Arrhythmien vorzubeugen. Nach Eintritt der Narkosewirkung und der Muskelrelaxation wird über eine Maske 100%iger Sauerstoff verabreicht, welcher die Krampfschwelle erniedrigt.

Der Patient sollte nicht hyperventiliert werden. Die Sauerstoffgabe erfolgt auch nach der Konvulsion und wird so lange fortgesetzt, bis die Spontanatmung wieder eintritt. Die Narkose soll von einem Anästhesisten durchgeführt werden.

Früher wurden die Elektroden auf beiden Seiten des Kopfes über dem Ohr angesetzt. Heute wendet man meist einseitige Konvulsionen an, die über der nichtdominanten Hemisphäre angesetzt werden, um Verwirrtheitszustände oder Gedächtnisstörungen zu vermeiden. Zahlreiche Studien zeigen, daß, zumindest bei Rechtshändern, die Position der Elektroden über der nichtdominanten (d. h. der rechten) Hemisphäre zu vergleichsweise geringen postiktalen kognitiven Einschränkungen führte.

Wirkmechanismus. Die applizierten zerebralen Krämpfe erhöhen die Hirndurchblutung. Sie lösen ferner Stoffwechselveränderungen aus. So führen sie zu einer gesteigerten Proteinsynthese der biogenen Amine und zu einer Permeabilitätssteigerung der Bluthirnschranke für Noradrenalin und Serotonin. Diese Substanzen stehen dann in erhöhter Konzentration den Rezeptoren zur Verfügung. Die EKT ist damit von ähnlicher Wirkung wie die Antidepressiva. Nach Thesen anderer Autoren führt die EKT im Kindes- und Jugendalter dazu, daß eine zerebrale Nachreifung angeregt und im Gefolge eine bessere Integration zerebraler Funktionen erfolgt (L. BENDER).

Die früher ebenfalls, zumindest im Jugendalter, durchgeführten Insulinbehandlungen oder Schlafkuren werden heute nicht mehr durchgeführt.

Medikamentöse Therapie

I. DAUNER

Die Behandlung von Kindern und Jugendlichen mit Medikamenten, insbesondere mit Psychopharmaka, sollte stets sorgfältig überlegt und erst nach gründlicher diagnostischer Klärung und unter Abwägung des gesamten Spektrums therapeutischer Möglichkeiten erfolgen. Auf die Grundlagen der Psychopharmakatherapie soll nicht näher eingegangen werden. Es sei nur hervorgehoben, daß neben den üblichen Kriterien für die Behandlung (Ätiologie, Dosis, Zielsymptome, Nebenwirkungen und Einnahmemodus) auch auf die jeweilige psychopathologische Ausgangslage geachtet werden muß. Darunter versteht man die Beobachtung, daß Psychopharmaka – je nach der psychischen Befindlichkeit – unterschiedliche Wirkungen entfalten können. Hinzu kommt, daß Kinder auf Medikamente oft ganz anders reagieren als Erwachsene, teilweise sind sie besonders sensibel, andererseits reagieren sie oft erstaunlich tolerant auch auf hohe Dosen von Psychopharmaka.

In der Kinder- und Jugendpsychiatrie werden im wesentlichen folgende Medikamentengruppen zur Anwendung gebracht (Abb. 4.**1**):

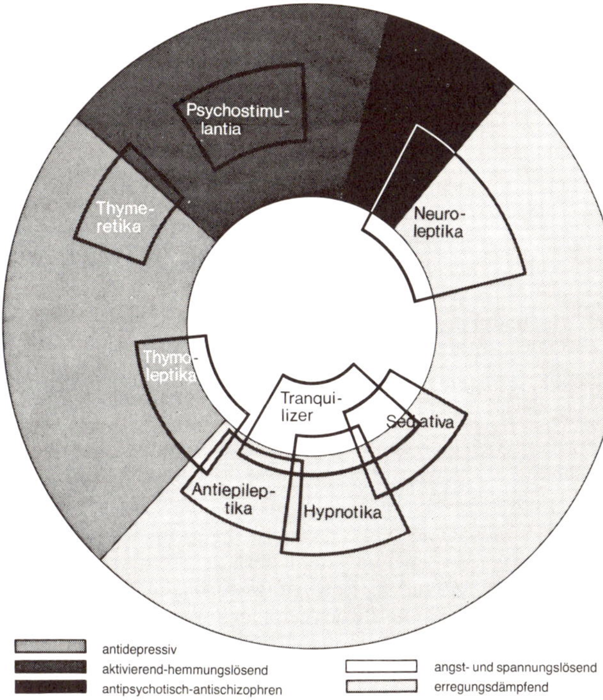

Abb. 4.1. Wirkungsmechanismen der Psychopharmaka (aus *W. Arns, K. Jochheim, H. Remschmidt:* Neurologie und Psychiatrie für Krankenschwester und Krankenpfleger. Thieme, Stuttgart 1983)

- Neuroleptika,
- Tranquilizer,
- Thymoleptika,
- Psychostimulantien,
- Antiepileptika,
- Antiandrogene,
- Lithiumpräparate.

Neuroleptika

Zu ihnen gehören chemisch, z.T. auch pharmakologisch unterschiedliche Substanzen, die sich aber trotz dieser Strukturdifferenzen durch relativ gleichbleibende Therapieeffekte auszeichnen.

Zu den Neuroleptika zählen die Phenothiazine, die Thiaxanthen-Derivate, die Rauwolfia-Alkaloide und die Butyrophenon-Derivate. Diese Mittel bewirken alle eine Herabsetzung des zentralnervösen und psychischen Spannungsgrades, ohne daß es – wie nach Hypnotika – zum Schlaf kommt. Neben dieser Spannungsverminderung im Antriebs- und Affektbereich besitzen die Neuroleptika einen sog. antipsychotischen Effekt, d.h., daß psychotische Symptome wie Angst, Halluzinationen, Wahnideen, katatone Zustände und Denkstörungen günstig beeinflußt werden.

Die Therapie mit »hochpotenten« Neuroleptika ist vorwiegend der klinischen Behandlung vorbehalten, sie ist besonders segensreich bei endogenen Psychosen aus dem schizophrenen Formenkreis, aber auch im Rahmen agitierter Depressionen. In geringen Dosen werden Neuroleptika auch ambulant angewendet, man muß dabei auf die lange Zeit vakanten und letztlich medikamentös bedingten »Schulohnmachten« bei neuroleptisch behandelten Schulkindern achten.

Nebenwirkungen liegen insbesondere im vegetativen Bereich (Hypotonie, Tachykardie, Mundtrockenheit).

Einige Neuroleptika haben den unangenehmen Begleiteffekt einer zentralen Appetitanregung, die bewirkt, daß psychotische Patienten u. U. erheblich an Gewicht zunehmen.

Extrapyramidale Syndrome können – unabhängig von der Höhe der Dosis – auftreten. Bei einer hohen und langdauernden Medikation wurden (bei Erwachsenen) extrapyramidale Bewegungsstörungen beobachtet, die sich nicht oder nur teilweise wieder zurückgebildet haben (sog. Spätdyskinesien). Bei Kindern und Jugendlichen empfiehlt es sich deshalb, Neuroleptika unter Akineton-Schutz zu verabreichen, und zwar von Beginn der Behandlung an, vor allem wenn es sich um eine endogene Psychose handelt, die langdauernd mit Psychopharmaka therapiert werden muß. Man beginnt in der Regel mit niedrigen Dosen und steigert langsam das Neuroleptikum. Das Überspringen der extrapyramidalen Schwellen durch Therapiebeginn mit hohen Dosen gelingt beim Erwachsenen nach unseren Erfahrungen sehr viel besser als bei Kindern und Jugendlichen. Meistens zwingen akut auftretende extrapyramidale Syndrome mit Krämpfen des Gesichts und der Halsmuskulatur, choreatischen und ataktischen Bildern, Schauanfällen und Verwirrtheitszuständen zum unmittelbaren Einsetzen von Akineton (Antiparkinsonmittel), im akuten Stadium i. v. oder i. m., später als Begleitmedikation.

Phenothiazine. Sie sind für die stationäre Behandlung akuter Unruhezustände im Rahmen von Psychosen (endogenen und exogenen), akuten Enzephalitiden oder schweren Tic-Erscheinungen unentbehrlich.

Beispiele registrierter Phenothiazine sind: Megaphen, Atosil, Neurocil, Psyquil und Decentan. Ein sehr gebräuchliches Medikament ist Melleril (Thioridazin) wegen seiner geringen Nebenwirkungen. In hoher Dosierung (bis 800 mg täglich) ist es bei endogenen Psychosen indiziert, in niedriger Dosierung (3 × 25 mg täglich) wird es besonders bei leichteren hyperkinetischen Syndromen mit recht gutem Erfolg angewendet. In niedriger Dosierung hat es einen ausreichend dämpfenden Effekt und nur eine geringe, allgemein sedierende Wirkung.

Thiaxanthene (z. B. Truxal, Taractan) als Untergruppe der Neuroleptika werden ebenfalls bei Psychosen Jugendlicher mit gutem antipsychotischen Effekt angewendet.

Rauwolfia-Alkaloide decken sich in ihrer Indikation weitgehend mit denen der Phenothiazine beim Erwachsenen (chronische Psychosen mit Defektzuständen, im Kindesalter gelegentlich bei schweren generalisierten Tic-Erscheinungen).

Butyrophenone. Die wichtigsten Medikamente dieser Neuroleptikauntergruppe sind *Haldol* und Triperidol. Mit ihnen werden klinische und jugendliche Psychosen, vor allem halluzinatorische Bilder, schwere Tic-Erscheinungen und überwiegend organisch verursachtes Stottern behandelt.

Tranquilizer

Ihr Indikationsgebiet ist deshalb umstritten, weil die Gefahr besteht, daß man mit Hilfe des Medikamentes in Entwicklungs- und Reifungsvorgänge eingreift. Darüber hinaus kann sich auch eine Abhängigkeit entwickeln. Es handelt sich um sedierende Stoffe unterschiedlicher chemischer Struktur, welche keine Schlafmittel sind und die weder antipsychotisch noch in stärkerem Maße antidepressiv wirken. Am bekanntesten sind *Librium* und *Valium* (Benzodiazepine), Miltaun und Cyrpon (Meprobamate).

Alle Arten von Verhaltensstörungen, einschließlich neurotischer Zustandsbilder mit Ängsten, Schlafstörungen, übermäßiger Irritierbarkeit und Erregung sind Indikationen. Man muß sich dabei aber im klaren sein, daß die Medikamente in *Kombinationen* mit anderen Therapieverfahren sehr nützlich sein können, daß sie sich aber in ihrer Wirksamkeit bei Kindern auf die Dauer erschöpfen. Die Kinder werden in den ersten 10 Tagen meistens etwas müde, dieser Effekt klingt aber rasch ab, die psychische Ausgeglichenheit nimmt ebenso wie die Konzentrationsfähigkeit in der Regel zu. Diese positiven Effekte sollten pädagogisch genutzt werden, die Kinder machen die Erfahrung, daß sie unter der medikamentösen Behandlung sich besser »anpassen« können, mit ihren Schwierigkeiten eher fertig werden und Erfolgserlebnisse haben. Es ist dann (in der Regel nach mehrmonatiger Behandung) möglich, die inzwischen stabilisierten Kinder weiter psychotherapeutisch und pädagogisch, ohne medikamentöse »Krücke«, zu betreuen.

Thymoleptika

Indikationsgebiete für Thymoleptika sind insbesondere *depressive Angst- und Verstimmungszustände,* sie werden daher auch *Antidepressiva* genannt. Vor allen Dingen endogene Depressionen können mit Thymoleptika gut behandelt werden. Hier entspricht die Indikation bei Kindern und Jugendlichen weitgehend der des Erwachsenenalters, nur ist die Diagnostik depressiver Zustandsbilder im Kindes- und Jugendalter durchweg schwieriger, weil sie vielfach unter anderer Symptomatik (Kurzphasigkeit) verlaufen kann.

Ein spezielles Anwendungsgebiet findet in diesem Rahmen die Gruppe der *Imipramine (Tofranil)* bei der Behandlung der Enuresis.

Psychostimulantien

Amphetamine und verwandte Stoffe wurden bereits 1937 bei Zuständen psychomotorischer Unruhe im Kindesalter mit Erfolg angewandt. Es handelt sich um zentralstimulierende Medikamente, die offenbar einen günstigen Einfluß auf die psychomotorische Unruhe leicht hirnorganisch gestörter Kinder aufweisen. Ihr Hauptindikationsgebiet ist das hyperkinetische Syndrom. Wahrscheinlich läßt sich dies durch eine verbesserte Kontrollfähigkeit oder Reizfilterung erklären. Ritalin (Methylphenidat) hat ebenfalls positiven Einfluß auf die hirnorganisch verursachte, kindliche psychomotorische Unruhe und auf die Aufmerksamkeitsstörungen beim hyperkinetischen Syndrom. Jenseits der Pubertät sollte Ritalin wegen der Gefahr der Abhängigkeit nicht mehr gegeben werden. Ebenso sind Amphetamine bei erhöhter zerebraler Krampfbereitschaft kontraindiziert.

Beim frühkindlichen Autismus werden Amphetamine gelegentlich mit Erfolg angewandt. Hinsichtlich des Wirkungsmechanismus vermutet man eine Hebung des verminderten Wachheitsgrades und somit eine bessere Kontrolle der den Kortex (Hirnrinde) erreichenden Informationen. Es muß gewarnt werden vor einer Überschätzung der Wirkung und des Indikationsbereiches der Psychostimulantien. Zu beachten sind auch die Nebenwirkungen (beschleunigte Herztätigkeit, gastrointestinale Symptome, Einschlaf- und Appetitstörungen, Gewichtsabnahme).

Antiepileptika

Der Anwendungsbereich und die psychopharmakotherapeutische Rolle der Antiepileptika wird im Abschnitt »Epilepsien« (Kap. 3) besprochen.

Antiandrogene

Bei abnormer oder gesteigerter Sexualität werden Antiandrogene (insbesondere das Cyproteronacetat) auch bei Jugendlichen angewandt. Es kommt bereits nach wenigen Tagen zu einem Nachlassen von Libido und Potenz, die Spermienbildung wird reduziert, wodurch Zeugungsunfähigkeit entsteht. Etwa 3–6 Wochen nach Behandlungsende sind diese Begleiteffekte wieder verschwunden, wobei die schädlichen Nebenwirkungen offenbar gering sind.

Lithiumpräparate

Auch im Kindes- und Jugendalter hat man positive Erfahrungen bei manisch-depressiven und depressiven Erkrankungen mit Lithium gemacht. Auch die prophylaktische Lithiumtherapie in Kombination mit zyklischen Antidepressiva wird beschrieben. Darüber hinaus liegen positive Erfahrungen bei der Behandlung nichtpsychotischer Unruhe- und Erregungszustände im Kindesalter im Sinne einer »antiaggressiven Wirkung« vor. Zu beachten sind eine sorgfältige Kontrolle des Serumlithiumspiegels (therapeutische Breite: 0,8–1,3 mval/l) sowie die möglichen Nebenwirkungen (insbesondere Durchfälle).

Psychotherapie

G. Krüse

Den vielen Definitionen nach gemessen – in jedem einschlägigen Fachbuch findet sich eine andere – ist Psychotherapie schwer begrifflich zu bestimmen.

Wir wollen eine gängige herausgreifen: »Psychotherapie ist ein bewußter und geplanter Prozeß *zur Beeinflussung von Verhaltensstörungen und Leidenszuständen,* die in einem Konsensus (möglichst zwischen Patient, Therapeut und Bezugsgruppe) für behandlungsbedürftig gehalten werden, *mit psychologischen Mitteln* (durch Kommunikation) meist verbal aber auch averbal, in Richtung auf ein definiertes, nach Möglichkeit gemeinsam erarbeitetes Ziel (Symptomminimalisierung und/oder Strukturänderung der Persönlichkeit) mittels lehrbarer Techniken auf der Basis einer Theorie des normalen und pathologischen Verhaltens. In der Regel ist dazu eine tragfähige emotionale Bindung notwendig.«

Analytische Psychotherapie

Freud bediente sich ursprünglich der Hypnose, gab diese aber auf, weil er sah, daß bei weitem nicht alle Patienten hypnotisierbar waren. Er entwickelte eine eigene Behandlungstechnik, die schließlich äußerlich in dem hinlänglich bekannten Arzt-Patient-Arrangement besteht: Der Patient liegt auf einer Couch, der Analytiker sitzt hinter ihm.

Dabei gilt als *Grundregel* für den Patienten, *frei zu assoziieren,* d.h. alles zu sagen, was ihm durch »Herz und Sinn« geht (auch wenn es ihm unlogisch, unrealistisch oder gar beschämend, unangenehm ist). Dazu gehören auch Träume und Einfälle. Nach Freud sind Träume als »der königliche Weg zum Unbewußten« Wunschregungen, die durch die sog. Traumzensur entstellt sind. Diese verhindert, daß »unerlaubte Wünsche an die Oberfläche kommen«.

Der Analytiker reagiert seinerseits *»wohlwollend neutral«* (ohne zu moralisieren oder zu ermahnen) und *»gleichschwebend aufmerksam«* (er fühlt sich in den Patienten intensiv ein).

Als wesentlich für den *analytischen Prozeß* hat sich folgendes herausgestellt:

– Die **Übertragung:** Damit sind »Neuauflagen« von Gefühlen und Phantasien gemeint, die eigentlich »früheren Personen« (Eltern) gelten. Sie werden in der aktuellen Beziehung zum Therapeuten lebendig und vom Patienten auf ihn »übertragen« – »verschoben«.

In dieser entstehenden *»Übertragungsneurose«* kommen die frühen Beziehungskräfte bzw. unbewußten familiären Triebregungen zutage.

– Der **Widerstand:** Damit ist die Kraft gemeint, die abgewehrte, unbewußte Triebansprüche nicht bewußt werden läßt, die die Neurose gleichsam verteidigt und der Behandlung entgegenwirkt. Widerstand äußert sich in Schweigen, Fehlleistungen, z. B. Vergessen und dergleichen mehr.

Das Analysieren, Be- und Durcharbeiten der Übertragung und des Widerstandes machen das eigentliche der Behandlung aus.

Von behandlungstechnischer Wichtigkeit ist dabei die **Deutung.** Damit ist ein »Vorschlag gemeint, aufgrund bearbeiteter Hinweise eine Sachlage in einen neuen, ungewohnten Zusammenhang zu stellen«.

Dadurch werden dem Patienten seine unbewußten Persönlichkeitsanteile klar und einsichtig. Es kann sich natürlich dabei nicht um eine bloße intellektuelle Einsicht handeln, sondern vielmehr um einen *»Gefühlsprozeß«,* bei dem der Patient erlebt (hat), was mit einer Deutung eigentlich gemeint ist. Ziel der Psychoanalyse ist es, dem Patienten »Unbewußtes bewußt, Verdrängtes wieder erlebbar zu machen« (»wo Es war, soll Ich werden«).

D. h. mit anderen Worten: Das *Ziel* ist das Verschwinden der ursprünglichen Symptome, eine Verbesserung der psychischen Funktionsweise und Leistungsfähigkeit des Patienten, Verminderung der Hemmung und Ängste, objektivere Einstellungen gegenüber der eigenen Person unter Einbeziehung der Stärken und Schwächen. Außerdem ein besseres Verhältnis des Patienten zu seiner Umwelt (konsistentere, loyale Beziehungen), produktive eigene Tätigkeit, verbesserte Beschäftigungs- und Erholungsmöglichkeiten, befriedigende heterosexuelle Interessen.

Indiziert zur analytischen Psychotherapie sind: Hysterien, Phobien, Zwangsneurosen, neurotische Depressionen, aber auch Charakterstörungen, psychosomatische Erkrankungen und Sexualstörungen.

Um eine Indikation jedoch klar stellen zu können, bedarf es eines Gegeneinanderabwägens verschiedener prognostischer Kriterien.

Eine Aussicht auf Behandlungserfolg wird sich um so eher einstellen:

- je jünger der Patient,
- je frischer die Erkrankung
  (und je umschriebener die Symptome),
- je intelligenter und problembewußter der Patient ist,

- je größer der Leidensdruck durch die Symptome,
- je geringer der Krankheitsgewinn und je größer die soziale Integration des Patienten sind.

Natürlich bestimmt auch die Neurosestruktur die Prognose mit; je später Fixierungen auftreten, um so günstiger ist sie.

Analytische Kinderpsychotherapie

Historisches

Die Kinderpsychoanalyse ist eng verknüpft mit dem Namen FREUD. SIGMUND FREUD führte die erste Kinderanalyse (s. »Kleiner Hans«) durch und berichtete über die Therapie eines Jugendlichen mit Onanieproblematik.

Auf seinen Erkenntnissen aufbauend, propagierte als erste die Lehrerin HERMINE VON HUG-HELLMUTH die *Spieltherapie.* Sie leitete übrigens in Wien eine psychoanalytische Erziehungsberatungsstelle.

In den zwanziger Jahren entwickelte ANNA FREUD (geb. 1895, lebte zuletzt in London und war Leiterin der berühmten Hampstead-Child-Therapy-Clinic) ihre kinderanalytische Methode. Als Lehrerin und Sozialpädagogin behielt sie dabei den erzieherischen Auftrag im Auge.

Wesentlichen Einfluß auf die Entwicklung der Kinderpsychoanalyse übte auch MELANIE KLEIN (geb. 1882 in Wien, gest. 1960 in London) aus.

In der Schweiz war Pfarrer OSKAR PFISTER, der mit S. FREUD in Verbindung stand, der Wegbereiter der Jugendlichentherapie. Sein Schüler – der Lehrer HANS ZULLIGER – führte die »deutungsfreie psychoanalytische Kinderpsychotherapie« ein.

Als wichtigste Vertreter der Kinderpsychoanalyse seien noch genannt:

- MICHAEL FORDHAM, der auf der analytischen Psychologie C. G. JUNGS,
- RUDOLPH DREIKURS, der auf der Individualpsychologie A. ADLERS und
- ANNEMARIE DÜHRSSEN, die auf der Neopsychoanalyse H. SCHULTZ-HENCKES aufbaute.

Kinderanalyse nach Anna Freud

Das Kind hat im Gegensatz zum Erwachsenen noch keine Krankheitseinsicht, dementsprechend fehlt ihm auch der Wunsch, geheilt zu werden. Außerdem kommt es nicht aus freien Stücken zur Therapie, sondern über die Eltern. Es vermag auch nicht wie Erwachsene in der Therapie nach der Grundregel frei zu assoziieren und entwickelt auch keine volle Übertragungsneurose, weil es noch von seinen Eltern, den Repräsentanten des Über-Ich, abhängig ist.

Dies machte es notwendig, die Technik der Erwachsenenanalyse entsprechend zu modifizieren.

In der Kinderanalyse muß sich die Arzt-Patient-Beziehung sehr persönlich gestalten. Der Therapeut muß auch um das Vertrauen des Kindes werben.

Dadurch kann das Kind eine positive Übertragung zum Analytiker entwikkeln, was die Basis für die weitere Therapie darstellt. Ein Kind, das den Analytiker nicht mag, wird wenig von sich preisgeben.

Der Therapeut richtet sein Hauptaugenmerk auf Erlebnisse, Träume und Tagträume, die vom Kind erzählt werden, ferner auf dessen Abwehrmechanismen (s. d.) und Widerstände. Diese zeigen sich beim Kind im Ausbleiben von Gefühlen (beim Erwachsenen äußert sich der Widerstand durch Schwierigkeiten mit der Grundregel).

Der Analytiker muß sehr früh beginnen, die Gefühle in Worte auszudrükken, wodurch dem Kind der Widerstand und »seine eigenen Anteile am Konflikt erlebbar werden«. Der Therapeut wendet seine Aufmerksamkeit auch auf die Handlungen und Spiele des Kindes. *Das Spiel hat aber bei* ANNA FREUD *eine wesentlich geringere Rolle als bei* MELANIE KLEIN. Nach der Meinung ANNA FREUDS verleitet das Spiel zu simplen Symboldeutungen, was sich erstens negativ auf den psychoanalytischen Prozeß auswirken und zweitens dem Kind dadurch die Lust am Spielen verleiden kann. ANNA FREUD deutet das Spiel nur, wenn es zur Stereotypie geworden ist, ansonsten versucht sie, mit dem Kind *im Gespräch* zu bleiben.

Nach der *analytischen Funktionstheorie* dient das *Spiel* der Bewältigung von Konflikten und als Teilbefriedigung der Triebe. Es ist – ähnlich dem Traum – Wunschbefriedigung (ANNA FREUD) bzw. symbolische Abreaktion (ZULLIGER), dient der Abwehr von Ängsten und hat auch schöpferische Funktion.

Indikation zur Kinderanalyse. Wie schon erwähnt, können Leidensdruck und auch Symptomausmaß nicht zur Indikationsstellung herangezogen werden, weil es sich um ganz unsichere Kriterien handelt. Eine Therapie ist dann angezeigt, *»wenn die Tendenz des Kindes, sich weiterzuentwickeln, weitgehend z. B. durch Hemmungen und Reaktionsbildungen gestört ist«,* und wenn eindeutige Hinweise auf den psychischen Ursprung des Leidens eruierbar sind. Die Therapie sollte erst beginnen, wenn das Kind ausreichend organisch untersucht ist!

Natürlich müssen auch die Eltern, die oft geneigt sind, die Krankheit des Kindes zu verleugnen, mit der Therapie einverstanden und zur Mitarbeit bereit sein. Die Mutter (seltener ist es der Vater) kann entweder vom Therapeuten des Kindes oder von einem anderen beraten werden. Mit den Eltern wird man aber nicht deren neurotische Konflikte, die ihnen oft über die Behandlung des Kindes aufgehen, bearbeiten, sondern die Eltern-Kind-Beziehung. Man darf es nicht versäumen, mit den Eltern Grundlegendes zu erörtern, wie ihr Verhalten die Ermutigung des Kindes betreffend, die Autoritätsprobleme des Kindes, die Leistungsanforderungen an das Kind, Taschengeld und sexuelle Aufklärung.

Die **Technik** *der Therapie* von Drei- bis Sechsjährigen und Kindern in der Latenzzeit unterscheidet sich nicht wesentlich. Man muß sich aber immer vor Augen führen, je jünger ein Kind ist, um so triebbestimmter und elternabhängiger wird es sein. Der Therapeut muß sich auch immer an der jeweiligen Entwicklungsphase des Kindes orientieren.

In der *Pubertät* ist durch phasentypische Probleme bezüglich Autorität, Identität und Sexualität eine flexible Technik, die sich der inneren Situation des Jugendlichen anpaßt, notwendig. Pubertierende sind meist sehr affektlabil und widersprüchlich in ihren Reaktionen, und es läßt sich oft schwer abschätzen, inwieweit ihr Ich überhaupt mit der Therapie belastbar ist. Sie sind häufig feindselig, was einerseits Selbständigkeit bedeuten kann, andererseits eine Vorwegnahme der Opposition gegenüber den Eltern in der negativen Übertragung auf den Therapeuten sein kann und was zum Therapieabbruch führt. *Hauptziel* in der Jugendlichentherapie wird die *Loslösung* von den Eltern sein. Überhaupt ist es das Ziel der Kindertherapie, einen stockenden Entwicklungsprozeß wieder in Bewegung zu bringen, »die verdrängten Gefühle den Eltern gegenüber in der Übertragung auf den Analytiker aufzufrischen«, wodurch sie realitätsgerechter werden.

Psychoanalytische Spieltherapie nach Melanie Klein

Für Melanie Klein hat das *kindliche Spiel wesentliche Bedeutung* für die Therapie, an die sie keinen erzieherischen Anspruch hat. Das Spiel, in dem das Kind seine Ängste und Phantasien ausdrückt, wird vom Therapeuten in kindgerechter Sprache kontinuierlich *gedeutet* – wie Träume. Durch das Deuten und Spielen selbst wird das Kind entängstigt und neues therapeutisches Material kann im weiteren Spiel nachfließen.

Melanie Klein war der Meinung, man könne auch schon Kleinstkindern das Spiel deuten, denn der entängstigenden Deutung folge »das intellektuelle Verständnis des Kindes nach«.

Auch sie paßt natürlich wie Anna Freud ihre Technik der jeweiligen Entwicklung des Kindes an.

Deutungsfreie psychoanalytische Kinderpsychotherapie nach Hans Zulliger

Wie Melanie Klein macht sich auch Zulliger das frei erfundene Kinderspiel – die Sprache des Kindes – für die Therapie zu eigen. Im Gegensatz zu ihr hält er es aber für sinnlos und »falsch«, dem Kind sein Spiel zu deuten, weil es seiner Meinung nach nicht in der Lage ist, dies zu verstehen.

Vielmehr soll der Therapeut selbst für sich das Spiel des Kindes deuten können. Er antwortet dem Kind in seiner Sprache, in der Sprache des Spiels, was er gezielten *»Spieleingriff«* nennt. Damit kann der Therapeut auch überprüfen, ob seine eigenen Deutungen richtig waren.

Zulliger illustriert dies am Beispiel des 5jährigen Einkoters Toni. Er konnte das Kind aktiv dazu lenken, »dreckige« Erde anzufassen (Spieleingriff), wonach das Symptom sistierte.

Zulliger scheute sich nicht, in der Therapie pädagogisch vorzugehen und erzieherischen Rat zu geben.

Klientenzentrierte Psychotherapie

Die Gesprächspsychotherapie (GT) wurde vom amerikanischen Psychologen Carl Rogers entwickelt (»Klient« wurde von Rogers absichtlich anstelle von Patient gebraucht, um die Ursprünglichkeit einer Beziehung zu kennzeichnen, in der jemand beschließt, sich helfen zu lassen, ohne jedoch seine Freiheit und seine Verantwortung bei der Lösung seiner Schwierigkeiten aufzugeben).

Verhalten des Gesprächstherapeuten. Erfolgreiche Therapeuten zeigen drei wesentliche Merkmale (Therapeutenvariablen): Verbalisierung emotionaler Erlebnisinhalte des Klienten, Echtheit-Selbstkongruenz, Wärme-Wertschätzung.

Zur Verbalisierung emotionaler Erlebnisinhalte gehört, daß der Psychotherapeut im Gespräch mit dem Klienten auf dessen Gefühle gänzlich eingeht (Klientenzentrierung) und ihm zeigt, daß er ihn in seinen Gefühlen, in seiner Sprache und seinem Bezugssystem versteht.

Unter dem Merkmal Echtheit-Selbstkonkruenz ist gemeint, daß das dem Klienten gezeigte Verhalten des Therapeuten mit dessen Gesamtpersönlichkeit übereinstimmen, kongruent und »echt« sein soll.

Das dritte Merkmal weist darauf hin, daß ein guter Therapeut dem Klienten bedingungslos Wärme und Wertschätzung entgegenbringt.

Verhalten des Klienten. Dem Klienten wird zu Beginn der Behandlung gesagt, die Heilung trete erfahrungsgemäß um so schneller ein, je mehr er seine spezifisch-persönlichen Erlebnisse frei ausspricht. Der Patient erlernt, durch die Therapeutenvariablen angeregt, im Verlaufe der Sitzung eine immer bessere Selbstexploration, d. h. er erforscht sich selbst, lernt kennen, wie er »wirklich denkt, fühlt und arbeitet dies emotional durch«. Es kommt zu völlig neuen Erkenntnissen, unangenehme Erlebnisse werden bewußt und Zusammenhänge zwischen ihnen und aktuellen Handlungen erkannt. Es wird dem Klienten möglich, das Bild, das er bisher von sich hatte (Selbstkonzept), zu verändern und realer zu sehen. Er wird sich selbst mehr vertrauen, sich und andere Personen besser akzeptieren können, aus Erfahrungen lernen, insgesamt also: sicherer, selbständiger, unabhängiger, toleranter und ruhiger werden, womit auch schon das Therapieziel angesprochen ist.

Erklärung der Wirksamkeit der Therapie. Der Erklärungsversuch ist die »reziproke Hemmung«. Die durch die Selbstexploration aufkommenden Gefühle von Selbstmißachtung, Verzweiflung, Angst und dgl. werden durch die Therapeutenvariablen verringert, »gegenkonditioniert«, die Haltung des Therapeuten dient dem Klienten außerdem als Modell (vgl. Beitrag zur Verhaltenstherapie).

Indikationsbereiche. Psychoneurotische und psychiatrische Persönlichkeitsbeeinträchtigungen – auch bei Jugendlichen und Kindern, Alkoholismus.

Nicht indiziert ist diese Therapieform dort, wo die psychogene Erkrankung bzw. der Störfaktor Umwelt so stark sind, daß die Selbstheilungskräfte davon zugedeckt werden.

Nichtdirektive Kindertherapie nach Virginia Axline

Fußend auf den Grundprinzipien Carl Rogers entwickelte sie diese Methode, die sich einerseits in einer »Atmosphäre des Gewährenlassens« abspielt unter Einbezug des kindlichen Spiels. Dieses wird reflektiert und nicht interpretiert. Andererseits werden dem Kind aber doch Grenzen gesetzt, denn es braucht diese – am Anfang seiner Sozialisation stehend – zur Erfahrungsgewinnung.

Psychodrama

Der Wiener Psychiater Jakob L. Moreno entwickelte in den zwanziger Jahren das Psychodrama, dessen Wurzeln er kurioserweise auf die Spiele seiner Kindheit zurückführte.

Der Therapeut (Regisseur) regt den Patienten (Protagonisten, das ist die Person, die die Hauptrolle innehat) an zur dramatischen Darstellung (Inszenierung) seiner emotionalen Konflikte, die in Wirklichkeit oder auch in der Phantasie bestehen. Das Dargestellte – oft Fehlverhalten und Hemmungen – wird in einer Kleingruppe (6–12 Mitglieder) dann besprochen, bearbeitet und analysiert. Dadurch lernt der Patient sich selbst deutlicher zu verstehen und seine Kommunikationsmöglichkeiten zu verbessern; er wird spontaner, produktiver und kreativer (Therapieziel).

Es gibt verschiedene Möglichkeiten oder **Techniken,** den Konflikt »auszuspielen«:

- Indem sich der Patient *selbst darstellt* oder einen ihm Nahestehenden.

Fallbeispiel (nach Lebovici). Ein Jugendlicher verhält sich extrem aggressiv gegenüber seiner Mutter, will sich aber nicht von ihr trennen. Während der Psychodramastunden kommt er dazu, die Rolle der Mutter zu spielen und den Anwesenden und auch seiner Mutter zu zeigen, daß er das Weggehen desjenigen, der die Rolle seiner selbst spielt, ablehnt. So wird er sich mit Leichtigkeit seiner Abwehrhaltung bewußt: Seine Fixierung an seine Mutter kann sich nur in einer aggressiven Besitznahme ausdrücken, in welche diese zutiefst verwickelt ist.

- Bei der *Doppelgängermethode* stellt sich der Therapeut neben den agierenden Patienten und versucht, dessen unbewußte Regung, Ambivalenzen und dgl. zu verwörtern, was meist entängstigend wirkt und Hemmungen abbauen hilft.
- Beim *Rollentausch* tauschen zwei Darsteller ihre Rolle, z. B. eine Tochter spielt die Mutter und umgekehrt.
- Bei der *Spielmethode* schaut der Hauptdarsteller zu, seine Verhaltensweisen werden von anderen nachgeahmt, »gespiegelt«.

Indiziert ist das Psychodrama

- als *Einzeltherapie* mit einer Gruppe von Therapeuten (z. B. bei psychotischen Jugendlichen);

- als *Gruppentherapie* bei Kindern (dabei wird Puppenspiel zum Sich-»Freispielen« benutzt). *Indikationsgebiete:* Stottern, Tics, Enuresis, Kontaktstörungen;
- *als Gruppentherapie* bei Jugendlichen. *Indikationsgebiete:* Charakterneurosen, Psychosen, delinquente Drogenkonsumenten, im Strafvollzug);
- zur *Familientherapie.*

Verhaltenstherapie (VT)

G. Niebergall und G. Krüse

Theoretische Grundlagen

Mit der Bezeichnung »Verhaltenstherapie« (englisch: »behavior therapy«) ist bereits angedeutet, daß es sich hierbei um eine Therapiemethode handelt, deren Ziel es ist, Verhalten zu modifizieren. Die durch den Therapeuten mit Hilfe bestimmter Techniken gelenkte Verhaltensmodifikation eines Patienten geschieht auf der Grundlage von Forschungsergebnissen der Lernpsychologie (den »Lerngesetzen«) sowie zunehmend den Ergebnissen der allgemeinen Psychologie, die zu der Variante der »kognitiven Verhaltenstherapie« geführt haben.

Die klassische Verhaltenstherapie hat historisch gesehen zwei Wurzeln. Einerseits beruht sie auf den Ergebnissen der Konditionierungsversuche des russischen Physiologen Pawlow zur Zeit dieser Jahrhundertwende. Andererseits sind es vorwiegend amerikanische Psychologen gewesen, die in den folgenden Jahrzehnten durch Tierexperimente »Lerngesetze« und die Bedeutung des »operanten bzw. instrumentellen Konditionierens« entdeckt haben (z. B. Skinner, Thorndike), deren praktische Anwendung zu pädagogischen und therapeutischen Zwecken systematische und steuerbare Verhaltensänderungen auch bei Menschen bewirken kann.

Pawlow führte die grundlegenden Experimente bezüglich der Speichelsekretion von Hunden durch. Er entdeckte, daß ein zunächst neutraler Reiz – z. B. das Ertönen einer Glocke – bei einem Hund keine (spezifische) Reaktion bewirkte. Wurde demselben Hund aber ein schmackhafter Knochen (unkonditionierter Reiz) gezeigt, reagierte er mit einer meßbaren Menge Speichelabsonderung (unkonditionierte Reaktion). Im weiteren Verlauf dieser Untersuchungsserie wurden der zunächst neutrale Reiz (Glockenton) sowie der unkonditionierte Reiz (Knochen) kurz nacheinander dargeboten. Wenige Reizkopplungen dieser Art reichten aus, um bei dem Hund anschließend eine konditionierte Reaktion (Speichelsekretion) auszulösen, wenn lediglich der Glockenton (konditionierter Reiz) präsentiert wurde.

So wie auf diese Weise eine konditionierte (bedingte) Reaktion ausgebildet wurde, war es andererseits möglich, diese ebenfalls wieder zu »löschen«, wenn der konditionierte Reiz (Glockenton) mehrfach wieder allein, d.h. ohne den unkonditionierten Reiz (Knochen), dargeboten wurde.

Dieses Paradigma der konditionierten Reaktion diente zur Erklärung des Entstehens und Beibehaltens von Verhaltensweisen einschließlich emotionaler Reaktionen (Ängste) auch bei Menschen.

Berühmt geworden ist der Fall des »kleinen Albert«, ein Sohn des bekannten amerikanischen Lernpsychologen WATSON.

Der kleine, dreijährige Albert spielte gerne und ohne Furcht mit einem Kaninchen. Nun wurde bei ihm willkürlich Angst vor dem Kaninchen entsprechend den Gesetzen des klassischen Konditionierens erzeugt. Immer, wenn der kleine Albert in die Nähe des Kaninchens kam, ertönte ein unangenehmes Geräusch.

Die häufigen Kopplungen zwischen dem ursprünglich angenehmen Objekt und den angstinduzierenden Geräuschen führten schließlich zu einer Furcht allein bei dem Anblick des Kaninchens.

Man könnte sagen, daß auf diese experimentelle Weise eine regelrechte Kaninchenphobie entstanden war. Entsprechend den Gesetzmäßigkeiten, die bei den klassischen Konditionierungsvorgängen beobachtet wurden, ließ sich bei dem kleinen Jungen erfolgreich eine Therapie der spezifischen Angst durchführen, indem die angstauslösenden Reize (unangenehmen Geräusche) bei dem Umgang mit dem Kaninchen nicht mehr ertönten, sondern eine erneute sukzessive Annäherung des Jungen an das Tier gezielt mit Süßigkeiten belohnt wurde.

Die Entwicklung des Konzepts des »operanten oder instrumentellen Konditionierens« beruht im wesentlichen auf Forschungsarbeiten amerikanischer Psychologen, besonders jenen von SKINNER. Die Prinzipien des operanten Konditionierens gründen sich auf Beobachtungen, daß die Auftretenswahrscheinlichkeit bestimmter Verhaltensweisen von situativen Faktoren, vor allem von den zeitlich darauffolgenden Konsequenzen (»Bekräftigungen oder Verstärkern«), abhängig ist. Danach ist »Verhalten« generell eine »abhängige« und damit manipulierbare »Variable« von situativen und außerhalb des Individuums gelegenen Bedingungen.

Zahlreiche Untersuchungen bei Tieren haben diese These wiederholt bestätigt. Von SKINNER selbst sind Experimente beschrieben worden, deren Wirkung er als »shaping of behavior« (etwa »Verhaltensformung«) bezeichnete. Gibt man einer Taube z.B. im Experimentierkäfig Körner zu picken, nachdem sie eine bestimmte Körperhaltung eingenommen hat, z.B. den Kopf unter den Flügel steckt oder auf einem Bein steht, wird es nicht lange dauern, bis diese Taube von sich aus die bizarr aussehende Körperstellung einnimmt. Die Konsequenzen (positive Verstärker, Körner) auf ein bestimmtes Verhalten (Körperhaltung) haben im Sinne eines operanten Konditionierungsvorganges die Wahrscheinlichkeit für das Auftreten eben dieser Verhaltensweise erhöht, eine Löschung derselben erfolgt durch ein Ausbleiben der positiven Verstärker oder die Verabreichung »negativer Verstärker« (z.B. von »Strafreizen«). »Negative Verstärker« führen konsequenterweise zu einem »Vermeidungsverhalten«.

Von den Beobachtungen dieser Experimente ausgehend liegt es nahe, z. B. sog. »abergläubisches Verhalten« als eine Verhaltensweise zu erklären, die entstanden ist, weil auf sie positive Konsequenzen erfolgten oder negative Konsequenzen ausgeblieben sind. Abergläubisches Verhalten in diesem Sinne ist dann das Resultat der rational-logischen Herstellung von Kausalbeziehungen zwischen Ereignissen, die in dieser Form tatsächlich nicht existieren, dennoch das Erleben und Verhalten von Menschen bestimmen. Bei Patienten mit einer Zwangssymptomatik ist es z. B. nicht ausgeschlossen, daß bestimmte Verhaltensweisen wie etwa dutzendfaches Händewaschen die Funktion erfüllen, die Angst vor antizipierten schlimmen Ereignissen zu reduzieren und vermutetes drohendes Unheil abzuwehren (z. B. den Tod eines nahen Verwandten). Vereinfachend läßt sich somit sagen, daß Verhaltenstherapie die praktische Anwendung von experimentell gefundenen »Lerngesetzen« ist. Verhaltensweisen sind danach das Resultat von Lernprozessen, ebenso unangemessene und »neurotische« Verhaltensweisen, die jedoch grundsätzlich wieder »verlernt« werden können. Auf dieser Grundlage wurde von Initiatoren der lernpsychologisch fundierten Behandlungsmethoden massive und polemische Kritik an anderen Psychotherapieformen, besonders der Psychoanalyse, geübt (z. B. Eysenck und Rachman).

Diese Kritik richtete sich z. B. gegen die psychoanalytische Auffassung, daß bestimmte Verhaltensweisen (psychopathologische Symptome) durch unbewußte, unbewältigte, meist bis in die frühe Kindheit zurückreichende Konflikte verursacht sind.

Die Verhaltenstherapie in ihrer ursprünglichen Form betrachtete dagegen »Symptome als unangepaßte, bedingte Reaktionen«, als »Beweis falschen Lernens«, wobei die »lebensgeschichtliche Entwicklung größtenteils irrelevant ist« und »Heilungen durch die Behandlung des Symptoms selbst erreicht werden«.

Grundlage für die Variabilität der Lernresultate zwischen Menschen ist ihre unterschiedliche Veranlagung, ihre verschiedenartige Disposition für die Aneignung bestimmter Verhaltensweisen. Experimentell nachgewiesen wurde z. B., daß »extravertierte« Personen mehr Konditionierungsversuche als »introvertierte« Personen benötigten, um einen »bedingten« Lidschlagreflex auszubilden.

Ferner ist eine Vielzahl von Experimenten zur Aufdeckung der Beziehungen zwischen Lernbedingungen und Lernresultaten besonders bei Tieren in Laborsituationen durchgeführt worden, deren Ergebnisse mehr oder weniger direkt zur Entwicklung verhaltenstherapeutischer Behandlungstechniken geführt haben.

Verhaltenstherapeutische Methoden

Wichtige Behandlungstechniken sind die »Methode der systematischen Desensibilisierung«; gezielte, systematische Anwendung »negativer und positiver Verstärker«; Konditionierungsmethoden zur Ausbildung vollkommener Lernergebnisse; »Aversions- und Überflutungstechniken«; »Modellernen« sowie »negative Übung«.

Zur Methode der systematischen Desensibilisierung. Hierbei handelt es sich um eine von WOLPE aufgrund von Beobachtungen in der klinischen Praxis entwickelte Behandlungsmethode, deren Anwendungsbereich Phobien oder mit Ängsten in enger Verbindung stehende Symptome sind. Wesentlich dabei ist, daß sich der Patient sukzessiv an die angstauslösenden Situationen oder Objekte annähert.

Entweder erfolgt die Konfrontation mit diesen direkt (»Desensibilisierung in vivo«) oder in der Vorstellung des Patienten (»Desensibilisierung in der Vorstellung«) in Verbindung mit der Erstellung von »Angsthierarchien« sowie mit Entspannungsübungen.

Zur Gewinnung einer »Angsthierarchie« ist zunächst eine genaue Verhaltensanalyse bezüglich angstauslösender Situationen erforderlich. Die Erfassung dieser sollte möglichst hinsichtlich einer umschriebenen Kategorie gleicher Angstsituationen erfolgen, z. B. der »Sprechangst« von Patienten mit einer Stottersymptomatik. Im nächsten Schritt kann eine Kategorisierung dieser je nach Ausprägungsgrad auf einer Skala, etwa abgestuft von 0 bis 100, erfolgen. Auf der Grundlage dieser »Angsthierarchie« wird in der Therapie eine sukzessive Konfrontation des Patienten mit steigender Intensität der Angstsituationen durchgeführt.

Die Wirkung beruht auf dem Prinzip der reziproken Hemmung: Erfolgt gegenüber angsterregenden Reizen eine antagonistische Reaktion, die mit einer Unterdrückung der Angstreaktion einhergeht, schwächt sich die Verbindung zwischen Reiz und Angstreaktion. Eine solche antagonistische, mit der Angst unvereinbare Reaktion ist die muskuläre Entspannung, die durch Entspannungsübungen wie das autogene Training (s. S. 372) oder die progressive Relaxation von Jacobson (s. S. 373) erzielt werden kann. Hierzu ein Fallbeispiel:

Ein Jugendlicher wurde in der psychiatrischen Ambulanz mit der Leitsymptomatik Stottern vorgestellt. In der Exploration und Beobachtung wurde festgestellt, daß diese Symptomatik in Abhängigkeit von der Situation jeweils in stärkerer oder schwächerer Form auftritt. Vor und in den sozialen Situationen, in denen der Patient spricht, erlebte er Angst. Je nach der Situation waren die Angst und als Folge davon auch das Stottern unterschiedlich stark ausgeprägt. Bei der Behandlung wurde mit dem Patienten zunächst eine Hierarchie der angstauslösenden Situationen zusammengestellt. Die systematische Desensibilisierung (Entspannung, Vorstellung der angstbesetzten Situation, zusätzliche Angabe der subjektiven Befindlichkeit) begann mit den am wenigsten angstauslösenden Situationen, anschließend erfolgte die imaginierte Konfrontation mit Situationen, die in der Angsthierarchie höher eingestuft wurden (Tab. 4.**1**).

Tabelle 4.1. Vereinfachte Hierarchie angstauslösender Sprechsituationen bei B.

Situationen, die am meisten Angst auslösen ↑	Einkaufen beim Fleischer in der Einkaufshalle; der Patient ist an der Reihe, seine Wünsche anzugeben. Eine große Zahl Personen steht hinter ihm an und wartet ungeduldig.
	Gespräch beim Schuldirektor wegen Disziplinschwierigkeiten
	Einkaufen am Zeitungsstand
	Telefongespräch mit Verwandten
	Beantwortung einer Frage des Französischlehrers
	Gespräch mit Verwandten und Freunden
	Gespräch mit Vater oder Gespräch mit Therapeuten
Situationen, die am wenigsten Angst auslösen	Gespräch mit Mutter oder Gespräch mit Bruder

Operante Techniken. Zu ihnen zählt der Einsatz »positiver« oder »negativer« Verstärker. Entsprechend den Ergebnissen tierexperimenteller Untersuchungen werden in der Verhaltenstherapie positive Verstärker (Belohnungen) eingesetzt, um erwünschte Verhaltensweisen auf seiten der Patienten zu erzeugen oder zu stabilisieren. Es hat sich herausgestellt, daß die Kopplung bestimmter Verhaltensweisen mit positiven »Verstärkern« jene um so nachhaltiger beeinflußt, je enger die zeitliche Beziehung (»Kontingenz«) zwischen ihnen ist und je größer die subjektiv empfundene Belohnung ist. Eine »intermittierende Verstärkung«, d.h. die unregelmäßige Belohnung des erwünschten Verhaltens, wirkt sich besonders günstig auf eine längerdauernde Stabilisierung aus.

Andererseits geschieht die Beseitigung unerwünschter Verhaltensweisen eines Patienten durch gezielte Maßnahmen wie Ignorieren oder Bestrafungen.

Als Belohnungen können *soziale Verstärker* wie verbale Anerkennung, Lob und Beachtung eingesetzt werden, als *materielle Verstärker* kommen Süßigkeiten, kleine Geschenke, Geld oder Wertpunkte im Rahmen eines »Token-Systems« in Betracht, schließlich dienen gemeinsame Aktivitäten wie Spielen, Sporttreiben oder Kinobesuche mit dem Therapeuten oder anderen Bezugspersonen gleichfalls als wirksame Belohnungen. »Negative Verstärker« sind z.B. die Verweigerung von Vergünstigungen, der Entzug von Belohnungen (»Tokens«), gezielte verbale Kritik oder bei extrem störenden, destruktiven Verhaltensweisen die soziale Isolierung (»Time out«) für festgelegte Zeiten.

Erfolgreich können operante Konditionierungstechniken das Verhalten aber nur dann modifizieren, wenn sie systematisch und gezielt eingesetzt werden, wenn die Verstärker tatsächlich als positive oder negative Verstärker wirken und schließlich die fragliche Verhaltensweise überhaupt auftritt.

Beispiel für eine *Modifikation aggressiven Verhaltens:* Der 12 Jahre alte Bernd wurde u.a. wegen »Aggressivität« stationär aufgenommen. Das Pflegepersonal wurde instru-

Tabelle 4.**2**. Beispiel für einen kombinierten Belohnungsplan bei Enkopresis. Ziel war die »positive Verstärkung« von erwünschten Verhaltensweisen (Zuteilung von Chips) und »Löschung« von unerwünschten Verhaltensweisen durch Applikation »negativer Verstärker« (Wegnahme von Chips)

	Gang auf die Toilette	Chipsentnahme (+)/-abgabe (−) sofort	nachdem (noch) etwas in die Toilette gemacht wurde
1. Regel	... und dabei bereits eingekotet	−4	+2
2. Regel	... noch nicht eingekotet, aber sehr dringlich	0	+2
3. Regel	... nicht eingekotet, nicht dringend	+4	+2

iert, keine Reaktionen auf sein aggressives oder unsoziales Verhalten zu zeigen, aber jeden Ansatz von kooperativem, sozialem Verhalten sofort (kontingent) durch Lob oder durch Zuwendung zu verstärken. Nach mehreren Wochen war durch dieses systematische, »operante Konditionieren« die Symptomatik weitgehend gemindert.

Aus einem weiteren Beispiel (Tab. 4.**2**) geht hervor, wie die Behandlung einer isolierten *Enkopresis* im Sinne einer gezielten Verhaltensmodifikation behandelt wurde. Hierzu wurde ein Behandlungsplan entwickelt, nach dem der Patient dann Belohnungen erhielt, wenn er die erwünschte Verhaltensweise durchführte, »Bestrafungen« (Wegnahme von bereits erhaltenen Belohnern) wurden im gegenteiligen Fall verabreicht.

Auf der Grundlage eher »klassischer Konditionierungsmethoden« beruht die verhaltenstherapeutische Behandlung der *Enuresis* mit einem speziell dafür entwickelten Gerät (STERO-Enurex). Ein ausführliches Fallbeispiel hierfür ist auf S. 215 wiedergegeben.

Auch bei dem Einsatz von **Aversionstechniken** stellen Ergebnisse klassischer Konditionierungsversuche die theoretische Basis dar. Anwendungsbereiche für diese ethisch nicht immer ganz unproblematische Behandlungsmethode sind z. B. Suchtkrankheiten, Adipositas, sexuell deviante Verhaltensweisen wie Exhibitionismus, Voyeurismus und Fetischismus, Gewohnheitshandlungen wie Nägelbeißen und Haareausreißen sowie umschriebene psychiatrische Symptome (z. B. Bulimie). Prinzip bei dieser Behandlungstechnik sind Kopplungen des sozial unerwünschten, meist aber lustbetonten Verhaltens oder entsprechender Phantasien mit strafenden Reizen (z. B. leichten elektrischen Schlägen, Übelkeit verursachenden Medikamenten), die schließlich dazu führen, daß eine »Aversion« und ein Vermeidungsverhalten gegenüber den ursprünglichen Sucht- und Gewohnheitshandlungen oder einer spezifischen Symptomatik entstehen.

Die verhaltenstherapeutische **»Überflutungstechnik«** (Implosionstherapie) nützt den lerntheoretisch begründbaren Sachverhalt, daß ein Vermeidungsverhalten als positiv und sich selbst »verstärkend« erlebt werden kann.

Vermeidungsverhalten gegenüber eigentlich angstauslösenden Objekten oder Situationen führt zu einer Angstreduktion, die subjektiv empfundene Angstreduktion wirkt »verstärkend« auf das Vermeidungsverhalten usw. Je stabiler diese Verhaltenskette ist, desto unwahrscheinlicher wird der Prozeß des »Verlernens« der – unangemessenen – Angst, weil die reale Konfrontation mit den angstauslösenden Reizen nicht erfolgt.

Eine willkürlich herbeigeführte »Überflutung« mit spezifischen, stark angstbesetzten Reizen kann zu einer raschen Abnahme des Vermeidungsverhaltens bzw. der diese steuernden Ängste führen, wie bei folgendem Beispiel deutlich wird:

Behandelt wurde ein jugendlicher Patient mit einer ausgeprägten *Schlangenphobie*. In ungefähr 10 Sitzungen hatte er die Aufgabe, sich die eigentlichen furchterregenden Szenen vorzustellen bzw. wurden ihm diese vom Therapeuten drastisch beschrieben. Dabei hatte der Patient keine Möglichkeit, diesen Vorstellungen auszuweichen, wobei ohnehin dieses Vorgehen mit ihm vorher vereinbart worden war. Später erfolgte tatsächlich eine Konfrontation des Patienten zunächst mit Spielzeugschlangen, später mit lebenden Schlangen in einem Zoo.

Besonders bei der Behandlung von Kindern mit recht unterschiedlichen Symptomen und Verhaltensstörungen hat sich eine weitere lerntheoretisch fundierte Technik, das **»Modell- bzw. Imitationslernen«**, bewährt. Auch hierzu sind zahlreiche Untersuchungen durchgeführt worden, die zeigen, daß bestimmte Bedingungen die Wirksamkeit von Lernprozessen beeinflussen und z.B. besonders Kinder dazu neigen, spontan Verhaltensweisen zu übernehmen, die sie bei sozial höherstehenden Angehörigen ihrer »Peergroup« oder bei Erwachsenen wahrnehmen. Auf diese Weise werden vor allem soziale Rollen, aber nicht selten auch unerwünschte, störende und kriminelle Verhaltensweisen »gelernt«. Ganz allgemein führt das Imitationslernen zu erwünschten Verhaltensweisen, wenn positive Vorbilder nachgeahmt werden; therapeutisch sinnvoll läßt sich der Imitationsdrang speziell für den Abbau von phobischen Ängsten einsetzen; z.B. verliert ein Kind die möglicherweise seine Expansionsbedürfnisse stark einengende Angst vor fremden Hunden, wenn es beobachtet, daß seine Mutter oder andere Kinder sich diesem Tier ohne unangemessene Furcht nähern.

Abschließend läßt sich zu der praktischen Bedeutung der Verhaltenstherapie in der Kinder- und Jugendpsychiatrie sagen, daß im allgemeinen gute Erfolge mit ihr bei der Behandlung von umschriebenen Symptomen wie Enuresis, Enkopresis, Nägelbeißen, Haareausreißen, Selbstverletzungen, relativ isolierten Phobien, Tics und sozial unangepaßten Verhaltensweisen erzielt werden; eine günstige Beeinflussung des Verhaltens und subjektiven Erlebens mit verhaltenstherapeutischen Techniken ist auch bei Patienten mit regelrechten Neurosen, Oligophrenien und Autismuis nicht ausgeschlossen.

Andererseits ist die Anwendung verhaltenstherapeutischer Methoden bei Patienten weniger geeignet, deren Symptomatik vielschichtig und weit verzweigt ist wie bei depressiven Neurosen, einigen Zwangsneurosen und Adoleszentenkrisen.

Kritik an der Verhaltenstherapie ist von verschiedenen Richtungen aus geübt worden. Diese richtet sich gegen ihre theoretischen Grundlagen, die »Lerngesetze«, gegen die Thesen über Ursachen und Genese psychopathologischer Symptome sowie die praktische Anwendung verhaltenstherapeutischer Techniken.

Im einzelnen wird die Gültigkeit der »Lerngesetze«, die überwiegend aufgrund von Beobachtungen bei Laborexperimenten mit Tieren abgeleitet wurden, in Frage gestellt, weil das dort registrierte Verhalten nicht unter natürlichen Lebensbedingungen zustande kommt und die gewonnenen Ergebnisse nicht ohne weiteres auf Alltagssituationen und menschliches Verhalten übertragen werden dürfen. Verhaltensweisen von Menschen sind nicht nur als Resultate situativer Bedingungen und isolierter Lernprozesse erklärbar, vielmehr handelt es sich dabei um ein komplexes, mit vielschichtigen Affekten und Motiven verbundenes, gesamthaftes Geschehen, das nicht zuletzt durch Einsicht und vorausschauende Planung gesteuert wird.

Unvereinbar stehen sich die lerntheoretischen Thesen einerseits sowie psychoanalytische und traditionelle psychiatrische Auffassungen andererseits bezüglich der Ursachen und der Genese psychopathologischer Symptome gegenüber. Theoretische Grundlage für die Anwendung verhaltenstherapeutischer Techniken ist die experimentell begründete Annahme, daß Verhaltensstörungen und neurotische Symptome »unangepaßte bedingte Reaktionen« und »Resultate falschen Lernens« ohne andere Ursache seien und nur diese behandelt werden müßten (»Man beseitige das Symptom und man hat die Neurose zum Verschwinden gebracht«), dagegen stehen bekanntlich generell medizinische Erkenntnisse, daß Symptome nur Indikatoren für pathologische Ursachen sind und immer eine Beseitigung dieser Ursachen das Ziel der Behandlung sein sollte.

Speziell von psychoanalytischen Schulen wird die These vertreten, daß Neurosen aus meist frühkindlichen, unbewältigten Konflikten entstanden sind, wobei diese unbewußt weiterwirken und eine psychopathologische Symptomatik verursachen.

Schließlich wird nicht selten gegen die Anwendung der Verhaltenstherapie der Vorwurf erhoben, daß Verhaltensweisen von Menschen in nicht immer unzulässiger Weise manipuliert werden.

Die klinische Praxis zeigt demgegenüber, daß die Durchführung psychotherapeutischer (tiefenpsychologischer), verhaltenstherapeutischer, medikamentöser und anderer Behandlungsmaßnahmen sich nicht gegenseitig ausschließen müssen.

Familientherapie

F. Mattejat

Familientherapie in der Kinder- und Jugendpsychiatrie

Die Bedeutsamkeit der Familie bei psychischen Störungen von Kindern und Jugendlichen wird aus der praktischen Arbeit unmittelbar verständlich.

Die 14jährige Patientin Martha M. wird wegen einer Schulphobie zur stationären Behandlung aufgenommen. Sie wohnt mit ihrer Mutter in einer Hochhauswohnung eines großstädtischen Neubaugebietes und hat seit über einem Jahr die Schule nicht mehr besucht. Gegen ambulante Behandlungsversuche haben sich Martha und ihre Mutter gemeinsam gewehrt; die stationäre Aufnahme wurde aufgrund der Meldung der Schulbehörde gerichtlich erzwungen, um eine Behandlung zu ermöglichen. Martha und ihre Mutter sind seit dem Tod des Vaters und dem Umzug in das Neubaugebiet sozial völlig isoliert. Martha verließ die Wohnung nur in Begleitung der Mutter. Nach der stationären Aufnahme fällt es Martha zunächst sehr schwer, sich in die Stationsgruppe zu integrieren; die Klinikschule kann sie aber schon bald besuchen; ihre guten Leistungen stärken ihr Selbstvertrauen. Im Verlauf der stationären Behandlung gelingt es schrittweise, ihre sozialen Ängste und Unsicherheiten abzubauen, sie schließt engere Kontakte mit den anderen Patienten und unternimmt von der Klinik aus selbständig Freizeitaktivitäten. Schließlich besucht sie auch von der Station aus ihre zuständige Schule, wo sie wieder in die Klassengemeinschaft hineinfindet. Probeweise soll sie nun einzelne Tage zu Hause übernachten und von dort aus die Schule besuchen. Sobald sie aber zu Hause ist – ja sobald sie die Mutter auch nur auf ihrem Weg trifft –, setzt ihre alte Problematik in voller Stärke wieder ein. Mutter und Tochter ziehen sich in die Wohnung zurück, und die Tochter kann die Wohnung wegen verschiedenartiger Beschwerden nicht mehr verlassen.

Die erfreuliche Entwicklung Marthas im Verlaufe der stationären Therapie schien sich in Luft aufzulösen, wenn Martha und ihre Mutter wieder zusammen waren. Obwohl auch die Mutter während der stationären Behandlung ihrer Tochter an Beratungsgesprächen teilnahm, führte die äußerst enge Verklammerung zwischen Mutter und Tochter – sobald sie sich wieder trafen – zum Wiederaufleben der alten Verhaltensmuster, in denen Mutter und Tochter gleichermaßen gefangen waren: Im Beisein der Mutter war Martha immer »krank«, und die Mutter fühlte sich gefordert, ihr Kind gegen die Forderungen der Schule, die sie als übermäßig hart empfand, zu verteidigen.

Eine Therapie, die sich ausschließlich auf die individuellen Probleme des Patienten bezieht, trifft in unserem Beispiel nur die Hälfte der Problematik: Erst wenn sich die angstgeprägte Verklammerung zwischen Mutter und Tochter lockert, haben beide, insbesondere Martha, den Spielraum, den sie für ihre individuelle Entwicklung brauchen. So hätte die Familientherapie hier die Aufgabe, die Mutter und Tochter bei der Entwicklung einer Beziehung, die individuelle Eigenständigkeit erlaubt, zu unterstützen.

Die Erfahrung mit Martha ist kein Einzelfall, sondern bei psychisch gestörten Kindern und Jugendlichen recht häufig; allein der Wechsel der Bezugspersonen kann schon zu einer recht drastischen Veränderung des Verhaltens führen:

Bei einem Kind, das z.B. zu Hause ständig einnäßt und einkotet, zeigt sich die Symptomatik bei einem Wechsel der äußeren Situation und der Bezugspersonen überhaupt nicht mehr; bei einer Rückkehr in die Familie beginnt sie von neuem. Sogar bei den schweren jugendpsychiatrischen Krankheitsbildern können wir analoge Erfahrungen machen; bei manchen schizophrenen Jugendlichen z.B., die in der Klinik durch medikamentöse Therapie und stützende psychotherapeutische Maßnahmen gut stabilisiert werden können, erhöht sich die Rückfallgefahr, wenn sie ins familiäre Milieu zurückkehren.

Solche Erfahrungen können sehr leicht zu einem vorschnellen, gefährlichen und falschen Schluß führen: Man könnte meinen, die Familie oder eine Person aus der Familie, z.B. die Mutter oder beide Eltern, seien schuld an der psychischen Erkrankung des Kindes oder Jugendlichen, das Verhalten der Eltern sei die Ursache für eine psychische Störung, etwa in dem Sinne: »Bei diesen Eltern muß man ja verrückt werden.« Wenn man in diesem Zusammenhang überhaupt von Ursachen sprechen will (das Herausgreifen von einzelnen Faktoren als Ursachen aus dem Gesamtkontext ist oft irreführend), dann kann man mit demselben Recht behaupten, daß die psychischen Auffälligkeiten des Kindes oder Jugendlichen die Ursache für die elterlichen Verhaltensweisen seien. Auch hierfür gibt uns die praktische Erfahrung viele eindrucksvolle Belege.

Der 8jährige Sven wird in der Poliklinik von seiner Mutter vorgestellt, weil sie, wie auch die Lehrer, nicht mehr mit ihm »fertig werden«. Sven ist extrem unruhig, zu Hause gibt es ständige Auseinandersetzungen, weil er Spielsachen und die Wohnungseinrichtung zerstört; die Mutter hat »alles versucht«, bis hin zu sehr drastischen Bestrafungen, doch ohne Erfolg. Sven hat keine Freunde, da er auch zu anderen Kindern sehr aggressiv ist; in der Schule stört er den Unterricht so stark, daß er vom weiteren Schulbesuch suspendiert wurde. In der Untersuchungssituation wird schnell deutlich, daß es sich um ein ausgeprägtes hyperkinetisches Syndrom handelt; die langjährigen Kämpfe zwischen Mutter und Sven haben ihre Spuren auch bei der Mutter hinterlassen: Sie schildert sich als sehr hektisch, nervös und getrieben, da ständig etwas Neues passiert. In der Untersuchungssituation versucht sie ebenso häufig wie erfolglos, auf das Verhalten von Sven Einfluß zu nehmen; sie redet viel auf ihn ein, ohne daß dies jedoch einen Erfolg bei Sven hätte. Ihre Unruhe steht der von Sven kaum nach, und man könnte den Eindruck bekommen, daß das wechselvolle, inkonsequente, ja oft chaotische Verhalten der Mutter die Ursache für Svens Schwierigkeiten sei.

Die ambulante Therapie beginnt damit, daß Sven medikamentös eingestellt wird (Stimulantientherapie mit Methylphendidat); als Sven mit seiner Mutter nach 2 Wochen wieder erscheint, kann die Mutter schon von deutlichen positiven Auswirkungen der medikamentösen Behandlung bei Sven berichten, und sie können auch in der Untersuchungssituation beobachtet werden. Noch deutlicher als die Veränderungen bei Sven aber ist für den Untersucher die Wandlung, die sich bei der Mutter vollzogen hat: Sie wirkt nicht nur erleichtert und sichtlich entlastet, ihr Verhalten gegenüber ihrem Sohn ist darüber hinaus sehr viel gezielter, ruhiger. Sie greift nicht mehr so häufig steuernd ein, und wenn sie es tut, erfolgreicher, so daß man fast meinen könnte, die medikamentöse Behandlung hätte bei der Mutter einen deutlicheren Effekt gehabt als beim Sohn. Die Verhaltensänderungen der Mutter ergeben sich daraus, daß sie nun ihren Sohn in einem neuen Licht erleben kann: Sie empfindet ihn als sehr viel zugänglicher, »normal« reagierend. Ihre Einstellung gegenüber Sven verschiebt sich ins Positive, denn sie erkennt, daß sein Verhalten nicht böswillig gegen sie gerichtet war, und dies gibt ihr Hoffnung, daß sie aus ihren Problemen mit Sven herausfinden kann. In der Beratung und Therapie kommt es nun darauf an, den positiven »Einstieg«, der durch die medikamentöse Behandlung gefunden ist, zugunsten einer Verhaltens- und Einstellungsänderung bei allen Beteiligten (z. B. einschließlich der Lehrer) zu nutzen. Denn die Medikation alleine macht noch nicht die ganze Therapie aus, sie kann aber – wie wir im Beispiel sehen – ein äußerst wirksames Hilfsmittel sein.

Aus diesen und ähnlichen Beispielen können wir die folgenden Schlußfolgerungen ziehen:

1. Das Erleben und Verhalten jeder einzelnen Person existiert nicht für sich alleine, sondern ist eng auf die Verhaltensweisen ihrer Mitmenschen bezogen. Dieser Bezug ist um so deutlicher, je wichtiger der jeweilige Interaktionspartner ist. Dies gilt besonders für die Verhaltensweisen von Mitgliedern einer Familie, die immer in irgendeiner Form aufeinander abgestimmt sind und sich wechselseitig bedingen.
2. Psychopathologische Symptome bei Kindern und Jugendlichen sind nicht nur Ausdruck einer individuellen Störung oder Erkrankung, sie weisen darüber hinaus auf eine Problematik im Familienbeziehungsgefüge hin. Die Art und Weise, wie die Familienmitglieder miteinander umgehen, ist in vielen Fällen Grundlage und Ausgangspunkt für die Entwicklung der Symptomatik, und selbst wenn dies nicht der Fall ist, so werden doch häufig die Symptome des Kindes durch die familiären Interaktionen aufrechterhalten oder verstärkt. Dies gilt sogar dann, wenn es sich beim Kind um eine rein körperlich verursachte Erkrankung handelt, wie z. B. eine geistige Behinderung oder ein organisches Psychosyndrom. In solchen Fällen kann die familientherapeutische Intervention sinnvoll sein, um z. B. die Familie dabei zu unterstützen, sich auf die Erkrankung oder Behinderung besser einzustellen. In der Regel aber hat die Familientherapie dort ihr wichtigstes Anwendungsfeld, wo – wie in unserem Beispiel der Schulphobie – die individuelle Problematik Ausdruck eines zugrundeliegenden Beziehungsproblems darstellt.
3. Die Behandlung von psychisch gestörten Kindern und Jugendlichen sollte deshalb.immer die Situation der Familie und die familiären Beziehungen mitberücksichtigen. Von *Familientherapie* sprechen wir dann, wenn der *Schwerpunkt der Therapie sich auf die Veränderung der familiären Beziehungen richtet.*

Theoretische Grundlagen

Symmetrische und komplementäre Interaktion: Wenn man die Art und Weise, wie zwei Personen miteinander umgehen, analysiert, dann wird man feststellen, daß ihre Verhaltensweisen immer in einem bestimmten Sinne »zusammenpassen«: Die Verhaltensweisen des einen provozieren die Antwort des anderen, sie legen sie nahe, aber determinieren sie nicht: Eine Bedrohung wird häufig Einschüchterungs- und Angstreaktionen auslösen, ebensogut aber könnte der Interaktionspartner mit einer Gegendrohung reagieren. Die Analyse von solchen Interaktionsmustern verweist uns auf eine große Zahl von *komplementären* (sich wechselseitig ergänzenden) Verhaltensformen; kritische und mißtrauische Nachforschungen etwa verstärken in der Regel Verheimlichungstendenzen, Überbehütung provoziert Unselbständigkeit, allzu forsche Annäherung ruft Rückzugstendenzen hervor, und ein übermächtig strenges Verhalten hat brave Fügsamkeit zum Komplement. Auf der anderen Seite finden wir aber auch Interaktionsmuster, in denen auf beiden Seiten gleichgeartete *(symmetrische)* Verhaltensweisen auftreten, z. B. Interaktionen, in denen sich wechselseitige Bedrohung, Aggression und Zwangsausübung steigern.

Kommunikationsebenen: Eine noch feinere Analyse der Art und Weise, wie die Interaktionspartner miteinander umgehen, zeigt uns, daß die zwischenmenschliche Kommunikation nicht eindimensional ist, sondern immer auf mehreren verschiedenen »Ebenen« abläuft. So erscheint z. B. die folgende Äußerung eines Kindes der Mutter gegenüber: »Diese Rechenaufgaben kann ich nicht lösen«, von der inhaltlichen Aussage recht eindeutig; in der Beziehung zur Mutter aber kann sie sehr unterschiedliche praktische Bedeutungen haben, etwa: »Bitte zeig mir, wie die Aufgabe zu lösen ist« (= »Bitte hilf mir«) oder: »Die Rechenaufgaben kann ich erst am Abend machen, wenn der Vater mir dabei hilft« (= »Laß mich in Ruhe, ich will rausgehen« oder »Vater ist besser als du«) oder: »Ich bin traurig und entmutigt« (= »Tröste mich«).

Die Beispiele zeigen, daß sich die Bedeutung einer Kommunikation erst aus ihrem aktuellen Kontext, der Beziehung und der Situation, in der sie steht (und dem jeweiligen biographischen Hintergrund), ergibt. Sie ist nur zu einem Teil aus sprachlichen Mitteilungen erschließbar, gerade die nichtverbalen Aspekte, die sprachbegleitende Mimik und Gestik enthalten – oft nicht bewußt – die psychologisch wichtigen Bedeutungsanteile. Im psychiatrisch-psychotherapeutischen Bereich wurde die Unterscheidung von zwei Kommunikationsebenen, die immer vorhanden sind, wichtig:

a) In (fast) jeder Kommunikation wird eine inhaltliche Botschaft (die inhaltliche Aussage) vermittelt *(Inhaltsaspekt)*.

b) Darüber hinaus aber wird durch die Kommunikation (meistens implizit) die Beziehung zum jeweiligen Kommunikationspartner definiert. Jede Kommunikation enthält also auch ein Beziehungsangebot *(Beziehungsaspekt)*.

Paradoxe Kommunikation und Beziehungsfallen: Bei der Analyse der Kommunikation von Familien mit einem psychiatrisch kranken Kind oder Jugendlichen stößt man gehäuft auf Kommunikationsmuster, die den Charakter von »Beziehungsfallen« haben, die aber von den Beteiligten nicht durchschaut werden. Eine der bekanntesten Beziehungsfallen ist neben der »Doppelbindung« die »Sei-spontan-Paradoxie«. Die Aufforderung: »Verhalte dich bitte jetzt spontan!«, führt in unlösbare Widersprüche, denn wenn die Aufforderung befolgt wird, dann ist das Verhalten nicht mehr spontan (sondern die Befolgung der Aufforderung eines anderen), wenn sie aber nicht befolgt wird (wenn man sich also nicht spontan verhält), dann kann am ehesten von spontanem Verhalten gesprochen werden.

Triadische Kommunikationsmuster: Die Analyse der Interaktions- und Kommuniationsmuster von jeweils zwei Personen ist eine wichtige Grundlage familientherapeutischer Interventionen: Ein Verständnis für solche Kommunikationsmuster ist deshalb therapeutisch wertvoll, weil wir Verhaltensweisen, die uns zunächst unsinnig erscheinen, in einen Zusammenhang stellen können, der sie für uns verständlich macht. Bisher haben wir nur die Interaktionen zwischen jeweils zwei Personen betrachtet, in der Familie hat man es aber in der Regel mit noch komplexeren Situationen zu tun, da mehr als zwei Personen involviert sind. Die Interaktions- und Kommunikationsmuster in der Eltern-Kind-Triade stehen hier im Vordergrund.

Eine Familie kommt mit ihrem 9jährigen Sohn in die kinderpsychiatrische Klinik, weil Bernhard unter starken Tics leidet. Abgesehen davon, daß sein Kopfschütteln in seiner sozialen Umgebung auf Unverständnis stößt und seine Altersgenossen wie auch die Lehrer und die Eltern irritiert, leidet Bernhard selbst sehr unter der Symptomatik, denn er schüttelt teilweise so heftig und andauernd mit dem Kopf, daß er starke Kopfschmerzen bekommt, im Bett liegt und keine anderen Aktivitäten mehr unternehmen kann. Die Symptomatik trat erstmals vor ca. 2 Monaten auf, als er für einige Tage alleine, ohne die Eltern, die Großmutter besuchte. Medikamentöse Behandlungsversuche waren erfolglos geblieben. Im Verlaufe der Gespräche mit der Familie stellt sich heraus, daß die Beziehung zwischen den Eltern, die schon vor einigen Jahren für ca. 1 Jahr getrennt lebten, wieder sehr angespannt ist, so daß Bernhard ein Zerbrechen der Familie befürchten muß. In den Familiengesprächen kann folgendes Interaktionsmuster beobachtet werden: Immer wenn das Gespräch auf die Beziehung zwischen den Eltern kommt, verstärkt sich die Symptomatik bei Bernhard, so daß das Thema von den Problemen der Eltern auf die Schwierigkeiten des Jungen wechselt. Eine solche Abfolge kann als »Konfliktumleitung« beschrieben werden: Der Konflikt zwischen den Eltern kann nicht ausgetragen werden – immer dann, wenn er virulent zu werden droht (ansatzweise spürbar wird), wird er sofort durch eine ganz andere Problematik ersetzt, in diesem Falle durch die Symptome des Sohnes, und die Schwierigkeiten zwischen den Eltern werden zumindest vorläufig »zurückgestellt«. Eine solche Abfolge verhindert die Lösung der anstehenden Probleme, und die Familie dreht sich gleichsam im Kreise. Im weiteren Verlauf der Therapie nahm Bernhard selbst gar nicht mehr an den Gesprächen teil, vielmehr wurden die Eltern dazu ermutigt, ihre Beziehungsprobleme auszuhandeln. Mit der Offenlegung der Konflikte wurde deutlich, daß die eheliche Beziehung recht tragfähig ist und die Eltern keinesfalls eine Trennung wünschen; im direkten zeitlichen Zusammenhang mit dieser

Klärung verschwand die Symptomatik von Bernhard vollständig; der Therapieverlauf bestätigt damit die familiendiagnostische Analyse.

Familiensystem: Unter dem Stichwort »System« wird die ganzheitliche, organismische und gestalthafte Qualität der Familie betont: Das System kann nicht erfaßt werden durch eine Beschreibung der einzelnen Familienmitglieder, sondern nur durch eine Zusammenschau der Beziehungen zwischen ihnen. Das Grundlegende also ist die Beziehung, die Rolle der einzelnen Familienmitglieder wird in den Beziehungen zwischen ihnen definiert. Eine Beschreibung der Familie nach systemtheoretischem Gesichtspunkt kann sich an zwei Aufgabenstellungen orientieren, die in jeder Familie gelöst werden müssen:

a) Personale Differenzierung: Wenn die Familie überhaupt als Familie existieren will, so setzt dies emotionale Bindung und persönliche Verbundenheit zwischen den Familienmitgliedern voraus. Auf der anderen Seite aber lebt jede einzelne Person auch durch ihre individuelle Eigenständigkeit. Aus der Bindung kann Individualität erwachsen, und Individualität ist umgekehrt die Voraussetzung für interpersonale Bindung. Diese beiden Aspekte, die sich wechselseitig bedingen und ergänzen, können scheinbar auseinanderfallen und sich polarisieren: In Familien mit psychiatrisch kranken Familienmitgliedern hat es oft den Anschein, als ob individuelle Eigenständigkeit und familiäre Verbundenheit sich gegenseitig ausschließen würden. Familien, in denen die selbständige Individualität kaum zugelassen werden kann und in denen die Familienmitglieder extrem eng aufeinander bezogen sind, werden »fusioniert« genannt, beim entgegengesetzten Pol, der »desintegrierten« Familie, geht die familiäre Bindung verloren, jeder einzelne »lebt für sich allein«, und die Familie droht zu zerfallen.
b) Funktionale Differenzierung: Der zweite Konfliktbereich bezieht sich auf die Frage nach der Ordnung und Struktur in der Familie, den Regelungen, die in der Familie existieren, auf welche Weise Entscheidungen in der Familie getroffen werden und welche Funktion jedes Familienmitglied hierbei hat. Festlegungen und Orientierungen sind Voraussetzung für ein befriedigendes Zusammenleben, andererseits lebt auch die Ordnung in der Familie erst dadurch, daß sie den Bedürfnissen ihrer Mitglieder angepaßt wird, daß sie im Umgang miteinander – im Gespräch und in der Auseinandersetzung miteinander – hergestellt wird. Die Möglichkeit der Umorientierung ist die Voraussetzung für eine tragfähige Struktur. Für die klinische Diagnostik können wir hier den »rigiden« Familien, in denen eine starre und einengende, unumstößlich erscheinende Ordnung herrscht, die »chaotischen« Familien gegenüberstellen, in denen die Familienmitglieder desorientiert erscheinen und elementarste Regelungen ständig neu, aber erfolglos verhandelt werden.

Entwicklung und Psychopathologie: Für den Bereich der Kinder- und Jugendpsychiatrie ist die Entwicklungsperspektive von entscheidender Bedeutung: Kinder- und jugendpsychiatrische Probleme entstehen häufig dort, wo die Familie Schwierigkeiten hat, sich auf neue Entwicklungsanforderungen – etwa beim Übergang in die Pubertät – einzustellen. Dies ist z.B. der Fall, wenn der Jugendliche mehr individuelle Eigenständigkeit und Selbstbestimmung fordert, die Eltern aber Schwierigkeiten haben, sich auf die Situation, daß ihr Kind immer mehr aus der Familie hinauswächst, einzustellen. Dieses Beispiel zeigt, daß es im klinischen Bereich nicht darum gehen kann, der Familie das richtige Maß an Verbundenheit oder das richtige Maß an Ordnung vorzuschreiben, sondern vielmehr darum, die Familie dabei zu unterstützen, ihr spezifisches Gleichgewicht zu finden. Und dieses Gleichgewicht kann von Familie zu Familie und von Entwicklungsstadium zu Entwicklungsstadium sehr unterschiedlich sein. Die Familienbeziehungen werden pathogen, wenn *Entwicklungsmöglichkeiten verschlossen* sind, wenn das Lernen aus der Erfahrung nicht möglich ist und die Beziehungen sich in Engpässen und Sackgassen festfahren, indem sich immer wieder dieselben Interaktionsmuster wiederholen, ohne daß eine Lösung der Konflikte oder eine Weiterentwicklung erkennbar wird.

Vorgehen in der Familientherapie

Das *Ziel familientherapeutischen* Vorgehens liegt deshalb darin, durch eine Veränderung der familiären Beziehungsmuster die *Entwicklungsmöglichkeiten der Familie freizusetzen* und die Handlungsfreiheit und Kompetenz der Familie und ihrer einzelnen Mitglieder zu erweitern. Familientherapie steht immer dann zur Diskussion, wenn die familiären Beziehungsprobleme eine wesentliche Rolle bei der Entstehung oder Aufrechterhaltung der Symptomatik haben und wenn die Familienmitglieder zur Lösung der anstehenden Probleme beitragen können.

Voraussetzung für eine Familientherapie ist eine Diagnostik, in der die Indikation für die vorgesehene Therapie genau abgeklärt wird. Die *Indikation,*
- ob überhaupt eine Familientherapie angezeigt ist,
- ob sie als alleinige Therapieform oder in Kombination mit anderen therapeutischen Maßnahmen durchgeführt werden soll,
- in welchem Setting (teilnehmende Personen) und in welcher Häufigkeit die Sitzungen stattfinden
- und wo ihr inhaltlicher Schwerpunkt liegen soll (z.B. ob sie primär stützende oder eher aufdeckende Ziele verfolgt), ist abhängig vom individuellen Krankheitsbild, von der Art der Familienprobleme und von den Kooperationsmöglichkeiten der Familie. Die Fragen der Indikationsstellung und Therapieplanung müssen meist recht schnell in den ersten Kontakten, bei denen die diagnostische Aufgabe im Vordergrund steht, geklärt werden.

  Die beschriebenen theoretischen Konzepte stellen das begriffliche Handwerkszeug des Therapeuten dar, um pathogene Prozesse in der Familie zu analysieren. Die familiendiagnostische Analyse richtet sich auf zwei Ebenen:

a) Wie gehen die Familienmitglieder miteinander um?
b) Wie geht die Familie mit dem Therapeuten um und wie stellt sich der Therapeut auf die Familie ein?

Die erste Frage stellt gleichsam den Inhaltsaspekt, die zweite Frage den Beziehungsaspekt der Therapie dar. Alle inhaltlichen Informationen, die der Therapeut von der Familie erhält, alle Überlegungen, die er über die Familie anstellt, alle seine Schlußfolgerungen sind geprägt durch das Verhältnis zwischen ihm und den Familienmitgliedern.

Die wichtigste diagnostische wie auch familientherapeutische Methode ist das gemeinsame Gespräch mit der Familie. In diagnostischer Hinsicht dient das Gespräch dem Therapeuten dazu, ein Verständnis für das Familiensystem zu gewinnen; hierzu kann er sich die folgenden Fragen stellen:

– Was sind die wichtigsten individuellen Problembereiche des identifizierten Patienten und der anderen Familienmitglieder, was sind die wichtigsten Probleme der Familie insgesamt?

– Was sind die dominanten Interaktionsmuster in der Familie? Wie sind die emotionalen Beziehungen der Familienmitglieder untereinander, wie sind die Aufgaben und Machtverhältnisse in der Familie verteilt, wie kommunizieren die Familienmitglieder miteinander?

– Wie hängen die individuellen und familiären Probleme mit diesen Beziehungen in der Familie zusammen; welchen Stellenwert haben die Probleme, die zur Vorstellung führten, im familiären Beziehungsgefüge?

– Welche positiven Bewältigungsmöglichkeiten, Fähigkeiten und Ressourcen lassen die Familienmitglieder erkennen, welche Bewältigungsformen für interpersonale Konflikte und andere Probleme stehen der Familie zur Verfügung?

Ebenso wichtig wie der Versuch, das familiäre Beziehungsgefüge kennenzulernen, ist es für den Therapeuten, die aktuellen Ansatzpunkte, Möglichkeiten und Grenzen therapeutischer Veränderung zu bemerken. Diagnostische Fragen, die sich auf das Therapiesystem richten, sind z. B.:

– Wer in der Familie sucht den Kontakt zur Institution, zum Therapeuten, wer möchte ihn vermeiden?
– Welches Familienmitglied bietet welches Problem an und sucht welche Art von Hilfestellung?
– Welche Eigenschaften und Verhaltensweisen der einzelnen Familienmitglieder erleichtern, welche erschweren dem Therapeuten den Zugang?
– Wie geht der Therapeut mit den einzelnen Familienmitgliedern um, wie reagiert er emotional auf sie?

Genauso wichtig wie die diagnostischen Aufgaben sind schon vom ersten

Kontakt an die therapeutischen Komponenten. Im Gespräch mit der Familie orientiert sich der Therapeut an Prinzipien, die eine vertrauensvolle Zusammenarbeit mit der Familie und therapeutische Veränderungen in der Familie ermöglichen sollen. Dazu gehören:

1. *Transparenz:* Überschaubarkeit der Therapiesituation und vollständige Information der Familie sind Voraussetzungen dafür, daß sich die Familie im Umgang mit dem Therapeuten sicher fühlen kann. Wenn der Therapeut z. B. Vorinformationen über die Familie hat, teilt er seinen Kenntnisstand der Familie offen mit. Falls Videoaufnahmen gemacht werden oder ein Kollege das Gespräch am Einwegspiegel verfolgt, wird der Zweck dieses Vorgehens erläutert, und der Therapeut holt sich das Einverständnis der Familie ein. Wenn die Familie kein Verständnis dafür hat, warum alle Mitglieder wegen der »Krankheit« eines einzelnen eingeladen wurden, und deshalb verunsichert erscheint, ist es wichtig, daß der Therapeut ihr den Zweck des Gespräches erläutert: »Jeder von Ihnen kann sicherlich dazu beitragen, daß wir die Situation möglichst gut verstehen. Wir haben Sie eingeladen, weil wir die persönliche Meinung von Ihnen kennenlernen wollen und mit Ihnen allen überlegen wollen, was Sie am besten tun können und wie wir helfen können.«

2. *Neutralität – »Jeder ist wichtig«:* Nachdem ein Familienmitglied die aktuellen Probleme geschildert hat, bittet der Therapeut auch die anderen Familienmitglieder um die Darstellung ihrer Sichtweise der geschilderten Problematik. Dabei betont er, daß jeder die Situation von seinem eigenen Standpunkt aus betrachtet und daß es für ihn wichtig und nützlich ist, die persönliche Einstellung jedes einzelnen kennenzulernen. Der Therapeut befragt (soweit dies nicht schon von selbst geschieht) reihum alle Familienmitglieder. Dabei versucht er in seiner Einstellung neutral zu bleiben, d.h., er ergreift nicht Partei für oder gegen ein Familienmitglied.

3. *Wahrnehmen, Verstehen und Akzeptieren:* Im Gespräch kann sich der Therapeut ganz auf die Beobachtung und Wahrnehmung der Familie konzentrieren, vorschnelle Beurteilungen helfen weder ihm noch der Familie weiter. Das Gespräch wird um so produktiver verlaufen, wenn der Therapeut in der Lage ist, die Schilderungen, so wie sie ihm gegeben werden, zu akzeptieren: Er kritisiert oder bewertet die Familienmitglieder nicht, denn er ist kein Richter und kein Schulmeister der Familie. Nachfragen dienen ihm nicht dazu, ein Familienmitglied kriminalistisch aufs Glatteis zu führen, sondern dazu, die subjektive Betrachtung jedes einzelnen möglichst genau zu verstehen. Die Darstellungen wird er deshalb auch nicht als unangemessen verurteilen, sondern als persönlichen Ausdruck ernst nehmen.

4. *Positive Konnotation und Orientierung auf mögliche Veränderungen:* Der Therapeut würdigt das Vertrauen, das die Familie ihm schenkt. Bei der Diskussion der familiären Konflikte und Probleme erkennt der Therapeut die bisherigen Bemühungen der Familie an und bestätigt sie; in den geschilderten Schwierigkeiten, die oft eindimensional als nur »krankhaft«, »böse«,

»falsch«, »schlecht« geschildert werden und in denen die Familie nur Fehlschläge erblickt, zeigt er positive Aspekte auf und hebt die für die weitere Entwicklung produktiven Ansätze hervor.

Diese Prinzipien, an denen sich der Therapeut in den Kontakten mit der Familie orientiert, stellen Grundmomente einer sinnvollen und produktiven therapeutischen Kooperation dar. Je besser es dem Therapeuten gelingt, sich in dieser Weise auf die Familie einzustellen, um so hilfreicher wird die Therapie für die Familie sein. Die familientherapeutischen Interventionsmethoden bauen hierauf auf und stellen gewissermaßen Differenzierungen und Spezifizierungen der genannten Prinzipien dar. Die Interventionsmethoden (Therapietechniken) können in zwei große Gruppen eingeteilt werden:

1. Methoden, die sich auf die Interaktion in der Familiensitzung richten. Hierunter fallen

- familientherapeutische Gesprächstechniken und
- nichtverbale bzw. aktionale Methoden.

2. Methoden, die auf die Familieninteraktion zwischen Sitzungen abzielen. Hierbei handelt es sich meist um Anweisungen (bzw. Ratschläge, Direktiven, »Verträge« oder »Verschreibungen«), die der Therapeut der Familie mit nach Hause gibt. Hier unterscheidet man zwischen
- direkten und
- komplexen (paradoxen) Anweisungen.

Zu den Gesprächsmethoden gehören z.B. spezielle Explorationsmethoden, wie die »zirkuläre Befragung«, oder strukturierte Diskussionsaufgaben für die Familie und Interpretationsformen, wie z.B. die positive Umdeutung (»Reframing«). Die Gesprächsmethoden werden durch Techniken erweitert und vertieft, in denen nichtverbale bzw. aktionale Momente in den Vordergrund rücken, wie z.B. Rollenspiele oder die »Familienskulptur«. Bei den direkten Aufgaben handelt es sich im einfachsten Falle um Beobachtungsaufgaben (z.B. Registrierungen), sie können zu »Familienverträgen« erweitert werden. Die bekannteste Form der paradoxen Intervention schließlich ist die »Symptomverschreibung«. Die Einübung, geschickte Beherrschung von solchen Therapiemethoden ist wohl nützlich, sie stellen aber nicht das Wesentliche der Therapie dar.

Übungsbehandlung

G. Krüse

Entspannungsübungen

Autogenes Training (AT)

Bei dieser in den zwanziger Jahren vom Berliner Arzt J. H. Schultz entwikkelten »übenden Weg zur Autohypnose bzw. Selbstversenkungsmethode« erzeugt der Patient bei sich durch Autosuggestion (Vorsprechen von Formeln, s. u.) eine Entspannung, Erholung und eine körperliche Selbstregulation funktioneller Fehlsteuerungen z. B. in Form von Schwere oder Wärme.

Geübt wird im Sitzen oder Liegen in entspannter Haltung (»Droschkenkutscherhaltung«). Für die Übungen ist eine entspannte *Grundeinstellung* notwendig, die man sich mit der Formel: *»Ich bin ganz ruhig«* suggeriert.

Im folgenden sind die verschiedenen Übungen mit den entsprechenden Formeln kurz aufgeführt:

- Schwereübung: »Der rechte Arm wird schwer.«
- Wärmeübung: »Der rechte Arm wird warm.«
- Herz-Kreislauf-Übung: »Das Herz schlägt ruhig und gleichmäßig.«
- Atemübung: »Die Atmung geht ruhig und gleichmäßig – es atmet ganz von selbst.«
- Sonnengeflechtsübung: »Sonnengeflecht strömend warm.«
- Stirnkühleübung: »Stirne kühl.«

Je nach Symptomatik können zusätzliche Vorsatzformeln gegeben werden, z. B. bei Einnässen: »Das Bett bleibt die ganze Nacht trocken«, oder »Ich wache auf, wenn meine Blase gefüllt ist.«

Man nimmt an, daß diese formelhaften Vorsätze durch die erhöhte Suggestibilität tiefere Schichten der Persönlichkeit als im normalen Bewußtseinszustand erreichen.

Geübt wird so lange, bis der Effekt sich sicher einstellt und jederzeit abrufbereit ist.

Die Anwendung des autogenen Trainings hat sich bei Kindern ab etwa dem 10. Lebensjahr bewährt, bei jüngeren besteht die Gefahr, daß sie allzu schnell in Tagträume abgleiten. Es werden pro Woche zwei neue Übungen erlernt, so daß man für das gesamte Programm 3 Wochen rechnen muß. Die Kinder sollen mindestens zweimal am Tag in einem störungsfreien Raum üben. Kontakt- und konzentrationsschwache Kinder wird man zunächst in Einzelbehandlung nehmen. Ansonsten übt man allgemein in kleinen Gruppen mit maximal 8 Kindern.

Indikatonen. Das autogene Training ist als unterstützende Methode bei Angst- und Spannungszuständen, Phobien (systematische Desensibilisierung), psychomotorische Unruhe, Asthma bronchiale, Colitis ulcerosa, Enuresis nocturna geeignet.

Kontraindikationen. Eine relative Kontraindikation zum autogenen Training stellen bei Kindern und Jugendlichen Depressionen oder Drogenabhängigkeit dar, da dadurch die Passivität noch verstärkt werden kann. Eine weitere Kontraindikation stellt die Angstneurose dar, da es panikartige Angstzustände provozieren kann.

Progressive Relaxation nach Jacobson

Diese Methode sei dem Namen nach erwähnt.

Da die Übungsanweisungen zum autogenen Training, die dem Entwicklungsstand des Kindes angepaßt sein sollen, in der oben angeführten Form oft mißverstanden werden, hat es sich als hilfreich erwiesen, Anweisungen der progressiven Relaxation zu übernehmen.

Z. B. wird: »Ich bin ganz ruhig« von Kindern im Sinne von Stillsein mißverstanden. Die Entspannung, die damit gemeint ist, kann man nach JACOBSON erläutern, indem man das Kind anhält, zu zeigen, wie stark es ist: Dabei wird der rechte Arm gehoben und die Hand zu einer Faust geballt. Dann fordert man das Kind auf, die Hand fallen zu lassen und die Faust zu öffnen, wodurch der Entspannungszustand klar wird.

Psychomotorische Übungsbehandlung

Die Bewegungsfähigkeit eines Kindes ist immer fest mit seiner psychischen Entwicklung gekoppelt, d.h. durch die Beeinträchtigung der Motorik kommt es bekanntermaßen gleichzeitig zu einer Rückwirkung auf die psychischen Entfaltungsmöglichkeiten. Ist die Motorik z. B. aufgrund einer minimalen zerebralen Dysfunktion oder mangelhaften Bewegungsbegabung gestört, wird ein Kind die von ihm erwarteten alters- und kulturspezifischen Leistungen nicht erbringen können. Gleichaltrigen gegenüber wird es sich zurückgesetzt fühlen, sein Selbstbewußtsein wird sinken, sozialen Aktivitäten wird es aus dem Weg gehen. In diesem Circulus vitiosus können dadurch soziale Fertigkeiten nicht entsprechend eingeübt werden.

Mit der psychomotorischen Übungsbehandlung soll Kindern mit motorischen Ungeschicklichkeiten, geringem Selbstwertgefühl und Mutlosigkeit über Verbesserung ihrer Bewegungsfunktion Ermutigung, Selbstvertrauen und Leistungswille übermittelt werden.

Sie umfaßt eine Vielfalt von Techniken, z.B. Schwimmen, Radfahren, Trampolinspringen, feinmotorische, rhythmische und Geschicklichkeitsübungen, die in verschiedenen Übungsprogrammen (z. B. nach KIPHARD und FROSTIG) zusammengefaßt sind. Die Übungen sind nach entwicklungspsychologischen Gesichtspunkten ausgerichtet. Es wäre für ein Kind entmutigend, würden ihm Bewegungsaufgaben gestellt, die dem gegenwärtigen Stand seiner Entwicklung nicht entsprächen.

Durch entsprechende Testverfahren (z. B. den Körperkoordinationstest für Kinder, s. S. 72) kann man den Entwicklungsstand bestimmen und so ein Programm wählen, welches das Kind nicht überfordert. Es soll ja Spaß an den Übungen und danach das Gefühl haben, daß es nicht langweilig war und es etwas geleistet hat.

Bewegungstherapie nach Kiphard

Im folgenden soll als Beispiel das Programm für Sechsjährige (nach dem deutschen Bewegungstherapeuten E. J. KIPHARD) herausgegriffen und beschrieben werden; es erhebt aber nicht den Anspruch auf Vollständigkeit:

Geschicklichkeit
Spielkarten möglichst rasch austeilen.
Zwei Karten aneinander lehnen, ohne daß sie umfallen.
Schleife binden lernen (manche lernen es erst mit 7 Jahren).
Selbständiges An- und Auskleiden (wird meist ungern getan).
Etwas leise tun: fast unhörbares Gehen (schleichen), Türöffnen, auf einen Stuhl steigen, unter einem Tisch hindurchkriechen.
Ringe-Wurfspiel: Zielwerfen mit Holz- oder Gummiringen aus geringem Abstand, z. B. auf die Beine eines schrägliegenden Stuhls.
Ballzielwurf auf kopfhohes Ziel aus 2–3 Meter Abstand.
Luftballon abwechselnd mit Hand, Fuß, Ellenbogen und Knie treffen.

Gleichgewicht
Über längere Zeit auf einem Bein stehen (mal rechts, mal links).
Mit einem Gegenstand auf dem Kopf eine schiefe Ebene hochgehen.
Frei über die Sprossen einer etwas erhöht liegenden Leiter gehen.
Frei über einen niedrigen Rundbalken balancieren.
Allein mit dem Kinderfahrrad fahren (Kurventechnik).
Rollschuhlaufen; erste Versuche im Eis- und Schilaufen.

Steigen und Klettern
Ohne Hilfe auf einen Tisch steigen.
Von einem Tisch zum anderen steigen (Abstand bis 50 cm).
Mit zwei gefüllten Bechern über kleinere Hindernisse steigen.
Verschiedenartige Klettergerüste und Bäume besteigen.
An griffhohen Ringen in den Beugehang springen (Klimmzug).
Kurzzeitiges Schwingen an Ringen, Tau oder Reckstange.

Laufen und Springen
20 Meter schnell laufen.
Im schnellen Lauf auf Zuruf wenden und zurücklaufen.
Einbeiniges Hüpfen auf vorgezeichneter Schlangenlinie.
Kästchenhüpfen als Spiel.
Drehsprung aus dem Stand mit ¼ Körperumdrehung.
Hochspringen und dabei in die Hände klatschen.
Beidfüßiger Absprung (Schlußsprung) über 20–25 cm hohe Schnur.
Anlaufhochsprung über 30–40 cm hohe Schnur.

Bewegungserziehung nach Frostig

Durch die *»Bewegungserziehung«* nach der austroamerikanischen Erziehungspsychologin MARIANNE FROSTIG kann bei Kindern im Vor- und Grundschulalter über etwa 160 Übungen (die auf Übungskarten festgehalten sind)

– Geschicklichkeit in der Körperbewegung,

- Körperbewußtwerdung und
- Kreativität

gefördert werden.

Dadurch, daß ein Kind lernt, seine Bewegungen zu kontrollieren, wird Selbstkontrolle im weitesten Sinn erreicht.

Durch Übungen in Kleingruppen und Gruppenspielen lernt es auch Sozialverhalten und Einstellungen zur Umwelt bessern.

Insgesamt steigt also das »gesunde« Selbstvertrauen, das Wohlbefinden, kurz die psychophysische Stabilität der Kinder.

Die Körperbewegung steht bekanntermaßen eng im Zusammenhang mit der Sinneswahrnehmung und ist davon untrennbar. Der Therapeut soll sich daher nicht nur auf die Bewegungen allein konzentrieren, sondern »er muß Anlaß und Zielrichtung der Bewegung durch auditive, visuelle, taktile und kinästhetische Reize beachten.« Diese sog. *sensomotorischen Fähigkeiten* erläutert MARIANNE FROSTIG an einem Beispiel:

Ein Kind folgt mündlichen Anweisungen (auditiv), es ahmt eine Bewegung nach (visuell), es klettert am Kletterturm (taktil), es balanciert mit geschlossenen Augen (kinästhetisch).

Die Übungen sind so aufgebaut, daß sie alle Muskelgruppen und Bewegungsmerkmale treffen, wobei sieben Bereiche erfaßt werden; in Klammern sind jeweils einige Übungen angegeben:

- Koordination und Rhythmus (Hüpfen, Hopsen, Tanzen mit und ohne Musik),
- Beweglichkeit (Hindernislaufen, Geräteturnen),
- Kräftigung der Muskulatur (Geräteübungen),
- Gelenkigkeit (Slalomstangenlaufen),
- Schnelligkeit (Wettkämpfe und Spiele, z. B. Völkerball),
- Gleichgewicht (Stehen auf Zehenspitzen, Balancieren am Schwebebalken),
- Ausdauer,
- Körperbewußtwerdung. Indem man sich körperlich bewegt, wird man sich seines Körpers bewußt. Dies ist auch von der jeweiligen emotionalen Lage des Betreffenden abhängig, d. h. Gefühlseindrücke können die Körperbewußtwerdung beeinflussen.

Ein Beispiel für die Förderung der Körperbewußtwerdung durch Berühren ist: Kinder kriechen durch einen Tunnel, sie rollen auf dem Fußboden entlang, schlagen Purzelbäume usw.

In jeder Übungsstunde soll das Kind die Möglichkeit haben, kreativ zu sein bzw. sich kreativ zu bewegen. Man wird es dazu ermutigen, indem man etwa sagt: »Wie kannst Du diese Bewegung mit der vorigen verbinden?«, oder man wird es dazu anhalten, Gefühle in Bewegungen zum Ausdruck zu bringen.

Gesten und Körperbewegungen spiegeln einerseits die Stimmungen und Haltungen einer Person wider, andererseits schaffen sie auch Stimmungen und Haltungen; ein Reglerkreis, den man sich therapeutisch zunutze machen kann.

Wahrnehmungstraining

Neben diesem Bewegungstraining entwickelte FROSTIG nach den Erkenntnissen PIAGETS über die Wahrnehmungsentwicklung das sog. Wahrnehmungstraining zur Therapie von visuellen Wahrnehmungsstörungen z.B. aufgrund frühkindlicher Hirnschädigungen oder mangelhafter Entwicklungsreize (sensorische Deprivation, s. S. 254) oder beidem.

Bei fast allem, was wir tun, ist die visuelle Wahrnehmung beteiligt, die Kinder lernen durch sie Lesen und Schreiben und vieles mehr.

Im Wahrnehmungstraining werden 5 spezielle Bereiche der visuellen Wahrnehmung geübt.

Visuomotorische Koordination. Soll eine Handlung gezielt sein, müssen Motorik und Sehen im Einklang stehen. Durch die Visuomotorik wird also das Sehen mit der Bewegung des Körpers koordiniert. Sie kann geübt werden z.B. durch Nachfahren von Linien, Verbinden von bestimmten Punkten usw.

Figur-Grund-Wahrnehumg. Damit ist die Fähigkeit gemeint, übereinanderstehende, versteckte, sich überschneidende Figuren zu erkennen, d.h. aus mehreren Reizfiguren die relevante herauszufinden und sich durch die Vielfalt nicht irritieren zu lassen. Das sei am sog. Rubin-Becher demonstriert (Abb. 4.**2**).

Je nachdem man sein Augenmerk auf die weiße oder schwarze Fläche richtet, wird man einen weißen Kelch oder zwei einander zugehörende Gesichtsprofile entdecken.

Eine Figur grenzt sich also als strukturierte einheitliche Ganzheit von einem Hintergrund ab. Die Abhebung ist um so deutlicher, je weniger strukturiert der Hintergrund ist.

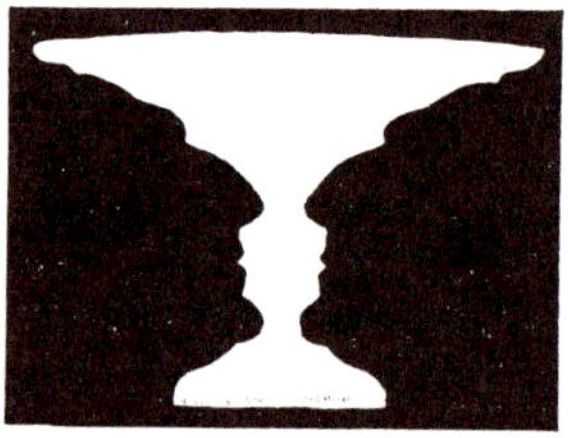

Abb. 4.**2**. Die Figur (Rubin-Becher) zeigt einen Becher oder zwei einander anblickende Gesichter im Profil (aus *H. Remschmidt:* Psychologie für das Krankenpflegepersonal. Thieme, Stuttgart 1981)

Wahrnehmungskonstanz. Aufgrund dieser sind wir imstande, bestimmte Eigenschaften eines Gegenstandes (Form, Lage oder Größe) trotz unterschiedlichen Netzhautbildes unverändert wahrzunehmen.

Wir werden ein Quadrat immer als ein Quadrat erkennen, egal ob es auf seiner Spitze oder einer Seitenfläche steht, ob es farbig oder hohl ist.

Wahrnehmung der Raumlage. Das ist die Wahrnehmung der Raumlagebeziehung eines Gegenstandes zum Wahrnehmenden. Gegenstände können vom Wahrnehmenden als hinter, vor, über, seitlich lokalisiert werden.

Haben Kinder Störungen in diesem Bereich, werden Buchstaben und Zahlen seitenverkehrt wahrgenommen, was zu Schwierigkeiten beim Rechnen und Lesen führt.

Die Übung der Raumlage hat gleichzeitig einen Einfluß auf die Entwicklung des Körperbegriffs, des Körperschemas und des Körperbildes (s. dort).

Wahrnehmung räumlicher Beziehungen. Darunter versteht man die Fähigkeit, die Lage von zwei oder mehreren Gegenständen im bezug zu sich selbst und im bezug zueinander wahrzunehmen. Das sei an einem Beispiel verdeutlicht:

Ein Kind soll Perlen auf eine Schnur aufziehen. Dazu muß es die räumlichen Beziehungen zwischen der Nadel und der Perle und dem Loch in der Perle und der Nadel in seiner Hand herstellen.

Psychomotorisches Vorbereitungsprogramm

Durch ein spezielles *psychomotorisches Vorbereitungsprogramm* wird das visuelle Wahrnehmungstraining unterstützt und ein optimaler Erfolg gewährleistet.

Wahrnehmung entwickelt sich in der frühen Kindheit über »aktives Tun«, also Bewegen, Handeln und Manipulieren mit Gegenständen.

Das Vorbereitungsprogramm umfaßt neben den Übungen zu den 5 Wahrnehmungsbereichen Übungen zum Körperbild, Körperbegriff und Körperschema.

Das *Körperbild* ist die subjektive Erfahrung eines Menschen, die er von seinem Körper gewonnen hat. Es entwickelt sich durch körpereigene Empfindungen und umfaßt auch den Eindruck, den jemand von sich selbst hat.

Die Übungen (Übungen vor dem Spiegel, Erkennen und Benennen von Körperteilen, gezielte Körperbewegungen) sollen dem Kind ein positives Körperbild vermitteln, es soll mit sich selbst zufrieden sein.

Der *Körperbegriff* ist das Wissen einer Person um ihren eigenen Körper. Es wird durch bewußtes Lernen erworben und entwickelt sich später als das Körperbild.

Die Übungen umfassen die Kenntnis von elementaren Körperfunktionen wie Sehen, Hören, Riechen, Tasten, Atmen, das Zeichnen von menschlichen Figuren, Zusammensetzen von Gesichts- und Körperteilen und das Zeigen von Körperteilen an sich und anderen.

Das *Körperschema* ist z.T. unbewußt und ändert sich laufend. Es ist abhängig von Lage und Stellung des Körpers im Raum. Das Gleichgewicht eines Menschen hängt vom Körperschema ab. Ist das Körperschema gestört, treten Schwierigkeiten auf, koordinierte Bewegungen auszuführen und das Gleichgewicht zu halten.

Übungen zur Gleichgewichtsschulung und Übungen mit koordinierten Bewegungsabläufen stehen somit auch im Mittelpunkt.

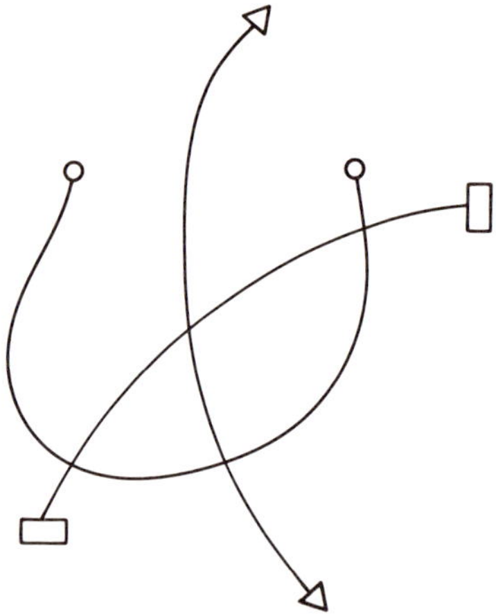

Abb. 4.**3**. Beispiel für eine Übungsstunde im Wahrnehmungstraining und zur Schulung der Psychomotorik. Näheres s. Text

Abb. 4.**3** zeigt ein Beispiel für eine Trainingsstunde. Die Instruktionen lauten:

»Seht Euch dieses Bild hier an! Hier sind drei durcheinanderliegende Springseile. Wir wollen sie ordnen. Ein Springseil hat Griffe, die wie Dreiecke aussehen. Könnt Ihr sie finden? Zeigt mit dem Finger darauf! Gut! Wieviel Ecken hat ein Dreieck?

Drei Ecken! Richtig! Zeigt mit dem Finger darauf und zählt sie laut! Wieviel Seiten hat ein Dreieck? Auch drei Seiten! Gut! Fahrt mit dem Finger die Seiten entlang und zählt sie!

Jetzt malt die zwei Dreiecke mit einem roten Buntstift aus! Die beiden Griffe sind durch eine Linie verbunden. Seht Ihr sie? Fahrt mit dem Finger auf der Linie entlang! Nun zieht die Linie auch mit einem roten Stift nach. Prima! Jetzt haben wir ein Seil gefunden! Wir wissen genau, welche Griffe zu welchem Seil gehören!

Sucht jetzt die Griffe, die wie Rechtecke aussehen! Wieviel Ecken hat ein Rechteck? Wieviele Seiten? Richtig, vier Ecken und vier Seiten! Zeigt sie mit dem Finger, dann malt die Rechtecke mit einem grünen Stift aus und auch das dazugehörende Seil!

Sucht jetzt noch das Springseil, das Griffe wie ein Kreis hat! Wieviele Ecken hat denn ein Kreis? Richtig, keine! Er ist rund! Malt die Kreise mit einem braunen Stift aus und das dazugehörende Seil zieht mit einem braunen Stift nach! Prima! Jetzt wissen wir genau, welche Griffe zu welchem Seil gehören! Das habt ihr sehr schön gemacht!«

Für die Übertragung der Übung in die Dreidimensionalität bekommt jedes Kind drei der Zeichnung nach abgemessene bunte Fäden, die es erst auf die Schnüre des Blattes legen und später dann aufkleben soll. Danach soll es versuchen, dieselbe Anordnung der Schnüre wie auf dem Blatt auf seinem Pult herzustellen.

Bei Gleichgewichtsübungen balancieren die Kinder auf einem Seil entlang und zum Abschluß dürfen sie Seilspringen.

Übungsbehandlung bei Teilleistungsschwächen

Die bekanntesten Teilleistungsschwächen sind die Legasthenie (s. S. 117), akustische und optische Differenzierungsschwächen und Rechenstörungen.

Mit besonderen Übungsprogrammen und Arbeitsmitteln, die auf die jeweiligen Störungsmuster abgestimmt sind, können diese Teilleistungsschwächen therapeutisch angegangen werden.

Die meisten Erfahrungen liegen über die Legasthenietherapie vor, die im folgenden beschrieben werden soll.

Nach Schenk-Danzinger sollte sie 4 Bereiche umfassen:

- das sog. Funktionstraining,
- das Lesetraining,
- das Rechtschreibtraining und
- die Korrektur und Verhinderung psychischer Fehlentwicklungen.

Durch das **Funktionstraining** wird die Konzentrationsfähigkeit, die Raumlageunsicherheit (gemeint ist die optische Differenzierungsfähigkeit, d.h. die »Unsicherheit« bei der Assoziation gestaltgleicher, aber richtungsverschiedener Buchstaben mit ihren Bezeichnungen. Beispiel: d–b, ei–ie) und die Lautdiskriminierung (das ist die akustische Differenzierungsschwäche, d.h. ein Kind kann abstrakte Buchstabenzeichen nicht mit Normallauten verbinden) gebessert werden.

Im **Lesetraining** wird langsamer vorgegangen als im praktischen Schulunterricht. Zunächst wird die Beherrschung aller Schriftzeichen geübt, dann die Lesefreude und das Leseverständnis gesteigert, schließlich die Beschleunigung des Lesetempos, der Abbau der Angst vor dem Lesen und die rasche Erfassung und Zusammenfassung von Inhalten.

Das **Rechtschreibtraining** hilft, »typische« Fehler (die Experten sind sich nicht einig, ob es diese überhaupt gibt) bzw. Verwechselungen von eu–au, g–k, d–t, b–p und Buchstabenauslassungen ausmerzen.

Selbstverständlich wird auch die Groß- und Kleinschreibung, die S-Schreibung usw. trainiert.

Eine Legasthenie führt immer zwangsläufig zu Mißerfolgen und Frustrationserlebnissen, was bei den Kindern entsprechende **psychische Auswirkungen** hat. In erster Linie treten Ängste auf, dann der Häufigkeit nach: Kleinkindhaftigkeit, Frustrationsintoleranz, Kontaktscheu, Aggressionen, Depressionen und dissoziale Verhaltensweisen.

Diese sekundären Symptome müssen *psychotherapeutisch* behandelt werden mit dem Ziel, »Unsicherheiten abzubauen, das Selbstwertgefühl aufzubauen und Konfliktsituationen zu vermindern.«

Auch die Kindeseltern sollten mitberaten und ihnen geholfen werden, ihr Kind besser zu verstehen.

Die Situation in der Schule wird durch die Aufklärung der Lehrer gebessert, die während einer Legasthenietherapie im Fach Deutsch keine Benotung geben dürfen.

In vielen Schulen gibt es auch bereits für legasthene Kinder einen speziellen Förderunterricht (meist in Kleingruppen, 2–3 pro Woche) durch eine entsprechend ausgebildete Lehrperson. In manchen Ländern existieren schon »Legasthenikerschulen« bzw. Leseklassen.

Pädagogische und heilpädagogische Maßnahmen und Soziotherapie

F. Mewe

Verhältnis von Pädagogik und Heilpädagogik

Unter *Pädagogik* ist die Wissenschaft von Ausbildung und Erziehung zu verstehen. Einige ihrer wichtigsten, hier interessierenden Gebiete sind die Sozial- und die Sonderschulpädagogik. Zur *Sozialpädagogik* gehören Tätigkeiten wie Vorschulerziehung, Vormundschaftswesen, außerschulische Jugendarbeit, Arbeit mit schwierigen Kindern und Heranwachsenden und Resozialisierung.

Einige Autoren fassen auch die Heilpädagogik als ein Untergebiet der Sozialpädagogik auf, andere verstehen den Begriff Heilpädagogik weiter gefaßt und stellen sie neben die Sozialpädagogik. *Heilpädagogik* kann definiert werden als »die Lehre von der Förderung schwererziehbarer, körperlich und/oder geistig geschädigter bzw. schwach begabter Kinder«. Somit gehören einige in diesem Kapitel »Therapie und Rehabilitation« erwähnte Maßnahmen, wie z. B. Psychotherapie, Übungsbehandlung, aber auch rechtliche und institutionelle Voraussetzungen für die Behandlung zur Heilpädagogik im weitesten Sinne.

Heilpädagogische Maßnahmen

In der Praxis hat es sich eingebürgert, daß die meisten kinder- und jugendpsychiatrischen Kliniken Beschäftigungs- und Spieltherapie von Heilpädagogen und qualifizierten Erziehern durchführen lassen. Damit wird ihnen ein sehr wichtiges Gebiet anvertraut, das eng mit den übrigen therapeutischen Maßnahmen verzahnt ist.

Beschäftigungstherapie (BT)

Die Beschäftigungstherapie wird in Kliniken als Einzel- und Gruppenarbeit durchgeführt. Grundlage sind Tätigkeiten wie Werken, Basteln, Emaillieren, Batiken, Malen, Weben, evtl. auch Stricken und Nähen. Diese Tätigkeiten erfolgen unter Leitung und Anleitung einer/eines Beschäftigungstherapeutin/en.

Manche Patienten, wie z. B. depressive, hypochondrische, beschäftigen sich zu sehr mit der eigenen Krankheit. Für sie bedeutet die Beschäftigungstherapie *Ablenkung* von ihren Leiden. Entscheidender aber als dieser Ablenkungseffekt ist die Möglichkeit *des schöpferischen Gestaltens.* Ob es sich um Holzarbeiten, Emaillieren und dgl. handelt, immer können und sollen hier eigene Ideen verwirklicht werden. Die Freude an den gelungenen Einfällen geht Hand in Hand mit der *Auflockerung fester Strukturen* des Gedächtnisbesitzes. Nur durch solche Auflockerung haben neue Ideen eine Chance, ins Bewußtsein vorzudringen. Das wird als Befreiung und Entkrampfung erlebt. *Selbstvertrauen* und *Lebensfreude* gehen daraus gestärkt hervor.

Beschäftigungstherapie ist ein Arbeiten auf freiwilliger Grundlage. Selbst entscheiden zu können, ob man eine bestimmte Tätigkeit machen will oder nicht, wirkt sich auch positiv auf Leistungsfähigkeit und psychische Stabilität aus.

Schließlich fördert eine Beschäftigungstherapie in der Gruppe auch *Kooperation und Kommunikation.*

Eine so bedeutungsvolle Arbeit verlangt natürlich von Beschäftigungstherapeutinnen/en nicht nur fachliches Können und Kreativität, sondern auch umfangreiches pädagogisches Wissen und Einfühlungsgabe. Sie sollten jedem Patienten einen genügenden *Freiraum* zur Entwicklung seiner Ideen lassen. Die Aufgaben sollten also nicht zu genau festgelegt werden. Auf der anderen Seite sind ideenarme Patienten anzuregen. Viele Untersuchungen zeigen, je mehr eigene Ideen eingebracht werden und je selbständiger gearbeitet wird, desto besser sind Leistungsmotivation, -qualität und das Erinnern an diese Leistung. Nicht zu unterschätzen ist die *Vorbildfunktion* des Therapeuten. Er sollte die Tätigkeiten der Patienten mitmachen. Wenn z. B.

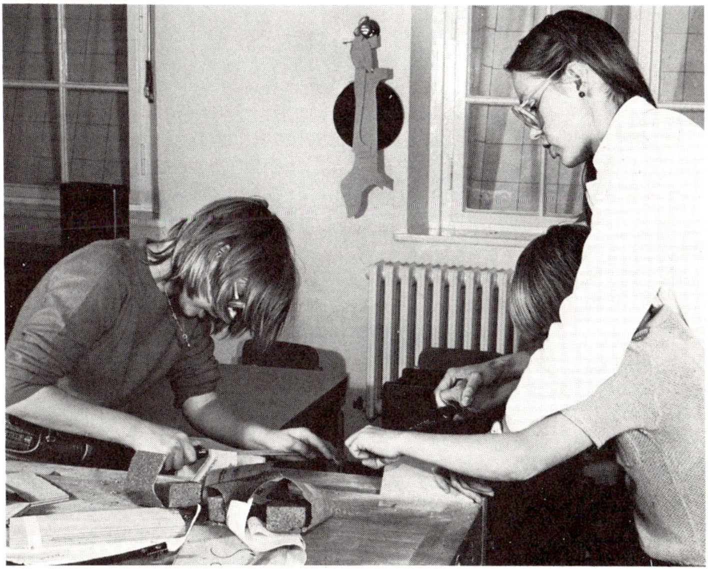

Abb. 4.4. Kinder beim Werken in der Beschäftigungstherapie zur Besserung der manuellen Geschicklichkeit

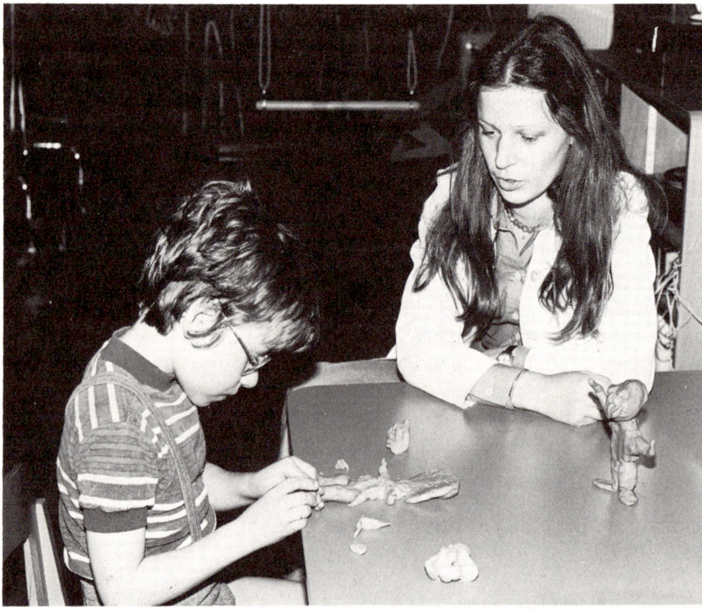

Abb. 4.**5**. Übungen zum Körperbewußtsein

alle ihr Bild malen, sollte er es auch tun. Sein zeitlicher Vorsprung darf nicht zu groß sein, die Patienten könnten sonst entmutigt werden. Er kann seine Arbeit hin und wieder unterbrechen, um anderen zu helfen und Einzelgespräche zu führen. Bewährt hat sich das Prinzip der *inneren Differenzierung:* Statt einer Aufgabe für alle werden viele angeboten, so daß jeder sich die für ihn am besten geeignete Aufgabe (nach Interessengebiet, Schwierigkeit usw.) heraussuchen kann (Abb. 4.**4** und 4.**5**).

Das Engagement des Einzelnen kann dadurch noch verstärkt werden, daß hergestellte Gegenstände in einer Ausstellung oder Basar ausgestellt werden.

Spieltherapie

Das Spiel ist eines der natürlichsten, vielfältigsten und umfassendsten Mittel, um Probleme zu verarbeiten, die Umgebung zu bewältigen und die Psyche zu stabilisieren.

Die Durchführung der Spieltherapie setzt der Phantasie kaum Grenzen. Jeder Heilpädagoge, Erzieher, Therapeut usw. wird hier seinen eigenen Stil entwickeln und auch bestimmtes Material bevorzugen.

Um die Grundprinzipien der Spieltherapie verstehen zu können, soll von einer – wohl allgemein akzeptierten – Spieldefinition ausgegangen werden, wonach das Spiel als »eine lustvolle körperliche und geistige Tätigkeit, die sich selbst genügt und keine außer ihr selbst liegenden Ziele verfolgt« erklärt wird. Es dient außerdem der »Einübung wichtiger Fertigkeiten und der Ausbildung von Funktionen«. In ihm können Umgebungsinformationen aufgenommen werden, die durch nicht spielerische, triebgebundene Aktivitäten nie erfahren worden wären. Wenn z. B. die Katze nur Mäuse jagen und nie mit einem Wollknäuel spielen würde, erführe sie nichts über dessen Weichheit, Rollfähigkeit, Abwickelmöglichkeit und Wärme. Spielen bedeutet also auch lernen.

CHARLOTTE BÜHLERS Unterteilung in verschiedene Spielarten weist darauf hin, was im Spiel gelernt und geübt wird. Sie unterscheidet Funktions- (Bewegen der Gliedmaßen, Aus- und Einräumen von Spielgegenständen), Illusions- (Am-Finger-Rauchen, Puppenfüttern), Rezeptions- (Märchen anhören, Bilder betrachten), Konstruktions- (Turmbauen, Zeichnen) und Regelspiele (Ballspiele, Brettspiele).

In der Spieltherapie werden diese Spielarten eingesetzt, aber je nach Problem noch weiter differenziert. Dabei ergeben sich folgende Schwerpunkte: Die *Problemraumbeschreibung* besteht ähnlich wie bei anderen Therapieformen darin, daß der Patient diejenigen Situationen immer wieder aufbaut und durchspielt, die seine Probleme enthalten. Hat z. B. ein Kind unter Zwangssymptomen zu leiden, die Reaktionen auf zu hohe elterliche Anforderungen sein können, so wird es seine Begegnungen mit den Eltern häufig darstellen. Eigenschaften und Verhaltensweisen der beteiligten Personen werden dadurch beschrieben. Je genauer diese Details hervortreten, desto bewußter werden sie dem Patienten und um so klarer sieht er z. B. den Zusammenhang zwischen den Leistungsanforderungen der Eltern und seinen Zwangssymptomen. Damit ist ein nächster Schwerpunkt, die *Strukturierung des Problemraums,* erreicht. Strukturieren heißt Ordnungen bilden. Der Patient kann z. B. die Aggressionen der Mutter einerseits und die Zwangsgedanken andererseits zu je einer Gruppe zusammenfassen. Im Verlauf der weiteren Spieltherapie erkennt er, daß die mütterlichen Aggressionen immer Auslöser der Zwangshandlungen sind. Strukturierungen oder Ordnungen erleichtern den Überblick und zeigen sonst nicht erkennbare Zusammenhänge auf. Oft kann dadurch schon das Therapieziel erreicht sein: Die als unzulänglich erkannten eigenen Reaktionen werden durch angemessenere ersetzt (z. B. Zwänge durch Problemdiskussionen). Stehen jedoch einer Lösung die mit dem Problem verbundenen Affekte im Weg, so kommt es im Spielverlauf zu einem *Abreagieren dieser Affekte und ihrer Analyse.* Das Abreagieren der aufgestauten Emotionen, wie Wut, Zorn, Scham usw., erleichtert zwar im Augenblick, bringt aber kaum langfristige therapeutische Erfolge. Der Therapiemechanismus besteht vielmehr darin, daß mit dem Bewußtwerden der Emotionen ihre Unzweckmäßigkeit eingesehen wird. In diesem Falle werden sie, falls angemessenere Verhaltensweisen zur Verfügung stehen, abgestellt. Hierfür ist im allgemeinen ein längerer Suchprozeß, der durch Probieren mit dem Spielmaterial, Anregungen durch die Umgebung oder eigene Einfälle abgeschlossen wird, nötig. Dieses *Auffinden eines angepaßteren Verhaltens* ist der letzte Schwerpunkt der Spieltherapie.

Sonderschulpädagogische Maßnahmen

Sonderschulpädagogik will Kindern, die auf dem Leistungs- und Sozialsektor gestört sind, helfen. Man sammelt Schüler, die in der Normalschule nicht ausreichend gefördert werden können, in »besonderen« Klassen oder Schulen. Folgende sonderpädagogische Schulen haben sich in den letzten 20 Jahren herausgebildet: Die Schule für *Lernbehinderte* (Schülercharakteristikum: mäßige Intelligenzminderung), für *geistig Behinderte* (mittlere bis schwere Intelligenzminderung), für *Verhaltensgestörte* (Fehlanpassung in Form von aktivem und passivem Widerstand, Isolation und Regression), für *Sprachgestörte* (Sprachstörungen jeder Art), für *Körperbehinderte* (insbesondere Bewegungsbehinderte, Mehrfachbehinderte) und (Tages-)*Stätten für praktisch Bildbare* (schwere bis schwerste Intelligenzminderung). Die Schule für Lernbehinderte ist die am weitesten verbreitete und hat auch die größten Schülerkapazitäten. Deshalb soll sie herausgegriffen werden und an ihrem Beispiel, stellvertretend für die übrigen, das heilpädagogische Prinzip, der Lerninhalt und die Methodik dargestellt werden.

Heilpädagogisches Prinzip. Das Helfen steht im Vordergrund, dabei geht es nicht nur um *Lern-*, sondern auch um *Lebenshilfen* allgemein. Sorgen und Probleme werden gemeinsam angegangen. Etwas fähigeren Kindern wird Hilfe zur Selbsthilfe angeboten.

Die Erziehung umfaßt Pflege und Fürsorge, aber auch Teile des Unterrichts. Sie versucht Lernbereitschaft und -motivation zu wecken und die Schüler an die Arbeit zu gewöhnen.

Therapie, vom Lehrer im Rahmen einer Schule für Lernbehinderte durchgeführt, versucht natürlich auch in erster Linie die Folgen von Leistungsfrustrationen zu mildern. Es geht um die Schaffung eines Milieus, das dem Kind die Entwicklung seiner Fähigkeiten ermöglicht.

Aufgrund der Anerkennung durch die Umgebung bekommt der Schüler auch für sich selbst seinen »Wert«, er kann seine »Individualität« entfalten.

Inhalt. Das Stoffangebot in einer solchen Schule läßt sich am einfachsten mit dem Schlagwort Elementarisierung kennzeichnen. Darunter ist die Heraushebung des Wesentlichen, Vereinfachung und Stoffbeschränkung zu verstehen. Die Erziehungs- und Unterrichtsinhalte werden auf das für den Schüler Wesentliche überprüft, ihr Gehalt wird vereinfacht und der unwesentliche Stoff ausgeklammert. Es gibt folgende Unterrichtsfächer: Deutsch, Rechnen, Religion, Sach- und Gemeinschaftskunde, musische, werkpraktische und Leibeserziehung. Der Stoff wird sehr konkret, dem Lebensraum des Kindes entsprechend, ausgewählt. Der Schüler lernt dadurch allerdings nicht, allgemeine Prinzipien zu erkennen und sie auf neue Gegenstände oder Situationen zu übertragen.

Methode. Hier geht es um das Problem, wie ein Inhalt methodisch richtig gelehrt werden kann. Zwei grundsätzliche Wege sind möglich. Entweder der Versuch, Defekte zu kompensieren oder sie zu umgehen und Restfähigkeiten zu fördern. Fehlt z.B. das logische Verständnis für Subtraktionsaufgaben, so kann man das vielleicht durch viel Auswendiglernen kompensieren. Man kann die Lücke aber auch umgehen, indem motorische Fertigkeiten (Kugeln, Äpfel, Streichhölzer wegnehmen) perfektioniert werden. Bewährt haben sich folgende Unterrichtsmethoden: Die *Anschauung* gleicht die Abstraktionsschwäche der Kinder aus, sie verdeutlicht, schafft eine Gedächtnisstütze und intensiviert angebotene Informationen. Das Prinzip der *Ganzheit* (s. Gestaltpsychologie) führt zu ganzheitlichen Themenkreisen aus in sich geschlossenen Lebensbereichen (Umgebungs-, Heimat-, Weltkunde). *Bewegung* (handelnder Unterricht) beinhaltet eine der erfolgreichsten Methoden dieser Schulart. Da sich bis zu einer gewissen Stufe mit zunehmender motorischer Geschicklichkeit auch die Intelligenz erhöht, muß sie besonders im unteren Intelligenzbereich bzw. bei jüngeren Schülern ausgebaut werden. Die Begründung für diesen Zusammenhang liegt darin, daß die sog. sensomotorische Intelligenz Vor- und Begleitstufe des operativen Denkens ist. Bewegung hat auch eine stärkere physiologische Reizwirkung, sie wird besser behalten, ist interessanter und motiviert mehr. Sie ist bezüglich Tätigkeit und Rhythmus kindgerechter.

Sozialpädagogische Maßnahmen

Heimerziehung

Während in früheren Jahrhunderten die Heimerziehung die eigentlich kulturelle Ausbildung elitärer Kreise bedeutete (Klosterschulen, ständisch orientierte Schulerziehung in Internaten, Ritter-, Fürsten-, Kadettenanstalten), vollzog sich mit beginnender Industrialisierung eine Richtungswende: Es gab nun immer mehr Kinder mit einem Erziehungsdefizit. Der drohenden Verwahrlosung galten institutionelle Bemühungen (Wichern, Pestalozzi). Heime sollten ein neues geeignetes Milieu darstellen und schädliche Umwelteinflüsse fernhalten. Je differenzierter man in der weiteren Entwicklung die Milieuschädigungen sah, um so unterschiedlicher hatte auch das Angebot an Heimen und Heimerziehungsarten zu sein.

Heute kann der Heimaufenthalt sowohl durch die Initiative der Eltern (z.B. freiwillige Erziehungshilfe [FEH], wenn die Entwicklung gefährdet oder geschädigt ist) als auch des Staates (Fürsorgeerziehung [FE], wenn ein Kind oder Jugendlicher zu verwahrlosen droht oder verwahrlost ist) eingeleitet werden. Diese Maßnahmen werden durch das Jugendwohlfahrtsgesetz (JWG) vom 11.8. 1961 geregelt.

Solange es Heimerziehung gibt, ist die Kritik an ihr nie ganz verstummt. Ihren letzten Höhepunkt erreichte sie mit der Studentenbewegung 1968/69 in der Bundesrepublik Deutschland. Die Hauptpunkte heutiger Kritik können so zusammengefaßt werden: *Die Heimerziehung isoliert die Kinder und Jugendlichen.* Heimkinder zeigen überdurchschnittlich häufig das Hospitalismussyndrom. Je jünger die Kinder und je länger der Heimaufenthalt, um so stärker ist dieses Syndrom ausgeprägt. Auch das Heim selbst ist meist durch seine Lage und Organisation von der Umgebung isoliert. Die Integration in die Außenwelt wird dadurch erschwert. Damit ist natürlich auch eine Einschränkung der Schul- und Berufsausbildung verbunden. Aber schon die geistigen Voraussetzungen einer differenzierten Schul- und Berufswahl kann die Heimerziehung im allgemeinen nicht schaffen. DÜHRSSEN wies in eigenen Untersuchungen nach, daß Heimkinder gegenüber Familienkindern in ihrer intellektuellen Entwicklung, Leistungsbereitschaft, Schulentwicklung und sozialen Kontaktaufnahme zurück sind. Die *überorganisierte Struktur* vieler (Groß-)Heime erschwert ebenfalls den Wiedereingliederungsprozeß in die Gesellschaft und bringt häufige Heimwechsel mit entsprechenden Verlusten von Beziehungspersonen mit sich.

Die Ausbildung der Erzieher ist oft unzureichend. Gerade die Erziehung verhaltensgestörter Kinder verlangt eine sehr spezielle pädagogische und psychologische Ausbildung.

Konsequenzen aus dieser Kritik wären: Kleinere Heime, kleinere Gruppen in den Heimen, neue Überlegungen zur Organisation einschließlich der finanziellen Regelungen, bessere Ausbildung, Bezahlung und Supervision der Erzieher.

Für die Mitarbeiter der Kinder- und Jugendpsychiatrie verlangt der Stand der heutigen Heimerziehung eine noch sorgfältigere Überlegung der Indikationen zur Heimeinweisung.

Rechtliche und institutionelle Voraussetzungen für Therapie und Rehabilitation

M. MARTIN

Rechtliche Voraussetzungen

Die Kinder- und Jugendpsychiatrie hat engste Beziehungen zu den Disziplinen und Institutionen, die sich um die Ordnung des kindlichen Sozialraumes bemühen – der Erziehungswissenschaft, Jugendrechtspflege, Heilpädagogik, Erziehungs- und Behindertenfürsorge usw. (STUTTE). Eine Reihe von Gesetzen regelt die Maßnahmen, die zur Sicherung des Rechtes des Kindes auf seelisches und leibliches Wohl ergriffen werden können. Solche Maßnahmen sind insbesondere immer dann angezeigt, wenn innerhalb der Familie das Wohl des Kindes nicht mehr garantiert ist. Das kann einmal der Fall sein, wenn die Eltern »erziehungsunfähig«, oder wenn die Probleme des Kindes so groß sind, daß sie durch die Eltern allein nicht gelöst werden können.

Die wesentlichsten Gesetzeswerke sind das Gesetz für Jugendwohlfahrt (JWG), das Jugendgerichtsgesetz (JGG) sowie bestimmte Paragraphen des Bundessozialhilfegesetzes (BSHG). Weiterhin von Bedeutung sind bestimmte Paragraphen des Bürgerlichen Gesetzbuches (BGB).

Jugendwohlfahrtsgesetz (JWG)

Das Jugendwohlfahrtsgesetz (JWG) betont in seinem § 1 das »Recht jedes deutschen Kindes auf Erziehung zur leiblichen, seelischen und gesellschaftlichen Tüchtigkeit«. Das JWG benennt die Organe und Aufgaben der öffentlichen Jugendhilfe (Jugendämter, Landesjugendämter) und regelt ihre Zuständigkeiten. Hier sind zu nennen: Schutz der Pflegekinder, Mitwirkung bei der Erziehungsbeistandschaft, der freiwilligen Erziehungshilfe (FEH) und der Fürsorgeerziehung (FE) sowie die Aufgaben der Jugendgerichtshilfe.

Der Leitnorm des *§ 1 JWG* (das »Wohl des Kindes« und seine Erziehung zur »leiblichen, geistigen, seelischen und gesellschaftlichen Tüchtigkeit«) entsprechend, regelt das JWG die unterschiedlichsten möglichen Hilfsmaßnahmen. *§ 5* regelt die Aufgabe des Jugendamtes in Fragen der Erziehungsberatung. Gerade die Erziehungsberatung eröffnet ein breites Feld der Zusammenarbeit zwischen Kinder- und Jugendpsychiatrie und öffentlicher Jugendhilfe.

Die *§§ 27 bis 30* enthalten Bestimmungen für die *Unterbringung* eines Kindes in einer Pflegefamilie. Zu dieser Maßnahme kann gegriffen werden, wenn ein Kind entweder keine Eltern oder Verwandten hat (Waisenkinder), aber auch, wenn besonders erziehungsschwierige, milieugeschädigte Kinder, die keine ausreichende Betreuung in ihren eigenen Familien haben, untergebracht werden müssen.

Die *§§ 55 bis 61* regeln die sog. *Erziehungsbeistandschaft.* Zum Mittel einer Erziehungsbeistandschaft wird man greifen, wenn man einerseits der Meinung ist, daß der Jugendliche oder das Kind in seiner Familie verbleiben sollte, andererseits die Familie allein nicht in der Lage ist, alle Schwierigkeiten zu meistern. Erziehungsbeistände sind meistens *Sozialarbeiter* oder *Sozialpädagogen.* Die Tätigkeit eines Erziehungsbeistandes kann hauptamtlich durch einen beim Jugendamt angestellten Sozialarbeiter, aber auch ehrenamtlich erfolgen.

Ist das Wohl des Kindes innerhalb der Familie nicht mehr ausreichend gesichert, beispielsweise bei chronischer Kindesmißhandlung, einer drohenden Verwahrlosung, sollte das Kind außerhalb der Familie erzogen werden. Hierfür in Frage kommen sowohl Pflegefamilien, insbesondere aber auch entsprechend ausgerüstete Heime. Auch diese Maßnahmen der Fremderziehung eines Kindes regelt das JWG. Grundsätzlich gibt es nach dem JWG zwei Möglichkeiten, ein Kind unterzubringen, und zwar durch

1. *freiwillige Erziehungshilfe (FEH)* oder
2. *Fürsorgeerziehung (FE).*

Nach *§ 62* wird **freiwillige Erziehungshilfe** einem Minderjährigen gewährt, dessen leibliche, geistige oder seelische Entwicklung gefährdet oder geschädigt ist. Das Jugendamt gewährt FEH auf schriftlichen Antrag der Personensorgeberechtigten, d. h. die Maßnahme der freiwilligen Erziehungshilfe ist eine erbetene Hilfe der Eltern, die dann vom Jugendamt gewährt wird.

Anders ist es bei der **Fürsorgeerziehung (FE).** Hier ordnet das Vormundschaftsgericht die Fürsorgeerziehung für einen Minderjährigen an, wenn sie erforderlich ist. Das Kriterium für die Anordnung einer Fürsorgeerziehung ist »die drohende oder eingetretene Verwahrlosung«. Die Fürsorgeerziehung als eingreifendste Maßnahme darf nur dann angeordnet werden, wenn alle anderen Erziehungsmaßnahmen keinen ausreichenden Erfolg versprechen. Der Antrag auf Anordnung der Fürsorgeerziehung geschieht in der Regel durch das Jugendamt, kann aber auch durch die Eltern erfolgen. Bei Anordnung der FE durch ein Vormundschaftsgericht wird oft ein Sachverständigengutachten eingeholt *(§ 66, Jugendpsychiatrisches Gutachten).*

Zusammenfassend sei bemerkt, daß in der Regel bei allen oben durchgeführten Maßnahmen nach dem JWG sich die Jugendämter des Rates entsprechender Sachverständiger bedienen. Dies gilt für die Durchführung der Erziehungsberatung, für die Auswahl der geeigneten Pflegefamilien sowie bei der Anordnung der freiwilligen Erziehungshilfe (FEH) sowie der Fürsorgeerziehung (FE).

Die entsprechenden Bestimmungen des Jugendgerichtsgesetzes (JGG) bzw. Strafgesetzbuches (StGB), soweit sie für Jugendliche von Wichtigkeit sind, sind in dem Abschnitt über gerichtliche Kinder- und Jugendpsychiatrie abgehandelt.

Bürgerliches Gesetzbuch (BGB)

Nicht selten tritt der Fall ein, daß von kinderpsychiatrischer Seite oder von seiten des Jugendamtes eine Herausnahme eines Kindes aus einem der Entwicklung des Kindes schädlichen Milieu unbedingt für erforderlich gehalten wird, daß aber die Eltern dieser Maßnahme nicht zustimmen wollen. Der Sachverhalt wird durch *§ 1666 BGB* geregelt. Hierin ist ausgesagt, daß bei Gefährdung des geistigen oder leiblichen Wohles des Kindes das Vormundschaftsgericht zur Abwehr von Gefahr anordnen kann, daß das Kind zum Zwecke der Erziehung in einer geeigneten Familie oder in einer Erziehungsanstalt untergebracht werden kann. Durch diesen § 1666 ist es also möglich, ein Kind auch gegen den Willen seiner Eltern außer Hauses unterzubringen. Der Paragraph ist in Ergänzung zu sehen zu den entsprechenden Paragraphen des JWG bezüglich der Anordnung der Fürsorgeerziehung, der besonders auf die verwahrlosungsgefährdeten bzw. verwahrlosten Jugendlichen abzielt. § 1666 BGB findet z. B. oft Anwendung bei jüngeren Kindern, die z. B. zu Hause schweren Mißhandlungen ausgesetzt waren. Auch bei der Anordnung des § 1666 BGB bedient sich das Gericht gerne des kinder- und jugendpsychiatrischen Sachverständigen.

Bundessozialhilfegesetz (BSHG)

Das Bundessozialhilfegesetz »umfaßt Sozialhilfe zu Lebensunterhalt und Hilfe in besonderen Lebenslagen«. Aufgabe der Sozialhilfe ist es, dem Empfänger der Hilfe die Führung eines Lebens zu ermöglichen, das der Würde des Menschen entspricht.

Das Bundessozialhilfegesetz umfaßt ein ganzes Bündel staatlicher sozialer Hilfen, die gewährt werden können. Um den Umfang des Gesetzeswerkes zu verdeutlichen, seien kurz die verschiedenen Zielgruppen, die im Bundessozialhilfegesetz gemeint sind, genannt. Unter anderem befaßt sich das Bundessozialhilfegesetz mit Maßnahmen: »Hilfe zur Arbeit« oder »Hilfe zum Aufbau oder zur Sicherung der Lebensgrundlage« mit Ausbildungshilfe, vorbeugender Gesundheitshilfe, Krankenhilfe, Hilfe für werdende Mütter und Wöchnerinnen, Eingliederungshilfe Behinderter, Tuberkulosehilfe, Blindenhilfe, Hilfe zur Pflege, Hilfe für Gefährdete und Altenhilfe.

Für die Kinder- und Jugendpsychiatrie besonders wichtig ist der Abschnitt, der sich mit der *Eingliederungshilfe für Behinderte* befaßt. Hier ist der *§ 39 BSHG* zu nennen. In ihm ist der Personenkreis genannt, der die Hilfe dieses Paragraphen in Anspruch nehmen kann gemäß dem Willen des Gesetzgebers, wie er im § 1 grundsätzlich zum Ausdruck kommt (Hilfe zum Lebensunterhalt, Hilfe zur Führung eines Lebens, das der Würde des Menschen entspricht). Neben Körperbehinderten, Blinden, Tauben, Stummen, denen eine solche Hilfe gewährt werden kann, sind im *§ 39, Abs. 1.5* Personen genannt, die durch Schwäche ihrer *geistigen Kräfte wesentlich behindert* oder von einer solchen bedroht sind und Abs. 1.6 Personen, die *seelisch wesentlich behindert* sind.

Aufgabe der gewährten Eingliederungshilfe nach diesem Paragraphen ist es, »eine drohende Behinderung zu verhüten oder eine vorhandene Behinderung oder deren Folgen zu beseitigen oder zu mildern und dabei dem Behinderten die Teilnahme am Leben in der Gemeinschaft zu ermöglichen oder zu erleichtern«. Hierzu gehört vor allem, den Behinderten die Ausübung eines angemessenen Berufes oder einer sonstigen angemessenen Tätigkeit zu ermöglichen oder ihn wenigstens unabhängig von Pflege zu machen.

Bedeutung dieses Gesetzes in der praktischen Kinder- und Jugendpsychiatrie: Nach diesen Bestimmungen des Bundessozialhilfegesetzes können z. B. allen oligophrenen Kindern die ambulant und stationär notwendigen Hilfen gewährt werden, aber auch autistische Kinder, Kinder mit schwersten neurotischen Fehlhaltungen oder psychotischen Störungen fallen unter den Anwendungsbereich dieses Gesetzes.

Der § 39 des BSHG findet immer Anwendung gemeinsam mit dem § 100, der die sachliche Zuständigkeit des überörtlichen Trägers regelt, d. h. daß der Kostenträger für die im § 39 BSHG genannten Personen die Landessozialämter sind. Die Feststellung, ob die Anwendung des § 39 gerechtfertigt ist, bedarf meistens einer ärztlichen bzw. fachärztlichen Stellungnahme.

Jugendgerichtsgesetz (JGG)

Die Bestimmungen des *Jugendgerichtsgesetzes (JGG)* werden im Kapitel »Gerichtliche Kinder- und Jugendpsychiatrie« besprochen. In diesem Zusammenhang sei nur hervorgehoben, daß nach *§ 10, Abs. 2 JGG* vom Jugendrichter eine sog. *heilerzieherische Behandlung* angeordnet werden kann. Diese heilerzieherische Behandlung soll durch einen Sachverständigen erfolgen. Sie bedarf der Zustimmung der Erziehungsberechtigten und des gesetzlichen Vertreters. Die Möglichkeit der Anordnung einer heilerzieherischen Behandlung durch ein Jugendgericht trägt der Erfahrung Rechnung, daß ein Teil der Straftaten Jugendlicher Folgen neurotischer Fehlentwicklungen sind und daß sich in geeigneten Fällen Heilung durch eine besondere Behandlungsmethode erzielen läßt. Die heilerzieherische Behandlung kann z. B. bestehen in einer tiefenpsychologisch fundierten Psychotherapie eines Jugendlichen, sie kann aber auch eher pädagogische Maßnahmen in einer heilpädagogischen Heimbehandlung umfassen.

Zusammenfassend sehen wir, daß im wesentlichen das Jugendwohlfahrtsgesetz und das Bundessozialhilfegesetz die gesetzlichen Grundlagen für Therapie und Rehabilitation psychisch und geistig auffälliger Kinder und Jugendlicher bieten. Zur Durchführung der Maßnahmen sind in den Bundesländern zwei verschiedene Behörden verantwortlich:

Einerseits die Landesjugendämter, nachgeordnet die kommunalen Stadt- bzw. Kreisjugendämter und das Landessozialamt, nachgeordnet die örtlichen Sozialämter. Für die Durchführung der Maßnahmen nach dem JWG sind die Jugendämter, für die Durchführung der Maßnahmen nach dem BSHG die Sozialämter zuständig.

Institutionelle Voraussetzungen

Für die Diagnostik, Behandlung und Rehabilitation der unterschiedlichsten psychischen Störungen im Kindes- und Jugendalter bestehen eine Reihe ambulanter bzw.stationärer Einrichtungen, die aufgerufen sind, in einer Art Verbundsystem zusammenzuarbeiten. Für die ambulante Versorgung stehen – neben den Ambulanzen der *kinder- und jugendpsychiatrischen Kliniken* – insbesondere die *Erziehungsberatungsstellen* zur Verfügung. In solchen Beratungsstellen arbeitet ein Team, welches sich gewöhnlich aus Kinder- und Jugendpsychiatern, Psychologen, Heilpädagogen, Psychagogen und Sozialarbeitern zusammensetzt. Einerseits kann an diesen Beratungsstellen zunächst die einschlägige Diagnostik durchgeführt werden, andererseits werden Aufgaben der Behandlung von Kindern und Jugendlichen und die Beratung ihrer Eltern durchgeführt. Für die stationäre klinische Behandlung der Kinder gibt es in allen Bundesländern eigenständige Kliniken bzw. klinische Abteilungen für Kinder- und Jugendpsychiatrie, oft angeschlossen an Erwachsenennervenkliniken. Manche Kinderkliniken verfügen über eine heilpädagogische bzw. psychosomatische Station. Zusätzlich unterhalten die sog. Landschaftsverbände (Landeswohlfahrtsverbände) eigenständige jugendpsychiatrische Kliniken. In diesen Kliniken wird die gesamte Bandbreite kinder- und jugendpsychiatrischer Erkrankungen diagnostisch und therapeutisch erfaßt und behandelt.

Stellt eine Erziehungsberatungsstelle nach längerer ambulanter Behandlung fest, daß mit ambulanter Therapie eine dauerhafte Besserung nicht zu erzielen ist, oder wird von seiten einer Klinik festgestellt, daß zwar eine klinisch stationäre Behandlung nicht mehr notwendig ist, eine Rückkehr in das häusliche Milieu aber nicht indiziert erscheint, erfolgt oft eine weitere Behandlung in Heimen. Insgesamt hat die Heimerziehung im letzten Jahrzehnt einen deutlichen Aufschwung erfahren. Es stehen heute in allen Bundesländern verschiedene spezialisierte Heimeinrichtungen zur Verfügung, die Kinder aufnehmen können.

Diese verschiedenen *Heimtypen* sind

1. familiär geführte Kleinstheime, die eine Familie ersetzen können,
2. heilpädagogische Heime mit spezifischer Behandlungsmöglichkeit, oft mit verschiedenen Schwerpunkten für Lernbehinderte oder für Verhaltensgestörte,
3. psychotherapeutische und psychagogische Spezialheime, die sich der Behandlung neurotischer Kinder annehmen,
4. sog. Jugendwohnheime, die speziell in der Berufsausbildung stehende Jugendliche aufnehmen,
5. geschlossene Heime sowohl für Mädchen wie für Jungen, die die Betreuung schwer dissozialer Jugendlicher übernommen haben.

Außerdem gibt es Spezialheime für Körperbehinderte, Blinde und Taube sowie Heime, die sich auf die Behandlung von Sprachstörungen spezialisiert haben.

Des weiteren stehen zur Verfügung: spezielle Rehabilitationseinrichtungen für hirnorganisch Kranke, Mehrfachbehinderte und Epileptiker. Zur Rehabilitation von Jugendlichen, die an einer Psychose erkrankt waren, gibt es Spezialeinrichtungen, z. B. spezielle sozialpsychiatrische Kliniken oder auch Tag- bzw. Nachtkliniken mit angeschlossenem Übergangswohnheim.

Einen Überblick über die in der Bundesrepublik Deutschland und West-Berlin vorhandenen Heime gibt das Heimverzeichnis des Allgemeinen Fürsorge- und Erziehungstages (AFET).

Schulen. Eine außerordentlich wichtige Rolle in der Rehabilitation psychisch auffälliger Kinder spielen die Schulen, speziell die Sonderschulen. Aus der früheren »Hilfsschule« hat sich heute ein reich differenziertes System unterschiedlicher Sonderschultypen herausdifferenziert. Wir unterscheiden die *Sonderschule für Lernbehinderte (L)* von der *Sonderschule für geistig Behinderte (G)*. Hier werden die Kinder gesondert nach ihrer Intelligenzleistung beschult: In der Sonderschule L vorwiegend leicht bis mittelgradig lernbehinderte Kinder, dem Intelligenzquotienten nach entsprechend etwa zwischen IQ 70 und 90. In der Sonderschule für geistig Behinderte (andere Bezeichnung Sonderschule für praktisch Bildbare) werden die schwerer geistig behinderten Kinder unterrichtet. Das Schulgesetz schreibt zwingend vor, daß Kinder, die zweimal in der Eingangsstufe der Normalschule das Klassenziel nicht erreicht haben,

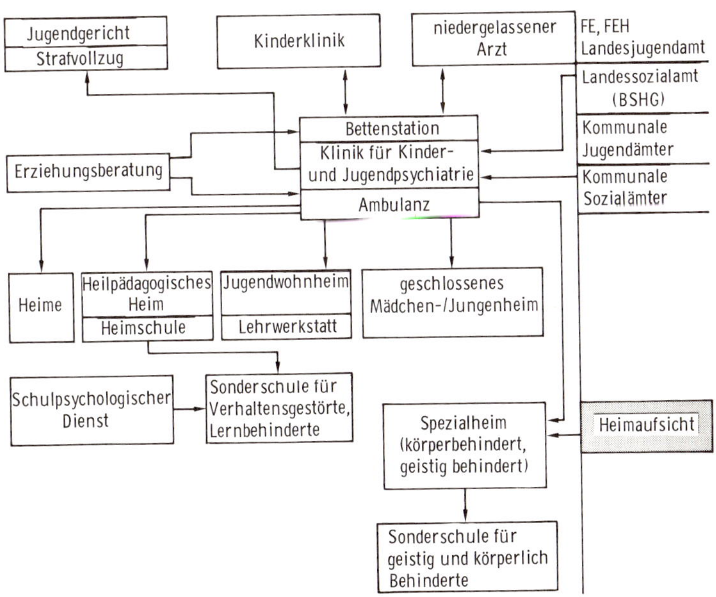

Abb. 4.**6**. Verknüpfung von Recht und Institutionen

an eine Sonderschule überwiesen werden. Daneben gibt es die Sonderschulen für Verhaltensgestörte, für durchschnittlich bis überdurchschnittlich begabte Schüler, die aber aufgrund ihrer psychischen Auffälligkeiten auf Normalschulen mit ihren relativ großen Klassenstärken nicht unterrichtet werden können. Um eine zu starke Stigmatisierung durch »Sonderbeschulung« zu vermeiden, geht man heute z.T. dazu über, Sonderschulklassen an Normalschulen zu belassen, dies gilt insbesondere für solche für Verhaltensgestörte. Außerdem gibt es *Sonderschulen für körperbehinderte Kinder* (Sonderschule K) sowie *Spezialschulen für taube bzw. blinde Kinder.* Jedem Schulbezirk ist ein sog. schulpsychologischer Dienst zugeordnet, der vorwiegend Aufgaben der Diagnostik und der Beratung der Lehrer übernimmt.

Größere Heime verfügen gelegentlich über eine eigene *Heimsonderschule.* Dies hat seine besondere Begründung in der Möglichkeit, ein einheitliches pädagogisches Feld zwischen Heim und Schule aufzubauen. Es bietet sich so die Möglichkeit, stark schulgestörte Kinder zu rehabilitieren. Ein besonderes Merkmal aller Sonderschulen ist die niedrige Klassenfrequenz (Klassenstärke), die 8 bis 12 Kinder nicht überschreiten sollte (Abb. 4.**6**).

5. Gerichtliche Kinder- und Jugendpsychiatrie

I. Dauner

Rechte des Kindes

1959 proklamierte die UNO-Vollversammlung die »Erklärung der Rechte des Kindes«, die folgenden Wortlaut hat:

»Das Kind erfreut sich aller in dieser Erklärung enthaltenen Rechte. Ohne jede Ausnahme und ohne Unterscheidung oder Benachteiligung durch Rasse, Hautfarbe, Geschlecht, Sprache, Religion, politische oder sonstige Überzeugung, nationale oder soziale Herkunft, Eigentum, Geburt oder sonstige Umstände, sowohl hinsichtlich seiner selbst wie seiner Familie, hat das Kind auf diese Rechte Anspruch.

Das Kind genießt besonderen Schutz; ihm werden Gelegenheiten und Erleichterungen durch Gesetz und auf andere Weise gegeben, sich gesund und natürlich in Freiheit und Würde körperlich, geistig, moralisch, seelisch und sozial zu entwickeln. Das Beste des Kindes ist für diese Gesetzgebung bestimmend.

Das Kind hat Anspruch auf einen Namen und eine Staatsangehörigkeit von Geburt an.

Das Kind erfreut sich der Wohltaten der sozialen Sicherheit. Es ist berechtigt, in Gesundheit heranzuwachsen und zu reifen; deshalb werden ihm und seiner Mutter besondere Fürsorge und Schutz gewährt, einschließlich angemessener Pflege vor und nach der Geburt. Das Kind hat das Recht auf ausreichende Ernährung, Wohnung, Erholung und ärztliche Betreuung.

Das Kind, das körperlich, geistig oder sozial behindert ist, erhält diejenige besondere Behandlung, Erziehung und Fürsorge, die sein Zustand und seine Lage erfordern.

Das Kind bedarf zur vollen und harmonischen Entwicklung seiner Person der Liebe und des Verständnisses. Es wächst, soweit irgend möglich, in der Obhut und der Verantwortung seiner Eltern, immer aber in einer Umgebung der Zuneigung und moralischer und materieller Sicherheit auf; in zartem Alter wird das Kind nicht von seiner Mutter getrennt, außer durch ungewöhnliche Umstände. Gesellschaft und öffentliche Stellen haben die Pflicht, alleinstehenden und mittellosen Kindern verstärkte Fürsorgen angedeihen zu lassen. Staatliche und anderweitige finanzielle Unterstützungen kinderreicher Familien ist wünschenswert.

Das Kind hat Anspruch auf unentgeltlichen Pflichtunterricht, wenigstens in der Volksschule. Ihm wird eine Erziehung zuteil, die seine allgemeine Bildung fördert und es auf der Grundlage gleicher Möglichkeiten in den Stand setzt, seine Anlagen, seine Urteilskraft, sein Verständnis für moralische und soziale Verantwortung zu entwickeln und zu einem nützlichen Glied der menschlichen Gemeinschaft zu werden.

Das Beste des Kindes ist der Leitgedanke für alle, die für seine Erziehung und Führung Verantwortung tragen, diese liegt zuallererst bei den Eltern.

Das Kind hat volle Gelegenheit zu Spiel und Erholung, die den gleichen Erziehungszielen dienen sollen; Gesellschaft und Behörden fördern die Durchsetzung dieses Rechtes.

Das Kind ist in allen Notlagen bei den Ersten, die Schutz und Hilfe erhalten.

Das Kind wird vor Vernachlässigung, Grausamkeit und Ausnutzung jeder Art geschützt. Es ist in keinem Fall Gegenstand eines Handels. Das Kind wird erst nach Erreichung eines geeigneten Mindestalters zur Arbeit zugelassen; nie wird es gezwungen oder wird ihm erlaubt, einen Beruf oder eine Tätigkeit auszuüben, die seiner Gesundheit oder Erziehung schaden oder seine körperliche, geistige oder moralische Entwicklung hemmen.

Das Kind wird vor Handlungen bewahrt, die rassische, religiöse oder andere Herabsetzung fördern. Es wird erzogen in einem Geist des Verstehens, der Duldsamkeit, der Freundschaft zwischen den Völkern, des Friedens, weltumspannender Brüderlichkeit und in der Vorstellung, daß seine Kraft und Fähigkeiten dem Dienst an seinen Mitmenschen zu widmen sind.«

Rechtliche Voraussetzungen

In der Kinder- und Jugendpsychiatrie ist in besonderer Weise die rechtliche Stellung des Betroffenen zu berücksichtigen. Die Patienten sind »minderjährig«, d.h. sie können nicht in allen Bereichen frei über sich verfügen, weswegen die Sorgeberechtigten (Eltern, Vormund, Jugendamt), aber auch Ärzte und andere Betreuer ein hohes Maß an Verantwortung zu tragen haben. Die Kenntnis der wichtigsten Gesetze ist deshalb notwendig. Es werden zwei große Gruppen unterschieden:

- der *zivilrechtliche* Bereich und
- der *strafrechtliche* Bereich.

Die Bestimmungen für Kinder und Jugendliche sind im wesentlichen in dem Gesetz für Jugendwohlfahrt (JWG), dem Jugendgerichtsgesetz (JGG) sowie bestimmten Paragraphen des Bundessozialhilfegesetzes (BSHG) festgehalten, weiterhin von Bedeutung sind bestimmte Paragraphen des Bürgerlichen Gesetzbuches (BGB). Die Anwendungsbereiche des JWG, JGG und BSHG für die Kinder- und Jugendpsychiatrie werden in dem Kapitel: »Rechtliche und institutionelle Voraussetzungen für die Therapie und Rehabilitation«

abgehandelt, während die Paragraphen des BGB im Anschluß an die rechtlichen Voraussetzungen des Jugendstrafrechts aufgeführt werden. Insgesamt kommt es immer wieder zu engen Verzahnungen der verschiedenen juristischen Voraussetzungen, insbesondere dann, wenn Jugendliche straffällig geworden sind.

Im Laufe dieses Jahrhunderts ist in allen Kulturstaaten ein vom Erwachsenenstrafrecht getrenntes *Jugendstrafrecht* entwickelt worden. Der Grundgedanke war dabei, den Jugendlichen, die mit der Gesellschaft und ihren Gesetzen in Konflikt gerieten, möglichst durch Erziehungsmaßnahmen Hilfestellungen zu geben, und nicht nur dem Sühnegedanken Rechnung zu tragen. Erst bei Versagen aller pädagogischer Einwirkungen müssen dann Freiheitsstrafen verhängt werden entweder in Form von Wochenendarresten, mehrwöchigen Freizeitarresten oder Jugendstrafen. Letztere erstrekken sich von einer Mindeststrafe von 6 Monaten bis zu einer Höchststrafe von 10 Jahren je nach Art und Schwere der Straftat. Die untere Grenze wurde im Hinblick auf den (erhofften) erzieherischen Effekt angesetzt, die obere Grenze gilt für schwere Verbrechen wie z. B. Mord.

Ein besonderer Vorzug, der im Jugendstrafrecht verankert ist, besteht in der Möglichkeit, die Vorstrafen Jugendlicher, die alle in dem sog. »Strafregister« vermerkt werden, zu löschen (im Gegensatz zum Erwachsenenstrafrecht), womit den Betroffenen weitere Starthilfen gegeben werden, denn sie können dann z.B. ein »polizeiliches Führungszeugnis« vorlegen, in welchem die Vorstrafen nicht mehr erwähnt werden. Sofern die Jugendstrafen nicht zur Bewährung ausgesetzt werden – jeweils mit gesonderten Bewährungsauflagen wie der Zuordnung zu einem Bewährungshelfer – sind sie in speziellen Jugendarrestanstalten bzw. Strafvollzugsanstalten für Jugendliche zu verbüßen. In diesen Einrichtungen ist es u. a. möglich, den Volksschulabschluß zu erwerben, einzelne Lehrausbildungen im handwerklichen Bereich oder eine Ausbildung zur Bürohilfe zu absolvieren. Eine psychologische und sozialpädagogische Betreuung ist ebenfalls bereits in einigen Anstalten gewährleistet. Insgesamt hinken aber die Möglichkeiten der praktischen Durchführung im Jugendstrafvollzug den theoretischen Vorstellungen doch weit nach.

Das geltende Jugendstrafrecht kennt drei Altersgruppen:

- *Kinder* sind Minderjährige bis zur Vollendung des 14. Lebensjahres. Sie sind strafunmündig und das Jugendgerichtsgesetz kann auf sie nicht angewendet werden. Besteht Erziehungsbedürftigkeit, die nicht durch die Erziehungsberechtigten erfüllt wird (z. B. bei Verwahrlosung), so ist für sie der Vormundschaftsrichter zuständig.
- *Jugendliche* sind Minderjährige zwischen 14 und 18 Jahren. Bei ihnen findet das Jugendstrafrecht Anwendung, d. h. Jugendliche sind relativ strafmündig. In jedem Einzelfall muß aber die Schuldfähigkeit des Jugendlichen festgestellt werden, und zwar nach seiner geistigen und sittlichen Entwicklung und Reife.
- *Heranwachsende* sind junge Volljährige von 18 bis 21 Jahren, auf die u. U. noch das Jugendgerichtsgesetz Anwendung finden kann; wenn sie unter Würdigung ihrer Gesamtpersönlichkeit noch einem Jugendlichen gleichgestellt werden, und zwar nach seiner geistigen und sittlichen Entwicklung und Reife.

Beurteilung der Strafreife und Schuldfähigkeit

Das Jugendgerichtsgesetz gilt gemäß § 1 JGG, »wenn ein Jugendlicher oder ein Heranwachsender eine Verfehlung begeht, die nach den allgemeinen Vorschriften mit Strafe bedroht ist«. Bei jedem einzelnen Jugendlichen sind die Voraussetzungen zur Anwendung des *§ 3 JGG* gründlich zu prüfen. Dieser lautet folgendermaßen:

»Ein Jugendlicher ist strafrechtlich verantwortlich, wenn er zur Zeit der Tat nach seiner sittlichen und geistigen Entwicklung reif genug ist, das Unrecht der Tat einzusehen und nach dieser Einsicht zu handeln. Zur Erziehung eines Jugendlichen, der mangels Reife strafrechtlich nicht verantwortlich ist, kann der Richter dieselben Maßnahmen anordnen wie der Vormundschaftsrichter.«

Es geht darum, festzustellen, ob der Jugendliche *prinzipiell* zu einsichtsfähigem Handeln in der Lage ist. Die genauen Tatumstände müssen dann besonders berücksichtigt werden, denn es ist gleichzeitig zu prüfen, ob Schuldunfähigkeit oder verminderte Schuldfähigkeit gemäß §§ 20 und 21 Strafgesetzbuch (StGB) vorliegen.

Die einschlägigen Paragraphen lauten:

- *§ 20 StGB: Schuldunfähigkeit wegen seelischer Störungen.* Ohne Schuld handelt, wer bei Begehung der Tat wegen einer krankhaften seelischen Störung, wegen einer tiefgreifenden Bewußtseinsstörung oder wegen Schwachsinns oder einer schweren anderen seelischen Abartigkeit unfähig ist, das Unrecht der Tat einzusehen und nach dieser Einsicht zu handeln.
- *§ 21 StGB: Verminderte Schuldfähigkeit.* Ist die Fähigkeit des Täters, das Unrecht der Tat einzusehen oder nach dieser Einsicht zu handeln, aus einem der in § 20 bezeichneten Gründe bei Begehung der Tat erheblich vermindert, so kann die Strafe nach § 49 Abs. 1 gemildert werden.

Beurteilung der Glaubwürdigkeit kindlicher und jugendlicher Zeugen

Immer wieder werden insbesondere Kinder Opfer von Sexualtätern. Da in der Regel außer Täter und Opfer keine weiteren Zeugen vorhanden sind, wird häufiger das Opfer als sog. »geschädigter Zeuge« nicht nur polizeilich und richterlich vernommen, sondern durch einen Kinder- und Jugendpsychiater bzw. Psychologen auf die Glaubwürdigkeit hin untersucht und begutachtet. Es gibt keine absolute Meßbarkeit der Glaubwürdigkeiten, man ist vielmehr darauf angewiesen, zunächst einmal die Persönlichkeit des Zeugen genau zu analysieren und zu erfassen, wie sich der Zeuge in seinem alltäglichen Lebensbereich verhält. Finden sich keine besonderen Auffälligkeiten, hierzu gehören auch die üblichen »Notlügen«, so braucht der *allgemeinen Glaubwürdigkeit* nicht mit besonderen Zweifeln begegnet zu werden.

Für die Beurteilung der *speziellen Glaubwürdigkeit* sind folgende Fakten besonders zu berücksichtigen:

- die Art und Weise des Zustandekommens der Erstaussage,
- die Übereinstimmung der Aussagen bei verschiedenen Vernehmungen und an verschiedenen Orten sowie
- die Motivation.

Die spezielle Glaubwürdigkeit, die für das Gericht wesentlich und allein entscheidend sein muß, nimmt zu der konkreten Aussage des Kindes oder Jugendlichen im Rahmen des Verfahrens Stellung. Dabei ist insbesondere die Möglichkeit einer Falschaussage einzeln zu prüfen, denn es könnte sich um eine bewußte Falschaussage, d.h. eine Lüge handeln, die spontan oder auf Anstiftung ausgesagt wird (Fremdsuggestion) oder auch um eine Autosuggestion, bei welcher das Kind sich selbst einen entsprechenden Tatbestand ohne Mitwirkung Dritter so suggeriert, daß es selbst davon überzeugt ist, ihn erlebt zu haben.

Bei allen diesen drei Möglichkeiten ist zu bemerken, daß frei erfundene Vorgänge, seien sie suggestiv übernommen oder nicht, im Laufe eines Verfahrens mit Vernehmung durch die weibliche Kriminalpolizei, Begutachtung und Hauptverhandlung in den meisten Fällen bald deutlich werden. Ihnen fehlt regelmäßig die individuelle Durchzeichnung, die Lebendigkeit in der Schilderung, sie wirken oftmals auswendig gelernt und routiniert.

Die Aussage zur eigenen Einstellung zur Tat durch den jugendlichen Zeugen ist vielleicht am häufigsten entstellt und verfälscht. Kinder und Jugendliche erfahren häufig erst im Verlauf des Verfahrens, daß sie sich an Dingen beteiligt oder auf sie eingelassen haben, die von den Erwachsenen als sehr negativ, aufregend und besorgniserregend bewertet werden. Es kommt also regelmäßig zu einem schlechten Gewissen, das dafür sorgt, daß die ursprünglich vielleicht harmlose, oder wie häufig, sogar positive Einstellung zu dem Verhalten des Täters verfälscht wird. Dies kommt insbesondere häufig bei jungen Mädchen vor, die längere Zeit in einer affektiven Bindung zu einem Sexualdelinquenten gestanden haben, etwa in einem Inzestverhältnis (Vater oder Stiefvater und Tochter).

Schließlich muß auch berücksichtigt werden, daß gelegentlich eine ganze Schulklasse ihren Lehrer unzüchtiger Handlungen beschuldigt, ohne daß reale Vorfälle nachgewiesen werden können.

Beurteilung der Deliktfähigkeit gemäß § 828, Abs. 2 BGB

Die Deliktfähigkeit der Kinder und Jugendlichen ist in der BRD durch den § 828 des Bürgerlichen Gesetzbuches geregelt.

Dieser lautet: »Wer das 7., aber nicht das 18. Lebensjahr vollendet hat, ist für einen Schaden, den er einem anderen zufügt, nicht verantwortlich, wenn er bei Begehung der schädigenden Handlung nicht die zur Erkenntnis der Verantwortlichkeit erforderliche Einsicht hat«.

Diese fehlende Erkenntnis zur Verantwortlichkeit wird für ein taubstummes Kind im Gesetz von vorneherein bejaht.

Das Problem der Deliktfähigkeit wird immer dann aktuell, wenn vor allen Dingen jüngere Kinder etwa durch Spielen mit Feuer Brände verursachen, die meist mit einem erheblichen Sachschaden einhergehen oder andere Kinder beim Spielen mit Gegenständen (Pfeil und Bogen, Steine) bewerfen, auch ungezielt, und dabei einen Spielkameraden so unglücklich treffen, daß dieser z.B. sein Augenlicht verliert. In diesem Zusammenhang spielt die *Aufsichtspflicht der Eltern* bzw. der Erziehungsberechtigten eine nicht unbedeutende Rolle, diese haben insbesondere darauf zu achten, daß ihr Kind keinem anderen Schaden zufügt. Die Eltern haben daher im Prozeßfall auch nachzuweisen, daß sie in ausreichendem Maße ihrer Aufsichtspflicht nachgekommen sind, wobei die Beweislast bei ihnen liegt. Z.B. bedeutet dies für ein zündelndes Kind: Es ist nicht notwendig, daß das Kind die besondere, durch den Gebrauch eines Streichholzes entstehende Gefahr oder gar das Schadensausmaß erkennen kann. Dennoch kann es, wenn es erkennen kann, daß es »in irgendeiner Weise« für den von ihm verursachten Schaden verantwortlich ist, für sein weiteres Leben in *»Schuldknechtschaft«* genommen werden. In praxi heißt das: Ein deliktfähiges Kind, welches beim Spielen mit Feuer z.B. einen Scheunenbrand verursacht hat (bei dem ein Sachschaden in Höhe von etwa DM 300000,– entstanden ist) und dessen Eltern nicht ausreichend versichert waren, hat vom Zeitpunkt seines ersten eigenen Verdienstes an die Verpflichtung, diese Summe dem Geschädigten bzw. dessen Versicherung zurückzuzahlen. Daraus ergibt sich, daß alle Eltern für ihre Kinder eine entsprechend hohe Haftpflichtversicherung abschließen sollten.

Sorgerecht (Scheidungskinder)

Die hohe Zahl der Ehescheidungen und damit die Fragen der *Sorgerechts-* und *Verkehrsrechtsregelung* bringen eine Fülle kinder- und jugendpsychiatrischer Probleme mit sich. Immer dann, wenn die Eltern sich nicht einigen können, bei welchem Elternteil die Kinder bleiben, müssen die Gerichte bemüht werden. Diese Entscheidungen sind oftmals sehr schwierig, und es ist notwendig, daß ein Gutachter alle Beteiligten in diesem Verfahren kennenlernt. Das bedeutet, daß er sowohl den Vater als auch die Mutter, gegebenenfalls eine Großmutter oder die Geschwister neben dem zu begutachtenden Kind gründlich untersuchen muß. Erst dann kann er eine objektive Entscheidung fällen, wobei es jeweils darum geht, die für das *Kind* relativ beste Lösung zu finden. Wie sehr Kinder unter der Scheidung ihrer Eltern leiden können, soll an folgendem Beispiel skizziert werden:

Ein 10jähriges hochintelligentes Mädchen wurde mit einer psychogenen Gangstörung in der Klinik aufgenommen. Bei körperlich völlig normalem Befund klagte es über Schmerzen in beiden Beinen, und sie sank in sich zusammen, sobald man es vor das Bett stellte. Das Kind symbolisierte mit seiner Symptomwahl, daß es »so nicht weitergeht«. In der Klinik verschwand die Symptomatik rasch, das Mädchen sprang und tobte mit den übrigen Kindern umher. Die erst vor kurzem geschiedenen Eltern besuchten ihre Tochter im Wechsel, und vor jedem Besuch trat die Gangstörung erneut auf, schließlich vor der Weihnachtsbeurlaubung (das Kind sollte die Weihnachtstage bei der Mutter verbringen) kamen die Schmerzen wieder. Hier konnte nur die Herausnahme aus dem konfliktbeladenen Milieu für das Kind Hilfe und Entlastung bringen. Wir vermittelten es deshalb in ein qualifiziertes Internat.

Adoption

Die *Annahme an Kindes Statt (Adoption)* ist in den *§§ 1741 bis 1772 BGB* geregelt. Das Adoptionsrecht und Adoptionsvermittlungsrecht hat 1977 eine gesetzgeberische Modernisierung erfahren, in dem Sinn, daß das Adoptivkind dem leiblichen Kind in allen Rechten und Pflichten gleichgestellt wird, es aber damit auch alle Ansprüche bezüglich seiner eigenen Verwandtschaft verliert.

Die Beurteilung der *Adoptionseignung* ist ein von sehr vielen Individualfaktoren abhängiger Vorgang, der nicht nur die körperliche Gesundheit, sondern den erkennbaren psychischen Entwicklungszustand des Kindes miteinschließt. Es hat sich gezeigt, daß die sog. »Frühadoption«, d. h. möglichst kurz nach der Geburt, bessere Chancen hat als später erfolgte Adoptionen.

Ein besonderes Problem für die Adoptiveltern ist aber immer der *Zeitpunkt der Aufklärung* des Kindes über seine Herkunft. Es ist illusorisch anzunehmen, daß die »Inkognito-Adoption« das wichtige Aufklärungsproblem des Kindes über seine Herkunft ausschaltet. Die *Frühinformation,* d.h. die Wissensvermittlung in den ersten Lebensjahren, stellt unter den verschiedenen Möglichkeiten die beste Lösung dar. Die heute noch von vielen Eltern meist ängstliche Geheimhaltung der Kinderannahme läßt sich nach allgemeiner Erfahrung nur in der Vorschulzeit bzw. in den ersten Schuljahren aufrechterhalten. Fast immer erfahren die Kinder in dieser Zeit durch außenstehende Dritte (z.B. Nachbarn, Mitschüler oder auch Verwandte), daß sie nicht die leiblichen Kinder ihrer Eltern sind. Hierdurch kommt es immer wieder zu erheblichen psychischen Störungen, zumal die Information in eine Altersstufe fällt (sog. Märchenalter), wo Gedanken über die eigene Herkunft bereits eine Rolle spielen, Fragestellungen wie: »Bin ich nicht vielleicht in Wirklichkeit auch eine Prinzessin oder ein Prinz?«

Die Aufklärung sollte daher als Frühinformation, d.h. als ein beiläufig vorgetragenes Mitteilen, in einer Altersstufe geschehen, in der erlebte Zuwendung und Geborgenheit vom Kind noch höher eingeschätzt werden als aufklärende Worte.

In seltenen Fällen kann eine *Adoptionsaufhebung* erfolgen, und zwar wenn »wichtige Gründe in der Person des Annehmenden oder des Kindes die Aufrechterhaltung des Annahmeverhältnisses sittlich nicht mehr gerechtfertigt erscheinen lassen«. Im Mittelpunkt der Überlegungen für die Entscheidung sieht auch der Gesetzgeber zunehmend die Sorge um das »Wohl des Kindes«. Die Adoptivkinder erleben dennoch eine Adoptionslösung sehr häufig nur im Sinne der Ablehnung und Verstoßung durch die Eltern, auch dann, wenn sie nach außen hin ihrer Genugtuung über die erfolgte Trennung Ausdruck geben.

Praktische Probleme der Begutachtung

Die Begutachtung kann grundsätzlich ambulant oder stationär erfolgen.

Die **ambulante Begutachtung** tangiert in der Regel den Stationsbetrieb kaum. Gelegentlich werden aber die Probanden mit oder ohne Eltern tagsüber mit auf der Station beobachtet, wenn besondere Probleme (Interaktion usw.) anstehen, oder wenn medizinische Untersuchungen durchgeführt werden müssen, die längere Zeit in Anspruch nehmen (z. B. Blutzuckertagesprofil). Der Gutachter gibt in der Regel dann den Mitarbeitern genaue Anweisungen, welche Gesichtspunkte besonders zu berücksichtigen sind. Z. B. ist es immer wesentlich, eine möglichst genaue Verhaltensbeobachtung in verschiedenen Situationen und durch verschiedene Beobachter zu bekommen, da sich die Betroffenen oftmals in Abwesenheit des Gutachters unbefangener, aber auch ungesteuerter benehmen.

Die **stationäre Begutachtung** wird an kinder- und jugendpsychiatrischen Kliniken häufig durchgeführt. Sie erfolgt je nach Art der Fragestellung sowohl auf offenen als auch auf geschlossenen Stationen. Sog. »Gutachtenpatienten« nehmen fast immer eine Sonderrolle ein, denn sie wissen zum einen, daß sie ausschließlich zum Zweck der Begutachtung in der Klinik sind, und zum anderen, daß die Aufenthaltsdauer von vornherein limitiert ist. Das bringt Probleme mit sich, zumal, wenn diese Patienten mit anderen Kindern und Jugendlichen zusammen sind, die unter der Ungewißheit der Dauer des Klinikaufenthaltes oder der Gestaltung der weiteren Zukunft erheblich leiden.

Wir können folgende Gruppen unterscheiden:

- Kinder und Jugendliche, bei denen die Frage zu entscheiden ist, bei welchem Elternteil sie in Zukunft leben sollen (Scheidungskinder).
- Kinder und Jugendliche, die zur Frage der weiteren Förderungsmöglichkeiten (z. B. FE oder FEH) von Jugendämtern oder Vormundschaftsrichtern eingewiesen wurden. Auch hier beträgt die Begutachtungsdauer in der Regel 6 Wochen, sie kann u. U. verlängert werden.
- Kinder und Jugendliche, die ein schweres Schädel-Hirn-Trauma oder andere Unfallschäden erlitten haben, die nur im Rahmen einer stationären Untersuchung

abgeklärt werden können, wobei die Minderung der Erwerbsfähigkeit einerseits und die Frage der weiteren Förderungsmöglichkeiten andererseits abzuklären sind.

- Kinder und Jugendliche, die an schleichenden neurologischen Erkrankungen leiden, wobei sowohl die Ursache der Erkrankung als auch die weitere Behandlung im Rahmen eines Therapieprogrammes beurteilt werden muß (hierzu zählen auch Patienten mit zerebralen Anfallsleiden oder geistigen Behinderungen jeden Grades).
- Kinder und Jugendliche, die infolge durchgeführter Impfungen (z. B. Pockenschutzimpfung) Schädigungen etwa des Zentralnervensystems und andere davongetragen haben, und bei denen zum einen der Zusammenhang der jetzt vorhandenen Störung mit der Impfung wahrscheinlich gemacht, zum anderen ein Therapie- und Förderungsprogramm aufgestellt werden muß.
- Jugendliche und Heranwachsende, die zum Zweck der forensischen Begutachtung wegen einschlägiger Straftaten durch Gerichte überwiesen worden sind. Die Dauer des stationären Aufenthaltes darf dann 6 Wochen nicht überschreiten.

Es empfiehlt sich, auf der Station die Gutachtenpatienten genauso zu behandeln wie die übrigen Kinder und Jugendlichen auch. Die besonderen Einordnungsschwierigkeiten sollten beobachtet und registriert werden, therapeutisch-pädagogische Hilfestellungen erscheinen angebracht, dabei sollte man sich aber stets darüber im klaren sein, daß es sich bei Gutachtenpatienten um Kinder und Jugendliche handelt, deren gegenwärtiger Zustand festgehalten und analysiert werden muß. Ein weitgehender Verzicht auf Medikamente (selbstverständlich nicht bei chronisch Kranken) sollte daher gefordert werden, um ein möglichst realistisches Bild über den Probanden zu bekommen. Selbstverständlich sind die Bedürfnisse der Station dabei auch zu berücksichtigen, insbesondere dürfen andere Patienten nicht durch Gutachtenpatienten geschädigt werden.

Eine Sonderrolle nehmen *Untersuchungsgefangene* ein, die auf geschlossenen Stationen untergebracht werden müssen und nur auf einer offenen Station begutachtet werden können, wenn die Untersuchungshaft für die Dauer der Begutachtung aufgehoben worden ist. Untersuchungsgefangene können in der Regel nicht an Ausflügen, Stadtgängen, Theaterbesuchen usw. teilnehmen, da sie sich entweder innerhalb der geschlossenen Abteilung oder zumindest im Klinikgelände aufzuhalten haben. Dem allgemeinen Gebot der Schweigepflicht folgend sollte man insbesondere kriminellen Jugendlichen sagen, daß Mitpatienten über ihr delinquentes Verhalten durch die Mitarbeiter der Klinik nichts erfahren werden, daß aber die Mitarbeiter durch den Arzt aufgeklärt worden sind. Dem Probanden bleibt es dann selbst überlassen, welche Informationen er geben möchte. Darüber hinaus sind möglichst klare und eindeutige Anweisungen zu geben, an denen sich die Probanden orientieren können, und gleichzeitig sollte man ihnen von vorneherein sagen, daß im Falle einer Entweichung die Polizei unmittelbar verständigt wird.

Wenn sich der Zeitpunkt der Entlassung eines Gutachtenpatienten nähert, ist zu bedenken, daß sowohl Kinder als auch Jugendliche Ängste bezüglich der weiteren Gestaltung ihres Lebens haben. Erfolgt die Rückverlegung in eine Strafanstalt, so sollte man den Jugendlichen den genauen Termin erst unmittelbar vor der Verschubung bekanntgeben. Die psychische Belastung und damit die Versuchung zu entweichen sind erheblich. Die Jugendlichen bringen sich dadurch aber nur in neue Schwierigkeiten. Zweckmäßigerweise sollte daher der Rückverlegungstermin einige Tage vor dem vom Jugendlichen errechneten Entlassungstermin vereinbart werden.

Die Verlegung in ein Heim bringt für Kinder und Jugendliche eine Fülle von Problemen. Es ist heute üblich, daß die Kinder das zukünftige Heim erst einmal besichtigen können, die Gruppe und die Erzieher kennenlernen, ehe ein Aufnahmetermin vereinbart wird. Damit hat auch das Heim die Möglichkeit zu einer differenzierteren Stellungnahme gegenüber dem Aufnahmeersuchen. Neben der Aufgabe, diese Patienten überhaupt »heimfähig« zu machen, ist es aber nicht zweckmäßig, auch hier allzulange Fristen den Kindern mitzuteilen. Insbesondere jüngere Kinder ertragen eine so lange Wartezeit nur schwer und reagieren häufig mit erheblichen aggressiven Ausbrüchen, verschiedensten körperlichen Symptomen wie Bauchschmerzen, Erbrechen, Kopfschmerzen, insgesamt immer mit dem Ziel, mehr und mehr Zuwendung von den inzwischen vertrauten Erwachsenen zu erhalten und die Angst vor der Trennung zu überspielen. Auch die Vorstellung, daß ein »krankes Kind« nicht aus der Klinik in ein Heim verlegt werden kann, spielt immer wieder eine Rolle.

Abschließend sei ganz eindeutig betont, daß Patienten, die zur Begutachtung in einer Klinik sind, in diesem Rahmen in aller Regel nicht behandelt werden können. Dies gilt insbesondere für Gerichtsgutachten. Der therapeutische Prozeß setzt ein Vertrauensverhältnis voraus, welches der Gutachter mit seinem Probanden nicht aufbauen kann, weil er verpflichtet ist, alle Informationen dem Gericht weiterzugeben. Unter diesem gemeinsamen Wissen (Gutachter und Klient) leidet selbstverständlich das sog. »therapeutische Klima«. Bei den übrigen zu begutachtenden Patienten ist die Frage der Therapiefähigkeit abzuklären und auch die Frage nach der Wahl der therapeutischen Mittel. Die Durchführung dieser Maßnahmen ist aber fast immer an längere Zeiträume (1 bis 2 Jahre) geknüpft, so daß schon von daher höchstens die Einleitung einer Therapie im Rahmen eines stationären Kurzaufenthaltes möglich ist und verantwortet werden kann.

6. Struktur- und Organisationsprobleme kinder- und jugendpsychiatrischer Einrichtungen

H. Remschmidt

Aufgaben und Probleme kinder- und jugendpsychiatrischer Kliniken

Die gemeinsamen Aufgaben aller kinder- und jugendpsychiatrischen Einrichtungen sind *Diagnostik und Therapie* psychischer Störungen und Erkrankungen bei Kindern und Jugendlichen. Einzelne Einrichtungen unterscheiden sich jedoch nach Konzept, Trägerschaft und traditionell geprägtem Schwerpunkt z.T. beträchtlich. Die klinischen Einrichtungen lassen sich im wesentlichen in drei Gruppen von Institutionen aufgliedern:

- *Universitätskliniken* bzw. -abteilungen. Bei ihnen handelt es sich entweder um selbständige Kliniken oder um Fachabteilungen, die in ein Zentrum für Psychiatrie und Neurologie oder für Pädiatrie eingegliedert sind. Universitätseinrichtungen haben Aufgaben in der Krankenversorgung, Lehre, Aus- und Weiterbildung und Forschung.
- Kinder- und jugendpsychiatrische Kliniken im Rahmen der *Landeswohlfahrtsverbände*. Bei ihnen handelt es sich um selbständige Kliniken oder Fachabteilungen im Rahmen psychiatrischer Landeskrankenhäuser, die meist für eine bestimmte Region zuständig sind und für diesen Bereich auch Aufnahmepflicht haben. Bislang haben diese Einrichtungen noch keine Ambulanzen. Es wird aber an verschiedenen Stellen angestrebt, diesen Kliniken bzw. Abteilungen auch ambulante Beratungs- und Behandlungsmöglichkeiten anzuschließen. Die Aufgaben dieser Kliniken bestehen hauptsächlich in der Krankenversorgung sowie in der Aus- und Weiterbildung.
- Kinder- und jugendpsychiatrische Kliniken bzw. Abteilungen im Rahmen *kommunaler Krankenhäuser*. Die Trägerschaft liegt hier bei den Gemeinden. Aufgaben dieser Kliniken bestehen vorwiegend in der Krankenversorgung sowie der Aus- und Weiterbildung.

Fachärzte für Kinder- und Jugendpsychiatrie sind jedoch noch in einer Reihe von anderen Institutionen tätig, z.B. an Gesundheitsämtern, in Ministerien und Behörden der Landeswohlfahrtsverbände, in Erziehungsberatungsstellen, als Landesärzte für Behinderte (gemäß § 126a des Bundessozialhilfegesetzes), in freier Praxis sowie in Forschungsinstitutionen.

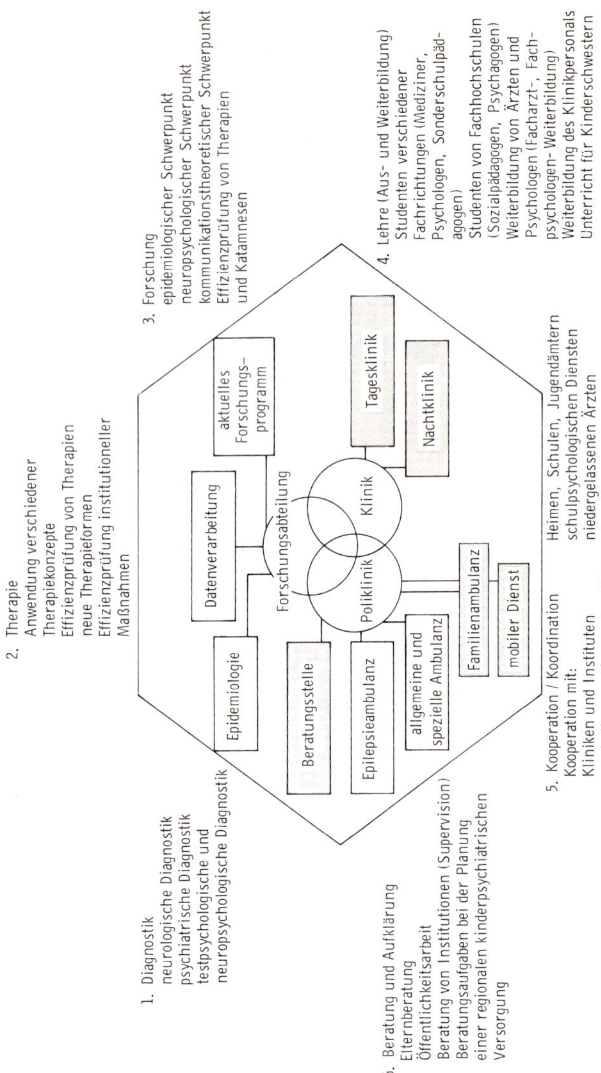

Abb. 6.1. Aufgaben und Struktur einer kinder- und jugendpsychiatrischen Universitätsklinik (Marburg) mit regionalem Versorgungsauftrag

Der Aufgabenkatalog kinder- und jugendpsychiatrischer Institutionen ist mit der knappen Bezeichnung Krankenversorgung, Forschung und Lehre nur sehr unzureichend gekennzeichnet. Deshalb soll im folgenden am Beispiel einer kinder- und jugendpsychiatrischen Universitätsklinik der Aufgabenkreis derartiger Einrichtungen näher geschildert werden. Zur Übersicht soll Abb. 6.**1** dienen. Sie veranschaulicht in konzentrierter Form zunächst den Aufbau der Klinik, die sich in Poliklinik, Klinik und Forschungsabteilung gliedert.

Aufbau einer kinder- und jugendpsychiatrischen Klinik

Poliklinik. Die Poliklinik ist zentrale Anlaufstelle für die Patienten und ihre Eltern. Sie verfügt über eine allgemeine und spezielle Ambulanz. Die Anmeldung geschieht telephonisch und wird von den Poliklinikschwestern auf einem entsprechenden Formblatt notiert, das die wichtigsten Angaben zum Vorstellungsanlaß, zur Schwere der Erkrankung, zur Veranlassung der Untersuchung usw. enthält. Aufgrund dieser Voranmeldung erhalten die Eltern einen Vorstellungstermin, der am Ende der Woche im Rahmen einer Terminkonferenz festgelegt wird. Dabei muß stets angestrebt werden, daß die Wartezeiten nicht zu lang sind. Sie sollten sich am Schweregrad der Störung orientieren und 4 Wochen nicht überschreiten. Notfälle müssen jederzeit untergebracht werden können.

Klinik. Stationär aufgenommen werden nur Patienten, die an einer schweren psychischen Erkrankung leiden oder Patienten, bei denen eine ambulante Diagnostik zur Abklärung der Störung nicht ausreicht. Die Klinik verfügt über zwei Stationen, eine für Jugendliche und eine für Kinder. Diese Aufteilung hat sich sehr bewährt. Jugendliche haben oft das Bestreben, sich wie Erwachsene zu benehmen und sich von Kindern abzugrenzen. Den speziellen Bedürfnissen der Kinder andererseits ist oft nicht genügend Rechnung getragen, wenn zu viele Jugendliche auf der Station sind.

Forschungsabteilung. Diese ist zuständig für die Datenverarbeitung, für die technischen Einrichtungen der Klinik, die sowohl in der Diagnostik als auch in der Therapie eingesetzt werden (z. B. Videoanlage, verschiedene Apparaturen als Hilfsmittel für Diagnostik und Therapie) und für die Durchführung und methodische Betreuung aktueller Forschungsprogramme.

Aufgabenkatalog einer kinder- und jugendpsychiatrischen Klinik

Im einzelnen sind von einer derartigen Klinik die nachfolgend angeführten Aufgaben zu erfüllen:

1. Diagnostik. In die Diagnostik einbezogen sind neurologische Untersuchungsmethoden, spezielle kinder- und jugendpsychiatrische Methoden sowie testpsychologische und neuropsychologische Verfahren. Die Methoden wurden im einzelnen in Abschnitt »Kinder- und jugendpsychiatrische Diagnostik« geschildert. Eine wichtige Aufgabe der Diagnostik ist auch die Anwendung und Erprobung neuer diagnostischer Verfahren. Dies gilt sowohl für kinder- und jugendpsychiatrische Methoden, die immer stärker durch Interviews und Fragebogenmethoden erweitert werden, als auch für die psychologische Diagnostik, bei der immer stärker angestrebt wird, von einer einmaligen Querschnittsdiagnostik zugunsten einer Längsschnittdiagnostik wegzukommen.

Für die Indikation zur Therapie ist eine gründliche Diagnostik unerläßliche Voraussetzung. Dabei sollte die Diagnostik im Idealfall aber schon stark therapieorientiert sein, d.h. es sollten nicht nur ärztliche oder psychologische Befunde gesammelt werden, sondern es sollten diejenigen Verhaltenselemente beobachtet und definiert werden, die für einen therapeutischen Einsatz geeignet erscheinen.

An der Diagnostik haben in der kinder- und jugendpsychiatrischen Klinik alle Mitarbeiter ihren Anteil. Beobachtungen des täglichen Verhaltens auf der Station, im Wartezimmer, beim Aufsuchen der Klinik oder beim Verlassen derselben sind manchmal wichtiger als die Ergebnisse eines psychologischen Tests. Aus diesem Grunde kommt der Schulung der Mitarbeiter in der Beobachtung große Bedeutung zu.

Die meisten Kliniken streben an, einen möglichst großen Anteil der untersuchten Patienten auch selbst zu behandeln. Dies wird jedoch keiner Klinik glücken, denn der Ansturm von Patienten auf eine kinder- und jugendpsychiatrische Poliklinik ist stets größer als die Behandlungskapazität. Überdies werden manche Patienten auch ausschließlich zur Diagnostik zugewiesen, wobei die Behandlung außerhalb erfolgt. Es gibt aber eine nicht geringe Zahl von Patienten, für die nach abgeschlossener Untersuchung ein Behandlungsplatz gefunden werden muß. Daher ist es für eine kinder- und jugendpsychiatrische Klinik unerläßlich, eine enge Kooperation mit niedergelassenen Ärzten, klinischen Psychologen, Psychagogen, Beschäftigungstherapeuten usw. aufzubauen, die die Weiterbetreuung von Kindern, Jugendlichen und ihren Familien übernehmen können.

2. Therapie. Nach abgeschlossener Diagnostik ist die wichtigste Aufgabe die Indikationsstellung für eine Therapiemethode. Wenngleich dieses Gebiet noch nicht als endgültig geklärt angesehen werden kann, so gibt es doch eine Reihe von Erfahrungsgrundsätzen, die die Indikation für Therapiemethoden erleichtern.

An einem Beispiel soll dies veranschaulicht werden. Ausführliche Untersuchungen haben gezeigt, daß sog. monosymptomatische Phobien, bei denen sich die Furcht auf ein bestimmtes Objekt oder eine bestimmte Situation bezieht, am besten verhaltenstherapeutisch behandelt werden können. Handelt es sich aber um phobische Ängste, die sich auf sehr viele Objekte oder Situationen beziehen, oder liegt eine universelle ungerichtete und extreme Angst vor (z.B. im Rahmen einer Angstneurose), so empfiehlt sich ein Vorgehen nach psychoanalytischen Prinzipien.

Wenn man in derart differenzierter Weise und stets ausgerichtet am derzeitigen Wissensstand Indikationen für verschiedene Therapieformen festzulegen versucht, so ist unerläßlich, daß in einer größeren kinder- und jugendpsychiatrischen Klinik *mehrere* Therapiemethoden praktiziert werden. Täte sie dies nicht, so würde sie sich selbst wichtiger Behandlungsmethoden berauben und müßte daher auch zwangsläufig zu einem eingeengten Spektrum von Behandlungsmöglichkeiten kommen. Die Anwendung verschiedener Behandlungsformen in einer Institution bringt aber auch Probleme mit sich. Es gibt nämlich eine Reihe von Erkrankungen, die sowohl mit der einen als auch mit der anderen Methode behandelt werden können. Das Praktizieren verschiedener, in der theoretischen Ausrichtung z. T. kontroverser Therapiemethoden setzt voraus, daß die Mitarbeiter tolerant sind gegenüber Andersdenkenden und daß sie bereit und in der Lage sind, ihre Meinung am Maßstab des empirisch gesicherten Wissens auszurichten. Dieses Ziel ist durchaus erreichbar. Im Sinne dieser Mehrdimensionalität in der Behandlung praktizieren kinder- und jugendpsychiatrische Kliniken in der Regel auch eine Reihe von Behandlungsformen, die auf S. 336ff im einzelnen dargestellt sind. Eine wichtige Aufgabe ist auch die Erprobung neuer Therapieformen sowie die Überprüfung der Wirksamkeit von Behandlungsmaßnahmen. Für jede Therapieform muß man nämlich fordern, daß ihre Wirksamkeit auch belegt ist. Nur auf diese Weise lassen sich angemessene und empirisch gesicherte Behandlungsformen von Außenseitermethoden unterscheiden, die zwar oft vehement vertreten werden, über deren Erfolgschancen meist jedoch keinerlei Angaben vorliegen.

Trotz des Bestrebens, verschiedene Behandlungsformen zu praktizieren, sind dem therapeutischen Elan kinder- und jugendpsychiatrischer Kliniken Grenzen gesetzt. Diese Grenzen liegen im wesentlichen in der knappen personellen Besetzung. Daher ist die Zusammenarbeit mit niedergelassenen Therapeuten verschiedenster Ausrichtung unerläßlich.

3. Forschung. Fortschritte in der Krankenversorgung (in Diagnostik und Therapie) sind nur möglich, wenn im Rahmen der Forschung klinisch wichtige Probleme aufgegriffen werden. Die Forschung in der Kinder- und Jugendpsychiatrie ist in der Regel stark praxisorientiert und hat je nach Forschungstradition der Klinik unterschiedliche Schwerpunkte. Die in Abb. 6.**1** angeführten Bereiche können daher nicht als universell angesehen werden. Sie entsprechen den Schwerpunkten der Klinik und Poliklinik für Kinder- und Jugendpsychiatrie der Philipps-Universität Marburg.

Forschung im Verbund einer Klinik bringt jedoch auch Probleme mit sich. Nicht selten entstehen Spannungen zwischen ausschließlich klinisch tätigen Mitarbeitern und solchen, die in der Forschung tätig sind. Letztere werden häufig darum beneidet, daß sie freier über ihre Zeit verfügen können oder vermeintlich interessantere Aufgaben wahrnehmen als die Mitarbeiter, die im straffen klinischen Alltag ihre Aufgaben erfüllen. Wer selbst längere Zeit in der Forschung tätig war, weiß jedoch, daß wissenschaftliche Arbeit mühevoll und anstrengend ist und ohne großen persönlichen Einsatz auch nicht zu wichtigen Ergebnissen führt.

4. Lehre, Ausbildung und Weiterbildung. Kinder- und jugendpsychiatrische Universitätskliniken, aber auch andere Fachkliniken haben vielfältige Aufgaben in der Lehre und Ausbildung.

– *Unterricht für Studenten.* Die Kinder- und Jugendpsychiatrie hat Anteil am Fachgebiet der Psychiatrie, der Neurologie und der Pädiatrie. An den meisten Universitäten ist das Fachgebiet daher in den Hauptvorlesungen bzw. in den Kursen dieser Fachgebiete beteiligt oder sollte zumindest beteiligt sein. Neben der Ausbildung der Medizinstudenten nehmen die meisten Kliniken jedoch noch Ausbildungsfunktionen für Psychologen, Sonderpädagogen, Sozialpädagogen und z. T. auch für Psychagogen wahr.

– *Weiterbildung von Ärzten.* Die Weiterbildung von Ärzten ist in der Regel ausgerichtet auf die Erlangung des Facharztes für Kinder- und Jugendpsychiatrie. Hierzu ist nach der Approbation eine mindestens vierjährige Weiterbildung erforderlich, wobei zwei Jahre Tätigkeit in einer kinder- und jugendpsychiatrischen Klinik, ein Jahr in einer pädiatrischen Klinik und ein Jahr in einer psychiatrischen bzw. psychiatrisch-neurologischen Klinik erforderlich sind. Neuerdings ist nur noch ein externes Fach (Pädiatrie oder Nervenheilkunde) erforderlich. In diesem Falle verlängert sich die Weiterbildungszeit in der Kinder- und Jugendpsychiatrie auf 3 Jahre. Für die Facharztweiterbildung existiert ein Kurrikulum, das die speziellen Anforderungen und Ziele der Ausbildung enthält. Zur Zeit wird angestrebt, die Ausbildung der angehenden Fachärzte für Kinder- und Jugendpsychiatrie stärker als bislang therapeutisch auszurichten. Es sind Bemühungen im Gange, parallel oder zumindest im engen zeitlichen Zusammenhang mit der Facharztweiterbildung die Qualifikation für den *Zusatztitel Psychotherapie* zu vermitteln.

Weiterbildungsaufgaben kinder- und jugendpsychiatrischer Kliniken beziehen sich aber auch auf die Fortbildung von Kinderärzten und anderen Ärzten, die sich mit psychischen Problemen bei Kindern beschäftigen.

– *Weiterbildung von Diplom-Psychologen.* Die Weiterbildung von Diplom-Psychologen erstreckt sich auf die Vermittlung der Zusatzqualifikation *»Fachpsychologe für klinische Psychologie«.* Diese Zusatzausbildung ist nicht an allen kinder- und jugendpsychiatrischen Kliniken möglich. Es ist jedoch wünschenswert, daß die in einer solchen Klinik tätigen Psychologen nach mehrjähriger Ausbildung, die z. T. allerdings auch außerhalb der Klinik erfolgt, die Qualifikation zum Fachpsychologen für klinische Psychologie erwerben. Diese Qualifikation schließt diagnostische und therapeutische Elemente ein. Es wird angestrebt, diese Ausbildung analog zur Facharztweiterbildung zu strukturieren. Vorerst handelt es sich jedoch um keine offizielle staatliche Anerkennung. Die Qualifikation wird vielmehr vom Berufsverband Deutscher Psychologen (BDP) ausgesprochen.

– *Weiterbildung des Krankenpflegepersonals.* An verschiedenen Kliniken existieren Weiterbildungskurse unterschiedlicher Dauer für in der Kinder- und Jugendpsychiatrie tätige Schwestern und Pfleger sowie für pädagogische und sozialpädagogische Mitarbeiter. Das Programm für einen einjährigen, 14tägig (jeweils zweistündig) stattfindenden Kurs ist in Tab. 6.**1** wiedergegeben. An verschiedenen Stellen sind Bemühungen im Gange, einen zweijährigen Weiterbildungsgang für Krankenschwestern bzw. Kinderkrankenschwestern, die in der Kinder- und Jugendpsychiatrie tätig sind, zu konzipieren.

Tabelle 6.**1.** Inhalte einer einjährigen berufsbegleitenden Weiterbildung für die pflegerisch, pädagogisch und therapeutisch tätigen Mitarbeiter

A. Sozialpsychologische Probleme in der Kinder- und Jugendpsychiatrie
Aufnahme zur stationären Behandlung
Seelische Situation von Eltern und Kind
Seelische Situation des Kindes/Jugendlichen auf der Station
Beziehung Personal/Patient Grenzziehung Therapie-Pädagogik
Berufsrollen, Probleme der Zusammenarbeit des Personals
B. Abriß der Entwicklungspsychologie und Pädagogik
Entwicklungspsychologie: I. Säuglings- und Kleinkindalter
Entwicklungspsychologie: II. Schulalter
Entwicklungspsychologie: III. Adoleszenz
Einführung in die Grundlagen der Pädagogik
Beobachtung, Berichterstattung
Psychologische Untersuchungsmethoden
C. Krankheitslehre (ausgewählte relevante Kapitel)
Neurosen
Psychosen
Frühkindliche Hirnschädigungen, Anfallsleiden
Sprachentwicklung und ihre Störungen
Hirnfunktionsstörungen usw.
D. Übersicht über die Behandlungsmethoden
Medikamentöse Therapie
Psychotherapie (vergleichende Übersicht über Psychoanalyse, Verhaltenstherapie, Gesprächstherapie)
Beschäftigungstherapie

Der Ausbildungsplan soll nach Umfang und Ausbildungsintensität der Ausbildung zur Fachkrankenschwester für Psychiatrie bzw. der sozialpsychiatrischen Zusatzausbildung entsprechen. Vorerst scheint es nicht möglich, eine Spezialausbildung zur *Fachschwester bzw. zum Fachpfleger für Kinder- und Jugendpsychiatrie* durchzusetzen. An einigen Stellen in der Bundesrepublik existieren jedoch Weiterbildungskurse zur Fachschwester bzw. zum Fachpfleger für Psychiatrie mit dem Schwerpunkt Kinder- und Jugendpsychiatrie.

Die Weiterbildung aller Mitarbeiter in kinder- und jugendpsychiatrischen Einrichtungen ist von größter Bedeutung, da nur auf diese Weise ein Fortschritt hinsichtlich Verständnis der Erkrankung sowie im Hinblick auf die Mitarbeit in Diagnostik und Therapie erreicht werden kann.

5. Kooperation und Koordination. Von der Zusammenarbeit war bereits an verschiedenen Stellen die Rede. Die meisten kinder- und jugendspsychiatrischen Institutionen haben eine Fülle von Kooperations- und Koordinationsaufgaben.

Kooperation. Die Zusammenarbeit mit anderen Kliniken, niedergelassenen Therapeuten, Erziehungsberatungsstellen, sozialpsychiatrischen und jugendmedizinischen Diensten usw. ist ein fester Bestandteil des Aufgabengebietes kinder- und jugendpsychiatrischer Einrichtungen. Aufgrund einer meist zu knappen personellen Besetzung können diese Aufgaben vielfach aber nicht mit der notwendigen Intensität wahrgenommen werden. Es ist zweckmäßig, die vielfältigen Kooperationsaufgaben innerhalb des Mitarbeiterstabes einer kinder- und jugendpsychiatrischen Klinik aufzuteilen. Eine wichtige Rolle nehmen hierbei die Sozialarbeiter ein. Ihnen obliegt vielfach die Kontaktaufnahme mit Heimen, Kindergärten, Jugendämtern, sozialpsychiatrischen Diensten usw. Ärzte und Psychologen nehmen hauptsächlich die Kontakte mit Kliniken bzw. psychologischen Beratungsstellen wahr.

Koordination. Koordinationsaufgaben liegen innerhalb und außerhalb einer kinder- und jugendpsychiatrischen Klinik. Innerhalb der Klinik betreffen sie die Zusammenarbeit der Mitarbeiter und die Gestaltung von Krankenversorgung, Forschung und Lehre, außerhalb der Klinik erstrecken sie sich auf die Abstimmung des Aufgabenfeldes verschiedener Institutionen mit dem der Klinik. Da hierbei sehr starke regionale Unterschiede existieren, kann auf Einzelheiten hier nicht eingegangen werden.

6. Beratung und Aufklärung. Aufgaben der Beratung und Aufklärung beziehen sich auf verschiedene Bereiche. In erster Linie ist die *Elternberatung* zu nennen. Diese konzentriert sich hauptsächlich auf die Störung der Kinder und auf das Erziehungsverhalten der Eltern bzw. der Familie.

Öffentlichkeitsarbeit hat zum Ziel, Vorurteile gegenüber psychiatrischen Erkrankungen von Kindern und Jugendlichen sowie gegenüber kinder- und jugendpsychiatrischen Institutionen abzubauen. Gleichzeitig ist es notwendig, im Rahmen der Öffentlichkeitsarbeit darauf hinzuwirken, daß realistischere Vorstellungen über seelische Störungen auch in Kindergärten und

Schulen verbreitet werden, damit Kinder und ihre Eltern nicht zusätzlichen negativen Einflüssen durch Diskriminierung ausgesetzt werden. Eine weitere Aufgabe kinder- und jugendpsychiatrischer Kliniken liegt in der *Beratung von Institutionen.* Meist handelt es sich dabei um Heime, in denen Kinder und Jugendliche mit psychosozialen Auffälligkeiten untergebracht sind. Diese Beratung erstreckt sich sowohl auf sehr konkrete Fragestellungen im Umgang und hinsichtlich der Förderung der Kinder als auch auf die Fortbildung der Mitarbeiter. Außerdem wächst die Toleranz und die Bereitschaft, auch mit sehr schwierigen Kindern und Jugendlichen umzugehen, wenn man weiß, daß eine Fachklinik im Hintergrund mit Rat und Tat bereitsteht.

Schließlich beziehen sich Beratungsaufgaben auch auf die Mitwirkung bei der *Planung von regionalen Versorgungssystemen.* In dieser Hinsicht muß man in verschiedenen Teilen der Bundesrepublik Deutschland noch einen erheblichen Nachholbedarf registrieren. Es gibt Gegenden, die in kinder- und jugendpsychiatrischer Hinsicht absolut unterversorgt sind. Es gehört hierbei zu den Aufgaben der entsprechenden Fachgesellschaft (der Deutschen Gesellschaft für Kinder- und Jugendpsychiatrie), darauf hinzuwirken, daß auch in diesen unterversorgten Gebieten entsprechende Einrichtungen geschaffen werden.

Kinder und Jugendliche als psychiatrische Patienten

Wenn Kinder und Jugendliche mit ihren Eltern ambulant oder stationär in eine kinder- und jugendpsychiatrische Klinik kommen, hat die Familie in der Regel bereits eine längere Etappe der Beunruhigung und der Beeinträchtigung hinter sich. Es kostet die meisten Eltern eine große Überwindung, mit ihrem Kind in eine psychiatrische Einrichtung zu gehen. Dies gilt insbesondere für stationäre Aufenthalte. Die Einweisung zur stationären Aufnahme erfolgt im allgemeinen nur, wenn sie unbedingt notwendig geworden ist, und dies heißt, daß ambulante Maßnahmen in der Regel nicht mehr ausreichen. Sowohl seitens des Kindes als auch seiner Eltern bestehen oft massive Widerstände gegen eine stationäre Aufnahme. Diese hängen z.T. damit zusammen, daß psychische Erkrankungen vielfach auch heute noch mit dem Makel des Bösen, Bedrohlichen oder Degenerativen behaftet sind. Um so notwendiger ist es, dem Kind und seinen Angehörigen so zu begegnen, daß Angst und falsche Vorstellungen abgebaut werden. Bei vielen Eltern hängt der Widerstand gegen eine stationäre Aufnahme ihres Kindes auch mit der Meinung zusammen, wer einmal in eine kinder- und jugendpsychiatrische Klinik aufgenommen wird, der komme nie wieder heraus.

Derlei Befürchtungen werden auch nicht selten Schwestern und Pflegern gegenüber geäußert. Sie sollten weder verharmlosend noch gereizt abgetan, sondern sachlich beantwortet werden. Wir müssen alle begreifen, daß hinter solchen Fragen massive Ängste stehen. Die Äußerung von solchen Befürchtungen ist positiv zu vermerken, da uns damit die Möglichkeit gegeben wird, in angemessener Weise auf sie einzugehen. Was für ein Kind und seine Eltern in der Klinik neu, angstbesetzt und verwirrend ist, ist für das Krankenhauspersonal vielfach alltägliche Routine. Wenn man sich dies klarmacht – gegebenenfalls auch durch Rückerinnerungen an den eigenen ersten Arbeitstag in einem psychiatrischen Krankenhaus –, wird man den Zugang zu den Sorgen und Ängsten der Eltern und der Kinder besser finden.

Vielfach müssen Eltern, die ihr Kind zur stationären Aufnahme bringen, noch einen zweiten Widerstand überwinden. Wenn sie schon bereit sind, ihr Kind zur Behandlung zu bringen, müssen sie oft erhebliche Anstrengungen unternehmen, um ihr Kind von der Notwendigkeit einer solchen Maßnahme zu überzeugen. Jüngere Kinder haben in der Regel keine Krankheitseinsicht, Jugendliche haben häufig ohnehin Widerstände gegen Institutionen jeglicher Art und betrachten ihre seelischen Auffälligkeiten, auch wenn sie selbst darunter leiden, oft nicht als krankhaft.

In manchen Fällen, z. B. bei Vorliegen einer akuten schizophrenen Psychose mit Selbstgefährdung durch Suizidversuch, ist eine Zwangsaufnahme nicht zu vermeiden. Bei Minderjährigen genügt die Einwilligung durch die Eltern. Bei geschlossener Unterbringung ist allerdings eine richterliche Einweisung erforderlich. Trotz dieses formaljuristisch einwandfreien Vorgehens ist sowohl für das Kind als auch für die Eltern und nicht zuletzt auch für den einweisenden Arzt mit jeder Zwangseinweisung eine außerordentlich belastende Situation gegeben. Um so wichtiger ist es, daß alle Mitarbeiter in der Klinik Eltern wie Patienten verständnisvoll begegnen und sachlich auf alle Fragen und Befürchtungen eingehen. Dabei sollte man aufgreifen, was als Frage oder Befürchtung auftaucht. Patienten im frühen Kindes- und Vorschulalter muß man in spielerischer Weise zu gewinnen versuchen, rationale Erklärungen haben hier keinen Sinn. Jugendliche neigen vielfach zum Intellektualisieren und sind auf dieser Ebene auch oft ansprechbar, wenngleich sie im Laufe der Behandlung lernen müssen, über ihre Gefühle und ihre Befürchtungen zu reden, die vielfach durch rationale Argumente verdeckt sind.

Eltern

Sowohl für die Diagnostik psychischer Störungen bei Kindern und Jugendlichen als auch für die Behandlung ist die Mitarbeit der Eltern von größter Bedeutung. Deshalb muß es allererstes Ziel sein, zu einer echten Zusammenarbeit zwischen Ärzten bzw. Schwestern und Stationsmitarbeitern und den Eltern zu kommen. Diese Zusammenarbeit ist von verschiedenen Faktoren abhängig. Erste Voraussetzung von beiden Seiten ist die Bereitschaft zur Zusammenarbeit. Diese ist natürlich nur dann vorhanden, wenn man davon überzeugt ist, daß eine enge Kooperation zwischen Krankenhaus und Eltern von Einfluß auf die Situation des Kindes und den Krankheitsverlauf ist. Fehlt diese Einsicht, so entstehen oft erhebliche Probleme, die meist auf dem Rücken des Kindes ausgetragen werden.

Ein wesentlicher Faktor von seiten der Eltern ist deren Verhältnis zum Kind sowie ihre Einstellung zu seiner Erkrankung. Man trifft in diesem Bereich recht häufig fehlerhafte oder gar pathologische Verhaltensweisen der Eltern, die die Zusammenarbeit mit den Mitarbeitern der Klinik ungemein erschweren. Hinter solchem Verhalten verbirgt sich häufig eine Krise der ganzen Familie. Oft wird eine solche von den Eltern noch kompensiert und die Krankheit des Kindes fördert sie erst zutage. Im Falle derartig pathogener Familienkonstellation, die nicht selten zu neurotischen Fehlentwicklungen der Kinder führen, behandelt man am zweckmäßigsten die ganze Familie (Familientherapie).

Im einzelnen lassen sich eine Reihe pathogener Haltungen von Eltern gegenüber ihrem psychisch kranken Kind unterscheiden. Auf einige soll im folgenden eingegangen werden.

Unterbewertung bzw. Verleugnung der Krankheit

Manche Eltern haben die Tendenz, der Krankheit ihres Kindes einen zu geringen Stellenwert in ihrem Denken und Handeln einzuräumen. Hinter solchem Verhalten steht oft die Ansicht, daß eine Krankheit durch Energie und Willenskraft verhindert oder behoben werden kann. ANNA FREUD spricht vom Typus der »asketischen Eltern«, deren Haltung sich durch den Anspruch kennzeichnen läßt: »Das Kind soll sich nicht so anstellen.« Sie verlangen von ihrem Kind Beherrschung und Disziplin, auch wenn es psychisch beunruhigt ist oder Schmerzen ertragen muß. Die Unterbewertung einer Krankheit des Kindes durch Eltern kann bis zur völligen Verleugnung des Krankseins führen. Psychische Krankheiten werden besonders leicht verleugnet oder regelrecht verdrängt. Dies hängt damit zusammen, daß solche Krankheiten immer noch in weiten Kreisen der Bevölkerung mit dem Makel einer Schande behaftet sind und deshalb nach Möglichkeit vertuscht werden. Ist das Kind schließlich in einer kinder- und jugendpsychiatrischen Klinik aufgenommen, so wird das Personal nicht selten von den Eltern gebeten, doch keinen Brief mit Klinikstempel an sie zu schreiben, weil sie Angst davor haben, die Nachbarschaft könne erfahren, daß das Kind in einer psychiatrischen Klinik ist. Andererseits spielt bei der Verleugnung psychischer Störungen auch die Tatsache eine Rolle, daß sich deren Symptome vorwiegend im Verhalten äußern und nicht so faßbar sind wie die körperlichen Erkrankungen.

Überbewertung der Krankheit

Eine Überbewertung von Krankheiten generell und psychiatrischen Erkrankungen im besonderen findet man bei sehr ängstlichen Eltern. Es gibt Untersuchungen, die sich mit der intrafamiliären Auswirkung der Angst befassen. Dabei zeigt sich, daß innerhalb »ängstlicher Familien« eine hohe Übereinstimmung sowohl zwischen den Geschwistern als auch zwischen Kindern und ihren Eltern hinsichtlich des Grades der Ängstlichkeit besteht. Derart ängstliche Eltern beobachten ihr krankes Kind häufig in minuziöser Weise, sie achten auf das kleinste Symptom und holen häufig bei geringfügigen Anlässen den Arzt.

Schuldgefühle gegenüber dem Kind

Relativ häufig findet man bei Eltern Schuldgefühle gegenüber ihrem Kind. Diese können zu verschiedenen Mechanismen Anlaß geben. Entweder die Eltern richten ihre Schuldgefühle und daraus resultierende Vorwürfe an sich selbst oder aber sie versuchen, ihre »Schuld« durch übermäßige, aber vielfach nicht ganz echte Zuwendung gegenüber dem Kind wiedergutzumachen (sog. Überprotektion). Beide Haltungen können auch kombiniert auftreten.

Selbstvorwürfe machen sich häufig Eltern, deren Kind an einer erblichen oder im weiteren Sinne familiären Erkrankung leidet. Sie fühlen sich mitschuldig am Schicksal und am Leiden ihres Kindes und fragen sich, warum sie dies nicht vermieden haben.

So machte sich die Mutter eines schizophrenen Jungen Jahrzehnte hindurch die schwersten Vorwürfe, weil sie trotz einer familiären Belastung mit dieser Krankheit geheiratet und Kinder in die Welt gesetzt hatte. Ihre Schuldgefühle und ihre Angst, daß diese Erkrankung auch in der nächsten Generation auftreten könnte, veranlaßten sie, ihren anderen Kindern das Versprechen abzunehmen, auf eigene Kinder zu verzichten.

In vielen Fällen führen Schuldgefühle, wie bereits angedeutet, zu einer Überprotektion. Diese findet man vielfach auch dann, wenn die Eltern unbewußte Haßgefühle oder gar Todeswünsche gegenüber dem Kind haben, die sie sich nicht eingestehen und auf diese Weise zu kompensieren versuchen. Wir fanden eine solche Haltung nicht selten bei Eltern, deren Kind an schweren Mißbildungen litt, oder auch bei Kindern mit einer Epilepsie.

Enttäuschung, weil das Kind gesund ist

In seltenen Fällen erlebt man als Arzt, Schwester oder Pfleger, daß Eltern enttäuscht sind, wenn man ihnen eröffnet, daß ihr Kind gesund ist. Bei einer solchen Haltung liegt meist eine sehr tiefgreifende Störung der Eltern-Kind-Beziehung vor. In den meisten Fällen dieser Art erwarten die Eltern von der Krankheit des Kindes eine Art Alibi oder eine Entschuldigung für ihr Versagen. Wenn sich in solchen Fällen das richtige Etikett in Form einer Diagnose finden läßt, kann man unerwünschtes Verhalten oder solches, dessen sich die

Eltern schämen, der Krankheit zuschreiben. Dadurch entlastet man sein Gewissen, man fühlt sich nicht schuldig an der Störung des Kindes.

Beratungsprinzipien

Die obengenannten Einstellungen von Eltern zur seelischen Erkrankung ihres Kindes, die man immer wieder findet, dürfen jedoch nicht dazu führen, daß man in den Fehler verfällt, den Eltern Vorwürfe hinsichtlich ihres Verhaltens zu machen. Vielmehr kommt es darauf an, in Form einer geeigneten Beratung auf die Sorgen und Nöte ebenso wie auf etwaige pathologische Einstellungen einzugehen. Wenngleich die Beratung der Eltern in erster Linie Aufgabe des Arztes und des Psychologen ist, so müssen doch alle Mitarbeiter über die Vorgehensweise im Einzelfall und über das Beratungsziel informiert sein, da offene Fragen und Unklarheiten häufig dazu führen, daß die Eltern bei Schwestern und Pflegern, bei Erziehern oder Sozialpädagogen Rat suchen.

Nach DÜHRSSEN ist es zweckmäßig, folgende vier Prinzipien in der Beratung anzuwenden:

1. Art und Umfang der Beratung muß sich am Kräftereservoir der Eltern ausrichten. Man muß sich also darüber klar werden, wie weit und in welchem Umfang in ein beratendes und gegebenenfalls aufdeckendes Gespräch eingetreten werden kann.
2. Man muß unter allen Umständen vermeiden, sich mit dem Kind gegen die Eltern zu identifizieren. Besonders jüngere Mitarbeiter in einer kinder- und jugendpsychiatrischen Klinik neigen manchmal dazu, eine Allianz mit dem Kind gegen die Eltern bilden zu wollen. Dies führt dazu, daß schließlich jede tragfähige Basis für die Zusammenarbeit zerstört wird, was nicht selten mit der Herausnahme des Kindes gegen ärztlichen Rat endet.
3. Von entscheidender Bedeutung ist die »Familiendiagnose«. Damit ist das Muster der intrafamiliären Kommunikation und die Familiendynamik gemeint. Wenn man ein gutes Bild von der Familiendynamik hat, so ist man eher in der Lage, Probleme und Schwierigkeiten der Eltern zu verstehen und angemessen auf diese einzugehen.
4. Ein letztes wichtiges Ziel liegt darin, die Eltern zu *entlasten* und eine Umstimmung ihrer Gefühlslage herbeizuführen. Die Entlastung der Eltern ist weit wichtiger als manche Ratschläge und ist vielfach der Anfang einer verständnisvollen Zusammenarbeit. Es ist weitaus wichtiger und wirksamer, Eltern durch Anerkennung und Bestätigung ihrer Sorgen und Probleme zu entlasten als durch gut gemeinte Ratschläge einen abrupten Versuch zu machen, das Verhalten der Eltern zu ändern. Zum Prinzip der Entlastung gehört auch, daß man sich jeder Form der Elternanklage enthält, die leider viel zu voreilig ausgesprochen wird, wenn sich auch nur Vermutungen eines negativen Einflusses der Eltern auf das Kind einstellen.

Klinikpersonal

Moderne kinder- und jugendpsychiatrische Kliniken können sich heute auf einen multidisziplinär zusammengesetzten Mitarbeiterstab stützen. Diesem gehören neben Ärzten, Schwestern und Pflegern auch Psychologen, Sozialarbeiter, Beschäftigungstherapeuten, Krankengymnasten, psychologisch-technische Assistentinnen, Sonderschullehrer und, je nach Ausrichtung des Krankenhauses, manch andere Berufsgruppe an. Die Vielzahl und die berufliche Verschiedenheit der Mitarbeiter haben große Vorteile. Andererseits bringt aber eine so große Gruppe von Mitarbeitern auch zwangsläufig Probleme der Zusammenarbeit. Diese erstrecken sich auf Kompetenzfragen, Rollenkonflikte und eine Vielzahl menschlicher Probleme, wie sie in jeder größeren Gemeinschaft vorkommen. Wenn man sich jedoch auf ein einheitliches Konzept der klinischen und poliklinischen Arbeit sowie der Therapie einigen kann, so ist ein solches Team in der Lage, sowohl den Kindern und ihren Angehörigen als auch den Mitarbeitern selbst Hilfestellung und Sicherheit zu vermitteln.

Ständige Mitarbeiter wie Ärzte, Psychologen, Schwestern, Pfleger, Sozialarbeiter, Beschäftigungstherapeuten usw. haben in der Regel ein fest umschriebenes Arbeitsfeld und eine gut definierte soziale Rolle, die auf die Rollen der anderen, langfristig tätigen Mitarbeiter abgestimmt sind.

In einer gewissen Status- und Rollenunsicherheit hingegen bewegen sich die *Mitarbeiter auf Zeit* (z.B. Praktikanten der verschiedenen Richtungen, Schwesternschülerinnen, Hospitanten usw.). Sie verhalten sich nicht selten, gerade aufgrund ihrer Statusunsicherheit, unangemessen, d.h., sie trauen sich mitunter zuviel zu, machen unrealistische Verbesserungsvorschläge in Bereichen, die sie nicht genügend überschauen, oder aber sie ziehen sich passiv zurück und zeigen wenig Eigeninitiative. Wenn man um ihre Rollenunsicherheit weiß, so wird man diesen Verhaltensweisen, die dauerhaften Mitarbeitern oft als inadäquat erscheinen, mit der nötigen Haltung begegnen können. Man wird hinter zuviel Selbstvertrauen und Veränderungswünschen einerseits die Unsicherheit, andererseits aber auch das Engagement erkennen und versuchen, gerade dieses in konkrete Bahnen zu lenken. Dabei empfiehlt es sich, ihnen ganz umschriebene Aufgaben zu übertragen. Diese können darin bestehen, mit einem bestimmten Kind eine klar definierte Aufgabe durchzuführen (z.B. 3 Stunden pro Woche zu basteln, es im Rahmen eines Schulversuches zur Schule zu begleiten und abzuholen usw.). Aufgaben dieser Art sind überschaubar, überfordern nicht und geben zugleich Gelegenheit zu einer intensiven Auseinandersetzung mit einem Problem des Patienten.

Im folgenden soll auf die spezifischen Aufgaben der einzelnen Berufsgruppen etwas näher eingegangen werden:

Ärzte

Die meisten Ärzte, die an kinder- und jugendpsychiatrischen Kliniken tätig sind, erstreben die Ausbildung zum Facharzt für Kinder- und Jugendpsychiatrie. Die Weiterbildungszeit beträgt insgesamt 4 Jahre. Davon fallen 2 Jahre auf das Gebiet der Kinder- und Jugendpsychiatrie, 1 Jahr auf das Gebiet der Kinderheilkunde und/oder 1 Jahr auf das Gebiet der Erwachsenenpsychiatrie. Bei Weiterbildungskandidaten, die nur eines der beiden extremen Fächer absolvieren, erhöht sich die Weiterbildungszeit in der Kinder- und Jugendpsychiatrie auf 3 Jahre. Inhaltlich erstreckt sich die Facharztweiterbildung auf 4 Bereiche:

1. *Allgemeine Grundkenntnisse.* Hierzu gehören umfangreiche Kenntnisse in der Entwicklungspsychologie und Psychopathologie des Kindesalters, der Neuropsychologie, der Entwicklungsneurologie, der Humangenetik, ferner Kenntnisse über die Grundlagen psychologischer Untersuchungsverfahren, pädagogischer Grundvorstellungen und sonderpädagogischer Methodik, Kenntnisse über Institutionen und Organisationen kinder- und jugendpsychiatrischer Einrichtungen sowie Kenntnisse der wichtigsten Rechtsbestimmungen.

2. *Erscheinungsformen und Entstehungsbedingungen* psychischer Störungen und Erkrankungen im Kindes- und Jugendalter. Hierher gehören differenzierte Kenntnisse über Symptomatik und Ursachen sämtlicher kinderpsychiatrischer und kinderneuropsychiatrischer Erkrankungen.

3. *Untersuchungsmethodik in der Kinder- und Jugendpsychiatrie.* Dieser Bereich umfaßt die Technik der Anamnesenerhebung, der Exploration, die Beherrschung kinderpsychiatrischer Beobachtungsmethoden, psychologische Untersuchungsverfahren, die neurologische Diagnostik sowie die Fähigkeit der diagnostischen Zuordnung der Untersuchungsergebnisse.

4. *Therapie und Prävention.* Entsprechend dem mehrdimensionalen therapeutischen Konzept kinder- und jugendpsychiatrischer Kliniken sind im Rahmen der Facharztweiterbildung Kenntnisse in der Psychotherapie, der Soziotherapie, der Beratung, Psychohygiene und Prävention zu erwerben. In den Bereich der Therapie gehört ferner die kinder- und jugendpsychiatrische Begutachtung (s. S. 393ff).

Die in der Facharztweiterbildung befindlichen Ärzte sind entweder in der Poliklinik oder im Stationsdienst tätig. Sie werden von Oberärzten, die Fachärzte sind, und von den Chefärzten angeleitet.

Die Facharztweiterbildung erstreckt sich sowohl auf fallbezogene als auch auf theoretische Unterrichtung.

An den meisten Kliniken haben die Ärzte neben ihrer Aufgabe in der Krankenversorgung noch Lehraufgaben. Diese erstrecken sich vor allem auf Unterricht für die Mitarbeiter in der Klinik sowie in Universitätseinrichtungen auf den Unterricht für Medizinstudenten und Studenten anderer Fachrichtungen (Pädagogen, Sonderpädagogen, Sozialpädagogen, Krankengymnasten, Musiktherapeuten usw.).

An Universitätseinrichtungen kommt für die dort tätigen Ärzte noch als weitere Aufgabe die der *Forschung* hinzu. In der Regel handelt es sich um klinisch-orientierte Forschungsprojekte über Symptomatologie, Ursachen, Verlauf und therapeutische Beeinflussung von kinder- und jugendpsychiatrischen Erkrankungen. Einige Kliniken verfügen über spezielle Forschungsabteilungen, die auch Grundlagenforschung betreiben.

Da kinder- und jugendpsychiatrische Kliniken primär ärztliche Institutionen sind, dominieren auch die ärztlichen Gesichtspunkte. Dies sollte jedoch nicht dazu führen, daß die Beiträge anderer Fachdisziplinen geringer eingeschätzt werden. Das zahlenmäßige Überwiegen der Ärzte ist jedoch eine Notwendigkeit, die sich sowohl aus dem ärztlichen Charakter der Institution als auch aus dem dringenden Bedürfnis ergibt, mehr Fachärzte auszubilden. Derzeit sind in der Bundesrepublik etwa 300 Fachärzte für Kinder- und Jugendpsychiatrie tätig, die überwiegende Mehrzahl in den rund 70 kinder- und jugendpsychiatrischen Einrichtungen. Nur etwa 40 sind in freier Praxis niedergelassen. Es fehlen noch 500–600 Fachärzte.

Psychologen

Diplompsychologen gehören heute als fester Bestandteil zum Mitarbeiterstab einer kinder- und jugendpsychiatrischen Klinik. Ihr Aufgabengebiet hat breite Berührungspunkte mit dem der Ärzte. Zu ihren speziellen Aufgaben gehören: die Psychodiagnostik bei organischen und psychogenen Erkrankungen, die Durchführung von Therapie bei psychogenen Erkrankungen und neurotischen Störungen sowie die Mitarbeit in Lehre, Weiterbildung und Forschung.

Der Einsatz der Psychologen in der Therapie setzt eine spezielle Therapieausbildung voraus. Viele psychologische Institute bieten eine solche bereits nach dem Vordiplom an. Die Erfahrung hat aber gezeigt, daß zumindest für den Bereich der Kinder- und Jugendpsychiatrie derartige Ausbildungen keineswegs hinreichen, um die Psychologen in die Lage zu versetzen, selbständig behandeln zu können. Die therapeutische Arbeit in der Kinder- und Jugendpsychiatrie setzt vielmehr differenzierte Kenntnisse der Krankheitsbilder im klinischen Bereich voraus und stellt hohe Anforderungen an die therapeutische Ausbildung. Von daher ist es zweckmäßig, im klinischen Bereich auf die Ausbildung von Fachpsychologen für klinische Psychologie hinzuarbeiten.

Diese Weiterbildung setzt eine vierjährige Tätigkeit im klinischen Bereich nach dem Diplom voraus und ist an die Absolvierung zusätzlicher Therapieausbildungen (z.B. in klientenzentrierter Gesprächspsychotherapie und Verhaltenstherapie) gebunden. Die Ausbildung zum Fachpsychologen für klinische Psychologie ist noch nicht staatlich anerkannt, ein Zertifikat wird aber von der Sektion für klinische Psychologie des Bundes deutscher Psychologen (BDP) nach einem entsprechenden Anerkennungsverfahren verliehen.

An verschiedenen kinder- und jugendpsychiatrischen Kliniken besteht auch für Psychologen die Möglichkeit, sich zum Fachpsychologen für klinische Psychologie weiterzubilden.

Eine große Hilfe für den klinisch tätigen Psychologen sind die *psychologisch-technischen Assistentinnen*. Sie arbeiten eng mit den Psychologen zusammen und können nach entsprechender Einarbeitungszeit einen wesentlichen Teil der Leistungsdiagnostik übernehmen.

Der Schwerpunkt der psychologischen Tätigkeit kann je nach Einsatz wechseln: Während in der poliklinischen Arbeit der diagnostische Aspekt überwiegt, tritt der therapeutische Gesichtspunkt bei der stationären Tätigkeit in den Vordergrund.

Psychagogen

Von Anfang an war die Kinderpsychoanalyse weitgehend von »medizinischen Laien« getragen.

Es war ein Gebot der Zeit, an diese Tradition anzuknüpfen, als man 1950 daran ging, in der Bundesrepublik Deutschland den Beruf des Psychagogen zu konstituieren. Zunächst lag dessen Arbeitsschwerpunkt in einer mehr psychoanalytisch orientierten Heilpädagogik, im Laufe der Jahre hat sich das Hauptgewicht auf die psychoanalytisch orientierte Therapie verlagert.

An den 10 deutschen Ausbildungsinstituten werden Sozialarbeiter, Sozialpädagogen, Diplompädagogen oder Lehrer (alle sollten eine dreijährige einschlägige Praxis aufweisen) zugelassen.

Die meist vierjährige Weiterbildung umfaßt:

- eine Lehranalyse,
- einen theoretischen und
- einen praktischen Teil.

Die *Tätigkeitsbereiche* der Psychagogen, die sich heute meist *Kinder- und Jugendlichen-Psychotherapeut* nennen, sind Beratungsstellen für Kinder, Jugendliche und Familien, Heime, Sonderschulen und Tagesheime, klinische und poliklinische Einrichtungen.

Schwestern und Pfleger

Im Gegensatz zur Tätigkeit in den meisten anderen medizinischen Fachgebieten stehen für Schwestern und Pfleger, die in der Kinder- und Jugendpsychiatrie tätig sind, pädagogische und psychologische Aufgaben stark im Vordergrund. In diesem Zusammenhang erscheint es sinnvoll, sich an die Rolle von Schwestern und Pflegern im Krankenhaus überhaupt zu erinnern. Wenn wir dies tun, so kann dies nur in vereinfachter Form geschehen. Denn *die* Rolle der Schwestern gibt es ebensowenig wie die des Arztes. Eigentlich müßte man von verschiedenen Rollen der Schwestern und Pfleger sprechen. Andererseits ergeben sich eine Reihe von Übereinstimmungen und Gemeinsamkeiten, so daß generell folgende Aufgabenbereiche von Schwestern und Pflegern herausgestellt werden können:

- physische Pflege des Patienten,
- emotionale Unterstützung,
- erzieherische Beeinflussung,
- Vermittlung zwischen Patient und Arzt,
- Mithilfe in der Diagnostik,
- Mitwirkung bei der Therapie.

In der Kinder- und Jugendpsychiatrie tritt (mit Ausnahme derjenigen Kliniken, die einen starken neurologischen Schwerpunkt haben) die Pflege der Patienten in den Hintergrund. Hingegen gewinnen alle anderen hier genannten Aufgaben größte Bedeutung.

Emotionale Unterstützung des Patienten. Sie erfordert von Schwestern und Pflegern viel psychologisches Einfühlungsvermögen, das sich, wie beim Arzt, mit einer gewissen Sachlichkeit kombinieren soll. Diese Sachlichkeit müssen sich Schwestern und Pfleger unbedingt erhalten, wenn sie nicht als Vollbeteiligte von den Sorgen und Nöten der Kinder und ihrer Eltern aufgerieben werden wollen. Der enge Kontakt mit psychisch kranken Kindern und Jugendlichen bringt es mit sich, daß Schwestern und Pfleger oft in eine Leidensgeschichte einbezogen werden. Dies sollte nicht dazu führen, daß man sich so sehr mit den Problemen des Patienten identifiziert, daß eine sachliche Analyse und Beobachtung nicht mehr möglich ist. Denn jede Therapie und jede Hilfe kann nur dann wirksam sein, wenn die Bindung zum Patienten noch kontrollierbar bleibt.

Erzieherische Beeinflussung. Diese Aufgabe teilen Schwestern und Pfleger mit den pädagogischen Mitarbeitern, aber auch mit den Ärzten. Letztlich haben alle Mitarbeiter in der Klinik an diesem Prozeß Anteil. In der Klinik kommt es zunächst darauf an, Kinder und Jugendliche dazu anzuleiten, das Therapieprogramm zu akzeptieren und Mitpatienten wie Personal in adäquater Weise zu begegnen. Besonders in der Gruppe mit anderen Patienten sollen die Kinder Rücksichtnahme, Eingehen auf den anderen und Gruppenfähigkeit erlernen. Um diesen Aufgaben gerecht werden zu können, sind Kenntnisse in der Entwicklungspsychologie und der Heilpädagogik erforderlich. Diese werden am besten im Rahmen spezieller Fortbildungskurse an der Klinik selbst erarbeitet. Die Erfahrung zeigt nämlich, daß *allgemeine* pädagogische Kenntnisse auf psychisch kranke Kinder und Jugendliche nicht ohne weiteres übertragbar sind (wohl aber heilpädagogische).

Vermittlung zwischen Patient, Arzt und anderen Mitarbeitern. Schwestern und Pfleger sehen den Patienten täglich über eine längere Zeit als der Arzt. Dadurch und durch die Art ihres Kontaktes mit den Kindern beobachten und erfahren sie vieles, was Ärzten und Psychologen für die Diagnostik und für das Verständnis des Patienten außerordentlich wichtig ist, ohne ihre Mitteilung jedoch diesen verborgen bliebe. Die Weitergabe solcher Beobachtungen an Ärzte und Psychologen ist also eine wichtige diagnostische Aufgabe. Darüber hinaus ergibt sich oft die Situation, daß ein Kind oder ein Jugendlicher es nicht wagt, den Arzt gewisser persönlicher Probleme wegen anzusprechen, weil er u. U. der Ansicht ist, diese gehörten nicht unmittelbar zu seiner Krankheit. Auch in solchen Fällen können Schwestern oder Pfleger vermitteln. Diese Aufgabe kann wie die erzieherische in sehr unterschiedlicher Weise wahrgenommen werden und kann in manchen Fällen bei unsachlicher und ungerechter Handhabung auch zu Unstimmigkeiten und Konflikten führen. Ein häufiger Konflikt liegt darin, daß Kinder oder Jugendliche Schwestern oder Pfleger persönliche Probleme berichten, jedoch nicht wissen, daß diese dem Arzt weitergegeben werden. Auf diese Weise entsteht aus der Sicht des Patienten manchmal ein engeres Verhältnis zu einem Mitglied des Stationspersonals als zum Arzt oder Psychologen als dem eigentlichen Therapeuten. Dieses Mißverständnis kann man insofern von vornherein ausräumen, als man den Kindern und Jugendlichen schon bei der Aufnahme sagt, daß sie in der Klinik seien, um mit bestimmten Problemen besser fertig zu werden, und daß sie deshalb auch beobachtet würden und man mit ihnen häufig spreche, diese Beobachtungen jedoch dem Arzt mitgeteilt werden, damit er entsprechende Schlüsse für die Behandlung ziehen kann. Es hat sich gezeigt, daß die meisten Kinder und Jugendlichen dies durchaus akzeptieren, und daß es dann nicht zu derartigen Vertrauenskrisen kommen muß.

Mithilfe in der Diagnostik. Auf die diagnostischen Aufgaben von Schwestern und Pflegern, die sie im übrigen mit allen anderen Mitarbeitern teilen, wurde bereits eingegangen. In diesen Bereich gehört in erster Linie die Beobachtung. Auch hier ist zu sagen, daß Beobachtungstechnik aus dem normalpsychologischen Bereich nicht ohne weiteres in die Klinik übertragen werden kann. Derartige Vorkenntnisse sind jedoch sehr nützlich. In der Regel erfolgt eine spezielle Anleitung zu Beobachtungen in der Klinik. Dabei haben sich auch Hilfsmittel wie Verhaltensskalen oder Beobachtungslisten bewährt (s. S. 49ff).

Mithilfe in der Therapie. Die Mithilfe von Schwestern und Pflegern in der Therapie erstreckt sich sowohl auf die medikamentöse Behandlung als auch auf den Bereich der Psychotherapie.

Während die medikamentöse Therapie jedoch zum klassischen Bestandteil der Schwesternrolle gehört, ist dies für den psychotherapeutischen Anteil relativ neu. Oberste Richtschnur für alle therapeutischen Tätigkeiten ist eine entsprechende Vorbildung und Erfahrung.

Medikamentöse Therapie. Diese bezieht sich in kinder- und jugendpsychiatrischen Kliniken, wenn man von den interkurrenten körperlichen Erkrankungen absieht, im wesentlichen auf die Therapie mit Antiepileptika und psychotropen Medikamenten (Psychopharmaka).

Auf die medikamentöse Behandlung wurde auf S. 342ff eingegangen. Deshalb werden die Ausführungen hier nur auf die Bedeutung psychischer Mechanismen im Rahmen einer medikamentösen Behandlung beschränkt. In diesem Zusammenhang erweist es sich als wichtig, wie man einem Kind oder einem Jugendlichen die Notwendigkeit der Behandlung begründet und welche Erläuterungen hinsichtlich der Wirksamkeit und des Einnahmemodus der Arznei gemacht werden. Dies ist primär eine Aufgabe des Arztes. Schwestern und Pfleger müssen jedoch hierüber eingehend informiert sein. Erläuterungen über eine Arznei haben oft eine suggestive Wirkung. Bei Untersuchungen über die subjektiv empfundene Wirksamkeit von Plazebos (Leerpräparate ohne Wirksubstanz) zeigte sich, daß etwa ein Drittel der Patienten eine Besserung ihrer Beschwerden registrierten. Sehr interessant ist auch, daß eine Plazebowirkung nicht nur auf subjektiv empfundene Symptome festgestellt wurde, sondern daß sich auch Wirkungen auf objektive Symptome wie z.B. den Blutdruck feststellen ließen. Wie sehr derartige psychologische Faktoren bei der Behandlung mit Medikamenten mitspielen, kann man daraus ersehen, daß gefärbte und bittere Plazebopräparate sich als wirksamer erwiesen als farb- und geschmacklose. Derartige Kenntnisse sind auch für Schwestern und Pfleger wichtig, da sie vielfach befragt werden, ob sie eine Wirkung eines bestimmten Präparates beobachtet haben.

Schwestern und Pfleger merken vielfach auch als erste unangenehme Begleit- und Nebenwirkungen von Medikamenten. Deshalb sollten sie auch über einige Kenntnisse zur Wirkungsweise von Medikamenten verfügen und über die wichtigsten Regeln im Umgang mit medikamentös behandelten Patienten Bescheid wissen. Diese sind in kurzer Form folgende:

- Die Medikation wird jeweils vom Arzt angeordnet, abgesetzt oder verändert. Schwestern und Pfleger sollten diesen Bereich auch voll und ganz in ärztlicher Verantwortung lassen, dem Arzt jedoch ihre Beobachtungen über das Verhalten der Kinder unter Medikation mitteilen.
- Die regelmäßige Verabreichung einer verordneten Medikation ist eine Selbstverständlichkeit.
- Kinder oder Jugendliche, die die Einnahme von Medikamenten verweigern, sollte man nicht dazu zwingen, sondern über die Notwendigkeit der medikamentösen Behandlung informieren und zu überzeugen versuchen.
- Bei verschiedenen Gruppen von Medikamenten sind besondere Regeln zu beachten. Z.B. sind bei den meisten Psychopharmaka und Antiepileptika regelmäßige Blutbildkontrollen erforderlich. Bei der Verabreichung von

Lithium muß der Lithiumblutspiegel regelmäßig kontrolliert werden (Wirkungsbereich: 0,8–1,3 mval/l).

- Viele Psychopharmaka haben Begleit- und Nebenwirkungen, die die Patienten und das Pflegepersonal sehr beunruhigen können. Die Kenntnis der Nebenwirkungen ist Voraussetzung für effektive Gegenmaßnahmen.
- Medikamentöse, psychotherapeutische und soziotherapeutische Verfahren schließen sich nicht aus, sie können sich sogar gut ergänzen. In vielen Fällen werden die Kinder und Jugendlichen erst durch eine medikamentöse Therapie in die Lage versetzt, über ihre Probleme zu sprechen.
- Die Medikation ist in aller Regel nur ein Teil der Gesamtbehandlung. Ihr Anteil variiert je nach Krankheitsbild.

Mithilfe bei der psychotherapeutischen Behandlung. Die Mithilfe von Schwestern und Pflegern sowie auch von anderen Mitarbeitern einer kinder- und jugendpsychiatrischen Klinik erstreckt sich in diesem Bereich auf zwei Aufgaben:

Auf der Mitgestaltung des Stationsmilieus (therapeutisches Klima) und auf die Übernahme umschriebener Aufgaben für einen oder mehrere Patienten im Rahmen eines Behandlungsplanes.

Da diese Aufgaben in gleicher Weise für alle anderen Mitarbeiter gelten, wird ihnen ein eigener Abschnitt gewidmet.

Gewisse Schwierigkeiten ergeben sich, wenn Schwestern und Pfleger aus anderen klinischen Bereichen in die Kinder- und Jugendpsychiatrie kommen. Sie sind vielfach zunächst etwas unsicher, weil sie die gewohnten pflegerischen Aufgaben nicht in gleicher Weise wie in anderen Kliniken vorfinden. Die Einarbeitung in die Aufgaben der Verhaltensbeobachtung, der pädagogischen Führung und der Mitwirkung in verhaltenswissenschaftlichen oder tiefenpsychologischen Behandlungsplänen erfordert Zeit und intensiven Einsatz. Aus dieser Rollenverschiebung vom klassischen pflegerischen Bereich in den mehr pädagogisch-psychologischen ergeben sich nicht selten Konflikte mit anderen Berufsgruppen, z. B. den pädagogischen Mitarbeitern (Erziehern, Sozialpädagogen, Sozialarbeitern). Diese Konflikte lassen sich jedoch durchaus lösen, wenn die Aufgaben der einzelnen Mitarbeiter in einen Therapieplan mit klar umschriebenem Therapieziel eingeordnet werden. Auf diese Weise hat letztlich jeder seinen Anteil am therapeutischen Prozeß.

Pädagogische Mitarbeiter

Es gibt zahlreiche pädagogische Berufsgruppen, die an kinder- und jugendpsychiatrischen Kliniken tätig sein können. Das Spektrum variiert hier sehr stark. An den meisten Kliniken tätig sind jedoch Lehrer, Erzieher bzw. Sozialpädagogen und Heilpädagogen.

Lehrer

Es ist zu fordern, daß jede kinder- und jugendpsychiatrische Klinik über eine spezielle Schule verfügt. An den meisten Kliniken ist dies auch der Fall. Je nach Schwerpunkt der Klinik hat diese Klinikschule einen unterschiedlichen Akzent. Entsprechend der Ausrichtung der Schule unterscheiden sich auch die dort tätigen Lehrer. In der Regel handelt es sich jedoch um Sonderschulpädagogen. Diese haben entweder nach abschlossenem Lehrerexamen und mehrjähriger Berufstätigkeit oder auch (an einigen Hochschulen) grundständig eine Zusatzausbildung durchlaufen, die an den speziellen Bedürfnissen psychisch gestörter oder behinderter Kinder orientiert ist. So existieren Sonderschulpädagogen mit der Fachrichtung Lernbehindertenpädagogik, Geistigbehindertenpädagogik, Verhaltensgestörtenpädagogik und Sprachbehindertenpädagogik.

Die Aufgabe der in kinder- und jugendpsychiatrischen Einrichtungen tätigen Lehrer erstreckt sich auf folgende Bereiche:

1. *Objektivierung des schulischen Leistungsstandes* eines Kindes. Viele Kinder kommen wegen schulischer Lern- und Leistungsstörung in eine kinder- und jugendpsychiatrische Klinik. Um die Frage der weiteren Beschulung zu klären bzw. um den Stellenwert des schulischen Leistungsversagens im Rahmen einer kinderpsychiatrischen Erkrankung festzulegen, ist eine Prüfung des schulischen Leistungsstandes unbedingt erforderlich.

2. *Aufrechterhaltung des schulischen Leistungsstandes.* Kinder und Jugendliche mit schwerwiegenden seelischen Fehlentwicklungen müssen oft längere Zeit stationär behandelt werden. Dabei kommt der Schule die wichtige Aufgabe zu, den Leistungsstand aufrechtzuerhalten bzw. durch kontinuierlichen Unterricht die Voraussetzungen dafür zu schaffen, daß ein Patient nach Entlassung aus der stationären Behandlung wieder Anschluß an den Stoff seiner Schulklasse sowie auch in die Klassengemeinschaft findet.

3. *Therapeutische Schulversuche.* Bei bestimmten emotionalen Störungen wie Schulphobien, bei der Schulangst sowie bei manchen depressiven Erkrankungen im Kindesalter erweisen sich therapeutische Schulversuche als sinnvoll und notwendig. Dabei versucht man schrittweise und unter spezieller Beobachtung der besonderen Probleme eines Kindes, dieses wieder an die schulische Leistungssituation zu gewöhnen. In vielen Fällen muß zunächst mit dem Einzelunterricht begonnen werden, dann folgt der Unterricht in einer kleinen Gruppe und schließlich in einer kleinen Klassengemeinschaft. In vielen Fällen ist es zweckmäßig, den therapeutischen Schulversuch auf eine in der Nähe der Klinik gelegene Schule auszudehnen. Insofern ist es wichtig, daß eine Zusammenarbeit zwischen der Klinikleitung, Klinikschule und Schulen in der Umgebung der Klinik angebahnt wird.

4. *Mitwirkung der Schule in Diagnostik und Therapie.* Die Lehrer an Schulen in kinder- und jugendpsychiatrischen Kliniken haben natürlich auch diagnostische und therapeutische Aufgaben. Diese teilen sie mit allen anderen

Mitarbeitern. Ihr Einsatz wird im Rahmen eines Therapieplanes für jeden Patienten individuell festgelegt. Dabei ergeben sich aber vielfach Spezialaufgaben, die das Leistungs- und das Sozialverhalten eines Kindes in der Schule betreffen.

Schließlich können die Lehrer je nach ihrer Ausbildung noch mit besonderen Therapieaufgaben (z. B. Sprachheiltherapie durch einen Sonderschulpädagogen mit Spezialausbildung in Sprachheilpädagogik) betraut werden.

Erzieher und Sozialpädagogen

Erzieher und Sozialpädagogen sind in der Regel im stationären Bereich kinder- und jugendpsychiatrischer Einrichtungen tätig. Sie arbeiten wie Schwestern und Pfleger in der Regel im Schichtdienst. Ihre Aufgaben haben breite Berührungspunkte mit denen der Schwestern und Pfleger. Eine ihrer wichtigsten Aufgaben ist die *Beobachtung*.

Sie geschieht nach denselben Gesichtspunkten, wie sie von anderen Mitarbeitern durchgeführt wird. Erzieher und Sozialpädagogen sehen die Kinder in sehr verschiedenen Situationen (beim Spiel, beim Essen, bei Unternehmungen usw.) und haben dadurch die Gelegenheit, auch Unterschiede im Verhalten festzustellen, die von der jeweiligen Situation abhängig sind. Dies ist sowohl für die Diagnostik als auch für die Therapie von größter Bedeutung.

Heilpädagogen

Heilpädagogen sind an kinder- und jugendpsychiatrischen Kliniken im ambulanten oder stationären Bereich tätig. Die Ausbildung zum Heilpädagogen geschieht an heilpädagogischen Instituten. Voraussetzung ist eine Ausbildung als Erzieher oder in einem anderen pädagogischen Beruf.

Die Aufgaben der Heilpädagogen erstrecken sich im wesentlichen auf die Anleitung von Erziehern und Sozialpädagogen sowie auf eigenständige therapeutische Aufgaben bei schwer erziehbaren und behinderten Kindern.

Unter Heilpädagogik versteht man die Theorie und Praxis der Erziehung und des Unterrichts an Kindern und Jugendlichen, die mit den gewöhnlichen pädagogischen Mitteln nicht zu fördern sind, weil sie besondere Verhaltensauffälligkeiten bieten oder weil ihre intellektuellen Fähigkeiten, ihre Sprache, ihre Sinnesfunktionen oder ihr körperlicher Bewegungsapparat behindert sind. Ziel der Heilpädagogik ist es, den Kindern und Jugendlichen zu helfen, die optimale Verwirklichung eines den individuellen Möglichkeiten und den sozialen Anforderungen angepaßten, sinnerfüllten und glücklichen Lebens zu erreichen.

Beschäftigungstherapeuten

Ziel der Beschäftigungstherapie ist es, durch vorwiegend musisches und kunsthandwerkliches Arbeiten (Malen, Modellieren, Schnitzen, Weben) schöpferische und gestalterische Kräfte zu wecken. Musische Betätigungen sind auch vorteilhaft zur Kanalisierung aggressiver Impulse (besonders bei Kindern) und zur allgemeinen psychischen Lockerung. Sie können auch als »Ausdrucksphänomen« manche diagnostische Hinweise geben.

Die Beschäftigungstherapie vollzieht sich einzeln oder in Gruppen, was neben der Förderung schöpferischer Impulse die Stimmung und Initiative sowie auch die Eingliederung in eine Gemeinschaft erleichtert. Im Rahmen der Beschäftigungstherapie lassen sich eine Reihe von Beobachtungen machen, die für die weitere Behandlung außerordentlich wichtig sein können. Die beiden Gesichtspunkte, auf die man achtet, sind *Arbeitsweise* und *Verhalten in der Gruppe.* Hinsichtlich der Arbeitsweise ist wichtig, ob ein Kind selbständig arbeitet oder nur unter Anleitung dazu in der Lage ist, ob es gründlich und konsequent arbeitet, ob es mit dem Material richtig umgehen kann usw. Wesentlich dabei ist auch seine Lernfähigkeit in dieser Hinsicht. Im Hinblick auf das Gruppenverhalten achtet man auf Kontaktverhalten, Stellung innerhalb der Gruppe sowie auf das Verhalten zum Beschäftigungstherapeuten.

Die Beschäftigungstherapeuten in einer kinder- und jugendpsychiatrischen Klinik haben dementsprechende Aufgaben in der Einzel- und Gruppentherapie. An verschiedenen Kliniken sind sie auch in den diagnostischen Prozeß eingeschaltet (Durchführung von Wahrnehmungstests, Untersuchungen zur Psychomotorik usw.).

Krankengymnasten

Die Krankengymnastik ist aus einer kinder- und jugendpsychiatrischen Klinik nicht wegzudenken. Die Aufgaben der Krankengymnasten sind vielfältig und u. a. auch vom Schwerpunkt der Klinik abhängig. Sie führen Einzel- und Gruppenbehandlungen nach verschiedenen Methoden durch. Bei jüngeren Kindern mit zerebralen Bewegungsstörungen wird häufig die Bobath-Methode angewandt, bei Kindern mit minimaler zerebraler Dysfunktion hat sich die psychomotorische Übungsbehandlung bewährt, für die es verschiedene Methoden gibt. Aber auch bei Kindern und Jugendlichen mit neurotischen Störungen oder mit Psychosen lassen sich über psychomotorische Übungen oder Gymnastik eine psychische Lockerung und mehr Lebensfreude erreichen.

Vielfach hat sich auch die Kombination von psychomotorischen Übungsbehandlungen und Rhythmik bzw. Musiktherapie bewährt.

Wie alle bislang genannten Gruppen von Mitarbeitern haben auch die Krankengymnasten diagnostische und therapeutische Aufgaben. In manchen Kliniken sind sie auch an der Befunderhebung beteiligt. Sie wirken ferner bei der Aufstellung und Druchführung von Therapieplänen in maßgeblicher Weise mit.

Zusammenarbeit und Integration verschiedener therapeutischer Ansätze

Die bislang angeführten vielfältigen und hinsichtlich Ausbildung, Vorbildung und Aufgabengebiet z. T. recht unterschiedlichen Gruppen von Mitarbeitern können ihren Aufgaben nur dann gerecht werden, wenn sie gut und möglichst reibungslos zusammenarbeiten. Seit langem hat sich in der kinder- und jugendpsychiatrischen Therapie nämlich die Einsicht durchgesetzt, daß die Praktizierung verschiedener Therapiemethoden in einer Institution (oder bei einem Patienten) notwendig ist. Dies ergibt sich schon aus der überwiegend multifaktoriellen Entstehung psychischer Störungen des Kindes- und Jugendalters und erst recht aus der Zusammenarbeit verschiedener Mitarbeiter unter einheitlicher Zielvorstellung im Rahmen eines diagnostisch-therapeutischen Teams. In diesem Sinne haben alle Mitarbeiter Anteil am diagnostischen und am therapeutischen Prozeß. Dieser wird, entsprechend der ärztlichen Grundausrichtung kinder- und jugendpsychiatrischer Kliniken, vom Arzt koordiniert. Nach abgeschlossener Diagnostik wird ein Therapieplan aufgestellt, der den einzelnen Mitarbeitern ihren Aufgabenbereich zuweist und den zeitlichen Ablauf der einzelnen Therapieschritte möglichst exakt regelt. Die bei der Durchführung des Therapieplanes auftauchenden Schwierigkeiten werden regelmäßig besprochen und führen vielfach zu einer Modifikation des Planes. Eine reibungslose Zusammenarbeit in diesem Stil ist jedoch nur dann möglich, wenn sich der Mitarbeiterstab auf einheitliche Grundsätze einigt und die Effizienz von Therapiemethoden nicht allein an ihrem theoretischen Anspruch, sondern an ihrer Durchführbarkeit und ihrer überprüfbaren Wirksamkeit mißt. Bei der Durchführung stationärer Behandlungen kommt der Gestaltung des »therapeutischen Klimas« eine besondere Bedeutung zu. Um dies zu erreichen ist eine zusätzliche bzw. begleitende Weiterbildung aller Mitarbeiter in einer kinder- und jugendpsychiatrischen Station notwendig, die zwei Gesichtspunkten Rechnung tragen muß:

1. Der Vermittlung von fachlichen Kenntnissen mit dem Ziel, ein besseres Verständnis für das Verhalten der Patienten zu erreichen und

2. der Erzielung eines besseren Einblicks in die eigenen Verhaltens- und Reaktionsweisen, besonders in emotionaler Hinsicht.

Schließlich ist für das Funktionieren eines therapeutischen Teams ein einheitlicher Stationsstil oder lückenloser Informationsfluß über die Ereignisse auf der Station notwendig. Diese Gesichtspunkte gelten natürlich auch für die Mitarbeiter in einer kinder- und jugendpsychiatrischen Poliklinik, sofern diese auch in stärkerem Maße therapeutisch arbeitet.

Klinikalltag und seine Probleme

Im folgenden sollen einige Situationen aus dem Alltag einer kinder- und jugendpsychiatrischen Klinik herausgegriffen werden. Ein Nachdenken über diese täglichen Probleme ist manchmal wichtiger als spezielles theoretisches Wissen, das im entscheidenden Fall nicht angewandt werden kann. Der Alltag in einer solchen Klinik stellt an alle Mitarbeiter hohe physische und emotionale Anforderungen, und die konstruktive Bewältigung alltäglicher Situationen, Probleme und Konflikte entscheidet letztlich darüber, ob ein therapeutisches Milieu entsteht, welches insbesondere für längerfristige Behandlungen ganz entscheidend ist.

Alltägliche Verrichtungen

Aufnahme, Entlassung und Verlegung von Patienten

Aufnahme. Die stationäre Aufnahme kann freiwillig oder unfreiwillig erfolgen. Im ersteren Fall ist das Einverständnis der Eltern bzw. des Patienten selbst notwendig, im letzteren Fall erfolgt sie gegen deren Willen durch einen niedergelassenen Kinderpsychiater, Nervenarzt, Amtsarzt oder durch Gerichtsbeschluß. Natürlich ist man stets bemüht, das Einverständnis der Eltern und auch des Kindes selbst zu erhalten. In vielen Fällen lassen sich aber Zwangseinweisungen nicht vermeiden. Sie sind erforderlich, wenn die Kinder oder Jugendlichen sich selbst oder ihre Umgebung gefährden. Bei Jugendlichen kommen sie auch im Falle der Delinquenz, z. B. zur forensischen Begutachtung, vor. Grundsätzlich ist bei Minderjährigen die stationäre Aufnahme möglich, wenn das Einverständnis des gesetzlichen Vertreters vorliegt.

Je nachdem, ob die Aufnahme auf eine offene oder geschlossene Station erfolgt, unterscheiden sich die Maßnahmen, die ergriffen werden müssen.

Auf *offenen Stationen* können Kinder und Jugendliche den Großteil ihrer Sachen behalten. Es ist wichtig, daß sie freundlich begrüßt werden, man zeigt ihnen ihr Zimmer, macht sie mit den Mitpatienten bekannt und erläutert ihnen die wichtigsten Regeln, die auf der Station befolgt werden müssen. Auch die Eltern sollten Gelegenheit haben, die Station zu besichtigen und zu sehen, wo ihr Kind untergebracht ist. Sie sollten ferner mit den Besuchszeiten vertraut gemacht werden und das Angebot erhalten, jederzeit anzurufen.

Auf *geschlossenen Abteilungen* sind besondere Vorsichtsmaßnahmen notwendig. Denn dort werden ja auch suizidgefährdete, psychotische und zuweilen aggressive Kinder und Jugendliche aufgenommen. Aus diesem Grunde ist es erforderlich, daß die Habe kontrolliert und spitze Gegenstände und alles, was zum Suizid geeignet ist, verwahrt werden. Es ist auch darauf zu achten, daß keine Drogen oder andere suchterzeugende Substanzen eingeschmuggelt werden, ferner, daß kein Ungeziefer auf die Station gerät. Es ist natürlich einfühlbar, daß Durchsuchungsprozeduren von vielen Jugendlichen als starke Demütigung oder als entwürdigend empfunden werden. Dies gilt insbesondere auch für das sog. Eingangsbad auf geschlossenen Jugendlichenstationen.

Heute wird die Aufnahme auf einer geschlossenen Abteilung in der Regel großzügiger gehandhabt. Es geht allerdings nicht ohne Kontrollmaßnahmen. Dabei ist aber auch die Art und Weise ihrer Durchführung von Bedeutung. Wenn man versucht, den Jugendlichen den Sinn der Maßnahmen zu erklären und ihnen ohne Überheblichkeit behilflich ist, so wird vielleicht die Hilfsbereitschaft stärker eingeschätzt als die unangenehmen Begleiterscheinungen der Aufnahmeprozedur.

Über alle Vorgänge bei der Aufnahme sollte ein kurzes Aufnahmeprotokoll angefertigt werden. Dabei kommt es auf eine möglichst genaue Beschreibung des Beobachteten und nicht auf theoretische Erklärungen an. Noch am Tage der Aufnahme muß eine Besprechung mit den Mitarbeitern der Station stattfinden, auf der der Arzt und der Psychologe die wichtigsten Gesichtspunkte erläutern, auf die bei dem Patienten zu achten ist. In der Regel wird dabei auch kurz die Vorgeschichte des Patienten besprochen. Es muß ferner bekannt sein, ob das neuaufgenommene Kind oder der Jugendliche flucht- oder suizidgefährdet sind, ob Medikamente verabfolgt werden müssen, ob zusätzlich zur psychiatrischen Erkrankung noch andere Störungen (z.B. Schilddrüsenerkrankung, Diabetes usw.) vorliegen. In dieser Besprechung werden die wichtigsten Sofortmaßnahmen festgelegt und auch der Gang der unmittelbar bevorstehenden Diagnostik besprochen.

Entlassung und Verlegung. Die Entlassung eines Patienten muß sorgfältig vorbereitet sein, je nachdem, ob er nach Hause entlassen, in ein Heim oder in eine andere Klinik verlegt wird, müssen unterschiedliche Maßnahmen bedacht werden. Mit den Angehörigen wird vorher abgesprochen, was unmittelbar nach der Entlassung mit dem Kind geschehen soll, wann es wieder zur Schule gehen kann, ob eine Nachbehandlung erforderlich ist usw.

Besondere Schwierigkeiten und viel Unruhe erzeugt eine *Entlassung gegen ärztlichen Rat.* Derlei Situationen kommen zwar, insgesamt betrachtet, relativ selten vor, sie gewinnen jedoch in manchen Fällen, etwa bei schwerwiegenden und das Leben des Kindes gefährdenden Erkrankungen, erheblich an Gewicht. In der Regel zeigt sich in diesen Fällen eine Vertrauenskrise zwischen Eltern, Kind und Krankenhaus, deren Ursachen sehr vielfältig sein können.

Eine Untersuchung an 90 Fällen von Entlassungen gegen ärztlichen Rat zeigte, daß folgende Motive für die Haltung der Eltern ausschlaggebend waren: mangelnde Einsicht in die Notwendigkeit diagnostischer und therapeutischer Maßnahmen (47,7%), Angst vor Eingriffen (21,1%), übermäßige Bindung an das Kind (16,6%), Unzufriedenheit mit der Therapie (15,5%), Unstimmigkeiten mit dem Pflegepersonal (5,5%) und Unstimmigkeiten mit dem Arzt (2,2%).

In vielen Fällen werden Eltern auch durch ihre Kinder unter Druck gesetzt. Manchmal besteht ein derartig ausgeprägtes Abhängigkeitsverhältnis der Eltern zum Kind, daß das Kind mit Drohungen verschiedenster Art seine Eltern zu nahezu allen Handlungsweisen veranlassen kann. Ein solches Verhalten findet man nicht selten bei Patientinnen mit Anorexia nervosa, die mit Suizidversuchen für den Fall drohen, daß die Eltern sie nicht nach Hause nehmen.

Ist eine derartige Konfliktsituation zwischen Eltern und dem Klinikpersonal entstanden, so ist es wichtig, die richtige Haltung einzunehmen. Auf keinen Fall sollte es zu einem vollständigen Abbruch der Kontakte mit den Eltern kommen. Ärzte, Schwestern und andere Mitarbeiter sollten sich im Rahmen einer verantwortungsbetonten Haltung stets darum bemühen, mit den Eltern im Gespräch zu bleiben. Sie sollten ihnen anbieten, bei unerwarteten Schwierigkeiten mit dem Kind in der Klinik anzurufen oder auch das Kind, wenn es zu Hause nicht mehr geht, wieder zur Aufnahme zu bringen. Eine derartige Haltung ist nur möglich, wenn eine persönliche Kränkung, die mit einer solchen Situation häufig einhergeht, auf seiten des Personals überwunden wird.

Natürlich hat die Situation der Entlassung gegen ärztlichen Rat bei Kindern auch noch eine rechtliche Seite.

In manchen Fällen, z. B. weil eine lebensbedrohliche und durch einen operativen Eingriff zu behebende Erkrankung vorliegt, kann man, wenn sich die Eltern gegen diese Behandlung sträuben, ihnen nach § 1666 BGB die elterliche Gewalt vorübergehend entziehen. Selbstverständlich soll von dieser Möglichkeit nur in den extremsten Fällen Gebrauch gemacht werden.

Stationsübergabe

Auch in kinder- und jugendpsychiatrischen Kliniken ist inzwischen der Schichtdienst eingeführt, der zweimal täglich eine Stationsübergabe erfordert. Die erste findet in der Regel um die Mittagszeit, die zweite zu Beginn der Nachtwache statt. Stationsübergaben erfolgen auch außerhalb des Schichtdienstes, etwa bei Antritt des Urlaubs von Mitarbeitern und vielen anderen Gelegenheiten. Sie sind deshalb so wichtig, weil es von der lückenlosen und gezielten Weitergabe der Information abhängt, ob und in welchem Ausmaß Unterlassungen, Fehler oder unzulängliche Maßnahmen im nächsten Zeitabschnitt erfolgen. Deshalb muß der Stationsübergabe große Bedeutung beigemessen werden. Sie geschieht meist im Rahmen einer Besprechung, an der die Mitarbeiter beider Schichten teilnehmen. Die Zahl der in der Konferenz zu besprechenden Probleme ist sehr groß: Beurlaubungen, Entlassungen, besondere Regelung der Besuchszeit, Umstellung der Medikatikon, vorgesehene diagnostische oder therapeutische Maßnahmen, Zwischenfälle auf der Station, notwendige Veränderungen an Therapieplänen usw.

Man kann aber lernen, die Vielzahl von möglichen Problemen in relativ kurzer Zeit zu besprechen. Dies erfordert allerdings eine gewisse Übung und Disziplin. Die Besprechung sollte nicht länger als eine Stunde dauern. An manchen Kliniken sind in die Zeit der Stationsübergabe auch die Visiten und Fallbesprechungen gelegt. Dies hat den Vorteil, daß alle Mitarbeiter am patientenbezogenen Informationsaustausch und an der Festlegung von Therapiemaßnahmen teilnehmen.

Alle wichtigen Maßnahmen müssen in das Stationsbuch eingetragen werden, so daß alles, was abgesprochen und festgelegt wurde, auch nachzulesen ist.

Nachtwache

Die Nachtwache bringt spezielle Probleme mit sich, weil man dabei ganz auf sich allein gestellt ist und die vom Stationsteam vermittelte Sicherheit fehlt. Auf geschlossenen Jugendlichenstationen sollte man stets zu zweit wachen, auf offenen wird meist nur eine Nachtwache eingesetzt. Infolge der hohen Verantwortung sollten Nachtwachen nur von erfahrenen Mitarbeitern übernommen werden. Die aus Personalmangel vielfach praktizierte Lösung des Einsatzes von unausgebildeten Mitarbeitern ist kaum zu verantworten.

Je nach Art des Aufgabengebietes kann man verschiedene Formen der Nachtwache unterscheiden:

- die Sitzwache bei einem schwerkranken Kind oder Jugendlichen,
- die Nachtwache auf einer Station (offen oder geschlossen), die während der ganzen Nacht nicht verlassen werden darf, und
- die Laufwache, die eine Beaufsichtigung mehrerer Abteilungen umfaßt (z. B. in Psychiatrischen Landeskrankenhäusern oder Anstalten).

Je nach Dauer der Nachtwache werden *turnusmäßige Nachtwachen* und *Dauernachtwachen* unterschieden. Bei den ersteren wechseln Tages- und Nachtdienst nach einem bestimmten zeitlichen Schlüssel, bei den letzteren handelt es sich um eine reine Nachtwachentätigkeit, die natürlich durch entsprechend lange Freizeitintervalle unterbrochen werden muß. Wer die verantwortungsvolle Tätigkeit einer Nachtwache aufnimmt, muß dafür sorgen, daß er tagsüber genügend ausschlafen kann, was eine Tätigkeit bei Tage ausschließt. Die wichtigsten Ereignisse in der Nacht müssen im *Nachtwachenbuch* festgehalten werden. Hierfür gilt das gleiche wie für Beobachtungen anderer Art: keine langen Erörterungen, genaue Beobachtungen und möglichst plastisch schildern, keine Interpretationen und Spekulationen. Am Morgen erfolgt dann die Übergabe an die Stationsschwester und den Stationspfleger, ggf. in Form eines gemeinsamen Rundganges über die Station.

Gespräche mit Patienten

Die Gespräche, die von Schwestern, Pflegern, Erziehern und anderen nichtärztlichen und nichtpsychologischen Mitarbeitern mit Patienten geführt werden, richten sich nach etwas anderen Gesetzmäßigkeiten als das ärztliche Gespräch.

Während Arzt und Psychologe mit dem Gespräch vorwiegend diagnostische oder therapeutische Ziele verfolgen, treten diese bei anderen Mitarbeitern stärker in den Hintergrund. Das heißt nicht, daß in solchen Gesprächen, während derer ja eine Fülle von Beobachtungen gemacht werden, nicht *auch* Gesichtspunkte für die Diagnostik und die Therapie auftauchen. Jedoch sollte das Gespräch nie ausschließlich auf solche Ziele abgestellt sein. Es ist vielmehr darauf ausgerichtet, Verständnis für die Kinder und Jugendlichen zu entwickeln und ihnen in den vielen alltäglichen Sorgen und Nöten ganz praktisch und situationsbezogen zu helfen. Je spontaner sich ein Gespräch ergibt, um so günstiger; am besten ist es, wenn es aus der Situation heraus entsteht. Es kann eingebaut sein in gemeinsame Verrichtungen, es kann sich im Beisein anderer abspielen oder auch unter vier Augen. Man sollte die Regel befolgen, derartige Gespräche bezüglich der Teilnahme anderer Patienten offen zu lassen, d. h. der Einstieg von Mitpatienten sollte vom Ablauf und der Thematik des Gespräches her möglich sein. Oberstes Gebot ist dabei, von den Wünschen und Bedürfnissen des Patienten auszugehen und nicht von den eigenen. Besonders wichtig ist dabei, Geduld zu haben und zuhören zu können. Bewertungen des Gesprächsinhaltes sollte man unterlassen. Dies soll jedoch nicht zu einem Verschweigen des eigenen Standpunktes führen. Es kommt nur darauf an, in welcher Weise und zu welchem Zeitpunkt des Gespräches er vorgebracht wird. Ein schroffes Äußern gegenteiliger Auffassungen kann die mühevolle Überwindung eines Patienten zum Gespräch wieder für Wochen abschneiden. Ähnliche Reaktionen können erfolgen, wenn der Patient den Eindruck hat, sein Gesprächspartner fühle sich ihm überlegen. Besonders bei mißtrauischen Patienten und solchen mit Insuffizienzgefühlen werden auch die geringsten Ansätze in dieser Richtung registriert und als Kränkung oder Geringschätzung der eigenen Person empfunden. Finden Gespräche mit Patienten auf der Station statt, so ist zu beachten, daß man sich nicht ausschließlich und längere Zeit nur *einem* Kind oder Jugendlichen zuwendet.

Im Hinblick auf die Art der Gesprächsführung erhebt sich die Frage, ob spezielle Techniken angewandt werden sollten oder nicht. Es ist sicher nützlich, einige theoretische Kenntnisse über Gesprächsführung zu besitzen. Andererseits muß man, gerade wenn solche Kenntnisse vorliegen, auf eine sorgfältige Abstimmung mit den behandelnden Ärzten und Psychologen hinwirken, damit nicht Gespräche seitens des Stationspersonals mit therapeutischen Gesprächen intervenieren.

Aus dem Bisherigen geht hervor, daß Gespräche mit psychisch kranken

Kindern und Jugendlichen auch gewisse *Gefahren* mit sich bringen. Die drei wichtigsten sind folgende:

- *Vorherrschen diagnostischer Gesichtspunkte.* Gespräche, die unter diagnostischen Gesichtspunkten geführt werden, gehen leicht in eine Exploration über. Dabei wird der Patient mehr oder weniger gezielt nach bestimmten biographischen Ereignissen, Erlebnissen, Familiendaten, persönlichen Problemen usw. befragt. Gespräche dieser Art sollten nur Arzt und Psychologe führen. Überdies sind sie meist nicht geeignet, dem Patienten in seiner jeweiligen Situation direkt zu helfen.
- *Übertriebene Therapieansprüche.* Jedes Gespräch hat letztlich eine therapeutische Wirkung. Es kann aber gefährlich sein, parallel zur durchgeführten Psychotherapie weitere gezielt therapeutische Gespräche mit den Patienten zu führen. Wer dies tut, muß in der Lage sein, seine Affekte gut zu kontrollieren und muß Erfahrungen mit den Phänomenen der Übertragung und Gegenübertragung haben. Derartige Kenntnisse sind nur im Rahmen einer längeren Ausbildung zu erwerben.
- *Hineintragen eigener Probleme in das Gespräch.* Im Gespräch mit kinder- und jugendpsychiatrischen Patienten hat man oft den Eindruck, daß über Probleme der Patienten eigene artikuliert werden. Dies gilt insbesondere für Mitarbeiter, die nicht wesentlich älter sind als die Patienten. Um dies zu verhindern, muß man versuchen, die eigene Rolle und den eigenen Beitrag im Gespräch stets kritisch zu überdenken.

Gespräche mit Eltern

Im Rahmen der Besuchszeit, aber auch bei anderen Gelegenheiten, finden immer wieder Gespräche zwischen Mitarbeitern der Station und Eltern von Patienten statt. Diese Gespräche sind sehr wichtig. Sie sollen den Eltern signalisieren, daß alle Stationsmitglieder Verständnis für ihr Kind und die Situation der Eltern haben. Gleichzeitig tauchen in diesen Gesprächen auch alle Fragen auf, die mit der Erkrankung und ihrem Verlauf, mit der eigenen Situation, mit Schuldgefühlen, Befürchtungen und mit einer oft vielfach unklaren Zukunft zusammenhängen. Es ist schwer, für derartige Gespräche eindeutige und allgemein gültige Richtlinien zu entwerfen. Die folgenden Regeln haben sich jedoch in der Praxis sehr bewährt:

- *Orientierung am jeweiligen Wissensstand der Eltern.* Alle Auskünfte und Ausführungen über die Erkrankung der Kinder sollten sich am Wissensstand der Eltern orientieren. Da viele Mitarbeiter in kinder- und jugendpsychiatrischen Kliniken mit derartigen Fragen konfrontiert werden, müssen sie in etwa wissen, was der behandelnde Arzt oder Psychologe den Eltern über die Erkrankung des Kindes mitgeteilt hat. Nur so lassen sich widersprüchliche Äußerungen, die stets zu Unsicherheit und Beunruhigung der Eltern führen, vermeiden.

- *Vermeidung wertender Äußerungen.* Jede Bewertung der Erkrankung, der familiären Situation, des Erziehungsverhaltens sollte in derartigen Gesprächen unterbleiben. Dies gilt insbesondere für die Situation, in der Mitarbeiter gefragt werden, ob ein bestimmtes Erziehungsverhalten oder »Fehler« für die Erkrankung des Kindes verantwortlich gemacht werden können.
- *Auskünfte, nur soweit das eigene Wissen reicht.* In sehr vielen Gesprächen tritt die Situation ein, daß seitens der Eltern Fragen gestellt werden, die vom jeweiligen Gesprächspartner nicht beantwortet werden können. In derartigen Situationen sollte man nie über das hinausgehen, was man sicher weiß. Spekulationen oder Vermutungen können tragische Folgen haben. Es ist auch gar keine Schande zuzugeben, daß man bestimmte Einzelheiten nicht weiß oder daß man auch den Therapeuten, die das Kind in Einzelbehandlung haben, nicht vorgreifen möchte.
- *Vorsicht mit prognostischen Hinweisen.* Die prognostische Beurteilung von kinder- und jugendpsychiatrischen Krankheitsbildern gehört zu den schwierigsten Aufgaben. Überdies gibt es hier in vielen Bereichen noch kein gesichertes Wissen. Schließlich ist die Prognose einer Erkrankung in starkem Umfange davon abhängig, was an Therapie- und Rehabilitationsmaßnahmen ergriffen wird. Aus diesen Gründen muß man mit allen prognostischen Aussagen äußerst vorsichtig sein und lieber eine Antwort schuldig bleiben, als Pessimismus oder unbegründeten Optimismus zu verbreiten.

In allen Fragen, die man aus welchen Gründen auch immer nicht beantworten kann, sollte man die Eltern an den behandelnden Arzt oder Psychologen verweisen.

Besondere Ereignisse

In diesem Abschnitt soll von einigen Ereignissen die Rede sein, die die Mitarbeiter an der kinder- und jugendpsychiatrischen Klinik sehr beunruhigen können. Es ist hier nur möglich, eine gewisse Auswahl zu treffen.

Nahrungsverweigerung

Die Ursachen hierfür können sehr verschieden sein. Am häufigsten erkennen wir die Nahrungsverweigerung bei psychotischen Kindern und Jugendlichen (Katatonie, depressiver Stupor), im Rahmen der Anorexia nervosa, aber auch bei jüngeren Kindern als Antwort auf reaktive Beeinträchtigungen verschiedenster Art.

In solchen Fällen sollte man zunächst versuchen, die Patienten freiwillig zur Nahrungsaufnahme zu motivieren. Dies kann aber sehr schwer sein. Ratlos ist man besonders dann, wenn eine sprachliche Verständigung mit den Kranken nicht möglich ist. Auch in diesen Fällen sollte man versuchen, geduldig auf sie einzugehen und sie zur Mitarbeit aufzufordern. Alle Zwangsmaßnahmen sollten dabei unterbleiben. Auf keinen Fall darf die Technik des Nasezuhaltens praktiziert werden. Mit einer Sonde ernährt werden Patienten nur nach ausdrücklicher ärztlicher Anweisung. Sofern man Anhaltspunkte für die Ursachen der Nahrungsverweigerung findet, läßt sich diese in der Regel auch überwinden.

Negativistische Patienten (Negativismus: Der Patient tut das Gegenteil dessen, was von ihm verlangt wird. Kommt fast nur bei Schizophrenen vor.) beginnen u. U. dann zu essen, wenn man es gerade nicht von ihnen verlangt. Manchmal gelingt es durch Ablenkung der Aufmerksamkeit, den Kranken dazu zu bringen, wenigstens kleinere Nahrungsmengen zu sich zu nehmen. Wie bei vielen Ereignissen auf der Station kann man auch hier keine Patentlösungen anbieten, oft führt ein spontaner Einfall zum Erfolg. Die Wahrscheinlichkeit solcher Einfälle erhöht sich, wenn Engagement und längere Erfahrungen beim Umgang mit psychisch kranken Kindern und Jugendlichen vorliegen.

Suizidgefährdung und Suizidversuche

Für Suzidversuche gibt es sehr unterschiedliche Ursachen (s. S. 283ff). Am häufigsten kommen sie vor bei depressiven Verstimmungen, neurotischen Störungen, Angst und Panikreaktionen, im Zusammenhang mit schulischem Leistungsversagen und bei psychotischen Zustandsbildern. Schon bei der Aufnahme eines Patienten muß das Personal vom Arzt über eine etwaige Suizidgefährdung unterrichtet werden. In vielen Fällen ist diese jedoch nicht unmittelbar sichtbar. Manchen Kindern und Jugendlichen gelingt es, ihre Suizidgedanken oder -absichten zu verheimlichen, andere versuchen, zum Suizid geeignete Gegenstände auf die Station zu schmuggeln oder Tabletten über längere Zeit zu sammeln mit dem Ziel, sie später einzunehmen. Trotz intensiver Bemühungen um die Suizidprophylaxe kommen auch in kinder- und jugendpsychiatrischen Kliniken gelegentlich Suizidversuche und Suizide vor.

Wenn man von plötzlich und panikartig ausgeführten Suizidversuchen absieht, treten diese nicht plötzlich, sondern nach einer längeren Vorgeschichte auf. Die Veränderungen im Vorfeld von Suiziden und Suizidversuchen kann man unter den Begriff des *präsuizidalen Syndroms* zusammenfassen. Dieses ist gekennzeichnet durch

- *Einengung in allen Lebensbereichen* (situative Einengung, Einengung der zwischenmenschlichen Beziehung, Einengung der Wertwelt),
- *Aggressionshemmung,* wobei die Aggression gegen die eigene Person gerichtet wird und
- *Suizidphantasien bzw. Todeswünsche.*

Dieses aus der Erwachsenenpsychiatrie bekannte Syndrom läßt sich auch im Kindes- und Jugendalter ansatzweise beobachten.

Nicht für das Kindesalter, wohl aber für das Jugendalter, kann man auch die drei Stadien auf dem Weg zum Suizid beobachten:

das Stadium der Erwägung, das Stadium der Ambivalenz und das Stadium des Entschlusses.

Im *Stadium der Erwägung* spielen suggestive Momente, wie Einflüsse der Umgebung, eine wichtige Rolle. Im *Stadium der Ambivalenz* kommt es zu Suizidankündigungen, während im *Stadium des Entschlusses* direkte Suizidankündigungen seltener werden, gleichzeitig aber die Wahrscheinlichkeit ihrer Ausführung steigt. Von ärztlicher und psychologischer Seite wurden Testinstrumente zur Abschätzung der suizidalen Tendenz entwickelt. Auch im Verlauf einer medikamentösen Behandlung wechselt das Suizidrisiko z. T. erheblich.

Wenn ein Jugendlicher mit einer schweren Depression, die zunächst durch das Darniederliegen des Antriebs Suizidhandlungen nicht aufkommen ließ, wieder eine Stärkung seines Antriebs bemerkt, jedoch noch nicht eine wesentliche Veränderung seiner Stimmungslage, so ist die Gefahr eines Suizidversuches besonders groß. Dies müssen alle in einer kinder- und jugendpsychiatrischen Klinik Tätigen wissen, denn in dieser Situation muß man in besonderem Maße für die Patienten da sein und sie im Rahmen der pflegerischen Zuwendung und Fürsorge beobachten.

Nach einem mißglückten Suizidversuch kann sich eine neue Situation ergeben, die für die weitere Behandlung des Patienten ebenfalls sehr wichtig ist. Sie ist vielfach dadurch gekennzeichnet, daß

- Schwestern oder Pfleger geneigt sind, den Suizidversuch als Eingriff in ihren Verantwortungsbereich zu empfinden und ihn dem Patienten persönlich übel zu nehmen und
- der Patient seine Handlung als schwere Schuld empfindet und auf diese Weise in seinen vielfach ohnehin vorhandenen Selbstbeschuldigungen noch bestärkt wird.

Man muß versuchen, derartige Situationen zu vermeiden. Dies geschieht am besten dadurch, daß man dem Patienten nach wie vor freundlich, mit Zuwendung und ohne Groll begegnet, mit ihm durchaus über seinen Suizidversuch spricht, jedoch jede moralisierende Bewertung vermeidet.

Unruhe- und Erregungszustände

Unruhe- und Erregungszustände sind auf kinder- und jugendpsychiatrischen Stationen relativ häufig. Sie sind keineswegs so bedrohlich wie vielfach angenommen wird. Dennoch können erregte Patienten das Personal in einen Zustand der Verlegenheit und Angst bringen.

Beim Eintreten solcher Ereignisse muß man sich daran erinnern, daß man Unruhe- und Erregungszustände nur im Notfall medikamentös unterbricht. Je nach Hintergrund und Ursachen dieser Zustände versucht man entweder intensiv auf den Patienten einzugehen oder aber ihn in einem speziellen Raum für kurze Zeit zu isolieren und sich selbst zu überlassen (sog. »time out«). Nicht selten werden Erregungszustände auch vom Patienten systematisch gegenüber dem Personal eingesetzt. In diesen Fällen würde ein intensives Eingehen auf den Patienten nicht zu einer Verringerung, sondern zu einer Verstärkung dieser Zustände führen.

Fallbeispiel: Ein 11jähriger Patient mit einer Hirnfunktionsstörung und extremen aggressiven Ausbrüchen (gegenüber Sachen und dem Personal) mußte anfangs mehrfach im Time-out-Raum isoliert werden. Es kam zu einer Verringerung und Abmilderung seines destruktiven Verhaltens, so daß diese Maßnahmen rasch nicht mehr erforderlich waren. In der Folgezeit erhielt der Junge eine intensive therapeutische Zuwendung in der Beschäftigungstherapie und auf der Station, die sich gezielt auf die Zeiten seines angemessenen und kooperativen Verhaltens bezogen. Auf diese Weise konnten ohne (dauerhafte) Medikation die aggressiven Durchbrüche fast vollständig abgebaut werden.

Wie dieses Beispiel zeigt, ist es in den meisten Fällen möglich, Unruhe- und Erregungszustände zu unterbrechen bzw. längerfristig durch gezielte Therapiemaßnahmen zu beeinflussen. Natürlich gibt es auch Fälle, in denen man auch zu Medikamenten greifen muß. Im Falle psychotischer Unruhe- und Erregungszustände kann dies sogar im Interesse der Patienten und des Stationspersonals dringend geboten sein. Entscheidend ist jedoch, daß man notwendige Injektionen niemals als Strafe deklariert und dem Patienten sein unangepaßtes Verhalten nie nachträgt.

Extreme Angstzustände und Realitätsstörungen

Kinder und Jugendliche mit schizophrenen Psychosen oder schweren Depressionszuständen geraten nicht selten in extreme Angstzustände bzw. in Situationen mit einer Störung des Realitätsbezuges. Auch im Rahmen von Angstneurosen sind panikartige Angstzustände zu beobachten, die für die Kinder extrem beunruhigend sind und bei den Mitarbeitern der Klinik vielfach ein Gefühl der Ohnmacht und Ratlosigkeit entstehen lassen. Kennzeichnend für diese Zustände ist, daß sie sich nicht durch rationale Erklärungen und Begründungen beheben lassen. So ist es z. B. nicht angebracht, einem psychotischen Kind seine Halluzinationen oder Wahnsymptome ausreden zu wollen. Es empfiehlt sich vielmehr, darauf einzugehen und ihm Verständnis zu signalisieren sowie durch Ablenkung und intensives Eingehen, manchmal auch durch körperliche Zuwendung, die Realitätsstörung bzw. den Angstzustand abzumildern. Extreme Angstzustände tauchen auch vielfach in Gesellschaft mit hypochondrischen Befürchtungen auf (z. B. das Herz könnte stehenbleiben, der Bauch könnte aufplatzen). Auch derartige Symptome lassen sich nicht »ausreden«, sie müssen vielmehr ernst genommen werden und lassen sich nur lang- und mittelfristig beheben. Entscheidend ist aber, daß der Patient auch in diesen Situationen spürt, daß man sich ganz auf ihn einstellt, für ihn da ist und seine Symptomatik absolut ernst nimmt. Extreme Angstzustände und Realitätsstörungen im Rahmen psychotischer Erkrankungen bedürfen einer medikamentösen Behandlung.

Entweichungen

Das Entweichen eines Patienten kann, besonders wenn er suizidgefährdet ist, erhebliche Unruhe auslösen. In solchen Fällen sollte man zunächst rekonstruieren, wann, bei welcher Gelegenheit, in welchem körperlichen oder psychischen Zustand und unter welcher Medikation und in welcher Kleidung sich der Patient von der Station entfernt hat. Die Motive für das Weglaufen sollten so rasch wie möglich geklärt werden. Oft wurden Mitpatienten gegenüber Äußerungen gemacht, aus denen u. U. zu entnehmen ist, wohin der Patient sich wenden wollte. Die Art des Vorgehens ist im Detail an verschiedenen Kliniken recht unterschiedlich geregelt. Wenn man den Patienten auf dem Klinikgelände nicht findet und keine Anhaltspunkte für seinen Aufenthaltsort hat, wird in der Regel nach Verständigung der Eltern eine polizeiliche Fahndung eingeleitet. Dafür gelten die jeweils ortsüblichen Regeln.

Kommt der Patient wieder in die Klinik, so ist eine moralisierende Haltung nicht angezeigt. Je nach Hintergrund der Entweichung werden diesem Ereignis jedoch mehr oder weniger klare Konsequenzen folgen müssen.

Planung des Tages- und Wochenablaufes

Ebenso wie diagnostische und therapeutische Maßnahmen muß auch der Tages- und Wochenablauf auf einer kinder- und jugendpsychiatrischen Station genau geplant sein. Dies gilt in gleicher Weise für die Poliklinik, ist dort jedoch in gewisser Weise durch die Zahl der Patienten und die für die Untersuchung und Behandlung vorgesehene Dauer weitgehend vorgegeben. Auf der Station bringt das Zusammenspiel vieler Berufsgruppen und die Durchführung sehr unterschiedlicher Maßnahmen naturgemäß Probleme mit sich. Der Tages- oder Wochenplan soll gemeinsam in der *Stationskonferenz* festgelegt werden, wobei Anregungen der Patienten unbedingt aufgegriffen werden sollten. In vielen Kliniken ist es üblich, wesentliche Teile des Wochenplanes mit den Patienten gemeinsam zu erarbeiten. Durch die Einbeziehung fester Veranstaltungen und zeitlicher Fixpunkte wie Visiten, Besprechungen, Therapiestunden werden die Gestaltungsmöglichkeiten bereits eingeschränkt. Um so mehr sollte man den verbleibenden Freiraum für anregende und aktivierende Tätigkeiten nützen. Es ist nicht möglich, hier spezielle Gesichtspunkte für die Gestaltung des Tages- und Wochenablaufes darzustellen. Dafür sind die Möglichkeiten von Klinik zu Klinik viel zu verschieden. In Tab. 6.**2** und 6.**3** ist ein Beispiel wiedergegeben.

Obwohl es sehr schwer ist, Einzelheiten über die Planung des Tages- und Wochenablaufes definitiv und allgemeingültig festzulegen, haben sich doch die im folgenden angeführten allgemeinen Prinzipien sehr bewährt:

Tabelle 6.2. Beispiel für den Tagesablauf in einer kinder- und jugendpsychiatrischen Klinik

Tagesablauf:	
7.15 Uhr	Wecken
7.20–7.40 Uhr	Waschen und Ankleiden
7.40–8.00 Uhr	Frühstück
8.00–9.00 Uhr	Zeit zum Aufräumen der Zimmer
9.00–10.30 Uhr	Für alle auf der Station anwesenden Kinder: Gruppenbeschäftgigung
10.30–12.15 Uhr	Freizeit zum Spielen, wenn in dieser Zeit nicht Schule, Turnen oder Therapie stattfinden
12.15–12.45 Uhr	Mittagessen
13.00–15.00 Uhr	Mittagspause bzw. Schularbeitszeit mit Ruhe und Aufenthalt auf den Zimmern, Stationsbesprechung für das Personal
15.00–15.30	Kaffeetrinken
15.30–18.00 Uhr	Gemeinsame Gruppenunternehmungen
18.00–18.30 Uhr	Abendbrot
19.00–20.00 Uhr	Waschen, Baden
21.00 Uhr	Absolute Nachtruhe (kein Licht, kein Radio!)
Radiozeiten:	7.15–9.00 Uhr 10.30–12.15 Uhr 18.30–20.30 Uhr
Zum Wochenplan:	
Montags:	vormittags Schwimmen 15.00–16.00 Uhr Rollenspiel nachmittags Therapiestunden
Mittwochs:	15.00–15.30 Uhr Gruppengespräch nachmittags von 15.30–18.00 Uhr Besuchszeit
Freitags:	nachmittags von 13.30–16.30 Uhr Turnen
Sonntags:	nachmittags Besuchszeit* von 14.00–18.00 Uhr

* Besuche sind auch zu anderen Zeiten nach Rücksprache mit den Therapeuten möglich.

- Ein wichtiges Ziel jeder Behandlung ist es, die Kinder und Jugendlichen an eine gewisse Regelmäßigkeit, Pünktlichkeit und Ausdauer zu gewöhnen. Sie sollten deshalb über den Wochenplan informiert sein, möglichst sogar an seiner Erstellung mitwirken, damit sie selbst auf Zeitplanung, Uhrzeit achten können. Denjenigen Kindern, die hierzu noch nicht in der Lage sind, muß man dabei individuell behilflich sein.
- Feste Veranstaltungen und Therapiestunden sollten pünktlich beginnen und pünktlich enden. Man kann vom Patienten nur dann ein Einhalten des Zeitplanes erwarten, wenn man dies selbst tut.
- Versprochene Unternehmungen oder Zusagen anderer Art sollten eingehalten werden. Andererseits verlieren die Kinder das Vertrauen in die

Tabelle 6.3. Beispiel eines Wochenplanes (zusammen mit den Kindern erstellt)

Montag	Vormittag:	Pappmaché-Puppe machen Schwimmen
	Nachmittag:	Spielen im Garten (Versteck, Federball u. a.)
	Abend:	Vorlesen: Kleiner Prinz
Dienstag	Vormittag:	Wandbehang aus Stoffresten (Gruppenarbeit)
	Nachmittag:	Zoobesuch
	Abend:	Mumien aus Klopapier machen (Wettspiel)
Mittwoch	Vormittag:	Schmelzgranulat-Arbeiten
	Nachmittag:	**Besuchszeit**
	Abend:	Selbstbeschäftigung
Donnerstag	Vormittag:	Kollagen aus alten Radioteilen (Gruppenarbeit)
	Nachmittag:	Kieselsteine sammeln, Drachensteigen
	Abend:	Spaghetti kochen und essen
Freitag	Vormittag:	Steintiere machen und bemalen
	Nachmittag:	Kino: Krieg der Knöpfe
	Abend:	Wochenplan für nächste Woche Schlager der Woche
Samstag	Vormittag:	Tagesausflug zum Grunewaldsee und Picknick
	Nachmittag:	Tagesausflug zum Grunewaldsee und Picknick
	Abend:	Mitgebrachte Kassetten, Platten von Kindern
Sonntag	Vormittag:	Trödelmarkt
	Nachmittag:	**Besuchszeit**
	Abend:	Beruferaten

Zuverlässigkeit des Klinikpersonals, was von ihnen und ihren Eltern nicht selten auf die Behandlung insgesamt übertragen wird.

– Inhaltlich ergeben sich für die Gestaltung des Tages- und Wochenablaufes unzählige Möglichkeiten. Neben den alltäglichen Stationsarbeiten und Aufgaben bieten sich an: sportliche Veranstaltungen, Ausflüge, Bastelarbeiten, Gruppenspiele, Filmveranstaltungen (am besten mit anschließender Diskussion), Stationsfeste usw. Bei der Planung sollte auf eine möglichst individuelle und patientenzentrierte Rollenverteilung geachtet werden. Durch das Experimentieren mit verschiedenen Rollen gewinnen manche Patienten (insbesondere Jugendliche) Sicherheit und Zutrauen in die eigene Leistung.

Im Rahmen derartiger Planungen gewinnen aber auch herausragende Ereignisse wie Feste und Feiern eine große Bedeutung. Diese gehören zum festen therapeutischen Inventar einer kinder- und jugendpsychiatrischen Klinik.

Schon die Vorbereitung von Festen verlangt Ideenreichtum, Zusammenarbeit, Arbeitsteilung und Ausdauer der Patienten. Diese Dinge sind vielfach von eminenter therapeutischer Wirkung. Die Freude auf das Fest und die Bemühungen, zum Gelingen beizutragen, sind für viele Patienten ebenfalls von großer Bedeutung. Schließlich bietet das Fest als solches die Gelegenheit, sich mit individuellen oder Gruppenleistungen der Klinik oder den Angehörigen vorzustellen, was für das Selbstvertrauen vieler Patienten außerordentlich wichtig ist.

Therapeutisches Milieu und Therapieplan

Die konstruktive Bewältigung der meisten hier aufgezeigten Probleme, die Planung des Tages- und Wochenablaufes, die Zusammenarbeit und der ständige Erfahrungsaustausch aller Mitarbeiter führen letztlich zu dem, was als therapeutisches Milieu bezeichnet werden kann.

In dieser Sicht dient alles, was auf einer Station geschieht, letztlich dem Ziel der Resozialisierung und Rehabilitation. Eine solche Einstellung kennt keine Nebensächlichkeiten, auch scheinbar wichtige Verrichtungen müssen unter den Leitgedanken der Therapie gestellt werden. Diese spielt sich heute nicht mehr in der Einzelsituation und hinter verschlossenen Türen ab, sondern ist 24 Std. lang in allem, was auf der Station geschieht, wirksam. Die Koordination dieser vielfältigen Einwirkungsmöglichkeiten auf die Patienten ist nicht leicht. Oberstes Ziel ist dabei stets die therapeutische Einwirkung auf den Patienten. Will man dies koordiniert und abgestimmt tun, so ist die Erstellung eines *Therapieplanes für jeden Patienten* notwendig, der die kurz-, mittel- und langfristigen Therapieziele festlegt und jedem einzelnen Mitarbeiter einen Standort innerhalb dieses Planes zuweist. Die Effektivität einer Behandlung hängt weitgehend davon ab, ob und in welcher Weise es gelingt, einen derartigen Therapieplan aufzustellen und systematisch durchzuführen. Die vom Arzt oder Psychologen durchgeführte Einzeltherapie ist dabei nur eine von vielen Maßnahmen. Sie ist stets eingebettet in den Gesamtplan und darf angesichts der großen Wirksamkeit eines gut abgestimmten Stationsmilieus keineswegs überbewertet werden.

Die Durchführung eines Therapieplanes ist natürlich abhängig von der Zusammenarbeit und der Ausbildung des Personals und von der Koordination verschiedener, oft heterogener Maßnahmen (Tab. 6.**4**). Letzteres ist von ausschlaggebender Bedeutung und läßt sich am besten durch eine tägliche Konferenz (Visite) bewerkstelligen, an der alle Mitarbeiter der Station teilnehmen. In Kliniken, die im Schichtdienst arbeiten, empfiehlt sich hierzu eine ausreichende Überlappungszeit zwischen den beiden Schichten um die Mittagszeit (etwa 1½ Std.).

Tabelle 6.4. Therapieplan bei einem 13jährigen Jungen (Peter M.), der wegen spezifisch emotionaler Störungen mit Abkapselung, Beziehungsschwierigkeiten und Schulverweigerung stationär aufgenommen wurde

Therapeutische Zielplanung nach stationärer Aufnahme

Vorbemerkungen

Zusammen mit dem Beobachtungsbogen soll dieses Papier allen, die mit einem neu aufgenommenen Patienten zu tun haben, einen Überblick über seine Symptome und Probleme und die daraus abgeleiteten, vorläufigen therapeutischen Überlegungen geben. Etwa 1 Woche nach der stationären Aufnahme sollen in der Stationsbesprechung alle für die therapeutische Zielplanung wichtigen Beobachtungen zusammengetragen werden.

Verteiler: Station, Schule, je nach Beteiligung BT u/o KG, Therapeut, Oberarzt

Patient: *Peter M.*	geb. am *12. 6. 1965*
Aufnahmedatum: *16. 6. 1978* Station *11*	Therapeut: *Wagner*

I. Symptomatik, Probleme des Patienten

1. Aus der Sicht der Eltern/Sorgeberechtigten:

   Die Kindsmutter klagt über Passivität, Abkapselung, depressive Tendenzen des Jungen, der noch zu oppositionellem Verhalten und Aggressionen ihr gegenüber neigt. Das vertrauliche Verhältnis zwischen beiden hat sich verändert, P. spricht nicht mehr mit ihr über seine Probleme. Seit Februar 78 geht er nicht mehr zur Schule.

2. Aus eigener Sicht, individuelle Rangfolge des Leidensdrucks, abschätzbare Therapiemotivation gegenüber einzelnen Symptomen oder Problemen:

   Peter betont immer wieder, daß er nicht wisse, warum er eigentlich in der Klinik sei. »Das Problem« sei nicht er, sondern seine Mutter, die er für klinikbedürftig halte.
   Leidensdruck und Therapiemotivation sind als mäßig einzuschätzen.

II. Verhalten des Patienten auf Station

(Siehe Beobachtungsbogen des Stationspersonals)

III. Vorläufige Diagnose, Beurteilung der Problematik

Spezifisch emotionale Störung mit Abkapselung, Beziehungsschwierigkeiten, Schulverweigerung bei einem pubertierenden Jungen.

IV. Therapieziele

1. Für den Patienten

   a) Hauptsymptomatik:

   Abkapselung, Sozialängste sowie seine Frustrationsintoleranz und Empfindlichkeit bearbeiten.

   b) Verhaltensänderungen gegenüber Erwachsenen:

   Sozialkontakte zu Erwachsenen und Gleichaltrigen aufbauen, Einübung adäquater Gefühlsäußerungen und konstruktiver Kritik.

   c) Verhaltensänderungen gegenüber Mitpatienten:

   Kontaktängste verringern.

   d) Verhaltensänderungen gegenüber den Eltern:

   Opposition und Aggression gegenüber der Mutter aufarbeiten, realeres Mutterbild vermitteln.

e) Verhaltensänderungen in der Schule:

Gelingen von Aufgaben positiv verstärken.

f) Änderungen der Selbstwerteinschätzung, des Selbstwertgefühls:

Größenphantasien, überhöhte Ansprüche, Minderwertigkeitsgefühle verdeutlichen, reale Selbsteinschätzung erreichen.

2. Ziele in der Arbeit mit den Eltern:

Mißverständnisse zwischen Patient und Eltern klären. Überhöhte Leistungsanforderungen und äußerst ambivalente Einstellung gegenüber dem Jungen verständlich machen.

V. Therapiemaßnahmen

(hinter den einzelnen Maßnahmen sollten möglichst die damit angestrebten Teilziele kurz skizziert werden)

1. Für den Patienten

a) Psychotherapie durch Arzt/Psychologen:

Leidensdruck vermitteln, Aktivitäten fördern, Selbstbehauptung trainieren.

b) Verhalten des Personals:

– allgemein:

Selbständigkeit fördern; Selbstwert heben durch positive Verstärkung,
d. h. wenn etwas lobenswert ist, wenn möglich vor der Gruppe loben.
Destruktive Kritik ignorieren.

– gegenüber speziellen Symptomen, Problemen: entfallen

c) Beschäftigungstherapie:

Erfolgserlebnisse ermöglichen, bestätigen

d) Krankengymnastik:
keine

e) Medikamentöse Behandlung:

keine

f) Sonstige, z. B. soziale Maßnahmen:

Interessen und Durchhaltevermögen im Gruppenverband stärken.

2. In der Arbeit mit den Eltern (beabsichtigtes praktisches Vorgehen kurz skizzieren)

Hausbesuch. Regelmäßiger Kontakt mit der nicht berufstätigen Mutter in Form von Beratungen

VI. Überlegungen zur weiteren Betreuung des Patienten

(Wenn absehbar, auch bereits über das Ende des stationären Aufenthaltes hinaus)

Ambulante Weiterbetreuung des Patienten und der Kindsmutter durch einen männlichen Therapeuten.

Zur Situation der Kinder- und Jugendpsychiatrie in der Bundesrepublik Deutschland

Etwa 27% der Bevölkerung der Bundesrepublik Deutschland sind Kinder und Jugendliche im Alter bis zu 18 Jahren. In verschiedenen Untersuchungen wurde festgestellt, daß 20–25% aller Schulkinder Verhaltensauffälligkeiten zeigen, die einer genauen Untersuchung bzw. Behandlung bedürfen. Im Rahmen einer im Auftrag der Bundesregierung von der Enquete-Kommission durchgeführten Untersuchung über die Lage der Psychiatrie in der Bundesrepublik konnte festgestellt werden, daß 31% der Kinder eines Schulanfängerjahrganges Auffälligkeiten und Leistungsbeeinträchtigungen zeigten. Von diesen wurden 16,3% im ersten Schuljahr erheblich auffällig, 6% wurden vom Schulbesuch zurückgestellt und 8,7% wurden in Sondereinrichtungen vermittelt. Aus diesen Zahlen geht eindeutig hervor, daß eine kinder- und jugendpsychiatrische Unterversorgung der Bevölkerung in unserem Lande festzustellen ist. Diese erstreckt sich sowohl auf den ambulanten als auch auf den stationären Bereich.

Ambulanter Bereich

Die Zahl kinder- und jugendpsychiatrischer Ambulanzen ist in der Regel auf Universitätskliniken beschränkt. Es existieren verschiedentlich kleinere *kinder- und jugendpsychiatrische Beratungsstellen,* die jedoch dem Bedarf keineswegs gerecht werden können. Die Zahl der Erziehungsberatungsstellen beträgt derzeit (Angaben für 1982) 648, wobei noch 136 Nebenstellen und 129 Außenstellen hinzukommen. Trotz dieses im Vergleich zu früheren Jahren, erfreulichen Zuwachses lag die Verteilung von Erziehungs- und Familienberatungsstellen mit 1:78500 Einwohnern noch deutlich unter dem von der WHO angegebenen Standard von 1:50000.

Stationäre Versorgung

Ein klar strukturiertes Versorgungssystem ist nicht vorhanden. Es fehlt in verschiedenen Ländern überhaupt an genügend kinder- und jugendpsychiatrischen Einrichtungen. Die Gesamtzahl der Betten auf diesem Gebiet wurde nach Erhebungen der Enquete-Kommission auf 3725 beziffert. Eklatant ist insbesondere der Mangel an Fachärzten für Kinder- und Jugendpsychiatrie. Seit Einführung der Facharztbezeichnungen (1969) haben die Landesärztekammern nur knapp über 300 Facharztanerkennungen ausgesprochen. Der langfristige Bedarf wird auf 1700 geschätzt. Wie von der Enquete-Kommission festgestellt (BT-Drucksache 7/4200), ist die kinder- und jugendpsychiatrische Versorgungslücke deshalb so gravierend, weil hier durch präventive Maßnahmen, durch Früherkennung und Frühbehandlung entscheidende Schritte zur Verhinderung und Minderung späterer Schäden eingeleitet werden könnten.

Die Enquete-Kommission hat auch einen Vorschlag erarbeitet, der kinder- und jugendpsychiatrische Dienste nach regionalen und überregionalen Gesichtspunkten differenziert. Wegen der allgemeinen Bedeutung dieses Vorschlages, dessen Realisierung allerdings noch sehr fraglich ist, sei im folgenden näher darauf eingegangen. In den Jahren 1980 bis 1985 wurden in 14 Regionen der Bundesrepublik Versuche unternommen, die psychiatrische Versorgung zu verbessern. Die Kinder- und Jugendpsychiatrie war mit 3 Regionen (Berlin, Hamburg und Marburg) an diesem Modellprogramm der Bundesregierung beteiligt.

Überregionale Versorgung

Für die überregionale Versorgung soll ein Gebiet von etwa 500000 Einwohnern vorgesehen werden. Überregionale Sondereinrichtungen können je nach ihrer Größe als selbständige Einrichtungen geführt oder auch als Abteilungen in regionalen Zentren für Kinder- und Jugendpsychiatrie angeschlossen werden.

Überregionale Einrichtungen sind (BT-Drucksache 7/4200):

- klinische Zentren für Früherkennung und Frühförderung von Behinderten (1 Zentrum für jeweils 8 Standardversorgungsgebiete für 250000 Einwohner),
- Abteilungen für klinische Psychotherapie bei Kindern und Jugendlichen,
- Abteilungen für Adoleszenten mit ausgeprägten Störungen im Sozialverhalten,
- Abteilungen für besonders überwachungsbedürftige Patienten,
- Spezialambulanzen für Epilepsie bei Kindern und Jugendlichen,
- stationäre Abteilungen für Epilepsie bei Kindern und Jugendlichen,
- Abteilungen und Zentren für die Rehabilitation für Kinder und Jugendliche mit folgenschwerer Schädel-Hirn-Verletzung.

Die regionale Versorgung sollte sich auf ein Gebiet von etwa 500000 Einwohnern erstrecken und nach Vorschlägen der Enquete-Kommission ein Verbundsystem darstellen, das in folgende Bereiche gegliedert ist:

- einen ambulanten Zugangs- und Behandlungsbereich,
- dezentrale stationäre und teilstationäre Einrichtungen,
- zentrale ambulante und stationäre Dienste für Kinder- und Jugendpsychiatrie.

In Abb. 6.**2** ist ein derartiges regionales Verbundsystem zur Versorgung psychisch auffälliger, gestörter und behinderter Kinder und Jugendlicher wiedergegeben.

Ambulanter Zugangs- und Behandlungsbereich. In diesem Rahmen nehmen die Beratungsstellen für Kinder und Jugendliche, Eltern und Familien (früher Erziehungsberatungsstellen) eine wichtige Funktion wahr. Es ist allerdings anzumerken, daß in diesen Einrichtungen nur wenige Kinder- und Jugendpsychiater bzw. auch zuwenig Ärzte insgesamt tätig sind. Es muß angestrebt werden, hier den ärztlichen Sektor zu verstärken, da ansonsten

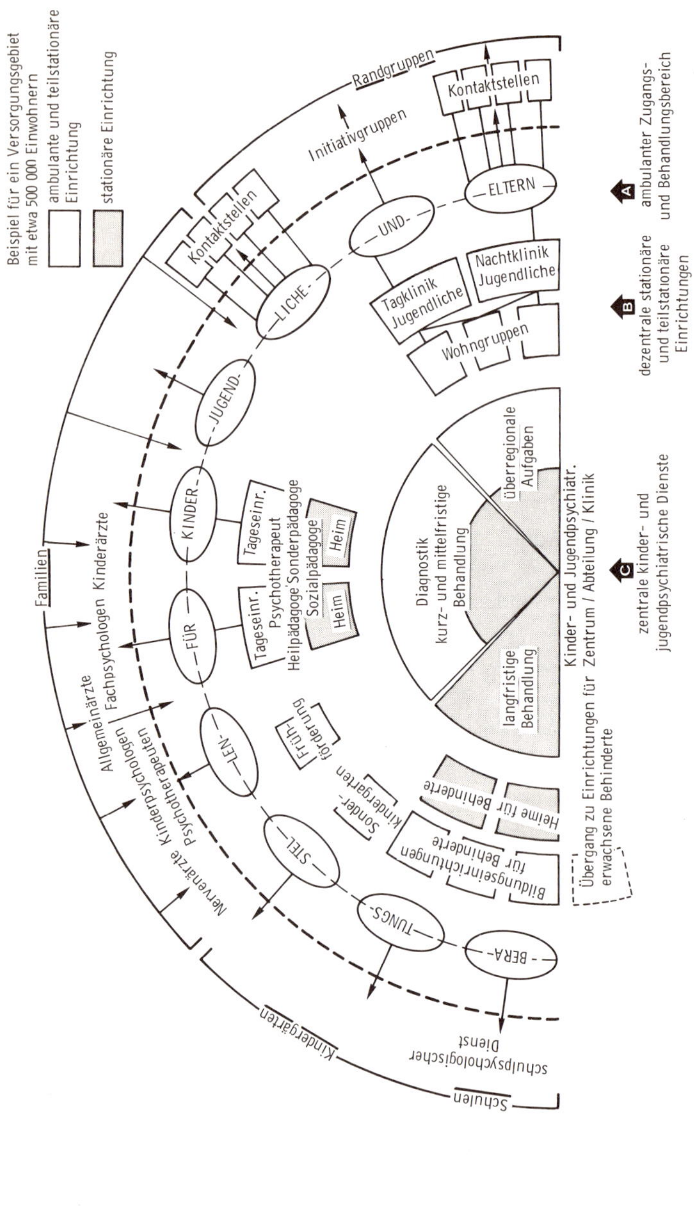

Abb. 6.2. Verbundsystem zur kinder- und jugendpsychiatrischen Versorgung

die Gefahr besteht, daß neurologische bzw. seltene psychiatrische Syndrome verkannt werden. Im ambulanten Zugangsbereich sind ferner niedergelassene Kinder- und Jugendpsychiater, Nervenärzte, Kinderärzte, Fachpsychologen für klinische Psychologie, Psychotherapeuten, Psychagogen sowie Schulpsychologen einzugliedern, im Bereich der Randgruppen ferner Initiativgruppen und Kontaktstellen.

Dezentrale stationäre und teilstationäre Einrichtungen. Diese Einrichtungen haben eine Vermittlungsfunktion zwischen den ambulanten Diensten und den zentralen kinder- und jugendpsychiatrischen Diensten. Sie halten ferner (durch Zwischenschaltung von niedergelassenen Ärzten und Beratungsstellen) direkten Kontakt zu den Beziehungsfeldern der Versorgungsbedürftigen. Insgesamt lassen sich die dezentralen teilstationären und stationären Einrichtungen in folgende 4 Gruppen gliedern:

1. Tageskliniken, Fünftageheime und Vollheime. Diese dienen der kurz- und mittelfristigen Behandlung von Kindern und Jugendlichen mit folgenden Störungsmustern:

- neurotische Fehlentwicklungen (psychagogisch geführte Heime),
- Lernbehinderungen und schwerwiegenden Verhaltensproblemen (sonderpädagogische Heime),
- speziellen Leistungsbeeinträchtigungen und Verhaltensstörungen (heilpädagogische Heime),
- schwer lösbaren Konflikten im familiären und außerfamiliären Beziehungsfeld (sozialpädagogisch orientierte Heime).

Der Bedarf an derartigen Einrichtungen wird auf 0,15‰ der Gesamtbevölkerung geschätzt.

2. Bildungseinrichtungen für Behinderte (Frühförderungsstätten, Sonderkindergärten, Sondervorschulen, Tagesstätten und Sonderschulen).

Der Bedarf wird auf etwa 1,8‰ der Gesamtbevölkerung geschätzt.

3. Heime für die langfristige und vorübergehende Aufnahme behinderter Kinder und Jugendlicher. Diese Heime sollten behinderte Kinder und Jugendliche aufnehmen, die in ihrem eigenen Beziehungsfeld (Familie, Wohnviertel) nicht gefördert werden können.

Der geschätzte Bedarf beträgt 0,45‰ der Gesamtbevölkerung.

4. Einrichtungen für Jugendliche in Konflikt- und Krisensituationen mit dissozialem Verhalten, Ausbildungsdefiziten und Drogenmißbrauch. Für diese Gruppen werden benötigt: Tagesstätten mit weitgehender Funktion einer Tagesklinik, Wohnheime mit der Funktion einer Nachtklinik sowie Wohngruppen.

Der Bedarf wird auf 0,5‰ der Gesamtbevölkerung geschätzt.

Zentrale ambulante und stationäre Dienste für Kinder- und Jugendpsychiatrie. Diese Dienste sollen in einem Zentrum für Kinder- und Jugendpsychiatrie zusammengefaßt werden. Für ein derartiges Zentrum sind folgende Aufgaben vorgesehen (BT-Drucksache 7/4200):

- ambulante Diagnostik und Behandlung,
- stationäre Diagnostik zur Klärung besonderer Situationen bzw. bei unzureichenden ambulanten Möglichkeiten,
- kurzfristige stationäre Behandlung (höchstens 6 Monate) bei akuten Erkrankungen oder Krisen und zur Vorbereitung ambulanter Weiterbehandlung,
- mittelfristige stationäre Behandlung (höchstens 2 Jahre) bei Störungen des Verhaltens und der Beziehungen und Notwendigkeit multidisziplinärer Versorgung,
- langfristige stationäre Behandlung bei Psychosen des Kindes- und Jugendalters, autistischen Syndromen, Mehrfachbehinderungen, schweren Sozialisationsbeeinträchtigungen,
- langfristige stationäre Behandlung (länger als 2 Jahre) bei geistigen und seelischen Behinderungen mit neuropsychiatrischen Komplikationen oder schwerwiegenden Störungen des Verhaltens.

Die ambulanten Abteilungen des Zentrums sollten folgende Aufgaben übernehmen:

- allgemeine kinder- und jugendpsychiatrische Ambulanztätigkeit,
- Frühberatung und Frühbehandlung,
- Krisenintervention,
- Institutionsberatung.

In Tab. 6.**5** ist eine Übersicht über die stationären Plätze in einem Zentrum für Kinder- und Jugendpsychiatrie wiedergegeben. Ein solches Zentrum soll

Tabelle 6.**5**. Drucksache 7/4200 des Deutschen Bundestages: Stationäre Platzzahl im Zentrum für Kinder- und Jugendpsychiatrie, bezogen auf zwei Standardversorgungsgebiete mit zusammen durchschnittlich 500 000 Einwohnern

Aufgaben	Platzzahl: gesamte Bevölkerung	Platzzahl
Diagnostik, kurz- und mittelfristige Therapie	0,1‰	50
langfristige Versorgung: Psychosen, Mehrfachbehinderte usw.	0,05‰	25
langfristige Versorgung: geistig Behinderte mit neuropsychiatrischen Komplikationen	0,15‰	75
Gesamtzahl	0,3‰	150

sich auf zwei Standardversorgungsgebiete (insgesamt 500000 Einwohner) beziehen. Nach neueren Erfahrungen sind diese Schätzungen zu hoch. Sie dürften sich um rund 30% reduzieren lassen.

Der Bericht der Enquete-Kommission enthält auch detaillierte Angaben zur baulichen und personellen Struktur eines derartigen regionalen Verbundsystems zur Versorgung psychisch kranker Kinder und Jugendlicher. Die *personellen* Erfordernisse derartiger Einrichtungen berühren zwei Bereiche:

die Anzahl notwendiger Fachkräfte und ihre Ausbildung.

Hinsichtlich der *Anzahl* von Fachkräften für diese Aufgaben ist ein enormes Defizit an Fachärzten für Kinder- und Jugendpsychiatrie festzustellen. Es wird ein Verhältnis zwischen Kinder- und Jugendpsychiatern und Erwachsenenpsychiatern bzw. Neurologen von 1 zu 3 angestrebt. Gleiches gilt für die Psychagogen, von denen zum Zeitpunkt der Enquete-Erhebung nur 226 mit abgeschlossener Ausbildung tätig waren.

Fragen der *Ausbildung* beziehen sich aber auch noch auf andere Berufsgruppen, wobei für *Schwestern und Pfleger eine Zusatzausbildung im Fach Kinder- und Jugendpsychiatrie angestrebt wird.* Wenngleich eine Fachschwester bzw. ein Fachpfleger für Kinder- und Jugendpsychiatrie im Augenblick nicht realisierbar erscheinen, so dürfte es doch möglich sein, eine Weiterbildung zu konzipieren, die mit einem Anspruch auf höhere Vergütung verknüpft ist. Verschiedentlich waren derartige Bemühungen bereits erfolgreich.

Insgesamt muß festgestellt werden, daß die kinder- und jugendpsychiatrische Versorgung der Bevölkerung noch erhebliche Rückstände aufweist und einer dringenden Erweiterung bedarf.

7. Literatur zur Kinder- und Jugendpsychiatrie und ihren Randgebieten

H. Remschmidt

Verzeichnisse

AFET Heimverzeichnis

Verzeichnis der Erziehungsheime und Sondereinrichtungen für Minderjährige in der BRD einschließlich Berlin (West). Zu beziehen durch die Geschäftsstelle der Arbeitsgemeinschaft für Erziehungshilfe (AFET) e.V.
– Bundesvereinigung –
Gandhistraße 2

3000 Hannover 71

Verzeichnis der Erziehungsberatungsstellen der Bundesrepublik Deutschland und Berlin (West)

Herausgegeben von der Bundeskonferenz für Erziehungsberatung e.V.
Amalienstraße 6

8510 Fürth

Einrichtungen zur Betreuung und Förderung von Anfallskranken

Herausgegeben von der Deutschen Sektion der Internationalen Liga gegen Epilepsie
Geschäftsstelle
Landstraße

7642 Kork

Rehabilitationsverzeichnis

Anschriftenverzeichnis der in der Bundesrepublik Deutschland und Berlin (West) für Rehabilitation Behinderter und für das Gesundheitswesen zuständigen Behörden, Organisationen, Vereine, Versicherungsträger, Ausbildungs- und Fortbildungseinrichtungen sowie Einrichtungen und Anstalten, die sich mit der Rehabilitation behinderter Kinder, Jugendlicher und Erwachsener befassen.

Bundesarbeitsgemeinschaft:
Hilfe für Behinderte – Schriftenreihe BAnd 7

5300 Bonn-Bad Godesberg

Heimschulen und Internate in der Bundesrepublik Deutschland einschließlich Berlin (West)
Ein Verzeichnis
Verlag Otto Schwartz & Co.
3400 Göttingen

Drogenberatung – wo?
Einrichtungen der Beratung, Behandlung und Wiedereingliederung für Drogen-, Alkohol- und Medikamentengefährdete und -abhängige in der Bundesrepublik Deutschland
mit **Anhang: Grundlagen und Rechtshilfen** für Beratung, Behandlung und Wiedereingliederung dieses Personenkreises
Herausgeber:
Bundesminister für Jugend, Familie und Gesundheit
5300 Bonn-Bad Godesberg

Gesetzessammlung für die Sozialarbeit
Arbeiterwohlfahrt Bundesverband e. V.
5300 Bonn

Lehr-, Hand- und Wörterbücher

de Ajuriaguerra, J.: Manuel de psychiatrie de l'enfant, 2. ed. Masson, Paris 1974

Alexander, F.: Psychosomatische Medizin: Grundlagen und Anwendungsgebiete. 4. Aufl. de Gruyter, Berlin 1985 (Psychosomatic medicine, dtsch.)

Asperger, H.: Heilpädagogik, 5. Aufl. Springer, Berlin 1968

Asperger, H., F. Wurst: Psychotherapie und Heilpädagogik bei Kindern. Urban & Schwarzenberg, München 1982

Bastine, R., P. A. Fiedler, K. Grawe, S. Schmidtchen, G. Sommer: Grundbegriffe der Psychotherapie. VCH Weinheim 1981 (edition psychologie)

Battegay, R., J. Glatzel, W. Pöldinger, U. Rauchfleisch: Handwörterbuch der Psychiatrie. Enke, Stuttgart 1984

Benesch, H.: Wörterbuch zur Klinischen Psychologie, 2 Bde. Kösel, München 1981

Benkert, O., H. Hippius: Psychiatrische Pharmakotherapie, 4. Aufl. Springer, Berlin 1986

Berner, P.: Psychiatrische Systematik: Ein Lehrbuch. 3. Aufl. Huber, Bern 1982

Biermann, G.: Handbuch der Kinderpsychotherapie, Bd. 1–4, Reinhardt, München 1969–1981

Bleuler, E.: Lehrbuch der Psychiatrie, 15. Aufl. Springer, Berlin 1983

Bräutigam, W.: Reaktionen, Neurosen, abnorme Persönlichkeiten: Seelische Krankheiten im Grundriß, 5. Aufl. Thieme, Stuttgart 1985 (1.–3. Aufl. u. d. T. »Reaktionen, Neurosen, Psychopathien«)

Bräutigam, W., P. Christian: Psychosomatische Medizin. 4. Aufl. Thieme, Stuttgart 1986

Brickenkamp, R.: Handbuch psychologischer und pädagogischer Tests. Hogrefe, Göttingen 1975 (Ergänzungsband 1983)

BUMKE, O.: Handbuch der Geisteskrankheiten, Bd. VI. Springer, Berlin 1928

CAPLAN, G.: American Handbook of Child and Adolescent Psychiatry, Sociocultural and Community Psychiatry, 2nd ed. Basic Books, New York 1974 (= American Handbook of Psychiatry, ed. by S. Arieti, Vol. II)

CHESS, S., M. HASSIBI: Principles and Practice of Child Psychiatry. Plenum Press, New York 1978

CORSINI, R. J.: Handbuch der Psychotherapie, 2 Bde. Beltz, Weinheim 1983

DEGKWITZ, R., W. HELMCHEN, G. KOCKOTT, W. MOMBOUR: Diagnosenschlüssel und Glossar psychiatrischer Krankheiten, 5. Aufl. Springer, Berlin 1980 (dtsch. Ausgabe der ICD 9 der WHO)

Diagnostisches und statistisches Manual psychischer Störungen (DSM-III). Beltz, Weinheim 1984 (3. Aufl. des Diagnostic and statistical manual of mental disorders der APA, dtsch.)

DORSCH, F.: Psychologisches Wörterbuch, 10. Aufl. Huber, Bern 1982

DREVER, J., W. FRÖHLICH: dtv-Wörterbuch zur Psychologie. dtv, München 1968

DUIJKER, H. C. J., M. J. VAN RIJSWIJK: Trilingual Psychological Dictionary / Dictionnaire de psychologie en trois langues / Dreisprachiges Psychologisches Wörterbuch, Bd. I–III: Englisch/Französisch/Deutsch. Huber, Bern 1975

DÜHRSSEN, A.: Psychogene Erkrankungen bei Kindern und Jugendlichen. Eine Einführung in die allgemeine und spezielle Neurosenlehre, 13. Aufl. Vandenhoeck & Ruprecht, Göttingen 1982

DÜHRSSEN, A.: Psychotherapie bei Kindern und Jugendlichen, 6. Aufl. Vandenhoeck & Ruprecht, Göttingen 1980

EMMINGHAUS, H.: Die psychischen Störungen des Kindesalters. Laupp, Tübingen 1887 (= Handbuch der Kinderkrankheiten, Nachtr. 2)

FELDNER, J.: Entwicklungspsychiatrie des Kindes. Springer, Wien 1955

GÖLLNITZ, G.: Neuropsychiatrie des Kindes- und Jugendalters, 4. Aufl. Fischer, Stuttgart 1981

GRUHLE, H. W., R. JUNG, W. MAYER-GROSS, M. MÜLLER: Psychiatrie der Gegenwart, Bd. II. Springer, Berlin 1960 (2. Aufl. s. Kisker u. a. 1972)

GUTTMANN, G.: Lehrbuch der Neuropsychologie, 3. Aufl. Huber, Bern 1982

HAASE, H. J.: Therapie mit Psychopharmaka und anderen, seelisches Befinden beeinflussenden Medikamenten, 5. Aufl. Schattauer, Stuttgart 1982

HARBAUER, H., M. SCHMIDT: Kinder- und Jugendpsychiatrie, 3. Aufl. Deutscher Ärzteverlag, Köln 1984

HARBAUER, H., R. LEMPP, G. NISSEN, P. STRUNK: Lehrbuch der speziellen Kinder- und Jugendpsychiatrie, 4. Aufl. Springer, Berlin 1980

HERRMANN, T., P. R. HOFSTÄTTER, H. P. HUBER, F. E. WEINERT: Handbuch psychologischer Grundbegriffe. Kösel, München 1977

HILTMANN, H.: Kompendium der psychodiagnostischen Tests, 3. Aufl. Huber, Bern 1977

HOMBURGER, A.: Vorlesungen über die Psychopathologie des Kindesalters. Springer, Berlin 1926

INGENKAMP, K.: Lehrbuch der Pädagogischen Diagnostik. Beltz, Weinheim 1985

JANZ, D.: Die Epilepsien. Thieme, Stuttgart 1969 (2. Aufl. in Vorbereitung)

KANNER, L.: Child Psychiatry, 4th ed. Thomas, Springfield/Ill. 1972

KISKER, K. P., J.-E. MEYER, M. MÜLLER, E. STRÖMGREN: Psychiatrie der Gegenwart: Forschung und Praxis, 3 Bde. Bd. II: Klinische Psychiatrie, 2 Hbde., 2. Aufl. Springer, Berlin 1972

KRAEPELIN, E.: Psychiatrie, 9. Aufl. Barth, Leipzig 1927

LEMPP, R.: Eine Pathologie der psychischen Entwicklung, 4. Aufl. Huber, Bern 1981

LEMPP, R.: Gerichtliche Kinder- und Jugendpsychiatrie: Ein Lehrbuch für Ärzte, Psychologen und Juristen. Huber, Bern 1983

MATTHES, A., R. KRUSE: Neuropädiatrie. Thieme, Stuttgart 1973

MEILI, R., H.-J. STEINGRÜBER: Lehrbuch der psychologischen Diagnostik, 6. Aufl. Huber, Bern 1978

MÜLLER, C.: Lexikon der Psychiatrie. Springer, Berlin 1973

MUSSEN, P.H., J. J. CONGER, J. KAGAN: Lehrbuch der Kinderpsychologie, 3. Aufl. Klett, Stuttgart 1981

MUSSEN, P., J. H. FLAVELL, E. M. MARKMAN, M. HAITH, E. M. HETHERINGTON: Handbook of Child Psychology, 4 Vol. Wiley, New York 1983

NICKEL, H.: Entwicklungspsychologie des Kindes- und Jugendalters, Bd. I u. II. Huber, Bern 1974 (Bd. I: 4. Aufl. 1982; Bd. II: 3. Aufl. 1981)

NISSEN, G., C. EGGERS, J. MARTINIUS: Kinder- und jugendpsychiatrische Pharmakotherapie in Klinik und Praxis. Springer, Berlin 1984

OERTER, R.: Moderne Entwicklungspsychologie, 20. Aufl. Auer, Donauwörth 1984

PETERS, U.: Wörterbuch der Psychiatrie und medizinischen Psychologie, 3. Aufl. Urban & Schwarzenberg, München 1984

POECK, K.: Neurologie: Ein Lehrbuch für Studierende und Ärzte, 6. Aufl. Springer, Berlin 1982

PONGRATZ, L.: Handbuch der Psychologie, Bd. 8: Klinische Psychologie Hbd. 1 u. 2. Hogrefe, Göttingen 1977 u. 1978

PSCHYREMBEL, W.: Klinisches Wörterbuch, 254. Aufl. de Gruyter, Berlin 1982

QUAY, H. C., J. WERRY: Psychopathological Disorders of Childhood. Wiley, New York 1979

REMSCHMIDT, H., M. SCHMIDT: Multiaxiales Klassifikationsschema für psychiatrische Erkrankungen im Kindes- und Jugendalter nach Rutter, Shaffer und Sturge. Huber, Bern 1977; 2. Aufl. 1986

REMSCHMIDT, H., M. SCHMIDT: Neuropsychologie des Kindesalters. Enke, Stuttgart 1981 (= Klinische Psychologie und Psychopathologie, Bd. 15)

REMSCHMIDT, H., M. H. SCHMIDT: Kinder und Jugendpsychiatrie in Klinik und Praxis, (in 3 Bdn.) Thieme, Stuttgart Bd. I: 1987, Bd. II u. III: 1985

RUTTER, M.: Developmental Neuropsychiatry. Guilford Press, London 1983

RUTTER, M., L. HERSOV: Child psychiatry: Modern Approaches. 2nd ed. Blackwell, Oxford 1985

RUTTER, M., D. SHAFFER, M. SHEPHERD: A Multiaxial Classification of Child Psychiatric Disorders. World Health Organization, Genf 1975

RUTTER, M., D. SHAFFER, C. STURGE: A Guide to a Multiaxial Classification Scheme for Psychiatric Disorders in Childhood and Adolescence Institute of Psychiatry, London 1976

SCHMIDT, L. R.: Lehrbuch der Klinischen Psychologie, 2. Aufl. Enke, Stuttgart 1984 (= Klinische Psychologie und Psychopathologie, Bd. 1)

SCHMIDTCHEN, S.: Psychologische Tests für Kinder und Jugendliche. Hogrefe, Göttingen 1975

SCHNEIDER, K.: Klinische Psychopathologie, 12. Aufl. Thieme, Stuttgart 1980

SCHULTE, F. J., J. SPRANGER: Lehrbuch der Kinderheilkunde, 25. Aufl. Fischer, Stuttgart 1985 (begründet von E. Feer)

VON STOCKERT, F. G.: Einführung in die Psychopathologie des Kindesalters, 4. Aufl. Urban & Schwarzenberg, Berlin 1967

STONE, L., J. CHURCH: Kindheit und Jugend: Einführung in die Entwicklungspsychologie, 2 Bde. Thieme, Stuttgart; Bd. 1: 1978, Bd. 2: 1980

STROHMAYER, W.: Vorlesungen über die Psychopathologie des Kindesalters. Laupp, Tübingen 1910

STUTTE, H., H. REMSCHMIDT: Fachwörterverzeichnis für Jugendhilfe und Jugendrecht, Teil II, 4. Aufl. Arbeitsgemeinschaft für Erziehungshilfe (AFET), Hannover 1977

TÖLLE, R.: Psychiatrie, 7. Aufl. Springer, Berlin 1985 (kinder- und jugendpsychiatrische Bearbeitung von R. Lempp)

TRAMER, M.: Lehrbuch der allgemeinen Kinderpsychiatrie, 3. Aufl. Schwabe, Basel 1964

VON UEXKÜLL, T.: Psychosomatische Medizin, 3. Aufl. Urban & Schwarzenberg, München 1985

WIENER, J. M.: Diagnosis and Psychopharmacology of Childhood and Adolescent Disorders. Wiley, New York 1985

WOLMAN, B. B., G. CAPLAN, J. MUNDY: Manual of Child Psychopathology. McGraw-Hill, New York 1972

ZIEHEN, T.: Die Geisteskrankheiten des Kindesalters. Reuther und Reichard, Berlin 1902

Spezielle Literatur

ACKERKNECHT, L. K.: Individualpsychologische Kinder- und Jugendpsychotherapie. Reinhardt, München 1982

AICHHORN, A.: Verwahrloste Jugend: Die Psychoanalyse in der Fürsorgeerziehung, 9. Aufl. Huber, Bern 1977

ANGERMAIER, M. J.: Legasthenie – Pro und Contra. Beltz, Weinheim 1977

ANNELL, A.-L.: Depressionszustände bei Kindern und Jugendlichen. Almqvist & Wiksell, Uppsala 1972

AUSUBEL, D. P.: Das Jugendalter: Fakten, Probleme, Theorie, 6. Aufl. Juventa, München 1979 (= Theory and Problems of Adolescent Development, dtsch.)

AUSUBEL, D. P., E. V. SULLIVAN: Das Kindesalter: Fakten, Probleme, Theorie, 4. Aufl. Juventa, München 1974 (= Theory and Problems of Child Development, dtsch.)

AYRES, A. J.: Lernstörungen. Sensorisch-integrative Dysfunktionen. Springer, Berlin 1979

AYRES, A. J.: Bausteine der kindlichen Entwicklung: Die Bedeutung der Integration der Sinne für die Entwicklung des Kindes. Springer, Berlin 1984

BAACKE, D.: Die 13- bis 18jährigen: Einführung in die Probleme des Jugendalters, 3. Aufl. Beltz, Weinheim 1983

BAACKE, D.: Die 6- bis 12jährigen: Einführung in die Probleme des Kindesalters. Beltz, Weinheim 1984

BACHMANN, P.: Das hyperkinetische Syndrom im Kindesalter: Richtlinien für den behandelnden Arzt, unter bes. Berücksichtigung der Therapie mit Methylphenidat. Huber, Bern 1976

BACKE, L., N. LEICK, J. MERRICK, M. MICHELSEN: Sexueller Mißbrauch von Kindern in Familien. Deutscher Ärzte-Verlag, Köln 1986

BARKLEY, R. A.: Hyperactive Children: A Handbook for Diagnosis and Treatment. Guilford Press, London 1981

BÄUERLE, D., H. KÖNIG, H. PEDINA: Praxis der Drogenberatung, 2. Aufl. Kohlhammer, Stuttgart 1980

BENECKEN, J.: Kinderspieltherapie: Fallstudien. Kohlhammer, Stuttgart 1981

BERGER, E.: Teilleistungsschwächen bei Kindern. Huber, Bern 1977

BERGER, E.: Minimale cerebrale Dysfunktion bei Kindern. Huber, Bern 1977)

BERGER, E., M. H. FRIEDRICH, B. SCHUCH: Verhaltensbeurteilung bei Kindern und Jugendlichen: Allgemeine und spezielle Psychopathologie. Thieme, Stuttgart 1985

BERGER, H., A. LEGNARO, K.-H. REUBAND: Jugend und Alkohol: Trinkmuster, Suchtentwicklung und Therapie. Kohlhammer, Stuttgart 1980

BETTELHEIM, B.: Die Geburt des Selbst: Erfolgreiche Therapie autistischer Kinder. Kindler, München 1977 und Fischer, Frankfurt 1983 (= The empty fortress, dtsch.)

BETTELHEIM, B.: Liebe allein genügt nicht: Die Erziehung emotional gestörter Kinder, 4. Aufl. Klett-Cotta, Stuttgart 1983

BLEIDICK, U.: Pädagogik der Behinderten, 3. Aufl. Marhold, Berlin 1978

BLEIDICK, U. u. a.: Einführung in die Behindertenpädagogik, 3 Bde., 2. Aufl. Kohlhammer, Stuttgart 1981 (Urban-Taschenbücher 252–254)

BLOS, P.: Adoleszenz: Eine psychoanalytische Interpretation, 3. Aufl. Klett-Cotta, Stuttgart 1984

BOHMAN, M.: Adoptivkinder und ihre Familien. Vandenhoeck & Ruprecht, Göttingen 1980

BÖHME, G.: Hör- und Sprachstörungen bei Mehrfachschädigungen im Kindesalter. Fischer, Stuttgart 1976

BÖHME, G.: Das Stotter-Syndrom. Huber, Bern 1977

BÖHME, G.: Sprach-, Sprech- und Stimmstörungen: Ein Lehrbuch, 3 Bde. Fischer, Stuttgart 1978–1983

BORNEMAN, E.: Das Geschlechtsleben des Kindes: Beiträge zur Kinderanalyse und Sexualpädologie. Urban & Schwarzenberg, München 1985

BOSCH, G.: Der frühkindliche Autismus: Eine klinische und phänomenologisch-anthropologische Untersuchung am Leitfaden der Sprache. Springer, Berlin 1962; engl.: Infantile Autism. Springer, Berlin 1970

BOSZORMÉNYI-NAGY, I., G. M. SPARK: Unsichtbare Bindungen. Klett-Cotta, Stuttgart 1981

BOWLBY, J.: Trennung. Fischer, Frankfurt 1976

BRÄUTIGAM, W.: Sexualmedizin im Grundriß – Eine Einführung in Klinik, Theorie und Therapie der sexuellen Konflikte und Störungen, 2. Aufl. Thieme, Stuttgart 1979

BRACK, U. B.: Frühdiagnostik und Frühtherapie: Psychologische Behandlung von entwicklungs- und verhaltensgestörten Kindern. Psychologie Verlags Union, Urban & Schwarzenberg, Weinheim 1986

BREZOVSKY, P.: Diagnostik und Therapie selbstverletzenden Verhaltens. Enke, Stuttgart 1985 (= Klinische Psychologie und Psychopathologie, Bd. 33)

BRUDER-BEZZEL, A., K. J. BRUDER: Jugend: Psychologie einer Kultur. Urban & Schwarzenberg, München 1984

BÜRGIN, D.: Das Kind, die lebensbedrohende Krankheit und der Tod. Huber, Bern 1978 (1. Nachdr. 1981)

Bundesarbeitsgemeinschaft für Rehabilitation: Die Rehabilitation Behinderter: Wegweiser für Ärzte. Deutscher Ärzte-Verlag, Köln 1984

BUSH, W. J., K. W. WAUGH: Diagnosing learning disabilities. Merrill, Columbia/Ohio 1971

CANTWELL, D. P.: The Hyperactive Child. Spectrum, New York 1975

COLEMAN, M.: The Autistic Syndromes. North-Holland Publ., Amsterdam 1976

COLEMAN, M., C. GILLBERG: The Biology of the Autistic Syndromes. Praeger, New York 1985

CONNERS, C. K.: Food Additives and Hyperactive Children. Plenum Press, New York 1980

DATLER, W., T. REINELT: Psychotherapie als Hilfe für das Kind: Konsequenzen für Pädagogik, Heilpädagogik und Prävention. Reinhardt, München 1984

DAUNER, I.: Brandstiftung durch Kinder. Huber, Bern 1980

DEMYER, M. K.: Familien mit autistischen Kindern: Probleme der Kinder und Sorgen der Eltern. Enke, Stuttgart 1986 (= Parents and children in autism, dt.)

DEUTSCHE GESELLSCHAFT FÜR KINDER- UND JUGENDPSYCHIATRIE: Denkschrift zur Lage der Kinder- und Jugendpsychiatrie in der Bundesrepublik Deutschland. Marburg 1984

EGGERS, CH.: Verlaufsweisen kindlicher und präpuberaler Schizophrenien. Springer, Berlin 1973

EGGERS, CH.: Bindungen und Besitzdenken beim Kleinkind. Urban & Schwarzenberg, München 1984

EISER, C.: The Psychology of Childhood Illness. Springer, Berlin 1985

ENGFER, A.: Kindesmißhandlung. Enke, Stuttgart 1986 (= Klinische Psychologie und Psychopathologie, Bd. 39)

ERIKSON, E. H.: Kindheit und Gesellschaft, 9. Aufl. Klett, Stuttgart 1984

ERNST, C., N. VON LUCKNER: Stellt die Frühkindheit die Weichen? Eine Kritik an der Lehre von der schicksalshaften Bedeutung erster Erlebnisse. Enke, Stuttgart 1985 (= Forum der Psychiatrie, N. F., Bd. 23)

EWERT, O.: Entwicklungspsychologie des Jugendalters. Kohlhammer, Stuttgart 1983

EYSENCK, H. J., S. RACHMAN: Neurosen – Ursachen und Heilmethoden. VEB Deutscher Verlag der Wissenschaften, Berlin 1968

FEUERLEIN, W.: Alkoholismus – Mißbrauch und Abhängigkeit: Entstehung, Folgen, Therapie, 3. Aufl. Thieme, Stuttgart 1984

FÖRSTER, E.: Kooperation bei der Versorgung psychisch kranker Kinder und Jugendlicher. Vandenhoeck & Ruprecht, Göttingen 1981

FÖRSTER, E., K.-H. WEWETZER: Jugendpsychiatrische und psychologische Diagnostik. Huber, Bern 1966

FÖRSTER, E., K.-H. WEWETZER: Systematik der psychogenen Störungen. Huber, Bern 1968

FREUD, A.: Einführung in die Technik der Kinderanalyse. Fischer, Frankfurt o. J.

FREUD, A.: Das Ich und die Abwehrmechanismen, 9. Aufl. Fischer, Frankfurt 1977

FREUD, A.: Wege und Irrwege in der Kinderentwicklung, 3. Aufl. Huber, Bern und Klett, Stuttgart 1982

FROSTIG, M.: Bewegungs-Erziehung. Reinhardt, München 1985

FTHENAKIS, W. E.: Väter, 2 Bde. Urban & Schwarzenberg, München 1985

FUNKE, E. H., N. HILKER, V. LINK: Lernbehinderung und Kriminalität. Schindele, Rheinstetten 1979

FURMAN, E.: Ein Kind verwaist: Untersuchungen über Elternverlust in der Kindheit. Klett-Cotta, Stuttgart 1977

GARFINKEL, P. E., D. M. GARNER: Anorexia Nervosa: A Multidimensional Perspective. Brunner/Mazel, New York 1982

GERNER, B.: Pathologie der Erziehung: Eine Einführung. Wissenschaftliche Buchgesellschaft, Darmstadt 1984

Gerstenbrand, F.: Das traumatische apallische Syndrom. Springer, Wien 1967

Gipser, D.: Mädchenkriminalität. Juventa, München 1975

Glueck, S., E. Glueck: Jugendliche Rechtsbrecher 2. Aufl. Enke, Stuttgart 1972

Goldstein, J., A. Freud, A. Solnit: Jenseits des Kindeswohls. Suhrkamp, Frankfurt 1974

Goldstein, J., A. Freud, A. Solnit: Diesseits des Kindeswohls. Suhrkamp, Frankfurt 1982

Gottwald, P., W. Redlin: Verhaltenstherapie bei geistigbehinderten Kindern. Hogrefe, Göttingen 1975

Graham, P. J.: Epidemiological Approaches in Child Psychiatry. Academic Press, London 1977

Grüttner, R., I. Eckert: Adipositas im Kindesalter. Thieme, Stuttgart 1974

Grüttner, T.: Legasthenie ist ein Notsignal. Rowohlt, Reinbek 1980

Hahn, P.: Psychosomatik, 2 Bde. Beltz, Weinheim 1983

Halder-Sinn, P.: Verhaltenstherapie, 3. Aufl. Kohlhammer, Stuttgart 1984 (Urban-Taschenbuch 167)

Hartmann, K.: Theoretische und empirische Beiträge zur Verwahrlosungsforschung, 2. Aufl. Springer, Berlin 1977

Herriger, N.: Verwahrlosung: Eine Einführung in Theorien sozialer Auffälligkeit. Juventa, München 1979

Hersov, L. A., M. Berger: Aggression and Anti-Social Behaviour in Childhood and Adolescence. Pergamon, Oxford 1978

Herzka, H. S.: Kinderpsychiatrische Krankheitsbilder. Schwabe, Basel 1978

Heuer, G.: Selbstmord bei Kindern und Jugendlichen: Ein Beitrag zur Suizidprophylaxe aus pädagogischer Sicht. Klett-Cotta, Stuttgart 1979

Janz, D., M. Dam, A. Richens, L. Bossi, H. Helge, D. Schmidt: Epilepsie, Pregnancy, and the Child. Raven, New York 1982

Jochmus, I., E. Förster: Suizid bei Kindern und Jugendlichen. Enke, Stuttgart 1983 (= Klinische Psychologie und Psychopathologie, Bd. 24)

Kanner, L.: Childhood psychosis. Initial studies and new insights. Winston, Washington 1973

Kehrer, H. E.: Kindlicher Autismus. Karger, Basel 1978

Keilson, H.: Sequentielle Traumatisierung bei Kindern. Enke, Stuttgart 1979

Keller, H., H. J. Meyer: Psychologie der frühesten Kindheit. Kohlhammer, Stuttgart 1982

Kendell, R. E.: Die Diagnose in der Psychiatrie. Enke, Stuttgart 1978 (Klinische Psychologie und Psychopathologie, Bd. 2)

Kirk, S. A., D. Winifred: Psycholinguistische Lernstörungen: Diagnose und Behandlung. Beltz, Weinheim 1976

Klein, M.: Das Seelenleben des Kleinkindes und andere Beiträge zur Psychoanalyse, 2. Aufl. Klett-Cotta , Stuttgart 1983

Klug, H.-P., F. Specht: Psychosomatische Störungen bei Kindern und Jugendlichen. Vandenhoeck & Ruprecht, Göttingen 1985

Klug, H.-P., F. Specht: Erziehungs- und Familienberatung: Aufgaben und Ziele. Vandenhoeck & Ruprecht, Göttingen 1985

Kohnstamm, R.: Praktische Kinderpsychologie: Eine Einführung für Eltern, Erzieher und Lehrer. Huber, Bern 1984

Kretschmer, E.: Körperbau und Charakter, 26. Aufl. Springer, Berlin 1977

Kruse, W.: Entspannung: Autogenes Training für Kinder, 4. Aufl. Deutscher Ärzte-Verlag, Köln 1984

Langmeier, J., Z. Matějček: Psychische Deprivation im Kindesalter. Urban & Schwarzenberg, München 1977

Lauth, G.: Verhaltensstörungen im Kindesalter. Kohlhammer, Stuttgart 1983

Lempp, R.: Lernerfolg und Schulversagen, 3. Aufl. Kösel, München 1978

Lempp, R.: Psychosen im Kindes- und Jugendalter – eine Realitätsbezugsstörung. Huber, Bern 1973

Lempp, R.: Die Ehescheidung und das Kind, 4. Aufl. Kösel, München 1982

Lempp, R.: Jugendliche Mörder. Huber, Bern 1977

Lempp, R.: Frühkindliche Hirnschädigung und Neurose: Die Bedeutung eines frühkindlichen exogenen Psychosyndroms für die Entstehung kindlicher Neurosen und milieureaktiver Verhaltensstörungen, 3. Aufl. Huber, Bern 1978

Lempp, R.: Extrembelastung im Kindes- und Jugendalter: Über psychosoziale Spätfolgen nach nationalsozialistischer Verfolgung im Kindes- und Jugendalter anhand von Aktengutachten. Huber, Bern 1979

Lempp, R.: Teilleistungsstörungen im Kindesalter. Huber, Bern 1979

Lewinsky-Aurbach, B.: Suizidale Jugendliche. Grenzen und Möglichkeiten eines psychologischen Verstehens. Enke, Stuttgart 1980

Liepmann, D., A. Stiksrud: Entwicklungsaufgaben und Bewältigungsprobleme in der Adoleszenz: Sozial- und entwicklungspsychologische Perspektiven. Hogrefe, Göttingen 1985

Liepmann, M. C.: Geistig behinderte Kinder und Jugendliche. Huber, Bern 1979

Lukesch, H., M. Perrez, K. A. Schneewind: Familiäre Sozialisation und Intervention. Huber, Bern 1980

Mahler, M. S.: Symbiose und Individuation, Bd. I: Psychosen im frühen Kindesalter, 3. Aufl. Klett-Cotta, Stuttgart 1983

Mattejat, F.: Familie und psychische Störungen: Eine Übersicht zu den empirischen Grundlagen des familientherapeutischen Ansatzes. Enke, Stuttgart 1985 (= Klinische Psychologie und Psychopathologie, Bd. 34)

Matthes, A.: Epilepsien: Diagnostik und Therapie für Klinik und Praxis, 4. Aufl. Thieme, Stuttgart 1984 (1. Aufl. u.d.T. »Epilepsie-Fibel«)

Matthes, A.: Ärztlicher Rat für Epilepsiekranke: Ein Ratgeber für den Kranken und seine Familie, für Ärzte, Pädagogen und Sozialarbeiter, 4. Aufl. Thieme, Stuttgart 1984 (1. Aufl. u.d.T. »ABC für Anfallkranke«, 2. + 3. Aufl. u.d.T. »Ärztlicher Rat für Anfallkranke«)

Meermann, R.: Anorexia nervosa. Enke, Stuttgart 1981

Meierhofer, M.: Frühe Prägung der Persönlichkeit: Psychohygiene im Kindesalter, 4. Aufl. Huber, Bern 1981

Merz, F.: Geschlechterunterschiede und ihre Entwicklung. Hogrefe, Göttingen 1978

Mester, H.: Die Anorexia nervosa. Springer, Berlin 1981

Michaelis, R., R. Nolte, M. Buchwald-Saal, G. H. Haas: Entwicklungsneurologie. Kohlhammer, Stuttgart 1984

Minuchin, S.: Familie und Familientherapie, 6. Aufl. Lambertus, Freiburg 1984

Minuchin, S., L. Baker, B. L. Rosman: Psychosomatische Krankheiten in der Familie, 2. Aufl. Klett-Cotta, Stuttgart 1983

Montada, L.: Brennpunkte der Entwicklungspsychologie. Kohlhammer, Stuttgart 1980

Morris, R. J., T. R. Kratochwill: The Practice of Child Therapy. Pergamon, New York 1983

Müller-Küppers, M.: Das leicht hirngeschädigte Kind, 3. Aufl. Hippokrates, Stuttgart 1976

Naegele, I. M. D. Haarmann, P. Rathenow, K. Warwel: Lese- und Rechtschreibschwierigkeiten. Beltz, Weinheim 1981

Nestler, V. M., H. L. Spohr, H.-C. Steinhausen: Die Alkoholembryopathie: Mehrdimensionale Studien zu den Folgen des Alkoholismus in der Schwangerschaft. Enke, Stuttgart 1981

Neuhäuser, G.: Entwicklungsstörungen des Zentralnervensystems. Kohlhammer, Stuttgart (in Vorbereitung)

Nissen, G.: Intelligenz, Lernen, Lernstörungen. Springer, Berlin 1977

Nissen, G.: Psychiatrie des Kleinkind- und des Vorschulalters. Huber, Bern 1983

Nissen, G.: Psychiatrie des Säuglings- und des frühen Kleinkindalters, 2. Aufl. Huber, Bern 1984

Nissen, G.: Psychiatrie des Schulalters. Huber, Bern 1984

Nissen, G.: Psychiatrie des Pubertätsalters. Huber, Bern 1985

Nissen, G.: Psychische Störungen im Kindes- und Jugendalter, 2. Aufl. Springer, Berlin und Wissenschaftliche Buchgesellschaft, Darmstadt 1986

Nissen, G., A. Focken: Kinder- und Jugendpsychiatrie – Entwicklung und Perspektiven. Tropon, Köln 1984

Nissen, G., F. Specht: Psychische Gesundheit und Schule. Luchterhand, Neuwied 1976

Nissen, G., P. Strunk: Seelische Fehlentwicklungen im Kindesalter und Gesellschaftsstruktur. Luchterhand, Neuwied 1974

Nitz, H.-R.: Anorexia nervosa bei Jugendlichen. Springer, Berlin 1987

Noshpitz, J. D.: Basic Handbook of Child Psychiatry, Vol. I–IV. Basic Books, New York 1979

Olbrich, E., E. Todt: Probleme des Jugendalters: Neuere Sichtweisen. Springer, Berlin 1984

Piaget, J., B. Inhelder: Die Psychologie des Kindes. Klett-Cotta, Stuttgart 1980 und Fischer, Frankfurt 1979

Poeck, K.: Klinische Neuropsychologie. Thieme, Stuttgart 1982

Pöldinger, W., P. Schmidlin, F. Wider: Index Psychopharmacorum, 6. Aufl. Huber, Bern 1983

Poustka, F.: Psychiatrische Störungen bei Kindern ausländischer Arbeitnehmer: Eine epidemiologische Untersuchung. Enke, Stuttgart 1984 (= Klinische Psychologie und Psychopathologie, Bd. 27)

Rapoport, J. L., D. R. Ismond: DSM-III Training Guide for Diagnosis of Childhood Disorders. Brunner/Mazel, New York 1984

Rauchfleisch, U.: Dissozial: Entwicklung, Struktur und Psychodynamik dissozialer Persönlichkeiten. Vandenhoeck & Ruprecht, Göttingen 1981

Remschmidt, H.: Psychopathologie der Familie und kinderpsychiatrische Erkrankungen. Huber, Bern 1980

Remschmidt, H.: Psychologie für Krankenpflegeberufe, 4. Aufl. Thieme, Stuttgart 1984 (1. Aufl. 1972 u.d.T. Psychologie für das Krankenpflegepersonal)

Remschmidt, H.: Kinderpsychiatrie und Familienrecht. Enke, Stuttgart 1984 (= Klinische Psychologie und Psychopathologie, Bd. 30)

Remschmidt, H.: Psychotherapie mit Kindern, Jugendlichen und Familien, 2 Bde. Enke, Stuttgart 1984 (= Klinische Psychologie und Psychopathologie, Bd. 31 u. 32)

Remschmidt, H., M. Schmidt: Multiaxiale Diagnostik in der Kinder- und Jugendpsychiatrie: Ergebnisse empirischer Untersuchungen. Huber, Bern 1983

Remschmidt, H., M. Schmidt: Therapieevaluation in der Kinder- und Jugendpsychiatrie. Enke, Stuttgart 1986

Remschmidt, H., H. Schüler-Springorum: Jugendpsychiatrie und Recht. Heymann, Köln 1979

Remschmidt, H., H. Stutte: Neuropsychiatrische Folgen nach Schädel-Hirn-Traumen bei Kindern und Jugendlichen: Ergebnisse klinischer, neuropsychologischer und katamnestischer Untersuchungen. Huber, Bern 1980

Remschmidt, H., R. Rentz, J. Jungmann: Epilepsie 1980: Psychosoziale Aspekte, posttraumatische Epilepsien, medikamentöse Behandlung, diagnostische Methoden. Thieme, Stuttgart 1981

Remschmidt, H., R. Rentz, J. Jungmann: Epilepsie 1981: Verlauf und Prognose, neuropsychologische und psychologische Aspekte. Thieme, Stuttgart 1983

Reukauf, W.: Kinderpsychotherapien: Schulenbildung, Schulenstreit, Integration, 2. Aufl. Schwabe, Basel 1985

Richter, H. E.: Eltern, Kind und Neurose. Rowohlt, Reinbek o. J.

Richter, H. E.: Patient Familie: Entstehung, Struktur und Therapie von Konflikten in Ehe und Familie. Rowohlt, Reinbek 1972

Schaefer, Ch. E., H. L. Millmann: Kompendium der Psychotherapie in Kindheit und Pubertät. Fachbuchhandlung für Psychologie, Frankfurt 1984 (= Therapies for children, dtsch.)

Scheerer-Neumann, G.: Intervention bei Lese-Rechtschreibschwäche: Überblick über Theorien, Methoden und Ergebnisse. Kamp, Bochum 1978

Schmidt, D.: Behandlung der Epilepsien, 2. Aufl. Thieme, Stuttgart 1984

Schmidt, M. H.: Verhaltensstörungen bei Kindern mit sehr hoher Intelligenz. Huber, Bern 1977

Schmidt, M. H., S. Drömann: Langzeitverlauf kinder- und jugendpsychiatrischer Erkrankungen. Enke, Stuttgart 1986 (= Klinische Psychologie und Psychopathologie, Bd. 41)

Schmidtchen, S.: Klientenzentrierte Spieltherapie – Beschreibung und Kontrolle ihrer Wirkweise, 2. Aufl. Beltz, Weinheim 1980

Schmidtchen, S., F. Baumgärtel: Methoden der Kinderpsychotherapie: Möglichkeiten und Grenzen ihrer Anwendung. Kohlhammer, Stuttgart 1980

Schneewind, K. A., T. Herrmann: Erziehungsstilforschung: Theorien, Methoden und Anwendung der Psychologie elterlichen Erziehungsverhaltens. Huber, Bern 1980

Schneewind, K. A., M. Beckmann, A. Engfer: Eltern und Kinder: Umwelteinflüsse auf das familiäre Verhalten. Kohlhammer, Stuttgart 1983

Schneider, R.: Hirnfunktionsstörungen im Kindesalter. Enke, Stuttgart 1978 (= Klinische Psychologie und Psychopathologie, Bd. 4)

Schütze, G.: Anorexia nervosa. Huber, Bern 1980

Shepherd, M., B. Oppenheim, S. Mitchell: Auffälliges Verhalten bei Kindern. Vandenhoeck & Ruprecht, Göttingen 1973

Sieber, M., J. Angst: Drogen-, Alkohol- und Tabakkonsum: Ein Beitrag zur Epidemiologie und Ätiologie bei jungen Erwachsenen. Huber, Bern 1981

Simitis, S., G. Zentz: Seminar: Familie und Familienrecht, Bd. I u. II. Suhrkamp, Frankfurt 1975 (stw 102 u. 103)

Slavson, S. R., M. Schiffer: Gruppenpsychotherapie mit Kindern: Ein Arbeitsbuch. Vandenhoeck & Ruprecht, Göttingen 1976

SPECHT, F., K. GERLICHER, K. SCHÜTT: Beratungsarbeit mit Kindern und Jugendlichen. Vandenhoeck & Ruprecht, Göttingen 1979

SPECK, O.: Verhaltensstörungen, Psychopathologie und Erziehung, 2. Aufl. Marhold, Berlin 1984

SPECK, O., F. PETERANDER, P. INNERHOFER: Kindertherapie: Interdisziplinäre Beiträge aus Forschung und Praxis. Reinhardt, München 1987

SPIEL, W.: Die endogenen Psychosen des Kindes- und Jugendalters. Karger, Basel 1961

SPIEL, W.: Therapie in der Kinder- und Jugendpsychiatrie, 2. Aufl. Thieme, Stuttgart 1976

SPIEL, W., G. SPIEL: Kompendium der Kinder- und Jugendneuropsychiatrie. Reinhardt, München 1987 (UTB)

SPITZ, R.: Vom Säugling zum Kleinkind, 7. Aufl. Klett-Cotta, Stuttgart 1983

SPREEN, O.: Geistige Behinderung. Springer, Berlin 1978

STEFFEN, J. L., P. KAROLY: Autism and Severe Psychopathology, Vol. 2. Lexington, Massachusetts 1982

STEINER, G.: Entwicklungspsychologie, 2 Bde. Beltz, Weinheim 1984

STEINHAUSEN, H.-CH.: Psychosomatische Störungen und Krankheiten bei Kindern und Jugendlichen. Kohlhammer, Stuttgart 1981

STEINHAUSEN, H.-CH.: Risikokinder. Kohlhammer, Stuttgart 1984

STEINHAUSEN, H.-CH., D. WEFERS: Körperbehinderte Kinder. Beltz, Weinheim 1977

STIERLIN, H.: Eltern und Kinder. Suhrkamp, Frankfurt 1980

STÜBING, G.: Drogenmißbrauch und Drogenabhängigkeit: Ein Compendium für Ärzte, Juristen und Angehörige der Sozial- und Erzieherberufe, 4. Aufl. Deutscher Ärzte-Verlag, Köln 1984

TÄSCHNER, K.-L.: Therapie der Drogenabhängigkeit: Ein Handbuch. Kohlhammer, Stuttgart 1983

TELLENBACH, H.: Melancholie, 4. Aufl. Springer, Berlin 1983

THALMANN, H. CH.: Verhaltensstörungen bei Kindern im Grundschulalter, 3. Aufl. Klett, Stuttgart 1976

THOM, H.: Die infantilen Zerebralparesen, 2. Aufl. Thieme, Stuttgart 1982

THOMAE, H.: Anorexia nervosa. Huber, Bern und Klett-Cotta, Stuttgart 1969

THOMAS, A., S. CHESS: Temperament and Development. Brunner/Mazel, New York 1977

TINBERGEN, N., E. A. TINBERGEN: Autismus bei Kindern. Parey, Berlin 1984

VON TROSCHKE, J.: Das Kind als Patient im Krankenhaus: Eine Auswertung der Literatur zum psychischen Hospitalismus. Reinhardt, München 1974

VANDEREYCKEN, W., R. MEERMANN: Anorexia Nervosa: A Clinician's Guide to Treatment. De Gruyter, Berlin 1984

WEBER, D.: Der frühkindliche Autismus unter dem Aspekt der Entwicklung. Huber, Bern 1970

WEINSCHENK, C.: Die erbliche Lese-Rechtschreib-Schwäche und ihre sozialpsychiatrischen Auswirkungen, 2. Aufl. Huber, Bern 1965

WEINSCHENK, C.: Rechenstörungen, 2. Aufl. Huber, Bern 1975

WENDELER, J.: Autistische Jugendliche und Erwachsene, Gespräche mit Eltern. Beltz, Weinheim 1984

WING, L.: Das autistische Kind: Wie Erziehungsschwierigkeiten und Verhaltensstörungen überwunden werden können, 3. Aufl. Maier, Ravensburg 1980

WINNICOTT, D. W.: Reifungsprozesse und fördernde Umwelt. Fischer, Frankfurt 1984

WUNDERLICH, CH.: Das mongoloide Kind, 2. Aufl. Enke, Stuttgart 1977

WURST, E.: Autismus, 2. Aufl. Huber, Bern 1981

WURST, F.: Sprachentwicklungsstörungen und ihre Behandlung. Österr. Bundesverlag, Wien 1978

ZERBIN-RÜDIN, E.: Vererbung und Umwelt bei der Entstehung psychischer Störungen. Wissenschaftliche Buchgesellschaft, Darmstadt 1974

ZIELINSKI, W.: Lernschwierigkeiten: Verursachungsbedingungen, Diagnose, Behandlungsansätze. Kohlhammer, Suttgart 1980

ZIMPRICH, H.: Kinderpsychosomatik. Thieme, Stuttgart 1984

ZULLIGER, H.: Die Angst unserer Kinder. Ullstein, Berlin 1981

ZULLIGER, H.: Heilende Kräfte im kindlichen Spiel, 6. Aufl. Klett-Cotta, Stuttgart 1979

ZULLIGER, H.: Schwierige Kinder: Zwölf Kapitel über Erziehung, Erziehungsberatung und Erziehungshilfe, 7. Aufl. Huber, Bern 1977

Zeitschriften

Acta paedopsychiatrica: The European Journal of Child and Adolescent Psychiatry. Schwabe, Basel (erschienen bis Ende 1984; ab 1. 1934: Zeitschrift f. Kinderpsychiatrie; ab 16. 1949/50 mit Nebentitel: Revue de psychiatrie infantile, Acta paedopsychiatrica)

Adolescence. Libra, New York

American Journal of Mental Deficiency. American Association on Mental Deficiency, Albany, N. Y.

American Journal of Orthopsychiatry. American Orthopsychiatric Association, Albany, N. Y.

Child development. University of Chicago Press, Chicago/Ill.

Developmental Medicine and Child Neurology. Heinemann, London

Frühförderung interdisziplinär. Reinhardt, München

Heilpädagogische Forschung: Zeitschrift für Erziehung und Unterricht behinderter Kinder und Jugendlicher. Marhold, Berlin

Jahrbuch für Jugendpsychiatrie und ihre Grenzgebiete. Huber, Bern (Bd. 1.1956 – Bd. 8.1971; ab 1973 fortgesetzt als Zeitschrift für Kinder- und Jugendpsychiatrie)

Journal of Abnormal Child Psychology. Plenum, New York

Journal of Autism and Developmental Disorders. Plenum, New York (früher: Journal of Autism and Childhood Schizophrenia)

Journal of Child Psychology and Child Psychiatry and allied Disciplines. Pergamon, Oxford

Journal of Clinical Child Psychology. APA, Oklahoma

Journal of the American Academy of Child Psychiatry. International University Press, New York

La psychiatrie de l'enfant. Presses Universitaires de France, Paris

Neuropediatrics: Journal of Pediatric Neurobiology, Neurology, and Neurosurgery. Hippokrates, Stuttgart (früher: Neuropädiatrie)

Pädiatrie und Pädologie. Springer, Wien

Praxis der Kinderpsychologie und Kinderpsychiatrie. Vandenhoeck & Ruprecht, Göttingen

Psichiatria dell'infanzia e dell'adolescenzia. Borla, Rom (1907–1968: Infanzia normale; 1969–1983: Neuropsichiatria Infantile)

Recht der Jugend und des Bildungswesens: Zeitschrift für Schule, Berufsbildung und Jugenderziehung. Luchterhand, Neuwied

Zeitschrift für Kinder- und Jugendpsychiatrie. Huber, Bern (Bd. 1. 1956 – Bd. 8. 1971 erschienen als: Jahrbuch für Jugendpsychiatrie und ihre Grenzgebiete)

8. Anschriften

– Kinder- und jugendpsychiatrische Einrichtungen
– Neuropädiatrische Einrichtungen
– Anfallsambulanzen
– Vergiftungszentralen

(Die Aufzählung der Einrichtungen erfolgt nach Bundesländern und in alphabetischer Reihenfolge der Orte)

H. Remschmidt

Baden-Württemberg

Kinder- und jugendpsychiatrische Einrichtungen

Kinder- und jugendpsychiatrische Abteilung am Psychiatrischen Landeskrankenhaus, Nordschwarzwald
7260 Calw-Hirsau
Telefonnummer: 07051/5862428

Abteilung für Kinder- und Jugendpsychiatrie der Psychiatrischen und Neurologischen Universitätsklinik
Hauptstr. 5,
7800 Freiburg
Telefonnummer: 0761/27077255

Abteilung für Kinder- und Jugendpsychiatrie der Psychiatrischen Klinik am Klinikum der Universität Heidelberg
Blumenstr. 8
6800 Heidelberg
Telefonnummer: 06221/565454

Abteilung für Kinder- und Jugendpsychiatrie der Städtischen Kinderkliniken
Karl-Wilhelm-Str. 1
7500 Karlsruhe
Telefonnummer: 0721/597694

Kinder- und jugendpsychiatrische Klinik am Zentralinstitut für seelische Gesundheit
J 5
6800 Mannheim
Telefonnummer: 0621/1703325

Kinder- und jugendpsychiatrische Abteilung am Fachkrankenhaus für Behinderte der Stiftung Liebenau Segenberg
7996 Meckenbeuren
Telefonnummer: 07542/10110352

Abteilung für Kinder- und Jugendpsychiatrie der Universität Ulm
Landeskrankenhaus
7980 Ravensburg-Weißenau
Telefonnummer: 0751/601302

Kinder- und jugendpsychiatrische Abteilung der Johannesanstalten
Schwarzacherhof
6951 Schwarzach
Telefonnummer: 06262/22209

Kinder- und jugendpsychiatrische Abteilung am Olgahospital
Mörikestr. 9
7000 Stuttgart
Telefonnummer: 0711/66871

Klinik für Kinder- und Jugendpsychiatrie Haus Vogt
Dennenbergstr. 5
7820 Titisee-Neustadt
Telefonnummer: 07651/5087

Abteilung für Kinder- und Jugendpsychiatrie der Universität Tübingen
Osianderstr. 14
7400 Tübingen
Telefonnummer: 07071/292292

Abteilung für Kinder- und Jugendpsychiatrie am Psychiatrischen Landeskrankenhaus
7102 Weinsberg
Telefonnummer: 07134/75217

Neuropädiatrische Einrichtungen

Neuropädiatrische Abteilung der Universitäts-Kinderklinik
Mathildenstr. 5
7800 Freiburg (Breisgau)

Neuropädiatrische Abteilung der Universitäts-Kinderklinik Heidelberg
6900 Heidelberg

St. Josefshaus Herten-Neuropädiatrie
Hauptstr. 1
7888 Rheinfelden-Herten

Anfallsambulanzen

Städtische Kinderklinik Esslingen
Neuropädiatrische Abteilung
Hirschlandstr. 97
Hölderlinweg
7300 Esslingen
Telefonnummer: 0711/3103654

Universitäts-Kinderklinik
Mathildenstr. 1
7800 Freiburg
Telefonnummer: 0761/2704350–4352

Universitäts-Kinderklinik
Neuropädiatrische Abteilung
Im Neuenheimer Feld 150
6900 Heidelberg
Telefonnummer: 06221/562327

Südwestdeutsches Epilepsie-Zentrum Kork
Landstr. 1
7640 Kehl-Kork
Telefonnummer: 07851/841

Krankenanstalten des Landkreises Ludwigsburg
Kinderklinik
Erlachhofstr. 1
7140 Ludwigsburg
Telefonnummer: 07141/99551

Kinderklinik Mannheim der Universität Heidelberg
Städtische Krankenanstalten
Theodor-Kutzer-Ufer
6800 Mannheim
Telefonnummer: 0621/3832542

Klinik für Kinderneurologie und Sozialpädiatrie
Kinderzentrum Maulbronn
Knittlinger Steige 21
7133 Maulbronn
Telefonnummer: 07043/160

Rehabilitationsklinik Neckargemünd
Abteilung für Pädiatrie/Neuropädiatrie
Postfach 1146
6903 Neckargemünd
Telefonnummer: 06223/801278

Diakonie-Krankenhaus Schwäbisch Hall GmbH
Neuropädiatrische Abteilung
7170 Schwäbisch Hall
Telefonnummer: 0791/753896

Johannes-Anstalten Mosbach
Schwarzacher Hof
6951 Schwarzach/Odenw.
Telefonnummer: 06262/22278

Kinderklinik des Olgahospitals
Pädiatrisches Zentrum
Bismarckstr. 8
7000 Stuttgart 1
Telefonnummer: 0711/66871

Pädiatrisches Zentrum
Kinderklinik Türlenstraße
Tunzhofer Str. 15
7000 Stuttgart 1
Telefonnummer: 0711/2025871

Universitäts-Kinderklinik Tübingen
Rümelinstr. 23
7400 Tübingen
Telefonnummer: 07071/293805–06

Eberhard-Karls-Universität Tübingen
Zentrum für Psychiatrie und Neurologie
Abteilung für Kinder- und Jugendpsychiatrie
Osianderstr. 14
7400 Tübingen
Telefonnummer: 07071/292338 oder 292292

Vergiftungszentralen

Universitätskinderklinik
Mathildenstr. 1
7800 Freiburg (Breisgau)

Land Bayern

Kinder- und jugendpsychiatrische Abteilungen

Abteilung für Kinder- und Jugendpsychiatrie der Kinderklinik »Josephinum«
Kapellenstr. 30
8900 Augsburg
Telefonnummer: 0821/41071

Abteilung für Kinder- und Jugendpsychiatrie am Städtischen Krankenhaus München-Schwabing
Kölner Platz 1
8000 München
Telefonnummer: 089/38011

Heckscher Klinik
Institut (Lehrstuhl) für Kinder- und Jugendpsychiatrie der Universität München und Klinik des Bezirks Oberbayern
Heckscherstr. 4 + 9
8000 München 40
Telefonnummer: 089/38606–1

Kinder- und jugendpsychiatrische Abteilung am Max-Planck-Institut für Psychiatrie
Kraepelinstr. 10
8000 München 40
Telefonnummer: 089/38102280

Abteilung für Kinder- und Jugendpsychiatrie der Städtischen Krankenanstalten Nürnberg
Flurstr. 17
8500 Nürnberg
Telefonnummer: 0911/3982892

Kinder- und jugendpsychiatrische Abteilung der St. Josef Stiftung
Pfarrer-Fröhlich-Str. 6
8702 Waldbronn
Telefonnummer: 09306/721

Klinik und Poliklinik für Kinder- und Jugendpsychiatrie
der Universität Würzburg
Füchsleinstr. 15
8700 Würzburg
Telefonnummer: 0931/203309

Neuropädiatrische Einrichtungen

Kinderkrankenhaus des Zweckverbandes Augsburg
Unterer Graben 4
8900 Augsburg

Kinderkrankenhaus Landshut
8300 Landshut

Kinderklinik der TU München
Kölner Platz 1
8000 München 40

Kinderabteilung im Städt. Krankenhaus
8000 München (Schwabing) 40

Kinderklinik der Universität München
Lindwurmstr. 4
8000 München 2

Neurologisches Krankenhaus mit Hirnversehrtenklinik
Tristanstr. 20
8000 München 40

Anfallsambulanzen

1. Kinderklinik des KZV Augsburg
EEG-Abteilung
Stenglinstr.
8900 Augsburg
Telefonnummer: 0821/4003424

Universitäts-Kinderklinik
EEG-Abteilung
Loschgestr. 15
8520 Erlangen
Telefonnummer: 09131/853136

Kinderkrankenhaus St. Marien Landshut
Grillparzerstr. 9
8300 Landshut
Telefonnummer: 0871/21026–28

Kinderklinik beim Kreiskrankenhaus Memmingen
Buxacherstr. 16
8940 Memmingen
Telefonnummer: 08331/607324

Dr. E. V. Kaewel, Kinderzentrum
Lindwurmstr. 131
8000 München 2
Telefonnummer: 089/72930

Kinderabteilung des städtischen Krankenhauses
München-Schwabing
Kölner Platz 1
8000 München 40
Telefonnummer: 089/3068290

Kinderklinik und Poliklinik der Technischen Universität München
Kölner Platz 1
8000 München 40
Telefonnummer: 089/3068591

Dr. von Haunersches Kinderspital der Universität München
Lindwurmstr. 4
8000 München 2
Telefonnummer: 089/5160288 2

Kinderklinik St. Elisabeth
Bahnhofstr. B 104
8858 Neuburg/Donau
Telefonnummer: 08431/54310

Regensburger Kinderzentrum St. Martin
Boessnerstr. 42
8400 Regensburg
Telefonnummer: 0941/26026

Pädiatrische Abteilung der Klinik St. Hedwig
Steinmetzstr. 1–3
8400 Regensburg 1
Telefonnummer: 0941/23033

Klinik und Poliklinik für Kinder- und Jugendpsychiatrie
Universität Würzburg
Füchsleinstr. 15
8700 Würzburg
Telefonnummer: 0931/203245

Kinderklinik und Kinderpoliklinik der Universität Würzburg
Joseph-Schneider-Str. 2
8700 Würzburg
Telefonnummer: 0931/2013715

Vergiftungszentralen

II. Medizinische Klinik und Poliklinik Rechts der Isar der Technischen Hochschule München
Toxikologische Abteilung
8000 München

II. Medizinische Klinik der Städtischen Krankenanstalten
Flurstr. 17
8500 Nürnberg

Berlin

Kinder- und jugendpsychiatrische Einrichtungen

Klinik für Kinder- und Jugendpsychiatrie am Humboldt Krankenhaus Wiesengrund
Stuhmer Allee 3
1000 Berlin 19
Telefonnummer: 030/41901201

Abteilung für Psychiatrie und Neurologie des Kindes- und Jugendalters am Universitätsklinikum Charlottenburg der freien Universität Berlin
Platanenallee 23
1000 Berlin 19
Telefonnummer: 030/30038113

Abteilung für Kinder- und Jugendpsychiatrie der Nervenklinik Spandau
Griesinger-Str. 27–33
1000 Berlin 20
Telefonnummer: 030/3701483

Abteilung Psychiatrisch-Pädagogisches Rehabilitationszentrum für Kinder und Jugendliche am Max-Bürger-Krankenhaus – Kinder- und jugendpsychiatrische Abteilung –
Rudolf-Mosse-Str. 9
1000 Berlin 33
Telefonnummer: 030/8235037

Neuropädiatrische Einrichtungen

Universitäts-Kinderklinik
Kaiserin-Auguste-Victoria-Haus
Heubnerweg 6
1000 Berlin 19

Anfallsambulanzen

Universitäts-Kinderklinik
Kaiserin-Auguste-Victoria-Haus
Heubnerweg 6
1000 Berlin 19
Telefonnummer: 030/3203-1

Vergiftungszentralen

Universitäts-Kinderklinik
Kaiserin-Auguste-Victoria-Haus
Heubnerweg 6
1000 Berlin 19

I. Medizinische Klinik der FU Berlin
Reanimationszentrum
Spandauer Damm 130
1000 Berlin 19

Bremen

Kinder- und jugendpsychiatrische Einrichtungen

Klinik für Kinder- und Jugendpsychiatrie
Zentralkrankenhaus Bremen Ost
Züricher Str. 40
2800 Bremen 44
Telefonnummer: 0421/408320

Neuropädiatrische Einrichtungen

Neuropädiatrisches Kinderzentrum
an der Professor-Heß-Kinderklinik
St. Jürgenstr.
2800 Bremen

Vergiftungszentralen

Zentralkrankenhaus
Allgemeine Anästhesie-Abteilung
St. Jürgenstr.
2800 Bremen

Hamburg

Kinder- und jugendpsychiatrische Einrichtungen

Abteilung für Kinder- und Jugendpsychiatrie
Psychiatrische Klinik der Universität Hamburg
Martinistr. 52
2000 Hamburg 20
Telefonnummer: 040/4682230

Psychosomatische Abteilung der
Universitäts-Kinderklinik
Martinistr. 52
2000 Hamburg 20
Telefonnummer: 040/4682715

Kinder- und jugendpsychiatrische Abteilung am
Kinderkrankenhaus Wilhelmstift
Liliencronstr. 130
2000 Hamburg 72
Telefonnummer: 040/6730171

Anfallsambulanzen

Altonaer Kinderkrankenhaus
Neuropädiatrische Abteilung
Bleickenallee 38
2000 Hamburg 50
Telefonnummer: 040/88330

Vergiftungszentralen

II. Medizinische Abteilung des Krankenhauses Barmbek
Giftinformationszentrale
Rübenkamp 140
2000 Hamburg 33

Hessen

Kinder- und jugendpsychiatrische Einrichtungen

Klinik für Kinder- und Jugendpsychiatrie des LWV »Rheinhöhe«
Postfach
6228 Eltville
Telefonnummer: 06123/602360

Abteilung für Kinder- und Jugendpsychiatrie der
Johann-Wolfgang-Goethe-Universität
Deutschordenstr. 50
6000 Frankfurt 71
Telefonnummer: 0611/63015408

Heilpädagogisches Kinder- und Jugendheim Leppermühle
Jugendpsychiatrische Wohngruppen
6305 Großen Buseck
Telefonnummer: 06408/3011

Klinik für Kinder- und Jugendpsychiatrie des LWV »Rehberg«
Austr. 40
6348 Herborn
Telefonnummer: 02772/504210

Klinik und Poliklinik für Kinder- und Jugendpsychiatrie der
Philipps-Universität
Hans-Sachs-Str. 6
3550 Marburg
Telefonnummer: 06421/283051

Klinik für Kinder- und Jugendpsychiatrie des LWV »Lahnhöhe«
Cappeler Str. 98
3550 Marburg
Telefonnummer: 06421/404340

Klinik für Kinder- und Jugendpsychiatrie des LWV Hofheim
6086 Riedstadt
Telefonnummer: 06158/1831

Neuropädiatrische Einrichtungen

Zentrum der Kinderheilkunde
Abteilung für pädiatrische Neurologie
Theodor-Stern-Kai 7
6000 Frankfurt 70

Stadtkrankenhaus
Neuropädiatrische Abteilung
Mönchebergerstr. 41
3500 Kassel

Anfallsambulanzen

Eleonoren-Kinderklinik
EEG-Abteilung
Stiftstr. 2
6100 Darmstadt
Telefonnummer: 06151/402283 oder 06151/402271 oder 402272

Zentrum der Kinderheilkunde
Abteilung der Pädiatrischen Neurologie
Theodor-Stern-Kai 7
6000 Frankfurt 70
Telefonnummer: 069/63015725 oder 5020

Abteilung Neuropädiatrie am Zentrum für Kinderheilkunde der Justus-Liebig-Universität
Feulgenstr. 12
6300 Gießen
Telefonnummer: 0641/7024461 oder 7024400

Städtische Kliniken Kassel
Abteilung für Neuropädiatrie
Mönchebergstr. 41/43
3500 Kassel
Telefonnummer: 0561/8033394

Taunusklinik Falkenstein
Neuropädiatrie
Debusweg 4
6240 Königstein 2
Telefonnummer: 06174/201221

Klinik für Kinder- und Jugendpsychiatrie der Philipps-Universität Marburg
Hans-Sachs-Str. 6
3550 Marburg
Telefonnummer: 06421/283055

Niedersachsen

Kinder- und jugendpsychiatrische Einrichtungen

Klinik für Kinder- und Jugendpsychiatrie im ev. luth. Wichernstift
Delmenhorst
2875 Ganderkesee
Telefonnummer: 04221/852267

Abteilung für Kinder- und Jugendpsychiatrie der
Georg-August-Universität
Von Siebold-Str. 5
3400 Göttingen
Telefonnummer: 0551/396727

Psychosomatische Abteilung der
Kinderklinik der Universität Göttingen
Humboldt-Allee 38
3400 Göttingen
Telefonnummer: 0551/392975

Abteilung für Kinder- und Jugendpsychiatrie am Kinderkrankenhaus auf der
Bult
Janusz-Korczak-Allee 10
3000 Hannover 1
Telefonnummer: 0511/8115-520

Niedersächsische Fachklinik für Kinder- und Jugendpsychiatrie Hildesheim
Goslarsche Landstr. 60
3200 Hildesheim
Telefonnummer: 051/211031

Klinik für Kinder- und Jugendpsychiatrie Königslutter
am Landeskrankenhaus
Vor dem Kaiserdom 1
3307 Königslutter
Telefonnummer: 05353/5021

Abteilung für Kinder- und Jugendpsychiatrie am Fachkrankenhaus für Psychiatrie, Neurologie und Kinder- und Jugendpsychiatrie des
Niedersächsischen Landeskrankenhauses Lüneburg
Am Wienebütteler Weg 1
2120 Lüneburg
Telefonnummer: 04131/29249

Clemens-August Jugendklinik
Fachkrankenhaus für Kinder- und Jugendpsychiatrie
Bergstr.
Postfach 1260
2846 Neuenkirchen
Telefonnummer: 05493/641

Kinder- und jugendpsychiatrische Abteilung am
Kinderhospital Osnabrück
Iburger Str. 187
4500 Osnabrück
Telefonnummer: 0541/560 21 67

Dept. für Psychotherapie bei Kindern und Jugendlichen
am Niedersächsischen Fachkrankenhaus
Tiefenbrunn
3405 Rosdorf 1
Telefonnummer: 0551/7 80 81

Rotenburger Anstalten der inneren Mission
Lindenstr. 14
2720 Rotenburg
Telefonnummer: 04261/7 94 51

Kinder- und jugendpsychiatrische Klinik Wunstorf am
Landeskrankenhaus
Gustav-Grone-Str. 21
3050 Wunstorf
Telefonnummer: 05031/40 21

Neuropädiatrische Einrichtungen

Universitäts-Kinderklinik
Humboldtallee 38
3400 Göttingen

Anfallsambulanzen

Allgemeines Krankenhaus Celle
EEG-Abteilung
Siemensplatz 4
3100 Celle
Telefonnummer: 05141/30 82 66

Universitäts-Kinderklinik
Humboldtallee 38
3400 Göttingen
Telefonnummer: 0551/396210

Kinderkrankenhaus auf der Bult
Lindemannallee 9
3000 Hannover 1
Telefonnummer: 0511/8115621

Städtische Kinderklinik
(Elisabeth-Kinderkrankenhaus)
Cloppenburger Str. 363
2900 Oldenburg
Telefonnummer: 0441/4032017

Kinderhospital Osnabrück
Iburger Str. 187
4500 Osnabrück
Telefonnummer: 0541/56020

DRK Klinik für anfallskranke Kinder
Henry-Dunant-Str.
2313 Raisdorf
Telefonnummer: 04307/5077

Kreiskrankenhaus Kinderklinik
2370 Rendsburg
Telefonnummer: 04331/200478

Vergiftungszentralen

Medizinische Klinik des Städt. Krankenhauses
Salzdahlumer Str. 90
3300 Braunschweig

Universitäts-Kinderklinik Göttingen
Humboldtallee 38
3400 Göttingen

Nordrhein-Westfalen

Kinder- und jugendpsychiatrische Einrichtungen

Kinder- und jugendpsychiatrische Abteilung der
Rheinischen Landesklinik Bedburg Hau
Schmelenheide 1
4194 Bedburg-Hau 1
Telefonnummer: 02821/811

Rheinische Landesklinik für Kinder- und Jugendpsychiatrie
Kaiser-Karl-Ring 20
5300 Bonn 1
Telefonnummer: 0228/5512586

Institut für Psychohygiene,
Beratungs- und Behandlungszentrum für Kinder, Jugendliche und Eltern
Kaiserstr. 6
5040 Brühl
Telefonnummer: 02232/12092

Kinder- und jugendpsychiatrische Abteilung der
Vestischen Kinderklinik
Llydstr. 5
4354 Datteln
Telefonnummer: 02363/607272

Abteilung für Kinder- und Jugendpsychiatrie der
Elisabeth-Klinik
Schwerter Str. 240
4600 Dortmund 40 – Aplerbeck
Telefonnummer: 0231/441094

Kinder- und jugendpsychiatrische Abteilung der
Rheinischen Landesklinik Düsseldorf
Bergische Landstr. 2
4000 Düsseldorf 12
Telefonnummer: 0211/2801373

Psychosomatische Abteilung für Kinder und Jugendliche
der Städtischen Kliniken Duisburg
Zu den Rehwiesen 9
4100 Duisburg 1
Telefonnummer: 0203/733450

Klinik für Kinder- und Jugendpsychiatrie der
Rheinischen Landes- und Hochschulklinik Essen
Hufelandstr. 55
4300 Essen
Telefonnummer: 0201/7232548

Jugendpsychiatrisches Institut der Stadt Essen
Papestr. 1
4300 Essen 1
Telefonnummer: 0201/787237

Tagesklinik für neurotische Kinder im Schulalter im
Jugendpsychiatrischen Institut der Stadt Essen
Papestr. 1
4300 Essen 1
Telefonnummer: 0201/787877

Jugendpsychiatrische Abteilung des
Evangelischen Krankenhauses Essen-Werden
Pattbergstr. 1–3
4300 Essen 16
Telefonnummer: 0201/4305219

Westfälisches Institut für Jugendpsychiatrie und
Heilpädagogik
Heithofer Allee 64
4700 Hamm 1
Telefonnummer: 02381/8721

Kinder- und jugendpsychiatrische Abteilung
Gemeinschaftskrankenhaus
5804 Herdecke
Telefonnummer: 02330/623910

Kinderklinik der Universität Köln
Pestalozzi-Station
Josef-Stelzmann-Str. 9
5000 Köln 41
Telefonnummer: 0221/478–1

Tagesklinik für Kinder- und Jugendpsychiatrie
Pionierstr.
5000 Köln 60
Telefonnummer: 0221/764026–27

Kinder- und jugendpsychiatrische Abteilung am
Kreiskrankenhaus Lüdenscheid
Akademisches Lehrkrankenhaus
Paulmannshoher Str. 21
5880 Lüdenscheid
Telefonnummer: 02351/433330

Fachkrankenhaus für Kinder- und Jugendpsychiatrie am
Westfälischen Landeskrankenhaus in der Haard
Halterner Str. 525
4370 Marl-Sinsen
Telefonnummer: 02365/8556

St.-Johannes-Stift
Westfälisches Fachkrankenhaus für Kinder- und Jugendpsychiatrie
Bredelarer Str. 33
3538 Marsberg
Telefonnummer: 02992/787

Psychosomatische Abteilung der
Universitäts-Kinderklinik
Robert-Koch-Str. 31
4400 Münster
Telefonnummer: 0251/836440

Abteilung für Kinder- und Jugendpsychiatrie der
Westfälischen Wilhelms-Universität
Schmeddingstr. 50
4400 Münster
Telefonnummer: 0251/83660866 73

Rheinische Landesklinik für Kinder- und Jugendpsychiatrie
Horionstr. 14
4060 Viersen 12
Telefonnummer: 02162/671351

St. Laurentius Heim
Stiepenweg 70
3530 Warburg
Telefonnummer: 05641/93177

Fachklinik für Kinder- und Jugendpsychiatrie
Heilpädagogisch-psychotherapeutisches Zentrum
Otto-Ohl-Weg 10
5603 Wülfrath
Telefonnummer: 0202/7291310

Kinder- und jugendpsychiatrische Abteilung der
städtischen Kinderklinik Wuppertal
Heusnerstr. 40
5600 Wuppertal 2
Telefonnummer: 0202/566601

Anfallsambulanzen

Abteilung Kinderheilkunde der Med. Fakultät der
Rhein.-Westf. Technischen Hochschule
Abteilungsbereich Neuropädiatrie
Goethestr. 27–29
5100 Aachen
Telefonnummer: 0241/8089204/207

Sonderkrankenhaus Bethel
Haus Mara I
4800 Bielefeld 13 (Bethel)
Telefonnummer: 0521/1443689

Universitäts-Kinderklinik und Poliklinik
Adenauerallee 119
5300 Bonn 1
Telefonnummer: 0228/2606294

Kinderneurologisches Zentrum der Rhein. Landesklinik Bonn
Waldenburger Ring 46
5300 Bonn 1
Telefonnummer: 0228/664051–55

Zentrum für Kinderneurologie und Kinder- und Jugendpsychiatrie an der
Vestischen Kinderklinik
Lloydstr. 5
4354 Datteln
Telefonnummer: 02363/607233

Kreiskrankenhaus Detmold
Kinderkrankenhaus
Hofstr. 11
4930 Detmold
Telefonnummer: 05231/741386

Elisabeth-Klinik
Schwerterstr. 240
4600 Dortmund 41
Telefonnummer: 0231/441096

Städtische Kliniken Duisburg
Kinderklinik
Zu den Rehwiesen 9
4100 Duisburg 1
Telefonnummer: 0203/7332432 oder 7332227

Krankenanstalten Düren Gem. GmbH
Roonstr. 30
5160 Düren
Telefonnummer: 02421/396372

Kinderneurologisches Zentrum
Kliniken der Landeshauptstadt
Krankenhaus Gerresheim
Gräulingerstr. 120
4000 Düsseldorf 12
Telefonnummer: 0211/2800630 oder 2800631

Universitäts-Kinderklinik
Neuropädiatrische Abteilung
Moorenstr. 5
4000 Düsseldorf
Telefonnummer: 0211/3117693

Kinderklinik des Universitätsklinikums der Gesamthochschule Essen
Hufelandstr. 55
4300 Essen
Telefonnummer: 0201/79912408

Gemeinschaftskrankenhaus Herdecke
5804 Herdecke
Telefonnummer: 02330/623910

Kinderkrankenhaus Abteilung Neuropädiatrie u. Sozialpädiatrie Zentrum
Amsterdamer Str. 59
5000 Köln 60 (Riehl)
Telefonnummer: 0221/7741207

Universitäts-Kinderklinik
Joseph-Stelzmann-Str. 9
5000 Köln 41
Telefonnummer: 0221/4784387

Kinderklinik der Städtischen Krankenanstalten Krefeld
Lutherplatz 40
4150 Krefeld 1
Telefonnummer: 02151/828364

Elisabeth-Krankenhaus Rheydt
Kinderklinik
Hubertusstr. 100
4050 Mönchengladbach 2
Telefonnummer: 02166/3511

Universitäts-Kinderklinik Münster
Neuropädiatrische Abteilung
Albert-Schweitzer-Str. 33
4400 Münster
Telefonnummer: 0251/837774 oder 837761

DRK-Kinderklinik
Wellersbergstr. 60
5900 Siegen
Telefonnummer: 0271/595227

Kinderklinik des Kreiskrankenhauses Waldbröl
Akademisches Lehrkrankenhaus der Universität Bonn
Neue Krankenhausstr.
5220 Waldbröl
Telefonnummer: 02291/82381

Kliniken der Stadt Wuppertal
Klinikum Barmen
Kinderklinik
Heusnerstr. 40
5600 Wuppertal 2
Telefonnummer: 0202/566456

Vergiftungszentralen

Universitäts-Kinderklinik Bonn
Adenauer Allee 119
5300 Bonn

Medizinische Universitätsklinik Münster
Westring 3
4400 Münster

Rheinland-Pfalz

Kinder- und jugendpsychiatrische Einrichtungen

Kinder- und jugendpsychiatrische Klinik Landeck
Weinstr. 100
6749 Klingenmünster
Telefonnummer: 06349/79461

Neuropädiatrische Einrichtungen

Kinderneurologisches Zentrum
Hartmühlenweg 2
6500 Mainz

Anfallsambulanzen

Kinderneurologisches Zentrum
Institut für Soziale Pädiatrie
des Landes Rheinland-Pfalz
Hartmühlenweg 2–4
6500 Mainz
Telefonnummer: 06131/31021

Universitäts-Kinderklinik und Poliklinik
Neuropädiatrische Ambulanz
Langenbeckstr. 1
6500 Mainz 1
Telefonnummer: 06131/173057 oder 172781

Vergiftungszentralen

Städtische Krankenanstalten Kemperhof
Med. Abteilung
Moselring 3
5400 Koblenz

Städtische Krankenanstalten
Entgiftungszentrale
Bergmannstr. 1
6700 Ludwigshafen

II. Medizinische Universitätsklinik
Langenbeckstr. 1
6500 Mainz

Saarland

Kinder- und jugendpsychiatrische Einrichtungen

Abteilung für Kinder- und Jugendpsychiatrie der
Universitäts-Nervenklinik
6650 Homburg
Telefonnummer: 06841/164100

Zentrum für Psychologische Medizin
Abt. für Kinder- und Jugendpsychiatrie
Psychotherapie
Waldstr. 40
6601 Kleinblittersdorf 1
Telefonnummer: 06805/8078/79

Anfallsambulanzen

Universitäts-Kinderklinik
6650 Homburg
Telefonnummer: 06841/164043

Universitäts-Nervenklinik
Abteilung für Kinder und Jugendliche
6650 Homburg
Telefonnummer: 06841/164233

Landeskinderklinik
6680 Neunkirchen-Kohlhof
Telefonnummer: 06821/31031

Sozialpädiatrisches Zentrum in der Landeskinderklinik
6680 Neunkirchen-Kohlhof
Telefonnummer: 06821/31031

Kinderabteilung der St.-Elisabeth-Klinik
Kapuziner Str. 4
6630 Saarlouis
Telefonnummer: 07831/447376

Vergiftungszentralen

Universitäts-Kinderklinik im Landeskrankenhaus
6650 Homburg

Schleswig-Holstein

Kinder- und jugendpsychiatrische Einrichtungen

Abteilung für Kinder- und Jugendpsychiatrie am
Klinikum der Universität Kiel
Niemannsweg 147
2300 Kiel
Telefonnummer: 0431/5972027

Kinder- und jugendpsychiatrische Abteilung
Medizinische Hochschule Lübeck
Kahlhorststr. 31–35
2400 Lübeck
Telefonnummer: 0451/5002574

Kinder- und jugendpsychiatrisches Landeskrankenhaus
Friedrich-Ebert-Str. 5
2380 Schleswig
Telefonnummer: 04621/83600

Neuropädiatrische Einrichtungen

Klinik der Medizinischen Hochschule
Abteilung für Neuropädiatrie
2400 Lübeck 1

Abteilung Neuropädiatrie im Klinikum der Christian-Albrechts-Universität Kiel
Schwanenweg
2300 Kiel

Anfallsambulanzen

Universitäts-Kinderklinik
Neuropädiatrische Abteilung
Schwanenweg 20
2300 Kiel 1
Telefonnummer: 0431/5973886

Klinikum der Medizinischen Hochschule Lübeck
Klinik für Neuropädiatrie
Kahlhorststr. 31–35
2400 Lübeck
Telefonnummer: 0451/5002605

Landeskrankenhaus Schleswig
Krankenhaus für Kinder- und Jugendpsychiatrie
2380 Schleswig-Hesterberg
Telefonnummer: 04621/831

Vergiftungszentralen

Medizinische Universitäts-Klinik Kiel
Schittenhelmstr. 12
2300 Kiel

Sachverzeichnis